"101 计划"核心教材
基础医学领域

"人体形态与功能"课程群

人体形态与功能总论

主　　编　王　韵　闫剑群

副 主 编　陈建国　钱睿哲　罗建沅

编　　委　（按姓名汉语拼音排序）

陈建国（华中科技大学）　迟晓春（北京大学）　初　明（北京大学）　崔　奇（北京大学）　冯丹丹（中南大学）　黄　欣（北京大学）　霍福权（西安交通大学）　匡　铭（中山大学）　李宏莲（华中科技大学）　李　烁（北京大学）　刘翠苓（北京大学）　刘　颖（复旦大学）　罗建沅（北京大学）　毛峥嵘（浙江大学）

梅　帆（北京大学）　梅　放（北京大学）　潘　燕（北京大学）　钱睿哲（复旦大学）　石雪迎（北京大学）　谭焕然（北京大学）　田新霞（北京大学）　铁　璐（北京大学）　王宽松（中南大学）　王维虎（北京大学）　王　宪（北京大学）　王行雁（北京大学）　王玉芳（四川大学）　王月丹（北京大学）

王　韵（北京大学）　吴　俊（北京大学）　吴　砂（南方医科大学）　闫剑群（西安交通大学）　杨吉春（北京大学）　于　宇（北京大学）　曾朝阳（中南大学）　张保军（西安交通大学）　张宏权（北京大学）　张卫光（北京大学）　章　真（复旦大学）　郑　铭（北京大学）　朱永红（中山大学）

编写秘书　李　慧（北京大学）

北京大学医学出版社

RENTI XINGTAI YU GONGNENG ZONGLUN

图书在版编目（CIP）数据

人体形态与功能总论 / 王韵，闫剑群主编．-- 北京：北京大学医学出版社，2024. 7. -- ISBN 978-7-5659-3171-0

Ⅰ. R32; R33

中国国家版本馆 CIP 数据核字第 2024CD2882 号

人体形态与功能总论

主　　编：王　韵　闫剑群
出版发行：北京大学医学出版社
地　　址：（100191）北京市海淀区学院路 38 号　北京大学医学部院内
电　　话：发行部 010-82802230；图书邮购 010-82802495
网　　址：http：//www.pumpress.com.cn
E-mail：booksale@bjmu.edu.cn
印　　刷：北京信彩瑞禾印刷厂
经　　销：新华书店
责任编辑：赵　欣　　**责任校对**：靳新强　　**责任印制**：李　啸
开　　本：889 mm × 1194 mm　1/16　　**印张**：21.25　　**字数**：620 千字
版　　次：2024 年 7 月第 1 版　2024 年 7 月第 1 次印刷
书　　号：ISBN 978-7-5659-3171-0
定　　价：89.00 元

内容提要

本教材详细介绍了正常状态下的人体各个器官和系统的组成和主要功能调节、基本组织结构和人体的发生发育等内容，异常状态下的人体形态与功能以及肿瘤的相关知识，对各器官系统的共性问题进行了全面解析。本书由包括北京大学、西安交通大学等 9 所教育部基础医学拔尖学生培养计划 2.0 基地的多位教师共同编写完成。该书适用于基础医学类专业学生学习，也可供临床医学和预防医学等专业学生学习参考。

序

基础医学是一门研究人体生命现象和疾病规律的科学，是连接生命科学与临床医学、预防医学的桥梁。回望历史，现代医学的产生和发展都基于基础医学的重大发现，基础医学可谓现代医学的基石。

进入 20 世纪以来，生命科学取得了突飞猛进的发展。随着 DNA 双螺旋结构的发现、分子生物学的诞生以及人类基因组计划的完成，基础医学需要采用生命科学在分子层面的研究成果来探索疾病的发生机制并应用到诊断、治疗和预防中来，可以说基础医学的内涵和研究手段发生了重大变革。然而，基础医学人才的培养却未能同步跟上，面临诸多挑战，例如生命科学基础薄弱、与临床需求脱节、缺乏跨学科意识、原创性不足等。

我们期望培养的基础医学人才是科研的领跑者而非跟随者；他们应能实现从无到有的突破，而不仅仅是从有到多的积累；他们不仅能站稳在学科的高原，还应具备攀登学科高峰的潜力；他们不仅需要具备科学精神和创新能力，还要富有人文情怀。

教育部推出的基础学科拔尖学生培养计划 2.0 和基础学科系列“101 计划”正是为培养此类拔尖创新人才设计的中国方案。基础医学“101 计划”围绕“拔尖、创新、卓越”，致力于加强基础医学与临床医学、预防医学、医学人文及理学、工学和信息学等学科的交叉融合，提出“基础医学 + X”跨学科融合课程体系。

基础医学“101 计划”的核心教材是基于上述课程体系编撰的配套教材。这套教材的编写力求契合高标准人才培养目标，强调加强生命科学基础与临床的紧密结合，突出学科交叉。教材把原基础医学十三门以学科为基础的教材整合为医学分子细胞遗传基础、医学病原与免疫基础、人体形态与功能三个跨学科的教材群，并首次将理学、工学、信息学纳入基础医学专业学生的培养方案中，引发学生对重大医学问题及前沿科技的兴趣和创新志向。此外，这套教材还力争跳出传统医学教材的窠臼，努力把“教材”转变为学生自主学习的“学材”。

我期盼这套教材能受到大家的欢迎和喜爱，并在实践中不断修改完善，最后成为经典，为我国基础医学拔尖人才培养做出应有的贡献。

2024 年 7 月

出版说明

基础医学作为连接基础研究与临床应用的桥梁，被视为医学发展的创新基石、医学变革的动力之源。基础医学史上的每一次重大发现都推动了医学发展的变革和突破。而从医学发展趋势和国家对人才培养的战略需求出发去探索，又要打破基础医学的边界，把它作为推动新趋势、新理论、新技术、新方法的形成和发展的强劲动力，打牢系统医学、转化医学、精准医学发展的根基。基础医学在医学创新中处于重要的枢纽地位，它向上承接临床、护理和预防的基本需求，并通过整合多学科理论、技术、方法来实现医学进一步的创新和发展。与此同时，医学模式一直伴随社会和科技的发展，不断演变和革新，从神道医学到“医学 +X”、交叉医学模式的演变过程中，医生的职能也在发生着改变，从以治病为主逐渐变为全面的健康管理。此外，现代医学也正面临一系列挑战。受人口老龄化和人口迁移的影响，疾病谱正在发生显著变化。同时，互联网时代的信息爆炸和快速的知识更新，加上 ChatGPT 等人工智能技术的出现，正在改变学生获取知识和学习的方式。随着诊断和治疗技术的不断进步，人的寿命得以延长。在这一背景下，如何提升生存质量成为重要任务。与此同时，人们对医疗的期望值也不断提高，越来越多的人希望能够在生命的各个阶段获得全面的健康保障。

综上所述，当今社会发展和民众需求都对医学提出了更高的要求。医学的任务不再仅限于疾病诊疗，而是要综合疾病发生前的“预防”及疾病发生后的“治疗”和“康养”，为人们提供“生命全周期，健康全过程”的医疗服务。时代发展对医学专业人才培养提出了更高的要求。未来的基础医学人才不能再满足于记忆知识、理解知识，而是要更好地利用知识，甚至创造知识，主动探索前沿，推动学科交叉和学术创新。在沿袭上百年的医学课程体系中，由“学科”引领课程，诸如人体解剖学、生理学、组织胚胎学、病理生理学、病理解剖学和药理学等，学科割裂现象显著，课程之间界限分明。学生需要学习的课程门数多，学时长，并且由于不同课程由不同学科、学系管理，学生形成“科目”指导下的碎片化思维模式，比如解剖学以结构讲解为主，不甚关注功能，而生理学以功能阐述为主，不甚关注结构。学生通过一门课程的学习大概能窥探某一器官系统的某一方面，有如盲人摸象般单点看问题。具体到“某器官系统”的学习，学生需要从多门课程分别学习该器官系统相关的结构、功能、疾病或药物相关内容（图 1），自己从思维上逐步“整合”，形成一体化认识。这种以学科为中心的课程体系显然已不能适应当今创新型医学人才培养的需求。

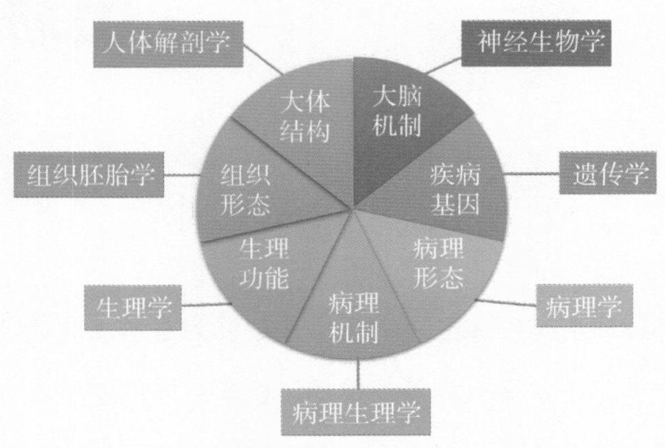

图 1　以学科为中心的课程模式

基于上述背景，基础医学拔尖人才培养课程体系打破了传统的以学科为主的模式，并依据各学科的特点进行整合与融合，构建了跨学科的融合课程体系。首次将理学、工学和信息学纳入其中，形成了五个融合课程群。“人体形态与功能”课程群将原先按照传统模式授课的生理学、神经生物学、人体解剖学、组织学与胚胎学、药理学、病理学和病理生理学 7 门课程，按照从结构到功能、从正常到异常的理念进行组织，形成总论、运动系统、神经系统、循环系统、呼吸系统、消化系统、内分泌系统、生殖系统和泌尿系统共 9 门核心融合课程。同样，从基因、分子和细胞水平将生物化学、细胞生物和医学遗传学整合为“医学分子细胞遗传基础”课程群；病原生物学与免疫学整合为“医学病原与免疫基础”课程群；并设立了与之相匹配的“基础医学核心实践与创新研究”课程群（图 2）。

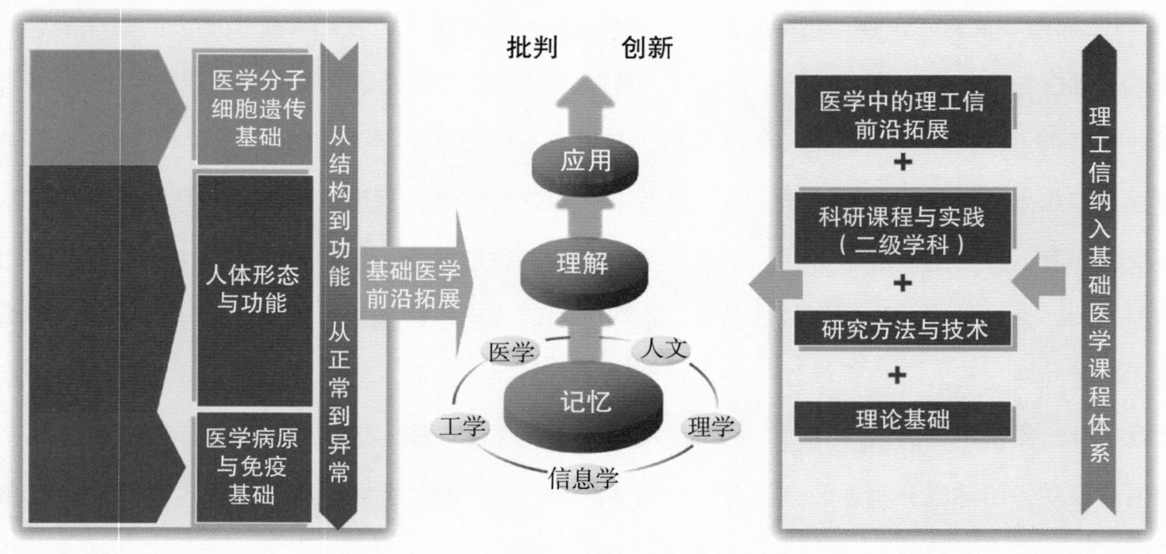

图 2　人体形态与功能、医学分子细胞遗传基础、医学病原与免疫基础、基础医学核心实践与创新研究及医学中的理工信五大课程群内容框架

“人体形态与功能”“医学分子细胞遗传基础”“医学病原与免疫基础”及“基础医学核心实践与创新研究”四大课程群构建了以学生为中心，以能力培养为导向，包括理论教学、实验教学、标本实习和基于问题学习（PBL）的小班讨论的多元课程模块，从知识、技能和素养多个层面提升学生的自主学习和终身学习能力（图 3）。

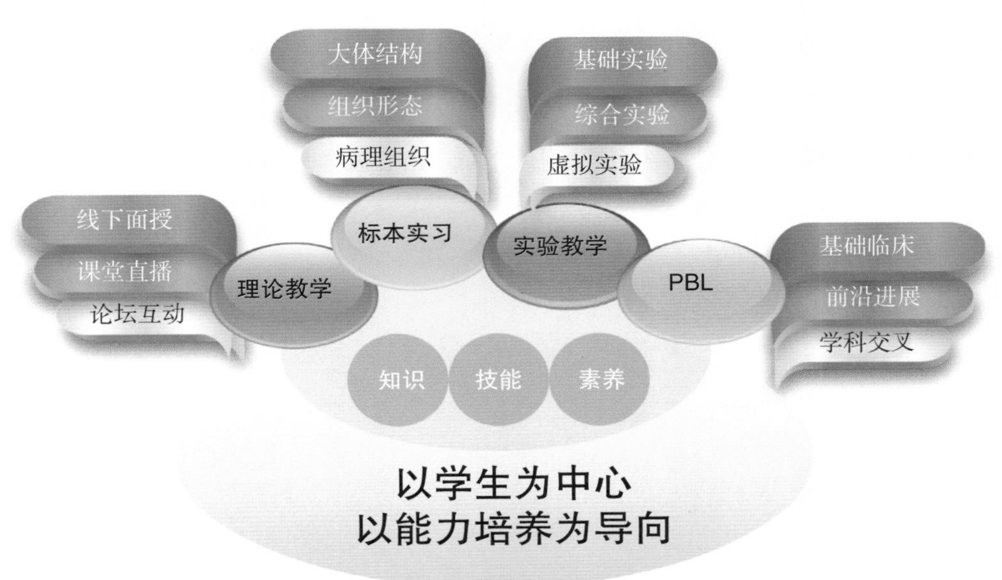

图 3　以学生为中心、以能力培养为导向的多元课程模块

“医学中的理工信”课程群整合生物技术、生物统计、生物物理、生物信息和仪器分析等课程，包括基于理工信的人体系统仿真与功能检测及基于理工信的医学数据采集与分析等内容，将基础医学与理学、工学和信息学，从理论到应用，从实践到创新进行交叉融合。

由北京大学牵头，成立了以韩启德院士为编审委员会名誉主任委员，以乔杰院士为主任委员，北京大学、复旦大学、上海交通大学、华中科技大学、中山大学、四川大学、浙江大学、中南大学、南方医科大学、西安交通大学和南京医科大学 11 所获批教育部基础医学拔尖学生培养计划 2.0 基地的高校专家依据建设目标组建的编写团队，按照上述五个课程群编写出版了 14 部教材。

教材编写立足国际前沿，以培养未来能够引领我国医药卫生事业和高等医学教育事业发展的拔尖人才为目标，充分体现交叉融合。各章节的导学目标分为基本目标和发展目标，体现本科阶段人才培养目标，以及与下一培养阶段衔接所需达到的要求，兼具知识、技能、思维培养和价值观引领。正文前以案例引入，自然融入基础知识点，探索医学问题背后的基础科学原理，既体现了基础医学和疾病的关联，又能启发学生自主思考，提升学习兴趣，同时培养其转化医学思维和解决医学难题的能力。正文围绕基本概念、核心知识点和基础理论等展开，结构主线清晰，其中穿插“知识框”并以数字资源方式，融入前沿进展与学科发展趋势、先进技术和重大科研成果等，体现教材内容的先进性以及价值观引领和情感塑造。此外，在相关知识点处设置“小测试”模块，考查学生对知识点的理解和应用，启发思考，同时促进学生的自我评价。正文最后以简短的小结形式进行整体概括，高度凝练，升华理解，拔高思维水平。章节末尾的“整合思考题”结合疾病或研究等不同情境，考查学生综合分析和应用实践等高阶能力，同时在题目中融入前沿进展和价值引领等内容。

系列教材将依据课程群内容，着力于立德树人，突出融合，加强创新，打造一流的课程和教材。

主编简介

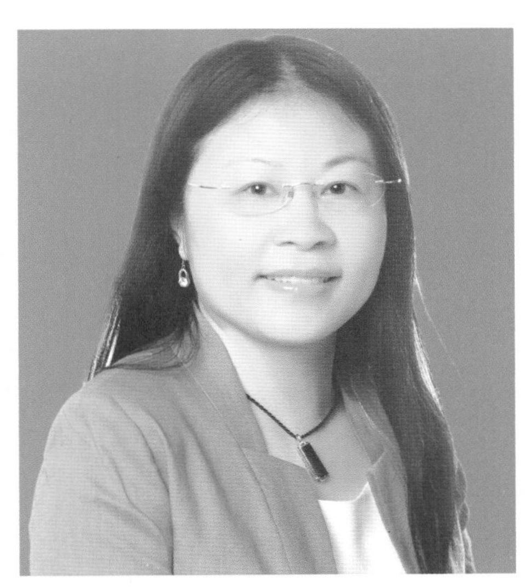

王韵，北京大学博雅特聘教授，北京大学临床医学高等研究院副院长，国家杰出青年基金获得者，教育部“长江学者”特聘教授。中国生理学会理事长、教育部高等学校基础医学类教学指导委员会副主任委员、亚大地区生理学会联合会第一副主席。主持科技部重大项目、国家自然科学基金委员会重点和重大国际合作等项目。获张香桐神经科学青年科学家奖、五洲女子科技奖。获得北京市教学名师、“教育先锋”先进个人和北京大学十佳教师称号。担任国家精品资源共享课、国家级一流本科课程（线下）、北京市优秀本科生课程及北京市优秀本科育人团队负责人。

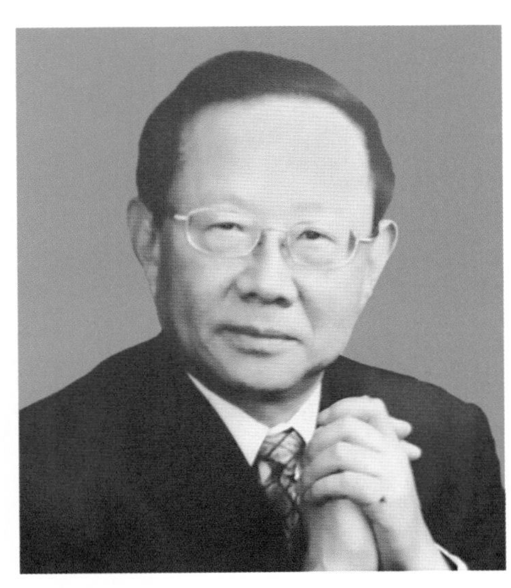

闫剑群，西安交通大学医学部教授，长期从事本科生、研究生教学和培养工作。先后担任“生理学”国家重点学科带头人、国家精品课程负责人、国家级教学团队负责人、国家精品资源共享课负责人、国家级一流课程（线下）负责人；先后主持或参与国家、国际合作或部省级科学研究项目或教学研究项目数十项，主编、副主编中文或英文教材 13 部，参编 8 部，主审 3 部；主撰专著 1 部，参撰 3 部；在学术期刊及会议发表学术研究或教学研究论文二百余篇；先后获国家级、部省级教学成果奖或科技成果奖 8 项。

前　言

本教材打破学科壁垒，将人体解剖学、组织胚胎学、人体生理学、病理学、病理生理学和药理学等核心基础知识，通过学科交叉和科教融合，以器官系统为中心、以培养目标为导向、以学科交叉融合为路径、以解决问题的方式为手段，结合模拟医学和信息技术（如人工智能）全面整合而成。

本教材分为正常医学基础模块和异常医学基础模块两部分（图 1）。正常医学基础模块部分包括人体各个器官和系统的组成和主要功能调节、能量代谢与体温调节、基本组织结构和人体的发生发育等内容。异常（疾病）医学基础模块包括异常情况下的人体结构与功能调节和肿瘤两个部分，其中前者主要介绍疾病概述，药物与药理，组织和细胞的适应、损伤与修复，炎症，发热；肿瘤部分包括肿瘤发生发展的病理学基础、病因学及分子机制、肿瘤免疫和肿瘤治疗，系统描述了肿瘤的异型性、生长、扩散，良性与恶性肿瘤的区分、肿瘤的分子与遗传，肿瘤抗原及肿瘤细胞免疫逃逸机制等。这样的安排旨在实现基础与临床的结合、学与用的过渡、基础知识和前沿进展的融合，为器官系统的学习打下坚实的医学基础。

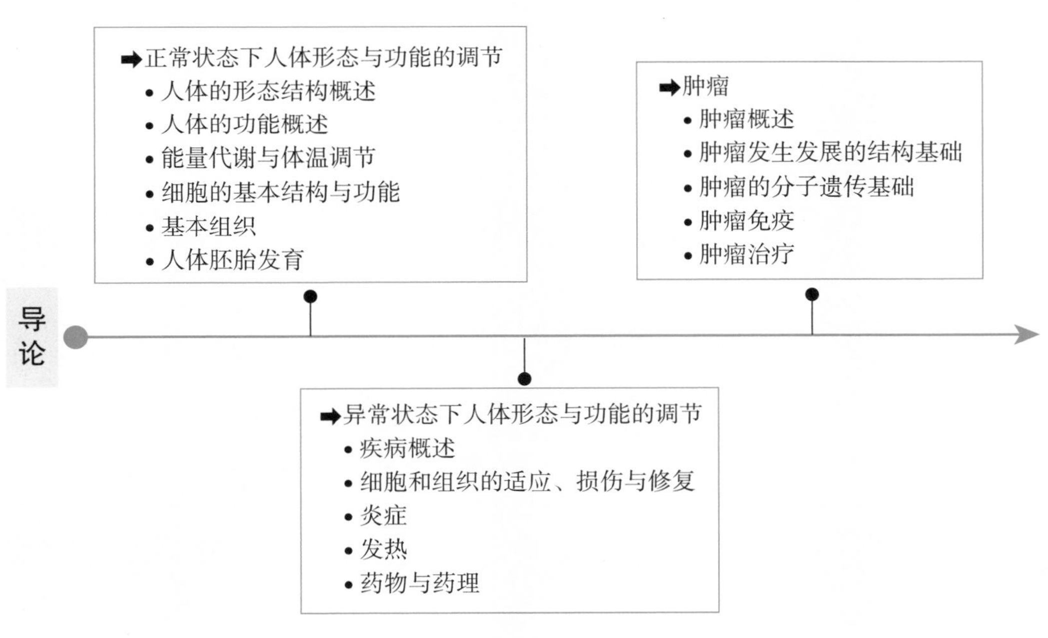

图 1　人体形态与功能总论内容概述

本教材的编写凝聚了全体专家的智慧，我们力求做到跨学科整合和融合。我们希望本教材能够为我国基础医学拔尖人才的培养贡献一份力量，不仅提升对人体形态与功能知识传递和交流的能力，更重要的是激发医学生对人体科学的热爱，培养未来攻克医学疑难问题的能力。

尽管我们力求完美，但鉴于时间与资源的限制，书中可能仍存在疏漏与不足。我们诚挚地邀请所有读者，包括教师与学生，提出宝贵的意见与建议，共同促进本书的完善与发展，携手推动我国基础医学拔尖人才自主培养迈向新的高度。

王　韵　闫剑群
2024 年 5 月 28 日

目录

第一章　绪　　论

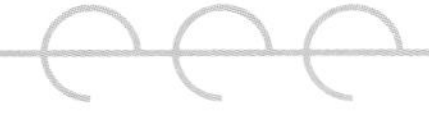

导学目标

通过本章内容的学习，学生应能够：

※ 基本目标：

1. 描述医学模式从传统到现代的演变历程，并分辨和解释不同医学教育体系之间的差异和发展路径。
2. 解释现代医学教育体系的结构和发展，包括各学科的教学内容和教学方法，并运用所学知识分析其特点和优势。
3. 描述人体解剖学、组织胚胎学、生理学、病理学、病理生理学和药理学等学科的发展历史及其在医学中的应用，并评价其对医学进步的贡献。
4. 解释人体形态与功能研究的基本方法，包括解剖学、生理学、组织学与病理学等方面的研究方法，并应用这些方法进行简单的研究。

※ 发展目标：

1. 分析现代医学面临的技术、伦理、社会等方面的挑战，并提出合理的应对策略。
2. 说出“健康中国”战略对医学教育的新要求，包括人才培养、课程设置、教学方法等方面的要求，并评价其对医学教育的影响。
3. 探讨如何整合人体形态与功能相关学科，建立完整的课程体系，提高综合素养和应用能力，并提出相应的建议和方案。
4. 研究医学教育未来的发展趋势和面临的挑战，并提出相应的改革和发展建议，促进医学教育的进步和创新。

案例 1-1

在一所医学院，二年级学生将以医学整合的课程模式进行学习。其中人体形态与功能为基础医学课程体系四大课程群中体量最大的课程群，共分为 9 个模块：人体形态与功能总论、运动系统、循环系统、神经系统、内分泌系统、消化系统、呼吸系统、泌尿系统和生殖系统。以器官系统为中心整合了人体解剖学、人体生理学、组织学与胚胎学、病理学、药理学及病理生理学内容。某教授为了帮助他们更好地理解该整合课程群，围绕以下问题，安排了一个案例讨论。

引导性问题：

1. 医学模式的演变过程如何？

传统医学模式与现代医学模式的主要区别是什么？

传统医学模式为什么逐渐演变为现代医学模式？

不同医学模式对医学教育体系的影响有哪些？

2．现代医学教育体系

现代医学教育体系的结构和特点是什么？

人体解剖学、组织学与胚胎学、生理学、病理学、病理生理学和药理学等学科在医学教育中的地位和作用是怎样的？

现代医学教育体系的教学方法和教学内容有何特点和优势？

3．医学学科的发展简史和应用

分析人体解剖学、组织学与胚胎学、生理学、病理学、病理生理学和药理学等学科的发展历史及其在医学中的应用。

这些学科的发展如何推动了医学的进步？

4．现代医学面临的挑战和“健康中国”战略的影响

分析现代医学面临的技术、伦理、社会等方面的挑战，并提出应对策略。

了解“健康中国”战略对医学教育的新要求，包括人才培养、课程设置、教学方法等方面的要求。

通过案例和引导性问题，学生们将有机会深入学习医学教育的发展历程和现状，并思考未来医学教育的发展趋势和应对挑战的策略。

一、概述

人体形态与功能为基础医学课程体系五大课程群中体量最大的课程群，共包含 9 门课程，分别为人体形态与功能总论、运动系统、循环系统、神经系统、内分泌系统、消化系统、呼吸系统、泌尿系统和生殖系统。该课程整合了人体解剖学、人体生理学、组织与胚胎学、病理学、药理学及病理生理学内容。总论部分分为正常状态下的人体形态与功能、异常状态下的人体形态与功能及肿瘤，介绍各器官系统的共性问题。其他 8 门课程则以人体器官系统为中心，并根据临床需要，综合和重组基础医学各学科基础知识，实现形态与功能、微观与宏观、正常与异常、生理与病理等多种知识的综合和融合，以期使学生系统而全面地了解一个系统的结构和功能，理解疾病状态下各器官系统功能异常的表现及其机制，为后续学习和研究奠定基础。在 8 门课程之前，安排了人体形态与功能导论，包括医学模式的演变过程、现代医学教育体系、基础医学学科（人体解剖学、组织学与胚胎学、人体生理学、病理学、病理生理学及药理学等学科）发展简史、基础医学学科研究内容、人体形态和功能研究方法、现代医学面临的挑战及“健康中国 2030”战略对医学教育提出的新要求，人体形态与功能整合课程体系的建立、人体形态与功能整合课程体系学习方法及未来发展和挑战等，以期让学生了解各学科发展脉络及其在整合知识体系中的地位，以及人体形态与功能整合课程体系建立的必要性。

二、医学模式演变过程

医学发展的历史是人类长期与疾病作斗争的实践和发展的历史，大致经历了原始医学、古代经验医学、近代实验医学、整体（系统）医学及医学 +X 医学时代。在医学发展进程中，大致包

括六种不同的医学模式（medical model），即一定时期内人们对疾病和健康总体的认识，并成为当时医学发展的指导思想，也是一种哲学观在医学上的反映（图 1-1）。

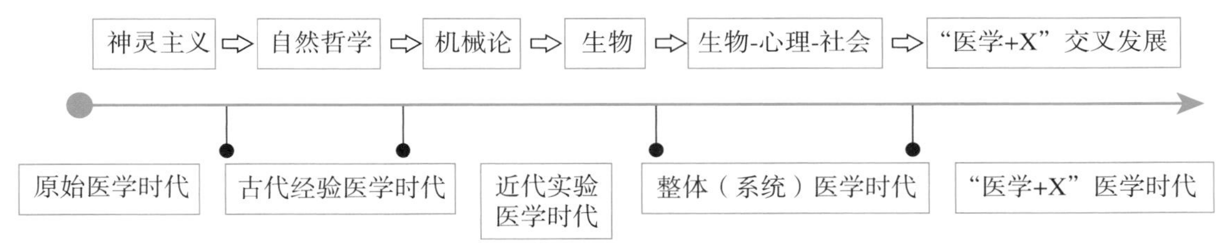

图 1-1 医学模式演变过程

1．神灵主义医学模式（spiritualism medical model） 起源于原始社会，由于当时的生产力水平极为低下，人们相信“万物有灵”，将疾病看作神灵的惩罚或恶魔作祟所致。人们治疗疾病的手段或者是祈祷神灵的保佑或宽恕，或者是采取驱鬼或避邪的方式免除疾病，巫医和巫术为其代表。现今，在一些偏远地区或某些文化中，还可见到这种模式的遗迹。神灵主义医学模式是人类历史上第一个有结构的医术体系，是医学的启蒙，也从另一个侧面体现了精神心理因素对疾病的治疗作用。

2．自然哲学医学模式（natural philosophic medical model） 于公元前 3000 年左右出现，随着生产力的发展，人们开始认识到体的物质基础和疾病的客观属性。以中国古代中医提出的“天人合一”的思想及古希腊希波克拉底等提出的“体液学说”等为代表。这一模式的哲学观以朴素的唯物论、整体观和心身一元论为基础。

3．机械论医学模式（mechanistic medical model） 是基于机械唯物主义观点，以机械运动的原理解释一切生命现象的医学观和方法论。机械论唯物主义哲学观促进了解剖学和生理学等学科的发展，奠定了近代医学的基础。如英国医生哈维（William Harvey，1578—1657 年）发现了血液循环；德国动物学家施万（Schwann，1810—1882 年）发现了动物细胞。机械论医学模式将医学引入实验医学时代，但忽视了生命的复杂性、人的社会性和生物学特性。

4．生物医学模式（biomedical model） 这种模式重视疾病的生物学因素，并用该理论来解释、诊断、治疗和预防疾病以及制定健康保健制度，故被称为生物医学模式，其基本特征是把人看作单纯的生物或是一种生物机器，即只注重人的生物学指标的测量，忽视患者的心理、行为和社会性，它认为任何疾病（包括精神病）都能用生物机制的紊乱来解释，都可以在器官、组织和生物大分子上找到形态、结构和生物指标的特定变化。生物医学模式极大地促进了医学的发展，使人们对疾病的认识越来越深入和细致。无疑，生物医学模式对现代西方医学的发展和人类健康事业产生过巨大的推动作用，特别是在针对急慢性传染病和寄生虫病的防治方面，使其发病率、病死率大幅下降；在临床医学方面，借助细胞病理学手段对一些器质性疾病做出定性诊断，无菌操作、麻醉剂和抗菌药物的联合应用减轻了患者的手术痛苦，有效地防止了伤口感染，提高了治愈率。然而，这种模式因“还原论”和“心身二元论”哲学观的主导，使人们忽视了疾病与健康的相对性以及人的生物、心理、社会诸因素间的联系及相互影响，有很大的片面性和局限性：①仅仅从生物学的角度去研究人的健康和疾病，只注重人的生物属性，忽视了人的社会属性；②在临床上只注重人的生物功能，而忽视了人的心理功能及心理社会因素的致病作用；③在科学研究中较多地着眼于躯体的生物活动过程，很少注意行为和心理过程；④思维的形式化往往是“不是……就是……”（不是病，就是健康），因而对某些功能性或心因性疾病，无法得出正确的解释，更无法得到满意的治疗效果，这样就必然不能阐明人类健康和疾病的全部本质。

5．生物 - 心理 - 社会医学模式（biopsychosocial medical model） 1977 年，美国医生恩格尔

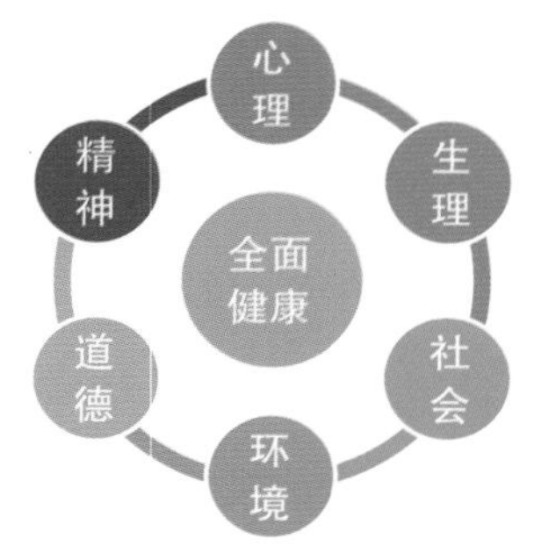

图 1-2 生物 - 心理 - 社会医学模式倡导全面健康理念

在《科学》期刊上发表文章“需要新的医学模式——对生物医学模式的挑战”，批评了生物医学模式“还原论”和“心身二元论”的局限，并提出了“生物 - 心理 - 社会医学模式”的概念。这一模式并不排斥生物医学的研究，而是提倡在系统论的概念框架下，以身心一元论为基本指导思想来开展医学工作。这要求医学不仅要考虑患者的生物学因素，也要充分关注有关的心理因素及环境和社会因素的影响，视这些为相互联系和相互影响的整体（图 1-2）。生物 - 心理 - 社会医学模式为医学的发展提供了新的理论支撑，并成为医学心理学发展的重要基础。

6．“医学 +X”交叉发展医学模式（interdisciplinary development of medicine combined with X model） 医学与交叉学科的结合是一种跨学科的发展模式，被称为“医学 +X”。这种模式将医学与其他学科相结合，以促进创新、解决复杂的医学问题，并推动医学领域的进步。在“医学 +X”的模式中，X 代表了各种不同的学科领域，如工程学、计算机科学、生物学、心理学等。“医学 +X”交叉发展的模式具有以下几个特点。①跨学科合作：这种模式鼓励不同学科领域的专家之间的合作与交流，共同解决医学中的难题。例如，工程师可以与医生合作开发新型医疗设备，计算机科学家可以应用人工智能技术来分析医学数据，生物学家可以与临床医生合作研究新药物等。②创新驱动：通过引入其他学科的理论和方法，可以带来对医学领域的新思路和创新。这种跨界的创新有助于推动医学领域的发展，加速科技应用于临床实践中。③解决复杂问题：医学问题往往是多层次、多因素交织的复杂问题，单一学科往往难以完全解决。“医学 +X”的模式可以综合利用多个学科的知识与技术，更好地应对这些复杂性问题。④推动医学进步：通过交叉学科的合作与创新，可以促进医学领域的进步，推动医学科学的发展。这种模式有助于加速科学研究成果的转化，并提高医学实践的效率与质量。在实践中，“医学 +X”的模式已经在各个领域得到了广泛应用，例如生物医学工程、计算医学、生物信息学等（图 1-3）。这种交叉发展的模式为医学领域带来了新的发展机遇，也为其他学科领域提供了与医学结合的契机。

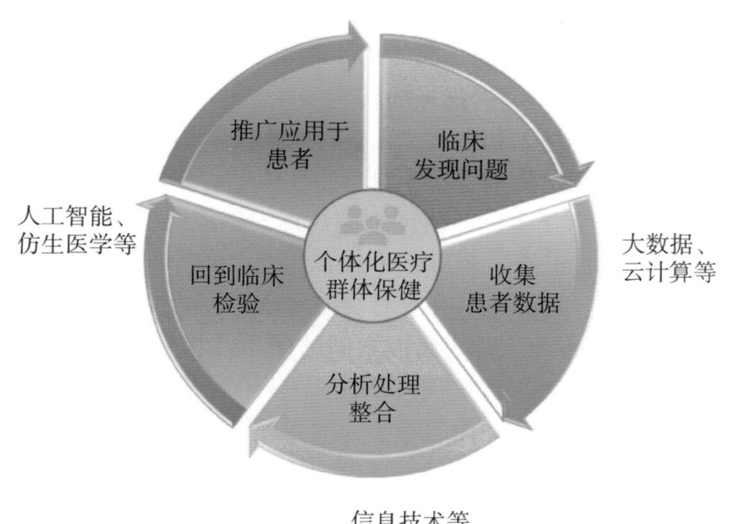

图 1-3 “医学 +X”交叉发展医学模式

三、现代医学教育体系

现代医学教育体系的形成经历了漫长的发展过程，涵盖了多个阶段和影响因素，上述医学发展模式是其中重要的影响因素。以下是普遍认可的现代医学教育体系形成的主要过程和影响因素。

古代医学教育：医学教育在古代通常由师傅传徒弟的方式进行，医学知识主要通过口头传授和实践传承。古埃及、古希腊、古罗马和中国等文明都有各自的医学体系和教育传统。

中世纪的医学教育：中世纪的医学教育主要受到教会的控制，医学院校多由教会或修道院设立。医学教育主要以经典文献和神学为主，实践教学较少。

文艺复兴和启蒙时期的变革：文艺复兴和启蒙运动时期，医学教育逐渐摆脱了教会的束缚，开始向现代科学和实践方向发展。医学学校设立，医学课程内容逐渐改革，开始引入解剖学和实验医学。

19 世纪的医学教育改革：随着现代医学科学的发展，医学教育开始进行重大改革。德国和美国成为医学教育改革的先驱，提倡通过临床实践和实验科学的教学方法培养医学生。

20 世纪的医学教育：医学教育在全球范围内得到了进一步发展和标准化。医学教育逐渐形成了以临床实践为基础的综合性教学体系，包括基础医学、临床医学和医学技术等多个学科。

现代医学教育体系在上述医学教育体系中进一步发展，体现了如下特点。

（1）综合性教学：包括基础医学、临床医学和医学技术等多个学科的综合教学。

（2）临床实践：重视临床实践和实习环节，培养学生的临床技能和实践能力。

（3）科学化教学：强调医学科学理论和实践相结合，注重基础科学和临床科学的教学。

（4）国际化标准：遵循国际医学教育标准和教学模式，与国际医学教育接轨。

综上所述，现代医学教育体系的形成是一个漫长而复杂的历史过程，经历了古代传统、中世纪教会控制、文艺复兴和启蒙运动的变革，以及 19 世纪以来的医学教育改革，最终形成了以临床实践为基础、科学化、国际化的现代医学教育体系。

四、医学模式演变过程及现代医学教育体系形成过程中基础医学学科形成与发展

从医学模式演变过程可以看到，生物医学模式对现代西方医学的发展和人类健康事业产生了巨大的推动作用，也促进了基础医学各学科的形成和发展。现代医学教育体系中，基础医学是医学的基础，基础医学各学科促进了医学的发展，以下将分别阐述基础医学各学科发展简史及其在医学中的地位、任务和研究方法。

（一）人体解剖学

1. 人体解剖学发展简史 人体解剖学是一门古老的科学，是随着医学的发展逐渐形成的。通常认为，文字记录的解剖学资料最早出现在古希腊和古代中国。

《Hippocrates 文集》中描述了心脏有两个心室和两个心房，并正确描述了颅骨。公元 2 世纪后，西方解剖学在 Galen 之后涌现了许多科学巨匠，包括意大利的 Leonardo da Vinci、比利时的 A. Vesalius 和英国的 W. Harvey 等。

盖伦（Galen，131—200 年）是古代最杰出的医生之一，也是古代最伟大的解剖学家。他提倡的解剖学研究思想最早将西方医学引入了因果关系明确的科学轨道。他的解剖学研究在《论解

剖过程》和《论身体各部器官的功能》两部著作中得到完整阐述，并达到了古希腊医学研究的顶峰。他对动物的解剖学研究以及与人体器官结构和功能密切相关的理念，主导了欧亚大陆1400年的医学理论和实践。然而，必须承认，由于他的研究资料主要来自动物，并以此对人体结构进行判断，因此存在很多错误。正如他的后继者Vesalius所说：Galen是一位伟大的解剖学家，尽管他解剖了许多动物，但由于条件限制，未曾解剖过人体，因此造成了许多错误。在一次解剖课上，Vesalius指出了Galen的200多处错误，但仍然非常尊重Galen为解剖学奠定的基础。

达芬奇（Leonardo da Vinci，1457—1519年）是文艺复兴时期的博学家，也是现代解剖学的先驱者（图1-4）。他首先是一位伟大的绘画大师，被恩格斯誉为绘画史上的巨人中的巨人。他的三大杰作——壁画《最后的晚餐》、肖像画《蒙娜丽莎》和祭坛画《岩间圣母》——被称为世界宝库中的珍品。同时，他也是一位伟大的解剖学家。文艺复兴时期倡导的艺术需要精确地再现自然，这极大地促进了解剖学的发展。人体是美丽的，是值得研究的。出于艺术的需要，Leonardo da Vinci亲自解剖了30多具不同年龄的男女尸体，并进行了准确的描绘。他绘制的千余张精美的解剖学图谱成为一部划时代的巨著。Leonardo da Vinci不仅关注身体结构，还关注生理功能。他对人体结构观察入微，并通过这些观察总结出大量医学成果。例如，他是已知的第一个认识到血液对人体新陈代谢起作用的人，并发现老年人死因之一是动脉硬化，动脉硬化的原因是缺乏运动。因此，Leonardo da Vinci被誉为近代生理解剖学的先驱。

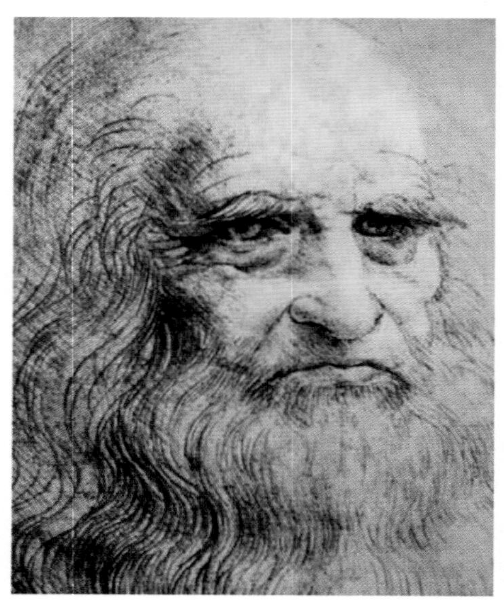

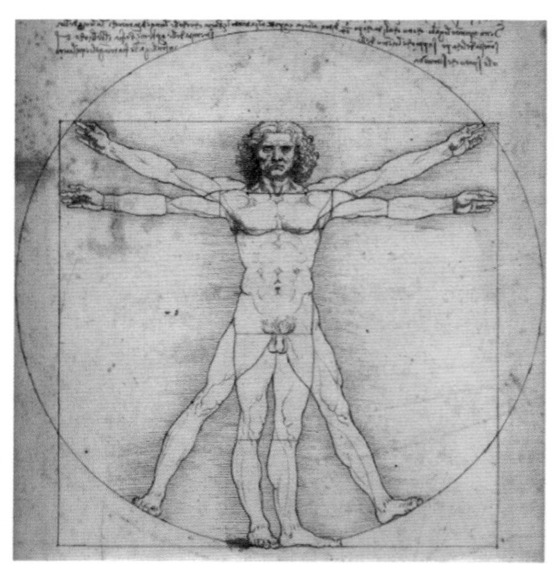

图1-4 Leonardo da Vinci及其创作的《平衡人体》

维萨里（A. Vesalius，1514—1564年）是解剖学的革新者、现代解剖学的奠基人（图1-5）。他的解剖学研究是紧接着Galen而予以深入和发展的，其革新之处是直接解剖人体，而不是单纯地研究Galen的书本。当时获得尸体很困难，他曾挖掘过坟墓，在夜里到绞刑架下偷尸体。通过解剖，他掌握了丰富的人体解剖学知识。1543年，正是哥白尼《天体运行论》出版的那一年，他在巴塞罗那出版了著名的著作《人体的构造》。该书共7卷，图文并茂，详细描述了人体各部分的结构。这是人类历史上第一部科学而系统的人体解剖学著作，是对医学做出最伟大贡献的文献之一，并成为人体解剖学的经典。尽管书中仍有Galen的错误，但他终究接近了这样一个目标："真实地描写人体的构造，而不管这种描写与古代权威的观点有何不同"。

威廉·哈维（W. Harvey）是一位伟大的解剖学家，以其严格的人体解剖和活体动物解剖为基础。他于1628年发表了现代生理解剖学的奠基之作《心血运行论》，首次证明了在动物体内，血

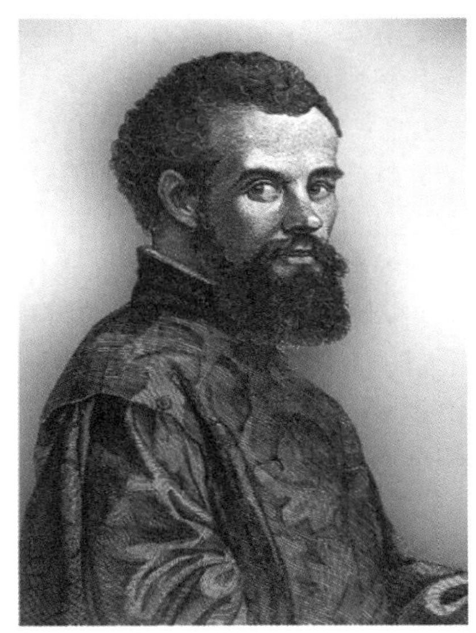

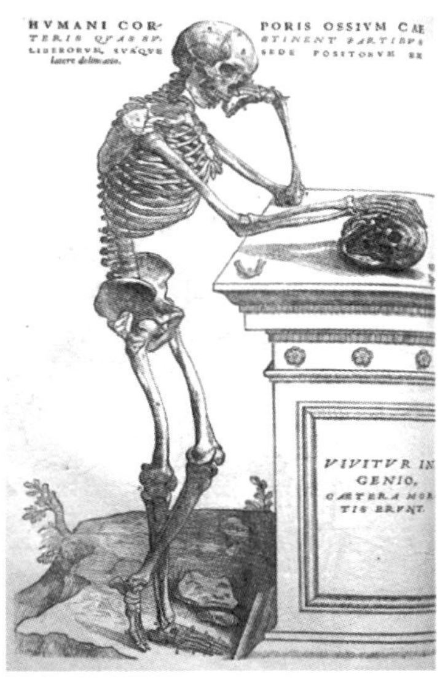

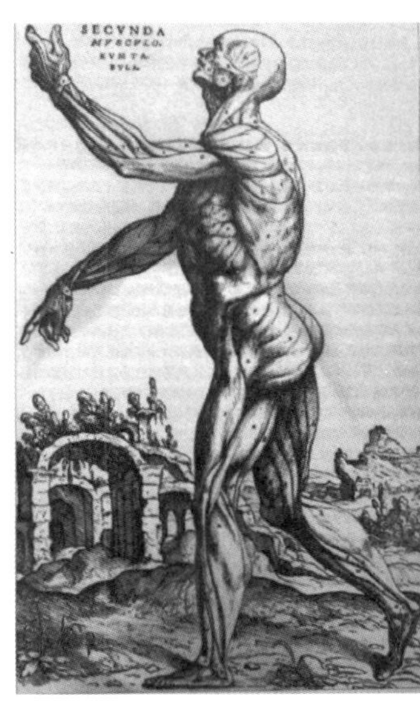

图 1-5 Vesalius 及其创作的《人体的构造》中的版画

液被驱动着进行不停的循环运动，这正是心脏通过脉搏所执行的功能，而搏动则是心脏运动和收缩的唯一结果。他开创了解剖学结构与生理功能相联系的实验研究，并因其出色的心血管系统研究而被后人誉为“近代生理学之父”。

中国的解剖学虽然发展缓慢，但在不同的历史时期也有一定量的解剖记载。《黄帝内经》作为两千年前中医的奠基之作，描述了人体形态，提及了“若夫八尺之士，皮肉在此，外可度量切循而得之，其尸可解剖而视之”，以及对人体脏器、脉搏等的观察。张仲景（150—219 年）的《伤寒杂病论》、南宋的宋慈所著的《洗冤集录》（约 1247 年）也对全身骨骼进行了详细的描述，并配有插图。

清代的王清任（1768—1831 年）是我国古代对解剖学贡献最大的医学家。他以超乎常人的勇气和毅力，突破了封建礼教的束缚，坚持对人体结构进行直接的观察和研究，常亲临刑场观察脏器，并与动物解剖作比较。他历时 42 年，仔细观察了一百多具尸体，绘制了《亲见改正脏腑图》并详细解释，将其收录于《医林改错》中，对古医书中的错误进行了校正，对祖国医学中解剖学的发展做出了巨大贡献。

我国的现代解剖学是在 19 世纪由西方传入现代医学后才开始发展起来的。1893 年，在天津开办的北洋医学堂是率先开设人体解剖学课程的学校。1913 年 11 月，汤尔和教授（1879—1940 年）当时担任我国第一所国立医学校——北京医学专门学校（现北京大学医学部前身）校长，起草并获批了中国的第一部解剖法令《解剖学条例》，为人体解剖和病理解剖争取到了合法地位。此后，我国的解剖学逐步发展成为一门独立的学科，并初步建立了一支中国人自己的解剖学工作者队伍，而人体解剖学真正得到发展是在 1949 年以后。随着医学教育事业的蓬勃发展，我国广大的解剖学工作者为推动解剖事业的发展做出了巨大贡献。

随着临床医学的发展，人体解剖学向更深、更细的方向延伸，涌现了显微外科解剖学、X 射线解剖学、影像断面解剖学、临床器官功能解剖学、器官移植外科解剖学等研究与应用，大大拓展了人体解剖学的内容。随着智能化、信息化和数字化的知识经济时代的到来，腔镜解剖学、数字解剖学和虚拟解剖学等新领域也相继出现，展示了解剖学发展的无限生机。

2．人体解剖学的任务、在医学中的地位与分科

（1）人体解剖学的任务和在医学中地位：人体解剖学（human anatomy）是研究正常人体形态结构的科学。学习人体解剖学的任务在于理解和掌握人体各系统器官的形态结构、位置毗邻及

相关联系（包括功能作用和临床意义），为学习其他基础医学和临床医学课程奠定坚实的基础。

解剖含有用刀分割、剖开的意思。早在两千多年前，我国古代医典《黄帝内经・灵枢》中即已有“解剖”一词的记载，至今仍是研究人体形态结构的基本方法之一。

人类自诞生之日起，就要与疾病抗争，而人体是极其复杂的。打开人体这扇奥秘之门的关键钥匙就是人体解剖学。只有充分认识了正常人体的形态结构，才能准确判断人体的正常与异常，才能准确区别生理功能与病理变化，否则，就无法对疾病做出准确的判断和治疗。因此，人体解剖学是一门重要的医学基础课，是学习其他基础医学和临床医学课程的基石。

（2）人体解剖学的分科：构成人体的基本结构是细胞。当人的卵子和精子融合为受精卵细胞时，生命就开始了，受精卵细胞不断地分裂与分化而发育为由多达一百万亿个细胞组成的新生个体。细胞和细胞外基质共同组成的群体结构称为组织。人体的基本组织包括上皮组织、结缔组织、肌组织和神经组织。几种组织相互结合构成器官，如胃、肺等。若干器官相互组合构成系统，并完成某种生理功能，如运动系统、呼吸系统等。对细胞、新生个体的发育、组织、器官和系统的形态结构进行系统研究的科学称为广义解剖学，包括细胞学、胚胎学、组织学和人体解剖学。解剖学又分为系统解剖学、局部解剖学和断层解剖学。系统解剖学（systematic anatomy）是按人体器官功能系统阐述人体器官的形态结构的科学，一般所说的人体解剖学就是指系统解剖学。局部解剖学（topographic/regional anatomy）是按人体的局部分区，研究各区域内器官和结构的形态位置、毗邻关系和层次结构的科学。断层解剖学（sectional anatomy）是运用切片技术与CT（计算机断层扫描）、MRI（磁共振成像）和超声等影像技术相结合，研究正常人体不同层面上器官结构的位置、形态及其相互关系的科学。系统解剖学、局部解剖学和断层解剖学主要用肉眼观察机体的宏观结构，又称巨视解剖学，即大体解剖学（gross anatomy）。细胞学、胚胎学和组织学主要用显微镜观察机体的细微结构，又称微观解剖学（microanatomy）。人体解剖学依据研究的方法与目的的不同又可分为若干门类，如运用X线技术研究人体器官形态结构的X线解剖学（X-ray anatomy）、研究神经形态与功能的神经解剖学（neuroanatomy）、密切联系手术的外科解剖学（surgical anatomy），以及分析研究人体运动器官的形态结构、提高体育运动效率的运动解剖学（locomotive anatomy）。

数字人（digital human）是指通过数字技术和计算机图形学等技术手段创建的虚拟人类形象。这些数字人物可以是静态的图像、动画，甚至是仿真人物，具有逼真的外表和动作。数字人在医学中有多种应用，包括：

1）医学教育与培训：数字人可以用于医学生和医学专业人员的培训和教育。通过数字人模拟人体结构、器官功能以及各种疾病的特征，帮助医学生理解解剖学、病理学和临床诊断等方面的知识。

2）手术规划与模拟：数字人可以用于手术前的规划和模拟。医生可以通过数字人模拟手术过程，包括对复杂手术的实践和演练，以提高手术效率和准确性。

3）虚拟手术操作：数字人还可以用于虚拟手术操作。医生可以在数字环境中进行仿真手术操作，探索不同的手术方案和技术，以减少手术风险并提高治疗效果。

4）医疗图像处理与分析：数字人技术可以用于医疗图像的处理和分析，例如CT扫描、MRI等。通过数字人技术，可以更清晰地观察和分析病变、异常结构和解剖部位，有助于医生做出更准确的诊断和治疗计划。

5）健康管理与预防：数字人还可以用于健康管理和预防。通过模拟人的生理状态和行为，可以帮助人们理解健康风险、预防措施和生活方式的影响，从而提高健康意识和管理健康风险的能力。

综上，数字人技术在医学中的应用可以帮助医生和医学专业人员提高诊断和治疗的准确性和效率，同时也有助于促进医学教育和健康管理的发展。

Note

（二）人体生理学

1. 人体生理学发展简史 人体生理学作为一个学科领域，其发展历史可以追溯到古代希腊和古代中国。古希腊医学家如希波克拉底（Hippocrates）和亚里士多德（Aristotle）在公元前5—前4世纪对人体结构和功能进行了初步的研究，提出了一些关于血液循环、呼吸和神经系统的理论。古印度的医学家也对人体结构和功能进行了观察和研究。例如，古印度的《阿育吠陀》包含了关于人体结构和生理功能的描述。17—18世纪，现代生理学开始崭露头角。哈维证实了血液在人体内循环的理论，并对心脏的功能有了深入的理解，奠定了现代生理学的基础。19—20世纪，随着科学技术的不断进步，人体生理学获得了巨大的发展。例如，伊凡·巴甫洛夫（Ivan Pavlov）的消化系统研究、威廉·巴茨勒（William Bayliss）和欧内斯特·斯塔林（Ernest Starling）的激素研究、阿尔伯特·萨宾（Albert Sabin）的神经传导研究等，都为人体生理学的发展做出了重要贡献。在当代，人体生理学的研究领域不断扩展，涵盖了生物化学、分子生物学、遗传学和免疫学等多个方面。同时，随着计算机技术的发展，生物信息学和系统生物学等新兴学科也为人体生理学的研究提供了新的方法和工具。

中国生理学的发展历程可以概括为以下几个阶段：古代中国医学在《黄帝内经》等医学经典中已经有了一定的生理学内容。这些古代医学著作对于人体的结构和功能，包括经络、脏腑和气血等方面进行了初步的描述和理论探讨。近代以来，随着西方医学的传入，中国的生理学研究逐渐受到西方科学方法和理论的影响。19世纪末20世纪初，中国一些医学院校开始开设生理学课程，并引进了西方生理学的教材和研究成果。20世纪30—40年代，一些中国的生理学家开始在国内进行生理学研究，涌现了一批有影响力的生理学家。1926年，中国生理学会成立，林可胜、蔡翘和张锡钧等是我国近代生理学的奠基人，他们在中国的医学院校开展了生理学的教学和科研工作，逐渐奠定了中国生理学的基础。1949年后，中国的生理学研究得到了进一步发展。中国成立了一些生理学研究所和实验室，加强了对生理学的研究和教育工作。在这一时期，中国的生理学研究重点主要集中在基础生理学、特种生理学和应用生理学等领域。改革开放以后，中国的生理学研究得到了进一步的发展和提高。中国的生理学家积极参与国际学术交流与合作，引进国外先进的生理学理论和技术，推动了中国生理学研究的国际化水平。

圣托里奥简介

中国生理学的发展经历了从古代医学的初步探索到现代科学方法的引入和国内生理学研究的发展，逐步形成了一支具有一定实力和影响的生理学学术队伍，为中国医学事业的发展做出了重要贡献。

框 1-1 张锡钧

张锡钧（1899—1988年），天津人，生理学家，医学家，教育家，中国科学院学部委员（院士），生前是中国医学科学院基础医学研究所教授。20世纪30年代，张锡钧创立了定量分析乙酰胆碱生物测定法，即蛙腹直肌法，此法可测出动物各种组织中乙酰胆碱的含量。他最早提出中枢神经内化学传递的存在，并证明乙酰胆碱是一种介质；研究了人胎盘中乙酰胆碱对分娩的关系，提出了分娩起因的理论、早产与晚产的机制，创立“迷走神经、垂体后叶反射”理论。张锡钧在教学中严把质量关，每堂课都要重写讲稿，严谨地替旧换新，讲课前都要闭门自己试讲。他注重教学联系实际，课堂讲课中穿插课堂示教。对有些章节，在讲课的同时，安排学生到病房观察患者的临床症状，加深理解。对于实验课教学，除要求实验前预习实验指导外，还要查阅指定的参考文献，实验操作要正规、准确，实验物品摆放须得当。对于实验结果，须结合参考文献进行讨论。实验报告写出后须经老师认可签字方可通过。1983年，张锡钧将他原存于美国银行的本息共2万余美元捐赠给中国生

林可胜和蔡翘简介

理学会，中国生理学会为此成立了“张锡钧基金会”，基金会每两年举行一次全国青年生理学工作者论文评奖活动，并向优胜者发放奖金。截至2023年，已颁发17届，获奖励青年工作者150余人，极大地鼓励了青年生理学工作者的科研活动，推动了生理学青年创新人才的培养。

2．人体生理学的任务和研究内容 人体生理学（human physiology）是生理学的重要分支，是研究正常人体生命活动现象及其规律、揭示正常人体功能及其内在机制的一门学科。人体生理学主要致力于从分子细胞、器官系统、整体等不同水平，研究人体各种器官系统的构成、功能和相互关系，分析体内不同组成部分之间的相互作用及其机制，探讨不同的器官系统如何协同作用以维持人体的内稳态并适应外部环境的变化。

人体生理学的任务包括以下几个方面。

（1）描述人体内各个器官系统的功能活动及其规律：人体生理学研究人体内部各种器官系统，如神经系统、内分泌系统、消化系统、循环系统、呼吸系统、泌尿系统等的功能活动及其规律，以及它们之间的相互关系。

（2）解释人体内各种生理现象的内在机制：人体生理学研究人体内各种生理现象的内在机制，包括神经传导、内分泌调节、消化吸收、血液循环、气体交换等生理过程的调节机制和生物化学基础。

（3）探索人体内各种调节和适应机制：人体生理学研究人体内各种调节和适应机制，如神经调节、内分泌调节、自律调节等，以及人体对环境变化的适应性反应，如体温调节、血压调节、水电解质平衡等。

总体而言，人体生理学的任务是深入研究人体内各个器官系统的功能活动及其规律、生理现象的机制，以及人体内部各种调节和适应机制，为解释人体生理活动、探索疾病机制、指导临床医学实践提供科学依据和理论支持。

3．人体生理学在医学中的地位和意义 人体生理学的研究成果可应用于医学领域，如解释疾病的发生机制、指导临床诊断和治疗、评价药物疗效和指导康复训练等，为促进人类健康和提高医疗水平提供科学依据和理论支持。人体生理学在医学中的地位和意义，主要体现在以下几个方面。

（1）在基础医学中的地位：人体生理学从分子、细胞、器官、系统乃至整体层面，系统阐述人体各部分在健康状态下的功能、相互关系及其调节机制。这一知识体系构成了医学科学的基石，为理解和解释人体的正常功能提供了理论框架。

人体生理学既是生物学向医学过渡的桥梁，又是基础医学与临床医学之间的纽带。它将基础生物科学的原理应用于医学领域，使医学生能够从宏观到微观、从静态到动态全面理解生命活动及其意义，为后续学习病理学、药理学、临床诊断学和内科学等临床相关课程奠定基础。因为只有认识了机体的正常功能，才能理解什么是“功能异常”和“功能紊乱”；只有认识了生理功能产生的内在机制和规律，才有助于启发医学生思考“如何实现异常功能到正常功能的转归”，如何预防机体功能的异常和失衡等一系列病理和临床问题。

（2）在临床医学中的地位：人体生理学对于培养医学专业学生的科学素养、逻辑思维能力和临床推理能力具有重要意义。掌握生理学知识有助于医学生形成系统性、整体性的医学思维，为未来临床实践中准确诊断和有效治疗疾病奠定坚实的基础。

人体生理学研究人体各个器官系统的正常构成和功能，以及这些器官系统在不同生理状态下的变化。医生可以通过对患者的生理指标如血压、心率、呼吸频率等进行测量和分析，评估患者的生理状态，来诊断、治疗和预防疾病。

(3)在公共卫生与预防医学中的地位：人体生理学的研究成果可以帮助人们更好地了解自己的身体状况，从而采取积极的健康管理措施，更有效地预防疾病，从而提高生活质量和健康水平。

综上所述，人体生理学在医学中扮演着基础性和支撑性的角色，为基础医学和临床医学的发展提供了重要的理论基础和科学依据，对于保障人们的健康和提高医疗水平具有不可替代的作用。

(三)人体组织学与胚胎学

1. 人体组织学与胚胎学发展简史

(1)人体组织学的发展简史：人体组织学的发展历史可以追溯到古代医学的起源，但其真正的科学研究和系统化发展始于近代。古代医学家通过解剖尸体和临床观察开始对人体的结构和功能进行研究，但由于技术和理论水平的限制，对组织学的认识还相对较为粗浅。随着文艺复兴时期的到来，解剖学开始得到重视，解剖学家们通过尸体解剖开始了对人体组织结构的初步研究。伴随着显微镜的发明，科学家们开始尝试观察组织的微观结构。17—18 世纪，意大利解剖学家马尔皮基（Marcello Malpighi，1628—1694 年）和荷兰科学家列文虎克（Antoni van Leeuwenhoek，1632—1723 年）等使用显微镜首次观察到了细胞和组织的微观结构，这标志着人体组织学正式进入了微观观察时代。19 世纪是人体组织学发展的关键时期。在这一时期，法国解剖学家比夏（Xavier Bichat）提出了组织是生命的基本单位的观念，并将人体组织分为不同类型。德国植物学家施莱登（Matthias Jakob Schleiden）和动物学家施万（Theodor Schwann）提出了细胞学说，认为所有生物都是由细胞组成的。20 世纪是人体组织学研究迅速发展的时期。随着显微镜技术和组织学染色技术的不断改进，人们对细胞和组织结构的认识达到了前所未有的深度。分子生物学、免疫学等新兴科学领域的兴起也为人体组织学的发展提供了新的思路和方法。在当代，随着生物技术的飞速发展和科技水平的提高，人体组织学研究不断深化。分子组织学、细胞生物学、生物医学工程等新兴学科的涌现为人体组织学的跨学科研究提供了新的机遇和挑战。同时，生物信息学和计算生物学等新技术的应用也为人体组织学的研究带来了新的突破。

由此可见，人体组织学的发展历史是一个不断深化和扩展的过程，从古代医学的初步探索到当代跨学科的综合研究，每一步都离不开科学技术的进步和人类对生命奥秘的探索。

(2)人体胚胎学发展简史：古希腊学者亚里士多德（Aristotle，公元前 384—前 322 年）最早对胚胎发育进行过观察，推测人胚胎来源于月经血与精液的混合。1651 年，哈维（William Harvey）发表《论动物的生殖》，对生理学和胚胎学的发展起了很大作用。荷兰学者列文虎克（Leeuwenhoek）与赫拉夫（Graaf，1641—1673 年）分别发现精子与卵泡，意大利学者马尔皮基（Malpighi）观察到鸡胚的体节、神经管与卵黄血管，他们主张“预成论”学说，认为在精子或卵内存在初具成体形状的幼小胚胎，它逐渐发育长大为成体，18 世纪中叶，德国学者沃尔夫（Wolff，1733—1794 年）指出，早期胚胎中没有预先存在的结构，胚胎的四肢和器官是经历了由简单到复杂的渐变过程而形成的，因而提出了“渐成论”。1828 年，爱沙尼亚学者贝尔（Baer，1792—1876 年）出版《论动物的进化》一书，报告了多种哺乳动物及人卵的发现，他观察到人和各种脊椎动物的早期胚胎极为相似，随着发育的进行才逐渐出现纲、目、科、属、种的特征（此规律被称为 Baer 定律）。1855 年，德国学者雷马克（Remark，1815—1865 年）根据 Wolff 与 Baer 的一些报告及自己的观察，提出胚胎发育的三胚层学说，是描述胚胎学起始的重要标志。德国学者斯宾曼（Spemann，1869—1941 年）应用显微操作技术对两栖动物胚进行了分离、切割、移植、重组等实验，提出了诱导学说，认为胚胎的某些组织（诱导者）能对邻近的组织（反应者）的分化起诱导作用。这些实验与理论奠立了实验胚胎学的基础，英国学者李约瑟（Needham，1900—1995 年）总结了这方面的研究成果，于 1931 年发表《化学胚胎学》一书。20 世纪 50 年代，随着 DNA 结构的阐明和中心法则的确立，诞生了分子生物学。人们开始用分子生物学的观点和方法研究胚胎发生过程中遗传基因表达的时空顺序和调控机制，遂形成分子胚胎学。分子胚胎学与实验胚胎学、细胞生物学、分子遗传学等学科互相渗透，发展建立了发育生物学（developmental biology）。

朱洗、童第周和张汇泉简介

我国的胚胎学研究始于20世纪20年代。朱洗（1899—1962年）、童第周（1902—1979年）和张汇泉（1899—1986年）等学者在胚胎学的研究与教学中均卓有贡献。朱洗对受精的研究，童第周对卵质与核的关系、胚胎轴性、胚层间相互作用的研究，张汇泉对畸形学的研究，都开创和推动了我国胚胎学的发展。我国第一例试管婴儿即是北京医科大学（现北京大学医学部）组织胚胎学教研室的刘斌教授与北京医科大学附属第三医院（现北京大学第三医院）的张丽珠教授共同合作完成的，刘斌教授负责基础研究，可见基础与临床合作非常重要。

框 1-2 刘斌教授

刘斌（1937—2023年），我国组织学与胚胎学著名专家、北京大学医学部教授。刘斌教授早年参加援非医疗队，担任随队翻译和内科医生。公派赴比利时留学，学习胚胎培养技术。回国后，刘斌教授创建了中国大陆首个“生殖工程研究室”，从事生殖医学领域的研究，与北京大学第三医院张丽珠教授合作，负责体外受精和胚胎培育工作，于1988年在中国大陆诞生首例“试管婴儿”，并荣获国家科技进步奖二等奖、北京市科技进步奖一等奖，是中国大陆人工辅助生殖技术领域的主要奠基人之一。

由于人体胚胎学是一个涉及胚胎发育和胚胎学科的分支领域，它包括从受精卵形成到胚胎发育成熟的各个阶段的研究。目前，人体胚胎学领域的研究进展主要包括以下几个方面。

1）干细胞研究：干细胞是一类具有自我更新和分化为多种细胞类型潜能的细胞。人体胚胎学的一个重要研究方向是干细胞，包括胚胎干细胞和成体干细胞。科学家们正在探索干细胞在组织再生、疾病治疗以及药物筛选等方面的应用。

2）生殖医学技术：生殖医学技术的发展促进了人类对生殖过程的理解。包括体外受精（*in vitro* fertilization，IVF）、胚胎移植、胚胎植入前基因诊断（preimplantation genetic diagnosis，PGD）等技术的发展，使得人们能够更好地了解胚胎发育过程，并且在治疗不孕症、遗传性疾病筛查和治疗等方面取得了重要进展。

立足基础科研突破，推动转化医学发展

3）胚胎发育机制研究：通过分子生物学、细胞生物学和遗传学等技术手段，科学家们正在研究胚胎发育过程中的分子机制、细胞信号通路和遗传调控网络。这些研究有助于揭示胚胎发育的规律和机制，为发育生物学和医学研究提供了重要参考。

4）胚胎干细胞治疗：胚胎干细胞具有多能性和自我更新能力，可以分化为几乎所有体细胞类型。胚胎干细胞治疗作为一种新型的细胞治疗手段，在组织再生、器官移植、疾病治疗等方面展示了巨大的潜力，吸引了广泛的研究和应用。

因此，人体胚胎学领域的研究进展涵盖了干细胞研究、生殖医学技术、胚胎发育机制研究以及胚胎干细胞治疗等多个方面，为人类的生殖健康和生命科学研究提供了重要的支持和推动。

2．人体组织学与胚胎学的研究内容

（1）人体组织学的研究内容：组织学（histology）是研究正常机体微细结构及其相关功能的科学，包括细胞、基本组织及器官和系统3个部分。

1）细胞（cell）：是一切生物体结构和功能的基本单位。一个成年人约有10^{15}个细胞及200余种不同的细胞类型。细胞形态多样，呈球形、方形、柱形、杯形、梭形、扁平形和多突起形等。光镜下所观察的细胞结构，称为光镜结构，所得图像为光镜像。细胞由细胞膜、细胞核和细

Note

胞质构成，细胞质中含有多种细胞器。在电镜下进一步观察细胞的微细结构，称为亚细胞结构或超微结构（ultrastructure）或电镜结构，所得图像为电镜像。不同功能的细胞具有其相应的超微结构特征，即结构特征是相应功能状态的反映。

2）组织（tissue）：由形态相似、功能相近的细胞及细胞外基质构成。细胞外基质位于细胞之间，由细胞产生，构成细胞生活的微环境。人体组织可归纳为 4 大基本类型，即上皮组织、结缔组织、肌组织和神经组织。每种组织均具有各自的结构和功能特点。

3）器官和系统：4 大基本组织进行有机的组合形成器官（organ），多个器官协调配合完成一定的功能，形成系统（system）。人体由多个器官、系统组成，各有其形态结构，执行特定功能。例如，消化系统由一系列管腔性器官和实质性器官组成，包括食管、胃、肠、肝和胰等，每一个器官均由基本组织构成。整个消化系统的功能是摄取、消化食物，吸收营养，去其糟粕。神经系统、内分泌系统和免疫系统调控和整合各系统的活动，以保持机体的完整和统一。

（2）人体胚胎学的研究内容：人体胚胎学（human embryology）是研究人个体发生及发育规律的科学，包括发生过程、发育机制和先天畸形等。人体胚胎学着重研究人体在母体子宫内的发育，始于精卵结合，历经 38 周（266 天），由受精卵演化发育为结构复杂的胎儿，最后得以分娩。胎儿诞生后，机体的生长发育仍在继续。因此，从广义的角度讲，研究人体发生发育的科学即人体发育学（development of human）。

机体的微细结构及其功能是在个体发生发育过程中逐渐形成和完善的。从机体的发生发育过程和规律的视角，更能深刻理解机体的微细结构和功能。因此，组织学、胚胎学可以是独立的两门学科，也有的将两者有机结合成人体发育和功能组织学。

3．组织学与胚胎学在医学中的地位 人们对疾病发生发展规律的认识，是从掌握人体正常结构入手的，在宏观水平研究机体的外形和内部结构，称为解剖学。利用显微镜在微观水平研究机体的微细结构，称为组织学或显微解剖学。因而，组织学以解剖学为基础。同时，组织学又是病理学的基础。不了解人体正常微细结构，就不可能识别细胞、组织的病理形态变化。组织学与生理学、生物化学等学科的关系也很密切。目前，对人体微细结构的研究已从组织细胞水平、亚细胞水平提高到分子水平，乃至基因水平，更有利于深入理解正常机体的生理、生化代谢过程以及疾病的发生机制。

人体胚胎学为妇产科学、男性学、生殖工程学、儿科学、计划生育和人类优生学等学科提供了必要的基础知识，特别是与目前胚胎干细胞、组织工程的研究关系密切。对干细胞的深入研究，也给胚胎学的发展带来了新机遇，使胚胎学的许多概念得到了更新和补充。干细胞和组织工程研究的新成果，将使人类对疾病的认识和治疗获得飞速发展。

（四）病理学

1．病理学发展简史 病理学是在人类探索和认识自身疾病的过程中应运而生的。在我国历史上，早在秦汉时期的《黄帝内经》中，就有关于疾病的发生和死后解剖的记载；隋唐时代巢元方所著的《诸病源候论》，较详细地记载了多种疾病的病因和表现；南宋时期著名法医学家宋慈所著的《洗冤集录》，对尸体解剖、伤痕病变、中毒鉴定和烧灼等都有比较详细的记载，是世界上最早的一部法医学著作，对病理学的发展做出了卓越的贡献。在西方国家，经过两千多年的发展，在 18 世纪中叶，意大利医学家摩根尼（Giovanni Battista Morgagni，1682—1771 年）根据积累的尸检材料创立了器官病理学（organ pathology），标志着病理形态研究的开端；19 世纪中叶，随着光学显微镜的发明和使用，德国病理学家菲尔绍（Rudolf Virchow，1821—1902 年）创立了细胞病理学（cytopathology），认为细胞的形态及功能改变是一切疾病的基础，不仅对病理学，而且对整个医学的发展做出了具有历史意义的、划时代的贡献。随后，经过近一个半世纪的发展，逐渐形成并完善了外科病理学、法医病理学和细胞病理学等病理学学科体系。半个多世纪以来，由于电子显微镜技术，尤其是近20多年来细胞生物学、分子生物学、现代免疫学、现代遗传学等新兴学科及其分支的迅速兴起和发展，以及一系列新方法、新技术的相继建立，对病理学的发展产生了深刻的影响，相继建立了超微病理学（ultra-structural pathology）、分子病理学（molecular pathology）、遗传病理学（genetic pathology）等新的学科分支，促使病理学从细胞和亚细胞水平，深入到分子水平、人类遗传基因突变和染色体畸变等去认识有关疾病，研究疾病的病因和发病机制。这些进展和发现，不仅加深了对疾病本质的认识，同时也为许多疾病的防治开辟了新的前景。随着人类基因组计划的完成和后基因组计划的开展，病理学这门古老的学科将会得到更快的发展。

2．病理学的任务和研究内容 病理学是研究疾病发生、发展和变化规律的学科，其任务是通过对组织、细胞和器官水平上的异常变化进行观察、分析和解释，以揭示疾病的病因、病理生理过程和临床表现，为疾病的诊断、预防和治疗提供依据。病理学的研究内容包括以下几个方面。

（1）疾病的形态学特征：研究疾病在组织、细胞和器官水平上的形态学特征，包括病变的外观、大小、形状、颜色和质地等。

（2）疾病的病理生理过程：分析疾病的病理生理过程，揭示疾病发生、发展和变化的机制，包括细胞损伤、炎症反应、细胞增生、纤维化和坏死等。

（3）疾病的病因和发病机制：分析疾病的病因，包括感染性、遗传性和环境因素等，以及导致疾病发生的具体机制，如基因突变、免疫异常和代谢紊乱等。

（4）疾病的分类和分级：对不同类型的疾病进行分类和分级，根据病变的类型、程度和分布等特征，建立系统的疾病分类体系，为临床诊断和治疗提供依据。

（5）疾病的临床病理学：将病理学知识应用于临床实践，解释临床病例的病理学特征，为医生提供诊断和治疗建议。

（6）疾病的预后评估：根据病理学特征和临床表现，评估疾病的预后，包括疾病的进展速度、预后良好的因素和不良预后的因素等。

综上，病理学的任务是通过对疾病的形态学特征、病理生理过程和病因机制等方面的研究，为疾病的诊断、预防和治疗提供科学依据，促进医学的发展和临床医疗水平的提升。

3．病理学在医学中的地位 病理学是研究疾病病因、发生机制、形态学改变、转归及临床表现的医学基础理论学科，为疾病的防治提供科学依据，是联系基础医学和临床医学的桥梁学科，可分为基础病理学（侧重基础理论研究）及外科病理学（侧重疾病的临床病理学诊断）。病理学在医学中具有重要的地位，它是医学的基础科学之一，对于诊断、预防和治疗疾病都发挥着重要的作用。以下是病理学在医学中的地位和作用。

（1）诊断：病理学是诊断疾病的重要依据之一。通过对患者组织和细胞等标本的病理学检查，可以确定疾病的类型、性质、严重程度和预后，为临床医生提供重要的诊断参考。

（2）预防：病理学研究疾病的病因、发病机制和病理变化，为疾病的预防提供科学依据。通过深入了解疾病的发生发展规律，可以制订相应的预防措施，减少疾病的发生和传播。

（3）治疗：病理学可以为治疗提供指导。通过病理学检查可以了解疾病的病理变化和对治疗的反应，帮助医生选择合适的治疗方法和药物，提高治疗的效果和成功率。

（4）科学研究：病理学是医学研究的重要领域之一，通过病理学研究可以深入了解疾病的发病机制、病理生理过程和分子机制，为新药研发、疾病治疗和预防提供科学依据。

（5）教育培训：病理学是医学教育的重要内容之一，医学生需要学习病理学知识和技能，掌握病理学检查的方法和原理，为未来的临床实践打下基础。

因此，病理学在医学中扮演着重要的角色，是诊断、预防、治疗和科学研究的基础和支柱之一。

（五）病理生理学

1．病理生理学发展简史　病理生理学是一门比较年轻的学科。19 世纪中叶，法国生理学家克劳德・伯纳德（Claude Bernard，1813—1878 年）首先倡导以研究活体的疾病为主要对象的实验病理学，开始在动物身上复制人类疾病的模型，用实验方法来研究疾病发生的原因和条件，以及疾病过程中功能和代谢的动态变化，这就是病理生理学的前身，即实验病理学。1879 年，俄国喀山大学最早成立病理生理学教研室，病理生理学作为一门独立课程正式开设。此后在法国、苏联、东欧及西方一些国家都先后设立了病理生理学教研室或讲授病理生理学课程。我国自 1954 年起，全国各高等医学院校陆续设立病理生理学教研室，并开设了病理生理学课程。经过几代病理生理学工作者的努力，我国病理生理学不断发展，在教学和科研方面取得了可喜的成就。

2．病理生理学的研究任务　病理生理学是病理学与生理学的交叉学科，主要研究疾病对生理功能的影响以及疾病机制与生理过程之间的关系。其任务是深入了解疾病发生和发展的机制，以及疾病对人体正常生理功能的影响。病理生理学的研究内容主要包括以下几个方面。

（1）疾病对生理功能的影响：研究各种疾病对人体不同器官系统的生理功能产生的影响，如心血管系统、呼吸系统和消化系统等，了解疾病是如何改变人体的生理状态和功能的。

（2）疾病机制与生理过程的关系：探究疾病的发生和发展机制与人体正常生理过程之间的关系，包括细胞信号转导、免疫反应和代谢调节等方面，了解疾病是如何影响人体正常生理过程的。

（3）疾病的病因与病理生理机制：研究疾病的病因和发病机制，揭示疾病发生的具体原因和病理生理过程，包括遗传因素、环境因素、免疫异常和代谢紊乱等。

（4）疾病的诊断与治疗：基于对疾病机制和生理功能影响的研究，开发新的诊断方法和治疗策略，如生物标志物的筛选和靶向治疗等。

（5）疾病预后与生理功能恢复：研究疾病的预后情况和人体生理功能的恢复过程，包括对治疗效果、生理功能恢复速度和预后影响因素等的评估。

3．病理生理学在医学中的地位　病理生理学在医学中具有重要的地位，它是医学的一个重要分支，主要研究疾病对机体生理功能的影响以及疾病发展的生理机制。以下是病理生理学在医学中的地位和作用。

（1）深入理解疾病机制：病理生理学研究疾病对机体生理功能的影响和疾病发展的生理机制，通过深入理解这些机制，可以揭示疾病的发病过程和发展规律，为预防、诊断和治疗提供科学依据。

（2）临床诊断与治疗的指导：病理生理学的研究成果可以为临床医生提供诊断和治疗方面的指导。通过对疾病生理机制的了解，可以更准确地诊断疾病、评估疾病严重程度，并制订针对性的治疗方案。

综上，病理生理学在医学中具有重要的地位和作用，它是医学研究和临床实践中不可或缺的一部分，对于理解疾病的发病机制、预防和治疗具有重要意义。

总的来说，病理生理学致力于深入探究疾病发生、发展的机制，揭示疾病对人体生理功能的影响，为疾病的诊断、预防和治疗提供科学依据，促进医学的进步和临床实践的发展。

（六）药理学

1．药理学发展简史　药理学是研究药物的作用、剂量、吸收、分布、代谢和排泄等方面的学科。其发展历史可以追溯到古代，但现代药理学的发展主要可以分为以下几个阶段。

古代文明中的埃及、巴比伦、中国、印度等国家都有使用草药治疗疾病的历史，这可以看作药理学发展的起点。中世纪时期，阿拉伯学者通过对草药的研究，积累了一些药理学知识。当时人们通过观察实践发现一些天然物质具有治疗作用，如饮酒止痛和大黄导泻等，并将这些实践经验总结成书，如《神农本草经》和《埃伯斯纸草书》。

16—19 世纪欧洲文艺复兴时期，人们开始对自然界进行更深入的研究，药理学也随之得到了发展。在这一时期，药理学的发展主要依赖于对植物药物的研究和实验。17 世纪的伟大科学家伽利略和哈维等的研究成果，也为药理学的发展奠定了基础。19 世纪末至 20 世纪初被称为药理学的现代起点。

在 18 世纪，生理学和化学的发展为药理学的发展奠定了科学的基础。意大利生理学家丰塔纳（F. Fontana，1720—1805 年）通过动物实验对千余种药物进行了毒性测试，提出了天然药物都有其活性成分，可选择性作用于机体某个部位而引起典型反应的观点。这一观点以后为德国化学家赛尔吐纳（F. W. Serturner，1783—1841 年）所证实，他首先从罂粟中分离提纯吗啡，然后在狗身上证明其镇痛作用。18 世纪后期，有机化学的发展为药理学提供了物质基础，从植物药中不断提纯其活性成分，得到纯度较高的药物，如依米丁、奎宁、士的宁和可卡因等。以后又开始了人工合成新药，如德国微生物学家埃尔利希（P. Ehrlich）从近千种有机砷化合物中筛选出治疗梅毒有效的新胂凡纳明。德国的布赫海姆（R. Buchheim，1820—1879 年）建立了第一个药理实验室，写出第一本药理学教科书，也是世界上第一位药理学教授，从此药理学成为独立的学科。其学生史密德伯格（O. Schmiedeberg，1838—1921 年）继续发展了实验药理学，开始研究药物的作用部位，被称为器官药理学。受体原是英国生理学家兰格利（J. N. Langley，1852—1925 年）提出的药物作用的受体学说，随后陆续证明受体是许多特异性药物作用的靶点，因此药理学得到飞跃式发展。

朱恒璧、周金黄、张昌绍、陈克恢简介

20 世纪初，药理学在我国也逐渐发展起来。20 世纪 20 年代开始，在原北平大学医学院、湖南湘雅医学院、北京协和医学院、上海医学院和同济大学医学院等校均开设了药理学课程。著名药理学家朱恒璧教授（1890—1987 年）、周金黄教授（1909—1999 年）和张昌绍教授（1906—1967 年）等曾先后在这些学校授课。我国早期的药理学科研也始于此。陈克恢教授（1896—1988 年）首次采用现代科研方法阐明麻黄碱的药理作用并成功应用于临床。

随着生物化学的发展，人们开始研究药物在生物体内的作用机制，这标志着药理学从经验性科学向实验性科学的转变。20 世纪初，药理学开始与生理学、生物化学等学科相互渗透，形成了现代药理学的雏形。20 世纪是药理学发展的黄金时期。随着生物技术的发展，人们对药物的作用机制有了更深入的了解。药理学在神经科学、免疫学和分子生物学等领域得到了广泛应用，新药的发现和开发取得了显著进展。20 世纪中叶，出现了许多前所未有的药理学新领域及新药，如抗生素、抗癌药、抗精神病药、抗高血压药、抗组胺药和抗肾上腺素药等。药理学已由过去的只与生理学有联系的单一学科发展成为与生物化学、生物物理学、免疫学、遗传学和分子生物学等诸多学科密切联系的综合学科，并随之出现了许多新的药理学分支，如生化药理学、细胞分子药理学、免疫药理学和遗传药理学等。而临床药理学特别是药动学的发展使临床用药从单凭经验发展为科学计算，并促进了生物药学（biopharmaceutics）的发展。

药效学方面特别是药理作用原理的研究也逐渐向微观世界深入，阐明了许多药物作用的分子机制，反过来也促进了分子生物学的发展。20 世纪下半叶，计算机技术的应用进一步推动了药理学的发展，药物的计算设计和分子模拟等成为研究热点。21 世纪，随着基因组学和蛋白质组学等新技术的发展，药理学进入了一个新的时代。个体化药物治疗、靶向药物设计和药物再利用等成为研究热点，药理学与其他学科的交叉融合更加紧密，为药物研发和临床应用带来了新的机遇和挑战。近年来，随着人工智能和大数据技术的发展，药理学进入了精准医疗和个性化治疗的时代。

综上，药理学在历史上经历了从经验性到实验性、从基础研究到应用研究的演变过程，在不断发展和完善中为人类的健康事业做出了重要贡献。

2．药理学的任务和研究内容 药理学的任务是研究药物的作用、剂量、吸收、分布、代谢和排泄等方面的规律，以及药物与生物体之间的相互作用机制。具体来说，药理学的任务包括但不限于以下几个方面。

（1）研究药物的作用机制：药理学研究药物在生物体内的作用机制，包括药物与靶点的结合方式，药物对生物体生理、生化过程的影响等。这有助于深入了解药物的生物学效应和作用方式。

（2）研究药物的代谢和排泄：药理学研究药物在生物体内的代谢途径、代谢产物及排泄方式，以及影响药物代谢和排泄的因素。这有助于了解药物在体内的清除过程，以及如何优化药物的剂量和用药方案。

（3）研究药物的吸收和分布：药理学研究药物在生物体内的吸收速度、吸收途径、组织分布情况等，以及影响药物吸收和分布的因素。这有助于了解药物在体内的分布情况，从而指导合理用药。

（4）研究药物的药效学：药理学研究药物的药效学参数，如药物的最大效应、半数有效剂量（ED_{50}）和半数致死剂量（LD_{50}）等，以及药物的效力和安全性等。这有助于评价药物的治疗效果和安全性，指导临床用药。

（5）研究药物相互作用：药理学研究药物与药物之间的相互影响、药物与食物或其他物质之间的相互作用等。这有助于避免药物相互作用引发的不良反应，指导合理用药。

（6）研究新药的发现和开发：药理学通过研究药物的作用机制和代谢途径等，为新药的发现和开发提供理论基础和技术支持，促进新药的研发和临床应用。

药理学的任务是通过研究药物的各个方面，揭示药物在生物体内的作用规律和机制，为合理用药和新药研发等提供科学依据，促进药物治疗的效果和安全性。

3．药理学在医学中的地位 药理学在医学中占据着重要的地位，其作用主要体现在以下几个方面。

（1）药物治疗的科学基础：药理学研究药物在生物体内的吸收、分布、代谢和排泄等过程，以及药物与生物体的相互作用机制。这些知识为药物的合理使用提供了科学依据，有助于提高药物治疗的效果和安全性。

（2）药物开发和研究的支撑：药理学为新药的研发提供了重要的支持，包括了解候选药物的作用机制、药动学和毒理学等方面。药理学的研究成果也为药物研究和开发提供了指导。

（3）临床药理学的应用：临床药理学研究药物在人体内的效应、药效学、药物相互作用等，为临床医生合理地选择药物、确定用药方案和调整药物剂量提供了理论依据。

（4）药物安全性评价：药理学研究药物的毒理学效应，评估药物的毒副作用、药物相互作用等安全性问题，为药物的临床使用和监管提供科学依据。

（5）个体化药物治疗：药理学研究人群中药物的代谢差异、药物的作用机制等，有助于实现个体化药物治疗，即根据个体患者的生理和病理特征，确定个性化的用药方案，提高治疗效果，减少药物副作用。

新药开发与药品管理

药理学在医学中扮演着不可替代的重要角色，是现代医学发展的重要基石之一。通过对药物的深入研究和理解，药理学为药物治疗的科学化、个体化和安全性提供了理论支持和技术保障，为人类健康事业的进步做出了重要贡献。

五、现代医学面临的挑战及“健康中国”战略对医学教育提出的新要求：人体形态与功能整合课程体系的建立

医学模式一直伴随社会和科技的发展，不断演变和革新，从神灵医学到“医学+X”交叉发展医学模式的演变过程中，医生的职能也在发生着改变，从以治病为主逐渐变为了全面的健康管理。此外，现代医学也正面临一系列挑战，如由于人口老龄化、人口迁移，导致疾病谱的改变，脑血管疾病、神经退行性疾病、肿瘤及糖尿病等代谢性疾病的发生率大幅增加；互联网时代信息爆炸，知识更新快，学生接受知识的方式发生改变，民众获取医学知识的途径大大拓展。诊断方法不断技术进步，人的寿命不断延长，且常带病生存，在生理寿命延长的同时，如何提升健康寿命也是一个亟待解决的医学难题。民众对医疗的期望值增大，对医生的期望不再仅是寻求疾病的治疗，而是要求“五星级医生”（five star doctor）水平。此外，“健康中国 2030”战略“没有全民健康，没有全面小康”也要求医学模式的改变。

框 1-3 “五星级医生”

“五星级医生”是 1992 年世界卫生组织人力教育开发处 Boelen 博士提出的概念，即：医疗保健提供者（care provider），根据患者预防、治疗和康复的总体需要，提供高质量、综合的、持续的和个体化的卫生保健服务；保健方案决策者（decision maker），从伦理、费用与患者等多方面的情况，综合考虑和合理选择各种诊疗新技术；健康知识传播者（health educator），主动、有效地增强群体的健康保护意识；社区健康倡导者（community leader），参与社区保健决策，平衡与协调个人、社区和社会对卫生保健的需求；健康资源管理者（service manager），协同卫生部门及其他社会机构开展卫生保健，真正做到人人享有卫生保健。

因此，医学的任务不再囿于疾病诊疗，而是要集疾病发生前的“预防”与疾病发生后的“治疗”和“康养”于一体，为人们提供“生命全周期，健康全过程”的医疗服务。要实现上述医学目标，就需要从以下多个层面着手实施。提高全民健康意识：通过教育、宣传和健康促进活动，提高人们对健康的认识和重视程度；加强基本医疗保障体系建设：通过建设和完善基本医疗保障制度，提高全民医疗保障水平，保障人民基本医疗需求；推动健康服务体系建设：包括提高医疗资源配置效率、加强医疗卫生服务质量、发展健康服务业等方面的工作；预防和控制重大疾病：通过加强疾病预防、控制传染病、推广健康生活方式等措施，降低慢性病和传染病的发病率；推动医疗技术创新和发展：鼓励医疗科技创新，提高医疗技术水平和医疗设备水平（图 1-6）。

综上，现代医学面临挑战，“健康中国”战略对医学教育提出新的要求，时代发展对医学专业人才培养提出了更高的要求。仅采用传统的医学教育模式远不能满足现代医学模式及“健康中国”战略发展的需求。未来的基础医学人才不能再满足于记忆知识、理解知识，而是要去更好地利用知识，甚至创造知识，主动探索前沿，推动学科交叉和学术创新。在沿袭上百年的医学课程体系中，由“学科”引领课程，诸如人体解剖学、生理学、组织胚胎学、病理生理学、病理解剖学和药理学等，学科割裂现象显著，课程之间界限分明。学生需要学习的课程门数多，学时长，并且由于不同课程受到不同学科、学系的管理，学生形成“科目”指导下的碎片化思维模式，比如解剖学以结构讲解为主，不甚关注功能，而生理学以功能阐述为主，不甚关注结构。学生通过一门课程的学习大概能窥探某一器官系统的某一方面，有如盲人摸象般单点看问题。显然，这种以“学科”为中心的课程体系已不能适应当今创新型医学人才培养的需求。而转变到“某器官系

Note

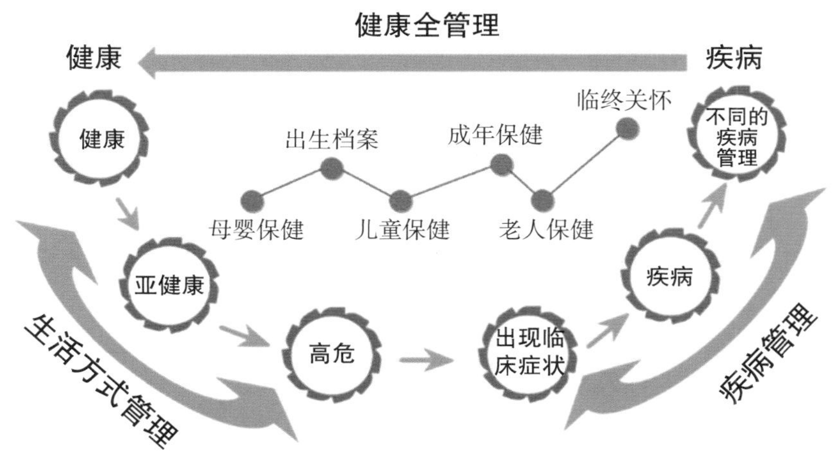

图 1-6 医学的目标

统”的学习模式，学生需要分别从多门课程分别学习该器官系统相关的结构、功能、疾病或药物相关内容，自己从思维上逐步“整合”，形成一体化认识。

综上所述，基础医学拔尖人才课程体系打破以学科为主的课程体系，依据各学科特点进行整合和融合，构建以课程群整合器官系统的融合课程，并将理工信纳入培养方案的跨学科整合课程体系。以器官系统为中心，将原先按照传统模式授课的生理学、神经生物学、解剖学、组织学与胚胎学、药理学、病理学和病理生理学 7 门课程按照从结构到功能、从正常到异常的理念整合为“人体形态与功能”课程群。以“器官系统”为中心的整合课程打破了学科壁垒，围绕某一器官系统，综合和重组了相关学科，每一个系统为一门课程，整合了多个学科，包括各系统相关的大体结构（人体解剖学）、组织形态（组织胚胎学）、正常功能（生理学）、疾病状态下的组织结构和功能（病理学和病理生理学）及药物治疗（药理学）（图 1-7），实现从宏观到微观、从结构到功能、从正常到异常、从疾病到药物的多层次、多水平整合，一体化授课。学生从学习伊始就应用“整体”思维模式，从系统的角度看问题，融结构认识与功能解析于一体，融正常状态与异常改变于一体，融机制探究与药物研发于一体。这种整合顺应了学科间密切联系的自然规律，使

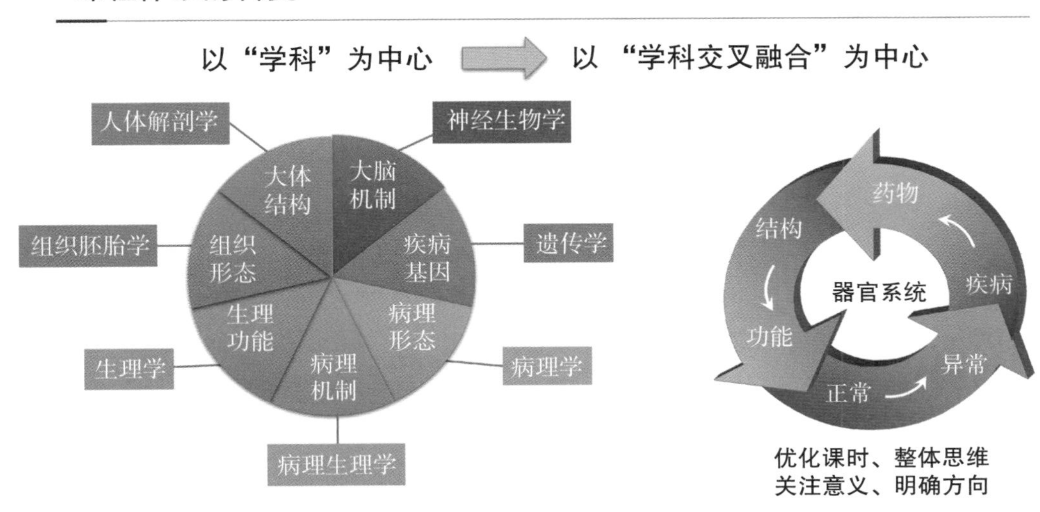

图 1-7 以“学科”为中心向以“器官系统”为中心的“人体形态与功能”课程群体系转变

得各学科内容有机融合，层层递进。整体性思维的形成将帮助学生更好地实现从“知识储备”到“知识建构”的跃迁，以最终实现能力的提升。

六、人体形态与功能研究方法

形态学常用研究方法

人体形态和功能研究方法体现了多学科结合和跨学科的整合方法，基本上分为两大类：一类是研究正常和异常状态下人体的形态和结构的形态学研究方法，另一类则是研究正常和异常状态下人体功能和代谢的功能研究方法。这些方法可以帮助科学家和医学专业人员理解正常及异常状态下人体形态结构和功能之间的关系，从而深入探讨生物学和医学等领域的各种问题。以下简要介绍一些常用的人体形态和功能研究方法，详细内容可参考本系列教材中的《基础医学核心实践与创新研究》。

1. 形态学研究方法 形态学方法是人体解剖学、组织学与胚胎学、细胞生物学、病理学、医学微生物学和寄生虫学等学科常用的研究方法，主要用于观察性研究。观察性研究主要分为大体形态研究和显微形态研究。

（1）大体形态研究：大体形态研究主要是依赖肉眼观察人体的形态、结构。人体解剖学通过尸体解剖展示人体的内部结构，客观描述各器官系统的形态、结构、位置、大小、毗邻及其血液供应和神经分布等；病理学通过尸体解剖对大体标本及其病变性状（外形、大小、重量、色泽、质地和病变特征等）进行细致的观察和检测。

（2）显微形态研究：显微形态研究需借助普通光学显微镜、暗视野显微镜、荧光显微镜、相差显微镜、偏光显微镜、激光共聚焦扫描显微镜或电子显微镜以观察研究人体的微观结构，是组织学、细胞生物学、医学微生物学和病理学等学科的常用研究技术。例如，应用激光共聚焦扫描显微镜可对细胞进行三维结构图像分析、细胞内各种荧光标记物的微量分析和细胞内 Ca^{2+} 浓度、pH 和细胞的受体移动等的动态进行分析测定；再如，应用透射电镜或扫描电镜可观察细胞内部的超微结构或组织细胞表面的立体细微结构。

（3）计算生物学方法：利用计算机模拟和数学建模方法，对人体形态进行模拟和分析，如有限元分析等。

2. 功能学研究方法 功能学研究方法是生理学、病理生理学和药理学等学科常用的研究方法。功能学研究方法主要是实验性研究方法，是在人为控制的条件下研究实验因素对机体功能的影响，揭示其作用机制。由于实验往往会给机体造成一定的损害，甚至危及生命，因此，基本限于动物实验。在符合医学伦理学原则的前提下，人体观察或实验才可以有限度地进行，如人体的无创性检测等。

一般来说，功能学研究方法包括以下几种，这些方法可以单独使用，也可以结合使用，以获得更全面的研究结果。

（1）生理测量：包括心率、血压和呼吸频率等基本生理参数的测量。

（2）电生理技术：如脑电图（EEG）、肌电图（EMG）和心电图（ECG）等，用于记录和分析生物电活动。

（3）影像技术：如功能性磁共振成像（fMRI）、正电子发射断层扫描（PET）和超声成像等，用于观察器官和组织的功能活动。

（4）分子生物学技术：如基因表达分析、蛋白质组学和代谢组学等，用于研究分子水平的功能变化。

（5）行为学实验：通过观察和记录动物或人类的行为变化来研究功能。

（6）药理学实验：通过药物干预来研究生理功能的变化。

（7）计算机模拟和建模：利用计算机技术模拟生理过程，进行功能分析和预测。

无论是人体标本还是动物实验标本，都可以采用大体观察、光学显微镜和电子显微镜等观察方法，并结合组织和细胞化学、免疫组织化学、细胞生物学和分子生物学等技术，从整体水平、器官系统水平、组织细胞水平以及分子水平进行研究。近年来，研究方法正在发生重大变革，研究人员利用多种先进技术，包括单细胞测序技术，它能够在单个细胞水平上分析基因表达的差异；CRISPR-Cas9 基因编辑技术，用于精确修改基因组以研究基因功能和治疗遗传疾病；以及多组学整合分析，通过整合基因组学、转录组学、蛋白质组学和代谢组学数据，提供对生物系统的全面理解。此外，人工智能和机器学习技术也被广泛应用于医学研究中，用于处理和分析大量生物医学数据，预测疾病风险和治疗效果。这些新技术的应用，极大地推动了医学研究的进展，为疾病的诊断、治疗和预防提供了新的思路和方法。

病理诊断常用研究方法

七、人体形态与功能学习方法

人体形态与功能整合课程的理论性和实践性都很强，每个系统内容编排按照从结构到功能、正常到异常、疾病到治疗的逻辑。在学习过程中需要用整体、动态和发展的观点，从各器官系统正常结构和功能到疾病状态的结构和功能的改变及药物治疗，在了解和理解各器官系统正常结构和功能基础上，从人体整体、动态和发展角度分析各器官之间处于正常状态时在结构和功能的联系及在疾病状态下对各器官的影响，正确看待疾病，具体病变具体分析，以掌握疾病发生、发展和转归的基本规律，为疾病的诊断和治疗提供依据。为此，在学习过程中应注意以下几点。

1. 理论与实践相结合　理论学习是系统而抽象的，实践过程则是具体的，是对理论内容更好的理解和记忆的过程，百闻不如一见，学习中要重视实习环节。

2. 正确认识总论与各论的关系　总论与各论之间有着密切的内在联系，学好总论是学习各论的必要基础，学习各论也必须联系运用总论知识，同时加深对总论的理解，两者互相联系，密切相关，学习时不可偏废。

3. 二维与三维相结合　显微图片显示的是细胞和组织在取材时刻的平面结构，事实上，任何细胞和组织结构都是三维立体的，同一结构因切面的不同也可能呈现不同的图像。比如管腔性结构在横断面、斜断面和纵断面上的二维平面图像是不同的，切到管腔与切到管壁的图像更是不同。又如一个细胞，由于所切断面不同，有的断面可能看不到细胞核。因此，在观察组织切片时，要发挥想象力，由二维图片建立起三维的立体图像（图 1-8）。

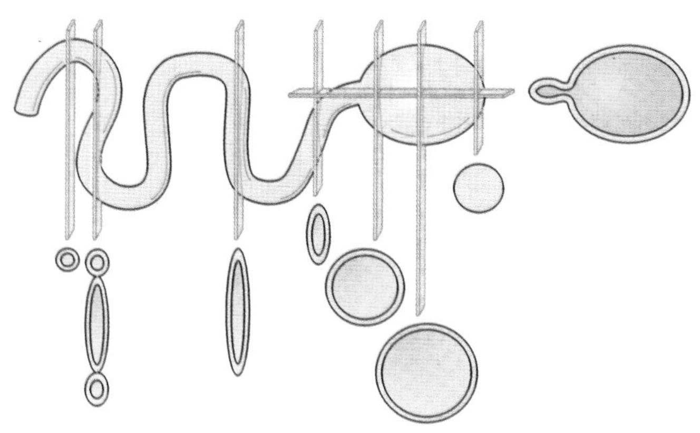

图 1-8　图像的三维与二维结构关系模式图

4．形态与功能相结合　任何功能的完成都有其相应的结构基础，当看到器官系统大体结构、细胞或组织形态时，自然应该联想到它们的功能，例如神经和肌肉连接，即需考虑神经 - 肌肉接头的功能及其调控机制；粗面内质网和游离核糖体丰富、高尔基复合体发达的细胞，其合成蛋白质的功能旺盛；滑面内质网丰富、线粒体为管泡状嵴的细胞，与合成类固醇及脂质有关。

5．正确认识局部与整体的关系　人体是一个完整的有机整体。组织切片所取材料仅仅是整个器官的一小部分，可以说是沧海一粟，用来代表整个器官的组织结构，有时是有局限性的，特别是有的器官还有不同的功能分区，如大脑皮质。胚胎发育过程更是如此。因此，要注意考虑局部与整体的关系。病变可累及全身，但又受整体所制约，二者之间相互影响、互为因果。因此，在认识和处理疾病时，既要注意局部，又要重视整体。

6．静态与动态相结合　比如胚胎发育，各器官系统的发育是一个连续的过程，但是学习时要分成阶段、分出章节进行描述，事实上，各个部位的发育是同步进行的。学习时一定要考虑到局部与整体，时间、空间和结构的相互关系，建立动态思维。用动态的观点认识疾病，任何疾病都是一个动态的演变过程，既要认识疾病各阶段的变化，又要掌握它们连续的动态过程。在观察病变时，既要看到它的现状，也要想到它的过去，并预测疾病的未来变化，较全面地认识疾病。

7．重视基础医学课程学习与临床的联系　学习的目的在于应用，掌握人体正常结构和功能及疾病本质是为了更好地理解疾病的复杂表现和指导防治。因此，要学会运用基础医学相关知识解释疾病现象，联系有关防治的问题，培养防治疾病的分析能力，提高学习效果，并由此激发基于临床问题的科学研究。

八、未来发展与挑战

“人体形态与功能”整合课程体系由传统的以学科为基础的课程体系，转换为器官系统学习，不再是单一学科，不再是一门课程，学习跨度大，由 1 个学期变成 4 个学期；授课教师不再局限于某一学科，而是由基础医学各学科老师及临床医生、公共卫生和药学等不同学科背景的老师共同完成授课，在同一门课程中因接触不同的老师，需要及时适应不同学科老师的不同授课模式。而依据课程体系编撰相应的教材是解决这一问题的重要解决方法之一，借助教材这一载体，老师和学生在教和学两方面可以达到同质化。

然而，人体形态与功能整合课程和教材体系具有不言而喻的独到优势，可以促进基础医学学科内部跨学科整合，使基础与临床更好地结合。该课程和教材体系是基于基础医学学科的有机整合，利于授课教师的跨学科融合，与不同学科老师一起讨论课程内容安排，在参考教材进行课程准备和集体备课过程中，能激发出意想不到的火花，有助于提升教学能力，促进交叉学科的科研合作。对于学生，这种课程体系和教材体系符合教育学规律，通过情境学习，深度学习理论知识，增加了大量临床疾病的介绍和病例讨论，不再是单纯的或枯燥的、需要记忆的知识，可使学生的学习兴趣大大提高，学以致用，解决问题，成就感增加。

由于整合式教育旨在培养具备全面素养、跨学科综合能力和创新能力的医学专业人才，以适应医学发展趋势及“健康中国 2030”战略不断变化的需求和挑战。相信通过不断实践和完善，“人体形态与功能”课程群这种以学生为中心、成果导向、胜任力导向的整合式教育教学新模式，将引导学生从记忆式学习、形成式学习向转化式学习的跨越，培养符合“生命全周期、健康全过程”医学教育目标的拔尖医学人才。

Note

整合思考题

整合思考题参考答案

1．医学模式的演变与教育体系构建：

传统医学模式与现代医学模式的演变过程中，医学教育体系发生了哪些变化？这些变化反映了医学教育的哪些发展趋势？

不同医学模式对医学教育体系的影响体现在哪些方面？这些影响如何塑造了现代医学教育的结构和特点？

2．学科发展与教学内容优化：

人体解剖学、组织胚胎学、生理学、病理学、病理生理学和药理学等学科在医学教育中的地位和作用如何？它们各自的教学内容和方法有何特点和优势？

这些学科的发展历史和应用如何影响了医学教育的教学内容和方法？未来的医学教育如何利用这些学科的发展来优化教学？

3．医学面临的挑战与应对策略：

现代医学面临的技术、伦理、社会等方面的挑战如何影响了医学教育？未来医学教育需要采取哪些策略来应对这些挑战？

“健康中国”战略对医学教育提出了哪些新要求？医学教育如何调整课程设置、教学方法等方面来适应“健康中国”战略的要求？

通过深入思考以上整合性问题，你将更全面地了解医学教育的发展历程、现状和未来发展趋势，为未来的医学教育提供更具体的方向和策略。

（王 韵 闫剑群）

第二章　正常状态下人体形态与功能的调节

第一节　人体的形态结构概述

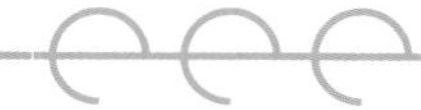
导学目标
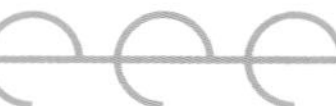

通过本节内容的学习，学生应能够：

※ 基本目标

1. 列举并分析人体主要的器官系统。
2. 阐述人体主要系统中重要脏器的位置、结构和主要功能。
3. 拓展人体各器官系统的临床联系与科研进展。

※ 发展目标

1. 培养由解剖到临床、由结构到功能的医学临床思维，启发思考，培养解决临床问题的能力。
2. 通过临床疾病引起共情，鼓励不忘治病救人的初心，培养高尚医德，传承大医精诚的精神。
3. 通过介绍前沿进展和先进技术，激发探索兴趣，启发科研思维，培养创新能力。

案例 2-1

案例 2-1 解析

女，19 岁。因近半年来闭经就诊。2 年前自感肥胖开始节食和增加运动量，近年来体重明显下降，出现明显厌食，情绪不稳定，失眠，经常出现头晕，月经不规律，量少。体检：心率 96 次 / 分，呼吸 30 次 / 分。身高 165 cm，体重 42 kg，体型消瘦，精神萎靡，对外界刺激反应略差。体毛稀疏，乳房萎缩。B 超提示子宫小于正常大小，胆囊结石。胃镜检查提示萎缩性胃炎。X 线显示骨密度降低。初步诊断：厌食症。经半年多的积极治疗和心理辅导后，体重 48 kg，症状好转。

问题：该厌食症患者出现了哪些系统的异常？

人体的基本结构单位是细胞。许多结构、功能、来源相似的细胞结合形成组织。人体基本组织有上皮组织、结缔组织、肌组织和神经组织。不同的组织按特定的形式相结合，成为具有一定功能的器官（如肝、肾、心、脑等）。完成共同的生理功能的一些器官组合成系统。通常将人体分为9大系统。

一、人体的分部

人体从外形上可分为头、颈、躯干和四肢4部（图2-1），其中头部包括后上方的颅部和前下方的面部，颈部包括前方的颈部和后方的项部，躯干部包括胸部、腹盆部、背部和腰部，四肢包括上肢部和下肢部。上肢部又分为上肢带部和自由上肢部，自由上肢部再分为臂、前臂和手。下肢部分为下肢带部和自由下肢部，自由下肢部再分为大腿、小腿和足。

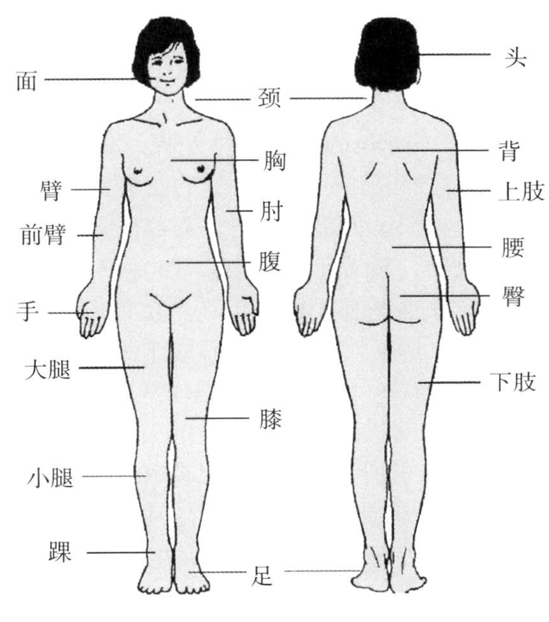

图2-1　人体的分部

二、人体的器官和系统

人体可分为9大系统，行使不同的生理功能，每个系统由许多的器官构成。9大系统包括：运动系统（执行躯体的运动功能，包括骨骼、骨连结和骨骼肌）、消化系统（主要执行消化食物、吸收营养物质和排出代谢产物的功能）、呼吸系统（执行机体与外界气体交换功能，吸进氧气，排出二氧化碳）、泌尿系统（排出机体内溶于水的代谢产物如尿素、尿酸等）、生殖系统（包括男性和女性生殖系统，主要执行生殖繁衍后代的功能）、循环系统（输送血液在体内流动，包括血管系统和淋巴系统）、感觉器（包括感受机体内、外环境刺激的装置）、神经系统（调控全身各器官系统的功能活动）和内分泌系统（配合神经系统调控全身各器官系统的活动）。本节以各个系统为主线，对正常人体的解剖结构进行描述。

（一）运动系统

运动系统（locomotor system）由骨、骨连结（关节）和骨骼肌组成。全身骨由骨连结构成

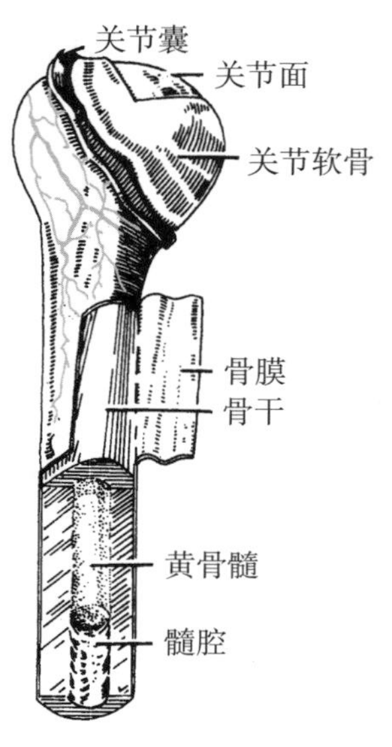

图 2-2 骨的构成

骨骼，形成人体的基本轮廓，起着保护、支持和运动的作用。骨骼肌附于骨上，有收缩、舒张的功能，可牵引骨，以关节为支点产生位置的变化，并维持人体的各种姿势。

1. 骨（bone） 主要由骨组织构成，具有一定的形态和结构。成人骨共 206 块，约占体重的 1/5。按其所在部位，分为颅骨、躯干骨和附肢骨，前二者统称为中轴骨。

骨按外形可分为：长骨、短骨、扁骨和不规则骨。其中，长骨（long bone）呈管状，分为一体两端，主要分布于四肢。短骨（short bone）形似立方体，如手的腕骨和足的跗骨。扁骨（flat bone）呈板状，主要构成体腔的壁，如颅的顶骨。不规则骨（irregular bone）形状不规则，如椎骨。有些不规则骨具有含气的空腔，称含气骨，如上颌骨。

骨由骨质、骨膜、骨髓构成，并有丰富的血管、神经（图 2-2）。其中，骨质由骨组织构成，分密质和松质。骨膜（periosteum）即骨外膜，是一层致密的结缔组织膜，贴附于骨的表面（关节面除外）。骨膜富含神经和血管，对骨的营养、感觉和新生有重要的作用。骨髓（bone marrow）充填于骨髓腔和骨松质的间隙内。骨髓有红骨髓和黄骨髓两种。胎儿和幼儿的骨髓都是红骨髓，红骨髓具有造血功能。随着年龄的增长（5 ~ 7 岁），长骨骨髓腔内的红骨髓逐渐为脂肪组织所代替，成为黄骨髓，失去造血功能。但在严重失血时，黄骨髓可转化成红骨髓，恢复造血功能。长骨的骺、短骨和扁骨的松质内，终生都是红骨髓。

骨的化学成分和物理性质：骨组织由骨细胞和细胞外基质组成。细胞外基质含有机质和无机质。有机质主要是骨胶原纤维和黏多糖蛋白等，作为骨的支架，赋予骨以弹性和韧性。无机质主要是碱性磷酸钙，使骨坚硬。正常人的骨由 1/3 的有机质和 2/3 的无机质构成，有机质和无机质的比例常随年龄而变化。幼儿骨的有机质占一半，使骨的韧性较大，硬度较小，即使出现骨折，也往往折而不断。老年人骨的无机质所占比例大，较易发生骨折。

2. 骨连结 骨与骨之间借纤维组织、软骨或骨相连，称为骨连结。骨连结的形式有：纤维连结、软骨和骨性连结以及滑膜关节（图 2-3）。

纤维连结（fibrous joint）：骨与骨之间借纤维组织连结，比较牢固，其间无间隙。常有两种形式：韧带连结（syndesmosis）和缝（suture）。软骨和骨性连结：两骨之间借软骨相连，称为软

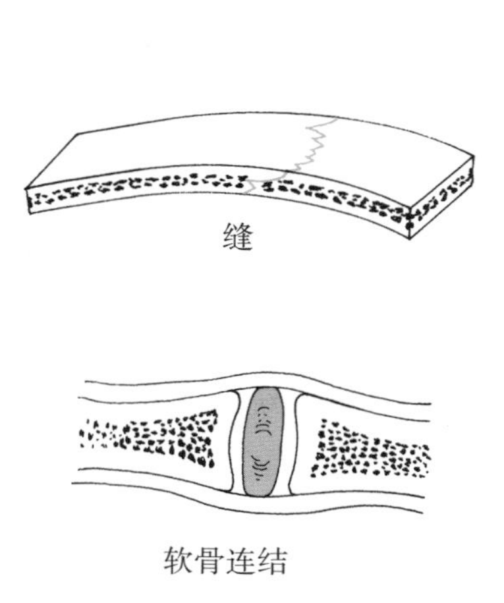

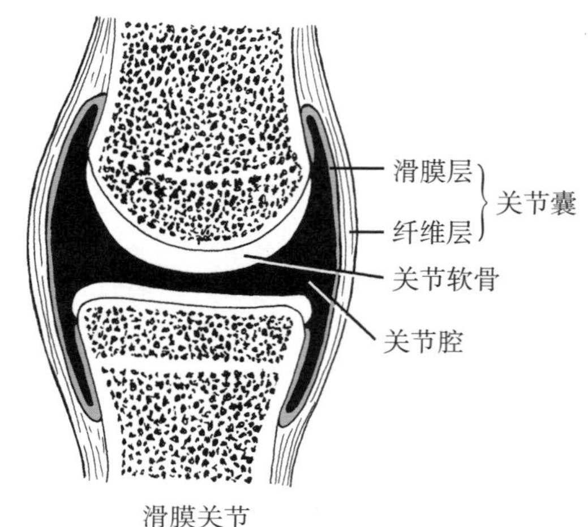

图 2-3 骨连结

骨连结（cartilaginous joint）。连结的软骨为透明软骨，则称透明软骨结合（synchondrosis），常为暂时性的结合，发育到一定年龄即骨化，使透明软骨结合成为骨性结合，如骶软骨、蝶枕软骨结合等。由纤维软骨构成的软骨连结称纤维软骨结合（symphysis），多位于人体中线承受压力处，如椎间盘、耻骨联合等。两骨之间借骨组织相连，称为骨性结合（synostosis）。

滑膜关节（synovial joint）：一般简称关节（articulation），相对的骨面间互相分离而有滑液腔隙，有较大的活动度，骨与骨间借周围的结缔组织相连。构成关节的基本结构有关节面、关节腔和关节囊（图 2-3）。关节除具备上述基本结构外，某些关节为适应其功能还形成一些辅助结构，包括韧带、关节唇、关节盘、滑膜襞和滑膜囊。关节的运动形式与关节面的形状有着严格的相互关系。各关节的关节面形状不同，运动形式也各不相同。根据关节运动轴的方位有屈和伸、收和展、旋转和环转运动等运动形式。

3．骨骼肌（skeletal muscle） 运动系统的肌是骨骼肌，属横纹肌，可随意志而收缩，又称随意肌。肌一般跨过一个或几个关节，两端分别附着于一块或几块骨；有些肌也附着于韧带、筋膜或皮肤。肌的数目众多，其总重量约占体重的 40%。

肌的形态和大小各不相同，可概括为长肌、短肌、扁肌和轮匝肌（图 2-4）。长肌（long muscle）的纤维束与肌的长轴平行，收缩时可使肌显著缩短，完成大幅度运动，多见于四肢。短肌（short muscle）比较短小，收缩时只产生小幅度运动，多见于躯干的深层。扁肌（flat muscle）扁薄宽大，多见于胸、腹壁，对内脏有支持和保护作用。轮匝肌（orbicular muscle）主要由环形的肌纤维构成，位于孔裂的周围，收缩时可关闭孔裂。

每块肌都由肌腹和腱组成。肌腹（muscle belly）由薄层结缔组织（肌内膜）包绕的肌纤维组成，许多肌纤维被肌束膜分隔成大小不同的肌束，很多肌束组成整块的肌，外包肌外膜。肌腹在神经的支配下可以收缩舒张。腱（tendon）在肌的两端，由结缔组织包绕腱（胶原）纤维构成。长肌的腱呈索状或带状，扁肌的腱呈薄片状，称腱膜（aponeurosis）。腱没有收缩功能。肌腱附着于骨。

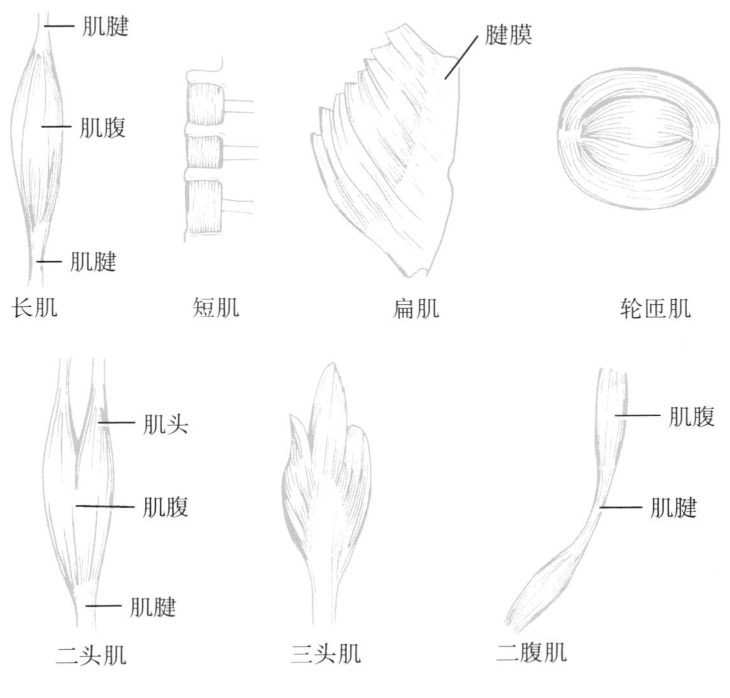

图 2-4　骨骼肌

肌的辅助装置包括筋膜（fascia）（分浅筋膜和深筋膜两种）、滑膜囊和腱鞘。其中，腱鞘（tendinous sheath）（图 2-5）是包在肌腱外面的鞘管，位于活动较大的部位，如腕、踝、指和趾等处。它使腱固定于一定位置，并减少腱与骨面之间的摩擦。腱鞘分纤维层和滑膜层两部。滑膜鞘的内层贴附腱面，称为脏层，外层贴于腱纤维鞘内面和骨面，称为壁层。脏、壁两层在对向骨面一侧，沿肌腱纵轴相互移行，构成腱系膜（mesotendon），有供应肌腱的血管通过。由于腱经常活动，腱系膜大部分消失，仅在血管、神经出入处保留下来，称为腱纽（vincula tendinum）。腱滑膜鞘的脏、壁两层之间有少量滑液以保证肌腱在鞘内滑动。

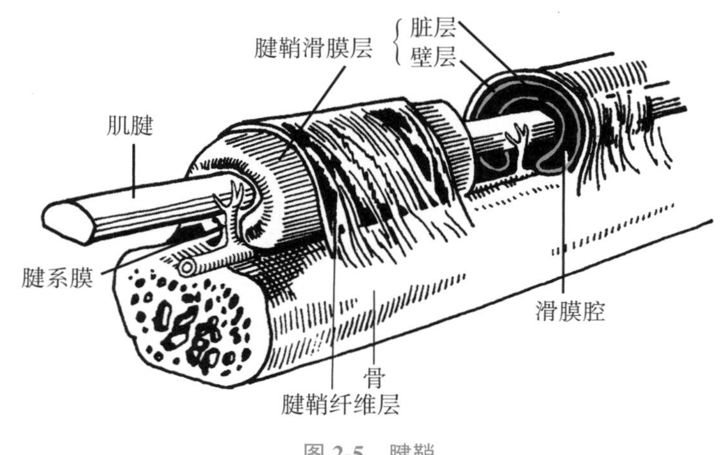

图 2-5　腱鞘

（二）内脏

内脏（viscera）包括消化、呼吸、泌尿和生殖系统，这四个系统的器官大多位于胸腔、腹腔和盆腔内，它们的形态不同，功能各异，但按基本结构可分为两大类，即中空性器官和实质性器官。

1．消化系统（alimentary system）　由消化管和消化腺两部分组成（图 2-6）。消化管（alimentary canal）依其形态、结构和功能的差异，分为口腔、咽、食管、胃、小肠和大肠等，临床上通常将口腔至十二指肠的一段称为上消化道，空肠及以下的部分称为下消化道。消化腺（alimentary gland）包括大唾液腺、肝、胰以及散布于消化管壁内的无数小腺体（如唇腺、胃腺和肠腺等）。

2．呼吸系统（respiratory system）　由呼吸道和肺两部分组成（图 2-7）。呼吸道包括鼻、咽、喉、气管和主支气管及其分支。临床上通常把鼻、咽和喉称为上呼吸道，把气管及以下的部分称为下呼吸道。肺由肺泡及肺内各级支气管构成。

3．泌尿系统（urinary system）　由肾、输尿管、膀胱和尿道组成（图 2-8）。肾为实质性器官，尿液在肾内形成。尿液经输尿管输送至膀胱暂时贮存，经尿道排出体外。

4．生殖系统（reproductive system）　由内生殖器和外生殖器两部分组成。男、女两性生殖系统的各器官均不相同。男性生殖系统（图 2-8）的内生殖器由生殖腺（睾丸）、输送精子的管道（附睾、输精管、射精管和尿道）及附属腺体（精囊、前列腺和尿道球腺）组成，外生殖器包括阴囊和阴茎。女性生殖系统（图 2-9）的内生殖器由生殖腺（卵巢）、输送卵子的管道（输卵管、子宫和阴道）及附属腺体（前庭大腺）组成，外生殖器即女阴。

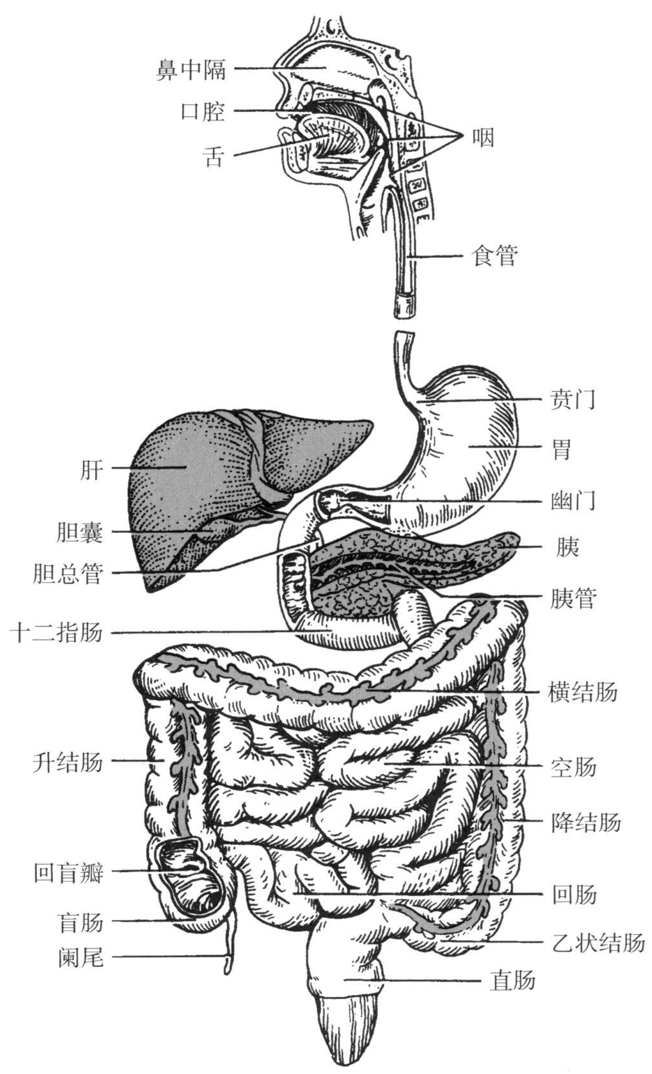

图 2-6　消化系统

（三）循环系统

循环系统是一系列封闭的管道系统，遍布于全身。它由输送血液和淋巴的管道组成。输送血液的称心血管系统，输送淋巴的称淋巴系统。

1．心血管系统（cardiovascular system）　由心、动脉、静脉和毛细血管组成（图 2-10）。血液由心经动脉主干流向身体各部，动脉再经多次分支，渐次移行为毛细血管，毛细血管另一端移行为静脉的细支，最后汇成大静脉干回心。

心（heart）是中空肌性器官。它自肺静脉收受动脉血，自上、下腔静脉收受静脉血，再推送动脉血到主动脉、静脉血到肺动脉，完成血液循环。心内部被中隔分为互不相通的左、右两半，每侧又分为上、下两个腔，上方的是心房，下方的是心室。因此心共有 4 个心腔，即左心房、左心室、右心房及右心室。每侧心房与心室之间有房室口相通，房室口和动脉口周缘附有瓣膜，可保证血液定向流动。

动脉（artery）是由心室发出的血管，将血液从心送到全身各器官。大动脉距心最近，其管壁弹性纤维较多，弹性大，称弹性动脉，能缓冲心舒缩所引起的血压变化。中等动脉和小动脉含有

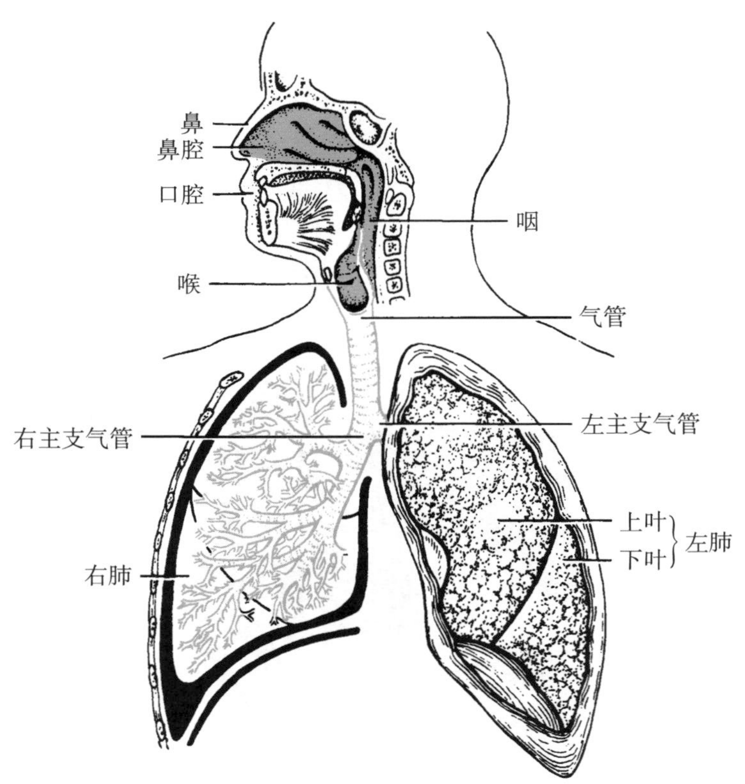

图 2-7　呼吸系统

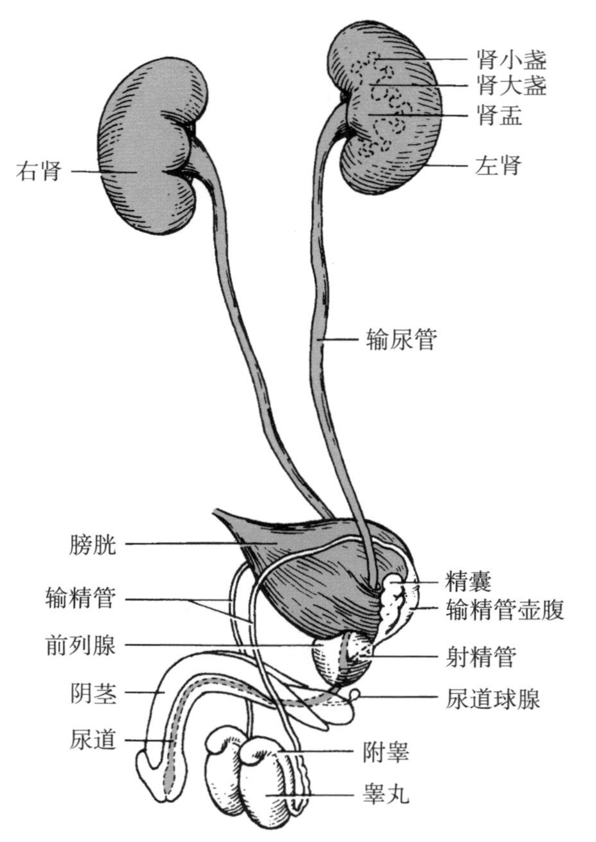

图 2-8　泌尿系统和男性生殖系统

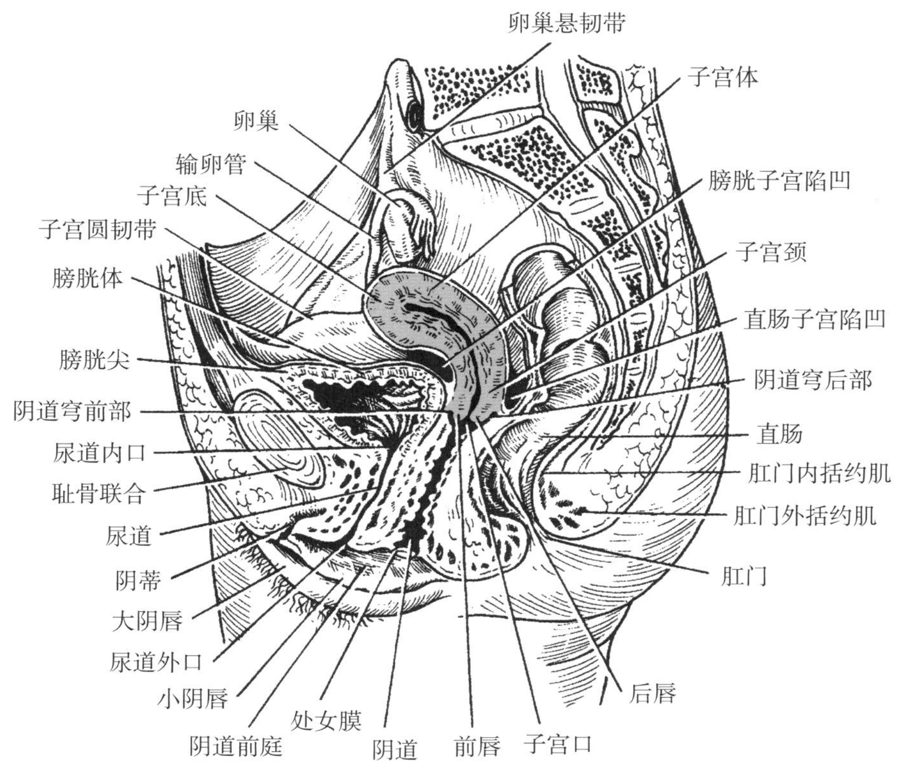

图 2-9　女性生殖系统

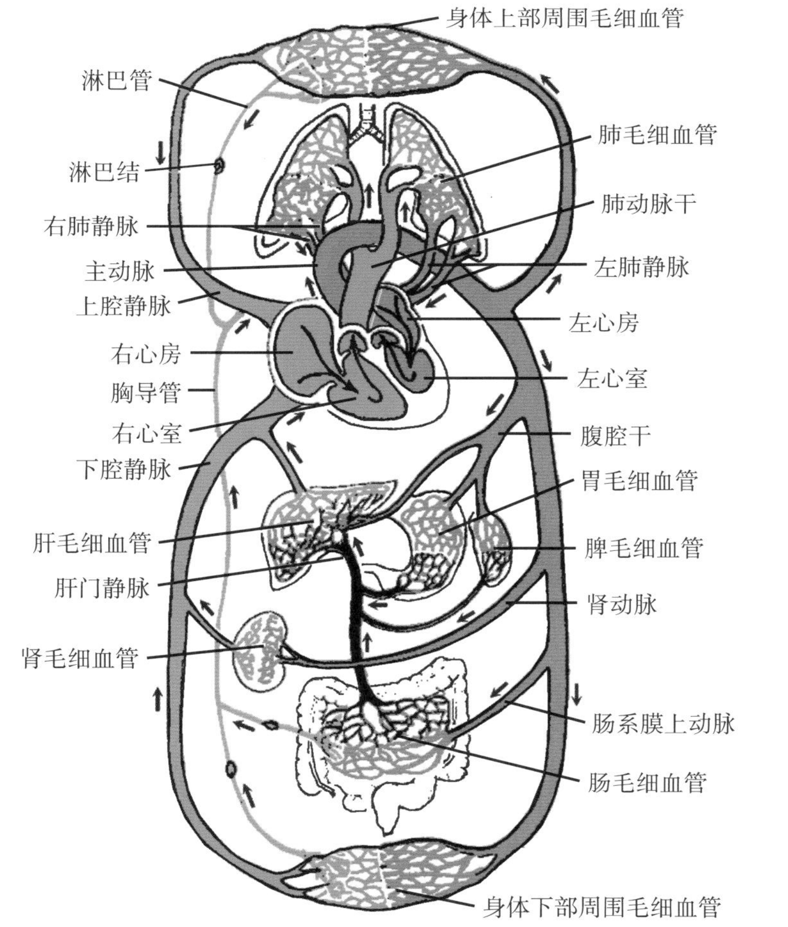

图 2-10　心血管系统模式图

较多的平滑肌，称肌性动脉。

静脉（vein）是由毛细血管导血回心的血管。静脉的属支（汇入该静脉的分支）多与动脉行程一致，且命名相同。静脉按所在部位分为浅静脉和深静脉。浅静脉（superfacial vein）位于深筋膜浅面皮下组织内，也称皮下静脉，不与动脉伴行，最终均归入深静脉。深静脉（deep vein）位于深筋膜深方，多与动脉伴行，又称伴行静脉。静脉瓣是静脉管壁内膜形成的半月形皱襞，多数为两个瓣相对，偶有单瓣或三瓣。瓣有防止静脉血逆流的作用。四肢的静脉多瓣，头部和胸部的静脉多数无瓣。

2．淋巴系统（lymphatic system）　是脉管系统的组成部分，由淋巴管道、淋巴器官和淋巴组织构成（图 2-11）。淋巴管内流动着无色透明的淋巴。小部分含水分和大分子物质的组织液进入毛细淋巴管成为淋巴，沿各级淋巴管向心流动，并经多个淋巴结的滤过，最后归入静脉。淋巴器官包括淋巴结、扁桃体、脾和胸腺等。淋巴组织分布在消化道和呼吸道的黏膜内，是含有大量淋巴细胞的网状结缔组织。

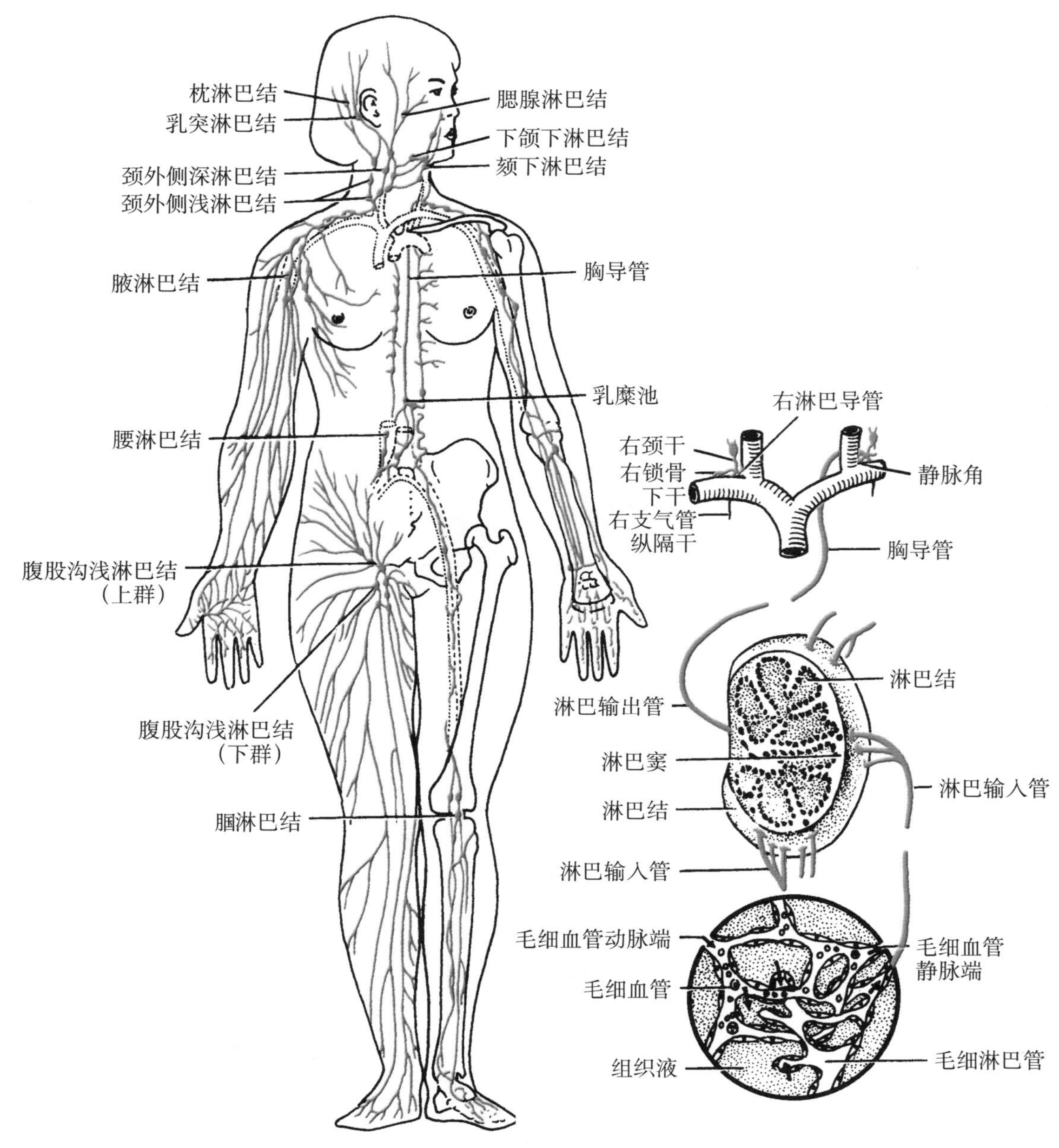

图 2-11　淋巴系统

淋巴管汇成淋巴干（lymphatic trunk），全身共有9条淋巴干，即左、右颈干，左、右锁骨下干，左、右支气管纵隔干，左、右腰干和一个肠干。淋巴干最后汇成两条淋巴导管（lymphatic duct），即胸导管和右淋巴导管。

淋巴结一般为灰色或淡黄色的圆形或椭圆形小体，一侧向内凹陷，称为门。输入淋巴管由凸面进入，输出淋巴管自凹面发出。淋巴结的位置有深、浅之别，多成群相聚，位于较隐蔽和活动较大的地方，如关节的屈侧，以及由肌构成的窝和沟等处（关节的活动便于淋巴回流），如腋窝和腹股沟等。在内脏则多位于血管出入处（或称为门）。身体某器官或某部位都有一定的引流淋巴结群，是该器官或部位的局部淋巴结（regional lymph node），可阻截某些外物，加以消灭，对机体起着重大的保护作用。

（四）感觉器

感觉器（sensory organ）是感受器及其辅助装置的总称。感受器是人体接受内、外环境刺激的结构。它们广泛地分布于人体各器官和组织中。感受器的结构多样，有的十分简单，如皮肤内与痛觉有关的游离神经末梢；有的则较复杂，由一些细胞或数层结构共同形成一个被囊，包裹神经末梢，如环层小体和触觉小体等。有的感受器在长期进化过程中，形成了有利于接受适宜刺激的辅助装置，形态结构更为复杂，如视器和前庭蜗器等。

1．视器（visual organ）　即眼，是人体重要的感觉器官，能感受光波的刺激，并将光的刺激转换为神经冲动，经由视觉传导通路传至大脑皮质视觉中枢而产生视觉。

视器由眼球和眼副器两部分组成（图2-12）。眼球由眼球壁和眼球内容物两部分构成，其中眼球壁分为三层，由外向内依次为眼球纤维膜、眼球血管膜和视网膜。眼球具有屈光成像和将光刺激转换为神经冲动的功能。眼副器位于眼球周围，包括眼睑、结膜、泪器、眼球外肌、眶筋膜和眶脂体等，对眼球有保护、支持和运动等作用。

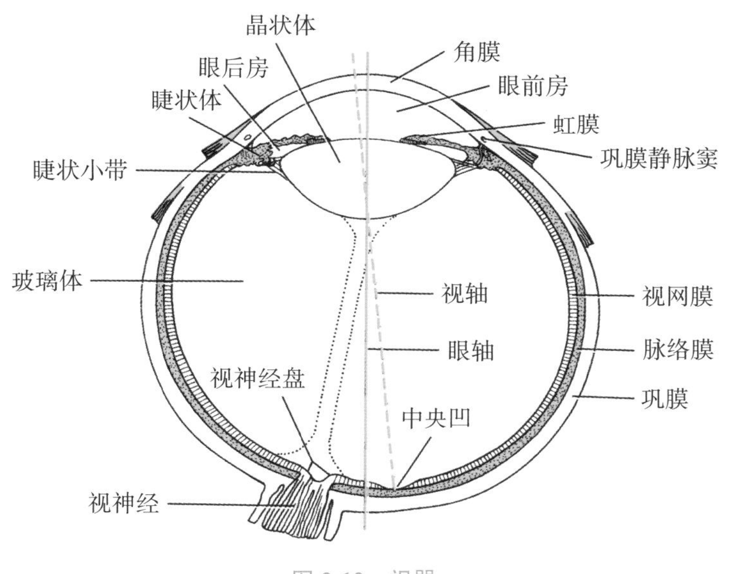

图2-12　视器

2．前庭蜗器（vestibulocochlear organ）　主要由前庭器和蜗器两部分组成。前庭器主要是指感受头部位置变化的感受装置，亦称位觉器。蜗器主要是指声波的传导和感受装置，亦称听器。两者功能迥异，但结构彼此牵连，相互依存，密不可分，故通常合称为前庭蜗器或位听器。

前庭蜗器俗称为耳，由外耳、中耳和内耳三部分构成（图2-13）。外耳和中耳是声波的收集和传导装置，属于前庭蜗器的附属器。内耳又称迷路，可分为骨迷路和膜迷路，是前庭蜗器的主体结构。位置觉和听觉感受器位于内耳的膜迷路中。

3．皮肤（skin）　是被覆身体表面，在口、鼻、肛门、尿道口和阴道口等处移行于体内管腔的黏膜。皮肤由表皮和真皮构成，真皮与其深方的皮下组织无明显界线。皮脂腺、汗腺及乳腺和毛发、指（趾）甲等都是皮肤的附属结构，属皮肤的衍生物。

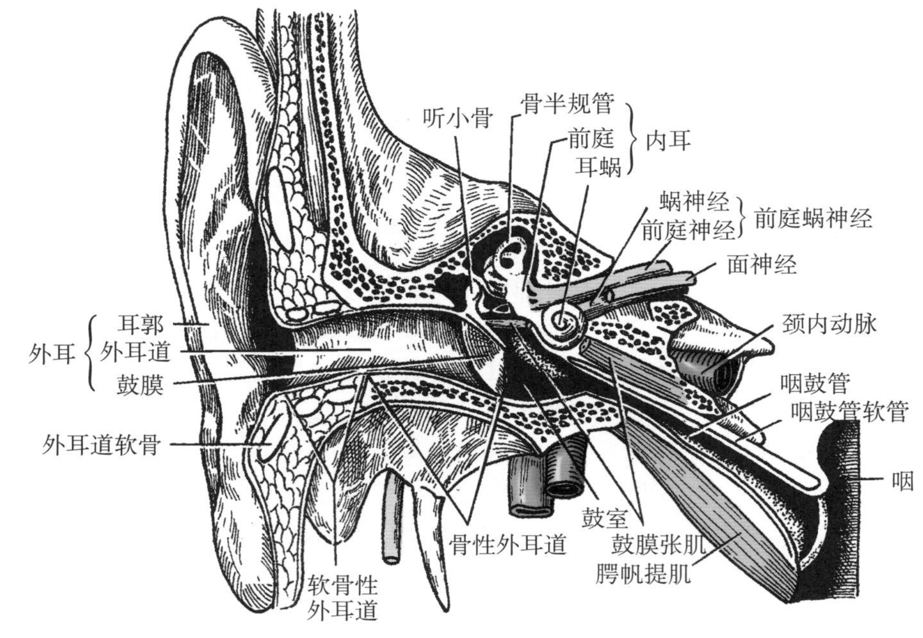

图 2-13　前庭蜗器

（五）神经系统和内分泌系统

1．神经系统（nervous system）　是体内主要的功能调节系统，控制和调节其他各系统的活动，使人体成为一个有机的整体，以适应不断变化的环境。

神经系统是一个统一的整体，包括中枢部和周围部（图 2-14）。中枢部也称中枢神经系统（central nervous system），包括颅腔内的脑（brain）和椎管内的脊髓（spinal cord）。周围部是指脑和脊髓以外的神经成分，又称周围神经系统（peripheral nervous system），包括与脑相连的脑神经（cranial nerve）和与脊髓相连的脊神经（spinal nerve）。根据周围神经的分布和功能，又可将周围神经系统分为躯体神经（somatic nerve）和内脏神经（visceral nerve）。内脏神经是指分布于内脏、心血管、平滑肌和腺体的神经，其运动成分又可称为自主神经（autonomic nerve）；根据分布和功能又可将自主神经分为交感部和副交感部，它们支配平滑肌、心肌的运动和腺体的分泌。躯体神经是指支配体表、骨、关节和骨骼肌的神经。

神经系统主要由神经组织所组成，神经组织由外胚层衍化而来，包括神经元（neuron）和神经胶质（neuroglia）。神经元也称神经细胞（nerve cell），每个神经元都包括胞体和突起两部分，突起又分为树突（dendrite）和轴突（axon）。神经胶质或称胶质细胞（glial cell），是中枢神经系统的间质或支持细胞，没有产生和传递神经冲动的功能，其数量远多于神经细胞。神经胶质除了对神经元起支持、营养、保护和修复等作用外，因为它具有许多神经递质的受体和离子通道，因而对调节神经系统的活动起着十分重要的作用。

神经系统在调节机体的活动中，对内、外环境的刺激做出适宜的反应，称为反射。按临床应用可分浅反射、深反射和病理反射。浅反射如角膜反射，深反射如髌反射，病理反射如 Babinski 征等。反射活动的形态学基础是反射弧，包括：感受器 → 感觉神经 → 中枢 → 运动神

Note

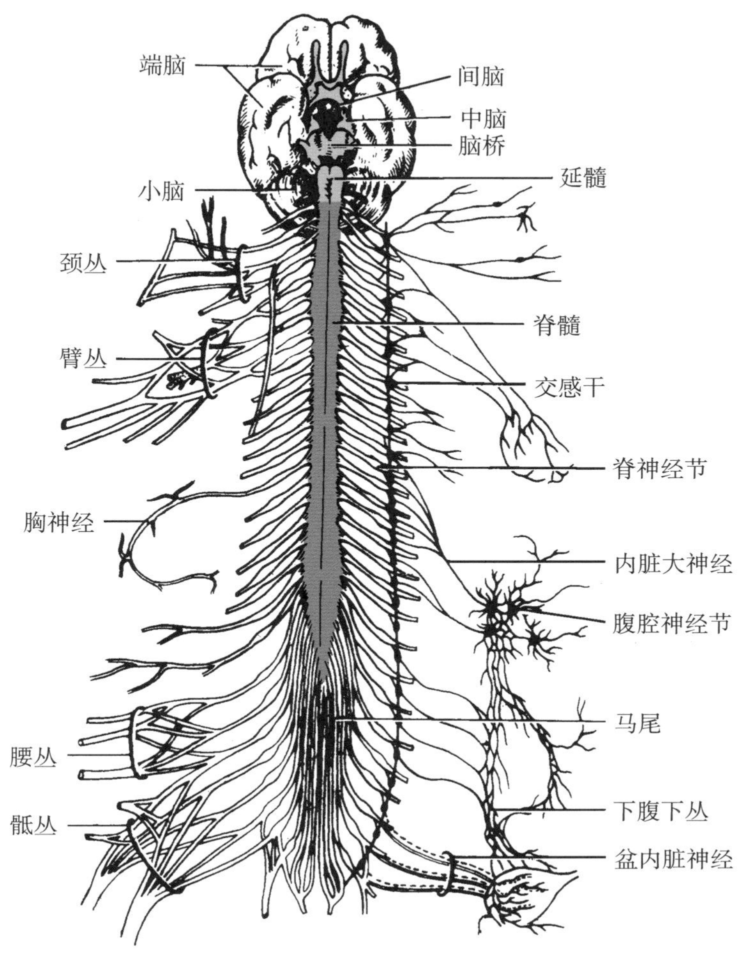

图 2-14　神经系统的分布

经 → 效应器。

2．内分泌系统（endocrine system）　是神经系统以外的另一重要调节系统，它由身体不同部位和不同结构的内分泌腺及内分泌组织构成。内分泌腺（endocrine gland）是独立的特殊腺体，无排泄管，又称无管腺，其分泌物称激素，直接进入血液或淋巴，随血液循环运送到全身，影响一定器官的功能活动。内分泌腺体积和重量都很小，但血液供应丰富。内分泌腺有甲状腺、甲状旁腺、松果体、垂体、肾上腺和胸腺。

内分泌组织为一些细胞团块，分散于其他器官和组织中，如胰腺内的胰岛、睾丸内的间质细胞、卵巢内的卵泡和黄体、肾的近球小体以及胎盘、神经系统和胃肠等各处有内分泌功能的细胞组织。

三、常用的解剖学术语

解剖学基本术语是国际上统一认可的标准术语，是正确描述人体器官的位置关系和形态结构的依据。

（一）解剖学姿势

解剖学姿势（anatomical position）又称为标准姿势（standard position）（图 2-15），为身体直

立，两眼向前平视，两腿并拢，足尖向前，上肢下垂于躯干两侧，掌心向前。

无论人体处于何位，如直立位、仰卧位、俯卧位、侧卧位或倒立位，均应按解剖学姿势描述方位。

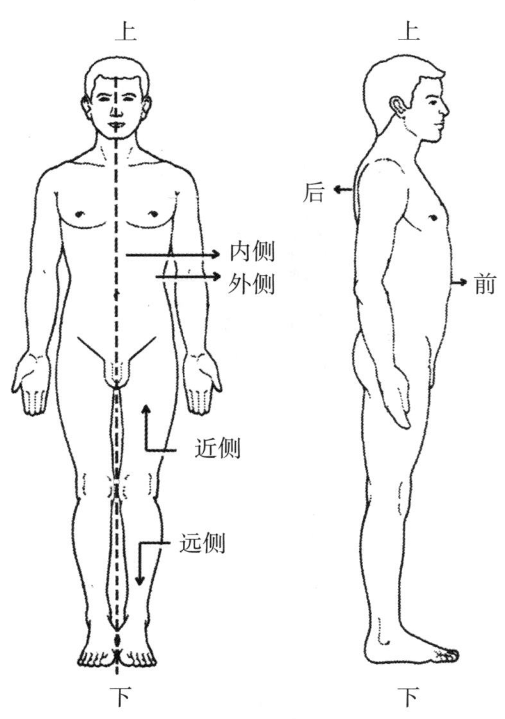

图 2-15　解剖学姿势及方位术语

（二）方位术语

1．上（superior）和下（inferior）　近头者为上或颅侧（cranial），近足者为下或尾侧（caudal）。

2．前（anterior）和后（posterior）　近腹侧者为前或腹侧（ventral），近背侧者为后或背侧（dorsal）。

3．内侧（medial）和外侧（lateral）　近正中矢状面者为内侧，远者为外侧。

4．内（internal）和外（external）　凡为空腔的器官，近内腔者为内，远者为外。

5．浅（superficial）和深（deep）　以体表为准，近表面者为浅，远者为深。

6．对四肢的描述也常采用如下术语　近侧（proximal）（近躯干者为近侧，相当于上）和远侧（distal）（远躯干者为远侧，相当于下）、尺侧（ulnar）和桡侧（radial）（分别相当于前臂的内侧和外侧）、胫侧（tibial）和腓侧（fibular）（分别相当于小腿的内侧和外侧）、掌侧（palmar）（手的前面）和背侧（手的后面）、跖侧（plantar）（足的下面）和背侧（足的上面）。

（三）轴和面

依据解剖学姿势，人体任何部位均可设置为 3 个互相垂直的轴和面（图 2-16）。

1．轴　①垂直轴（vertical axis）：为上下方向垂直于地平面的轴。②矢状轴（sagittal axis）：为前后方向垂直于垂直轴的轴。③冠状轴（coronal axis）：又称额状轴（frontal axis），为左右方向垂直于上述两轴的轴。

2．面　①矢状面（sagittal plane）：为前后方向将人体纵切为左右两部分的断面。其中正中矢状面将人体分为左、右对等的两半。②冠状面（coronal plane）：为左右方向将人体纵切为前、后

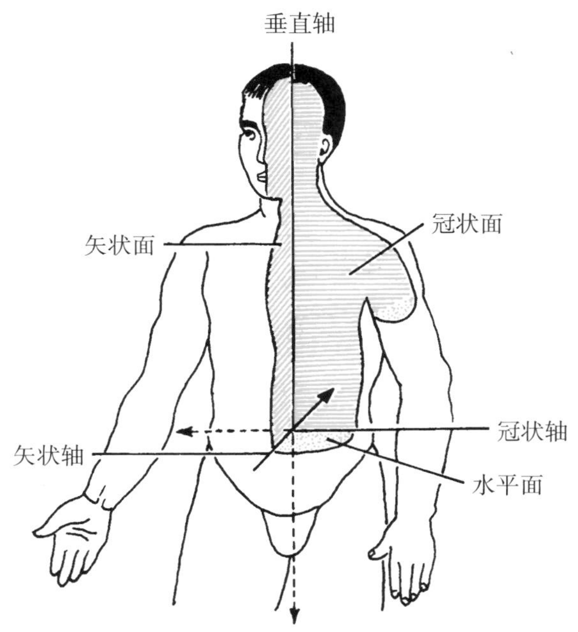

图 2-16　解剖的轴和面

两部分的断面。③水平面（horizontal plane）：又称横切面（transverse plane），为与垂直轴垂直，将人体分为上、下两部分的断面。

框 2-1　Langer 线

皮肤表面有明显易见的沟、嵴和粗纹以及肉眼不易见的细纹，统称为皮肤线。在手掌、足底、指掌面和趾跖面的皮肤有许多细嵴和浅沟，形成特殊图样的掌（跖）纹和指（趾）纹。身体其他各部皮肤表面也有形状、大小不同的线状皱纹网，构成了身体各部的皮肤纹理，称 Langer 线（又称皮肤张力线）。躯干和颈部的 Langer 线一般横行排列，四肢者一般纵行排列。手术切口如平行于 Langer 线，愈合后瘢痕组织小，若横断 Langer 线，则瘢痕较宽。此外，在相当于关节处的皮肤，特别是手掌、跖底和指（趾）处皮肤，有较明显的褶痕，称屈纹。故实地解剖和临床手术在行皮肤切口时，均应注意 Langer 线的走行。

人体的体型与器官的变异

小　结

人体从外形上可分为头、颈、躯干和四肢 4 部，其中头部包括颅部和面部，颈部包括颈部和项部，躯干部包括胸部、腹盆部、背部和腰部，四肢包括上肢部和下肢部。人体的基本结构单位是细胞，许多结构、功能、来源相似的细胞结合形成组织。不同的组织按特定的形式相结合，成为具有一定功能的器官（如肝、肾、心和脑等）。完成共同的生理功能的一些器官组合成系统，通常将人体分为运动系统、消化系统、呼吸系统、泌尿系统、生殖系统、循环系统、感觉器、神经系统和内分泌系统 9 大系统。为了正确描述人体器官的位置关系和形态结构，需要首先掌握解剖学姿势等解剖学基本术语。

整合思考题参考答案

整合思考题

人体各个系统间有怎样的联系？人体如何在神经系统的协调下，成为一个统一的有机的整体？

（张卫光）

第二节　人体的功能概述

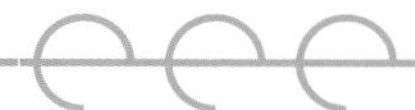

导学目标

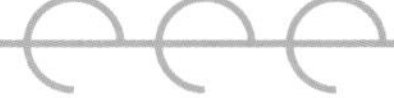

通过本节内容的学习，学生应能够：

※ 基本目标：

1．阐释生命活动的基本特征。
2．描述机体内环境、稳态的概念和生理意义。
3．分析比较神经调节、体液调节和自身调节三种调节方式的特点和意义。
4．说出正反馈和负反馈的区别及生理意义。
5．复述免疫的概念。
6．区分天然免疫与适应性免疫的特点。
7．阐述免疫耐受形成的机制。
8．举例说明免疫系统功能调节与机体生理活动的关系。

※ 发展目标：

1．综合运用免疫与免疫调节的知识理解疾病与免疫及免疫调节的关系。
2．培养由形态结构到功能的医学临床思维，启发思考，培养解决临床问题的能力。
3．通过了解前沿学科进展和先进技术，激发学习兴趣，启发科研思维，培养创新能力，建立科学研究思维模式。
4．通过临床疾病引起共情，鼓励不忘初心，奋发钻研，承担治病救人的责任。

案例 2-2

案例 2-2 解析

女，70 岁。经常于下蹲后突然站立而黑矇，头晕或晕厥，肩颈部背侧钝痛，只能立即重新蹲下或躺下休息后逐渐缓解。最近因上述症状加重和频发就医。

问题：

1．分析该患者出现了哪些系统的异常。

2．该患者改变体位时黑矇、头晕或晕厥、重新蹲下或躺下休息后逐渐缓解的潜在机制是什么？

3．推测症状加重频发，不得不就医的可能原因。

一、生命活动的基本特征

无论是单细胞生物还是高等动物，各种生物体都具有一些共同的生命活动基本特征，主要包括新陈代谢（metabolism）、兴奋性（excitability）、适应性（adaptability）、生殖（reproduction）和衰老（senescence）等。

1．新陈代谢　机体不断地从环境中摄取营养物质以合成为自身的物质（合成代谢），同时又不断地分解自身的物质（分解代谢），并将其分解产物排出体外。机体这种不断破坏和清除衰老的结构、重建新的结构的吐故纳新过程称为新陈代谢。

物质的合成需要摄取和利用能量，而物质在分解过程中又会将蕴藏在化学键内的能量释放出来，作为机体各种生理活动的能量来源并维持体温。因此，新陈代谢包含着物质转变（物质代谢）和能量转换（能量代谢）两个密不可分的过程。一切生命活动都是建立在新陈代谢基础上的，新陈代谢一旦停止，生命也将随之终结。因此，新陈代谢是机体生命活动最基本的特征。

2．兴奋性　机体所处的环境经常发生变化，正常情况下，机体主动会对环境的变化做出适当的反应。常将能引起机体发生一定反应的内、外环境的变化称为刺激（stimulus），而将刺激引起机体的应答性变化称为反应（reaction，response）。

刺激引起反应必须具备三个条件，即足够的刺激强度、足够的刺激作用时间和适宜的刺激强度 - 时间变化率（单位时间内刺激强度的变化幅度）。如果将刺激作用时间和强度 - 时间变化率固定不变，只改变刺激强度，则将刚刚能引起组织细胞产生反应的最小刺激强度称为阈强度（threshold intensity），简称阈值（threshold）。刺激强度低于阈值的刺激称为阈下刺激，刺激强度高于阈值的刺激称为阈上刺激。例如，当人的手接触到发烫的热水壶时，会马上缩回，避免烫伤；人眼看到强光时，瞳孔会立即缩小，避免强光对视网膜的伤害。刺激的种类很多，按其性质可分为物理性刺激（如声、光、电、机械、温度和射线等）、化学性刺激（如酸、碱和药物等）和生物性刺激（如细菌、病毒及其毒素等）。就人类而言，社会因素和心理活动构成的刺激，对人体的功能和疾病的发生、发展也具有十分重要的作用。

反应是细胞、组织、器官乃至整个机体对各种刺激所产生应答的特异性表现，可概括为两种类型，即兴奋（excitation）和抑制（inhibition）。兴奋是指细胞或组织在受到刺激后，由相对静止的状态转变为活动状态，或由较弱的活动状态转变为较强的活动状态；抑制是指接受刺激后由较强的活动转变为较弱的活动状态，或由活动状态转变为相对静止的状态。抑制并不是无反应，而是与兴奋过程相对立的另一种主动过程。人体正常的活动表现都是兴奋和抑制相互协调的结果。

不同的组织细胞兴奋时反应的表现各不相同，如骨骼肌、心肌和平滑肌对刺激表现出来的反应为收缩或舒张，腺体细胞兴奋时表现为分泌腺液，神经细胞兴奋时表现为产生和传导神经冲动，即产生和传导动作电位。因此，生理学上，将能对刺激产生特定生理反应或动作电位的组织称为可兴奋组织。活组织细胞对刺激产生反应的能力或产生动作电位的能力称为兴奋性（excitability）。

兴奋性是机体生命活动的基本特征之一，但不同组织细胞，或同一组织细胞在不同情况下，对刺激产生反应的能力并不相同，即组织细胞的兴奋性是一个变数。通常可以采用阈值衡量兴奋性的高低。兴奋性高的组织细胞，对弱的刺激便能产生兴奋，即其刺激阈值较低；对兴奋性较低的组织细胞，需要较强的刺激才能让其产生兴奋，即其阈值较高。因此，组织细胞兴奋性的高低与阈值的大小呈反变关系，即：

$$\text{兴奋性} \propto \frac{1}{\text{阈值}}$$

3．适应性　生物体所处的环境无时无刻不在发生着变化。例如大气的温度、湿度和气压等在不同时间和季节中的变化差别很大。人类在长期的进化过程中，已逐步建立了一套通过自我调节以适应生存环境变化需要的反应方式。这种机体按照环境变化主动调整自身结构或功能的过程称为适应（adaptation）。机体根据内、外环境的变化而调整体内各部分活动和相互关系，以适应变化的能力称为适应性（adaptability）。适应可分为生理性适应和行为性适应两种。生理性适应是指身体内部的协调性反应，如在高原低氧环境中生活的人，血液中红细胞和血红蛋白会增加，以增强运输氧的能力；行为性适应常有躯体活动的改变，属于本能性行为，如遇到伤害性刺激时会出现躲避活动，它是在生物界普遍存在的。

适应能力是生物体应对环境变化的一种生存能力，也是一种习服现象，这种适应过程与环境变化的强度和适应的持续时间有关。长期刺激与适应的结果可以通过基因水平的固化而保留给后代，如长期生活在寒冷地带的人比生活在热带的人的抗寒能力强；而长期生活在热带的人的耐热能力则优于生活在寒带的人。疾病的过程其实也是机体对致病因素的一个异常的适应过程。

4．生殖　生殖是机体繁衍后代、延续种系的一种特征性活动。通常低等生物可通过无性生殖产生新个体，如细菌可通过分裂生殖，而高等动物则通过有性生殖产生新个体。人体生长发育到一定阶段时，男性和女性两种个体中发育成熟的生殖细胞（如精子和卵细胞）相结合时，成为受精卵，继而发育成为新的、与自己相似的子代个体，遗传信息得以代代相传。这种功能称为生殖（reproduction）。生殖是人类得以繁衍后代、延续种系的基本生命特征。

5．衰老　衰老是生命活动周期中伴随生命发生、发展进而表现出功能活动的不断退化、丧失，直至死亡的过程。衰老过程是从受精卵到死亡之间持续发生的，只是发展到一定阶段，衰老的特征才较为明显地表现出来，如皮肤皱纹、头发变白和行动迟缓等。人体衰老主要表现为随着年龄的增长，人体的器官系统及其组织细胞和构成物质的丧失、机体代谢率的减缓、功能的减退及对内外环境的适应能力逐渐下降的过程。

二、机体的内环境及其稳态

人类和一切生物都生活在地球表面的广阔空间中，通常将这个空间称为外环境（external environment），包括自然环境和社会环境。内环境是相对于人体所处的外界环境而言的。人是一种多细胞生物体，人体内绝大多数细胞与外界环境没有直接的接触，而是浸浴和生存在细胞外液中，通常将细胞外液称为内环境（internal environment）。

人体内的液体统称为体液，约占成年人体重的60%，其中2/3分布于细胞内，即细胞内液；其余1/3分布于细胞外，即细胞外液。细胞膜将细胞外液和细胞内液分隔开来。细胞外液主要由组织液、血浆、淋巴和脑脊液等组成，构成了人体生命活动的内环境（表2-1）。

表2-1　人体内液体的分布（%）

	成年男性	成年女性	新生儿
总体液	60	50	75
细胞内液	40	30	40
细胞外液	20	20	35
血浆	4	4	5
组织液	16	16	30

所有数值均以体重的百分数表示

Note

细胞外液含有各种无机盐（如钠、钾、氯、钙、镁和碳酸氢盐等）和细胞所需的营养物质（如葡萄糖、氨基酸和脂肪酸等），还含有氧气和二氧化碳及细胞代谢产物。正常细胞通过细胞膜进行细胞内液和细胞外液之间的物质交换，以维持细胞生命活动的进行。

内环境与外环境明显的不同。外环境常变化无常，如气温可低至零下几十度，高至零上几十度，但内环境的理化性质，如温度、渗透压、酸碱度及各种离子浓度等则总是保持着相对恒定。内环境理化性质相对稳定的状态称为稳态（homeostasis）。内环境稳态是细胞乃至整个机体维持正常生命活动的必要条件。早在1857年，法国生理学家克劳德·伯纳德（Claude Bernard）就提出内环境的概念。他观察到尽管机体所处的外环境发生了很大变化，但细胞外液的理化性质变动却非常小，因此他指出：内环境的相对稳定是机体能自由和独立生存的首要条件。这个观点对后来稳态概念的提出具有重要意义。1929年，美国生理学家沃尔特·布雷德福·坎农（Walter B. Cannon）进一步建议用一个特殊的词来形容一种状态，即稳态，"稳态概念指的是一种状态，一种可变的但又是相对恒定的状态"。

事实上，内环境稳态并不是静止不变的状态，而是各种理化因素在各种生理活动的调节下达到动态平衡的一种相对恒定的状态。稳态的维持是机体自我调节的结果。例如呼吸器官通过呼吸运动补充 O_2 和排出 CO_2；消化器官通过消化和吸收摄入营养成分；泌尿器官通过生成和排出尿液，排出各种代谢产物，参与水、电解质及酸碱平衡的调节等。因此，内环境稳态的保持是一个复杂的生理过程，是一个不断破坏和不断恢复的过程，是一个动态的、相对的稳定状态。

但是，如果内环境的理化条件发生重大变化或急剧变化，器官组织的代偿活动不能维持内环境稳态，机体的正常功能就会受到严重影响，例如高热、低氧、水和电解质及酸碱平衡紊乱等都会损害细胞功能，引起疾病，甚至危及生命活动。因此，维持稳态是保证机体正常生命活动的必要条件。已知在人的一生中，维持稳态机制的效能是不同的，新生儿体内许多调节机制未完全发育，如尿浓缩的机制，因此不能很好地耐受缺水；老年人稳态机制逐渐减退，对应激或温度变化的耐受能力弱于年轻人。

三、人体的功能调节

当机体内、外环境发生变化时，体内各器官组织的功能及相互关系将发生相应的变化，使机体适应环境的变化，并维持内环境的稳态。人体各器官组织功能的这种适应性反应称为生理功能的调节（regulation）。人体功能存在精确的调节机制，其调节方式主要有三种：神经调节、体液调节和自身调节。这些调控方式既可以单独发生和独立完成，也可以协同完成，共同维持机体内环境的相对稳定，保证生命活动的正常进行。

1. 神经调节　神经调节（nervous regulation）是机体通过神经系统活动进行的调节方式。神经调节的基本方式是反射。反射（reflex）是指在中枢神经系统参与下，机体对刺激产生的规律性反应。完成反射的结构基础称为反射弧（reflex arc），它包括5个组成部分：感受器、传入神经、神经中枢、传出神经和效应器（图2-17）。感受器的作用是感受内、外环境变化的刺激，感受器可将各种刺激的能量转换为电信号（神经冲动），沿传入神经传至神经中枢。神经中枢包括脑和脊髓，负责对传入信号进行处理，分析综合后将指示由传出神经传到效应器，改变效应器的活动。例如当强光刺激人眼感受器后，通过传入神经到中枢，再由传出神经至瞳孔括约肌，引起瞳孔缩小，就是一种反射活动，称为瞳孔对光反射。反射活动的完成有赖于反射弧结构和功能的完整。反射弧的五个组成部分中任何一个部分的结构或功能遭受破坏，反射活动都将不能完成。

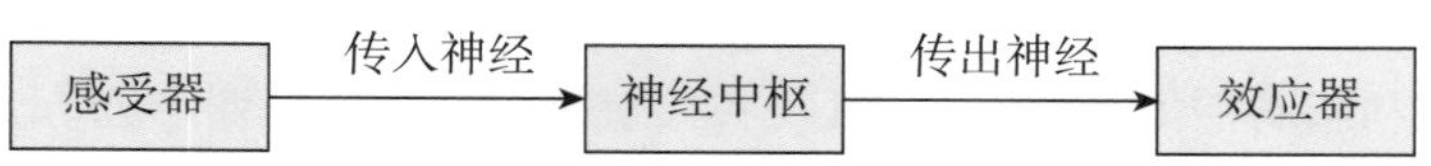

图 2-17　反射弧的基本组成

神经反射通常包括非条件反射（unconditioned reflex）和条件反射（conditioned reflex）。非条件反射是与生俱来的，其反射中枢基本上位于大脑皮质以下较低部位，是生物体进化的产物。然而，机体更多的反射活动是通过后天学习而获得的条件反射。条件反射建立在非条件反射的基础上，是后天获得的，是人或高等动物在生活过程中根据不同环境条件而建立起来的一种高级神经活动，它大大地扩展了机体适应环境的能力。例如人们在谈论美味食品时，虽然没有食物的具体刺激，也会引起唾液分泌，以及在口渴时想到梅子的望梅止渴反应。但是，条件反射如果不加以强化，则可以逐渐消退。神经反射的特点是反应迅速，起作用快，调节精确，但是持续时间短。

2．体液调节　体液调节（humoral regulation）是指机体组织细胞所分泌的特殊化学物质，通过体液途径到达并作用于靶细胞上的相应受体，对这些细胞或组织器官的活动进行调节的一种调节方式。这类特殊化学物质主要有：①由内分泌细胞或内分泌腺分泌的激素（hormone），如胰岛素、甲状腺激素和肾上腺素等；②由一些组织细胞产生的特殊化学物质，如组胺、5- 羟色胺和细胞因子（如白介素）等；③细胞代谢的某些代谢产物如 CO_2、NO 和乳酸等。化学物质到达被调节的组织或器官，主要是通过血液循环运输到远距离的组织器官，这种方式称为远距分泌（telecrine）或内分泌（endocrine），如甲状腺激素。有一些化学物质并不通过血液循环运输，而是直接进入周围的组织液，通过扩散作用于其邻近的组织细胞，这种方式称为旁分泌（paracrine），如胰高血糖素刺激胰岛 B 细胞分泌胰岛素的调节过程。还有些细胞分泌的激素或化学物质在局部扩散，又作用于产生该激素或化学物质的细胞本身，这种方式称为自分泌（autocrine），如胰岛素亦可以抑制胰岛 B 细胞分泌胰岛素的调节过程。另外，在下丘脑的视上核和室旁核内有一些神经细胞能够合成激素，这些激素随神经轴突的轴浆流至轴突末梢释放入血，这种方式称为神经内分泌（neuroendocrine），如血管加压素等。

人体内也有很多内分泌腺或内分泌细胞的活动接受来自神经和体液的双重调节，称为“神经 - 体液调节”（neurohumoral regulation），例如交感神经中枢兴奋时，除可通过神经纤维直接作用于心脏外，同时交感神经纤维还作用于肾上腺髓质，使肾上腺素和去甲肾上腺素的分泌增加，通过血液循环加强心脏的活动。在这种情况下，内分泌腺往往是神经反射传出通路上的一个分支。与神经调节相比较，体液调节的特点是反应缓慢，作用持续的时间较长，作用范围较广泛。

3．自身调节　自身调节（autoregulation）是指细胞或组织器官由其自身特性决定，而不依赖于神经和体液调节，对内、外环境变化产生适应性反应的过程。这种调节方式只存在于少数组织和器官。例如在一定范围内，心肌纤维被伸展得愈长，其收缩力将随之增加。由于这种现象在没有神经和体液因素影响下的离体灌流心脏中也同样存在，说明它完全是由心肌自身的特性决定的。

自身调节的特点是调节强度较弱，影响范围较小，灵敏度较低，调节常局限于某些器官或组织细胞内，但是在维持某些器官功能的稳定中仍然具有一定的意义。

4．免疫调节（图 2-18）　免疫系统行使功能时，往往与其他系统，特别是神经和内分泌系统相互调节。几乎所有免疫细胞均能表达神经递质受体和内分泌激素受体，如皮质类固醇、雄激素、雌激素、生长激素、甲状腺激素、胰岛素等受体。神经细胞或内分泌细胞通过分泌神经递质或内分泌激素作用于免疫细胞发挥调节功能，也能分泌多种细胞因子（如 IL-1、IL-2、IL-6、TNF-α 等）直接调节免疫细胞功能。

免疫系统也可以通过多种途径影响神经、内分泌系统的功能。神经、内分泌组织及细胞表面表达多种细胞因子受体，故免疫细胞可以通过产生 IL-1、IL-6、TNF-α 等细胞因子作用于神经元或内分泌细胞。免疫细胞也可以通过分泌激素、神经肽如促肾上腺皮质激素、促甲状腺激素、生长激素、脑啡肽等调节神经 - 内分泌系统。

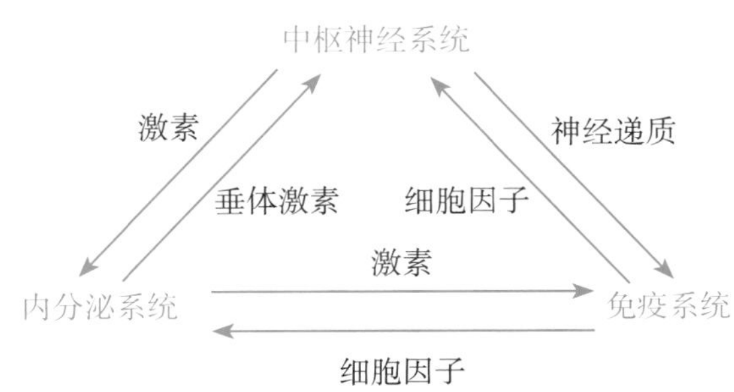

图 2-18　神经 - 内分泌系统与免疫系统相互调节

总之，机体功能调节方式主要有神经调节、体液调节、自身调节和免疫调节，这四种调节方式既有各自的特点，但也密切联系，相互配合，共同维持内环境稳态平衡，保证机体生命活动的正常进行。因此，面对内外环境的变化，正常生理范围内的调节总是朝着让内外环境保持相对稳定的方向进行。

案例 2-3

男，72 岁。2 天前“受凉”后，出现咳嗽、发热和咽痛等症状，自行服用“感冒药”后，症状未见明显缓解，遂就医。体检：T 38.5℃，心率 105 次 / 分，呼吸 35 次 / 分，肺部听诊可闻及双下肺啰音。实验室检查：血清 CRP、IL-2 和 IL-6 水平显著升高。

案例 2-3 解析

问题：

1．患者体温升高的主要原因是什么？
2．患者呼吸次数增加和双下肺啰音产生的原因是什么？
3．患者血清中 CRP、IL-2 和 IL-6 水平升高可能提示什么？

免疫系统是人体重要的组成部分，其主要由免疫器官及组织、免疫细胞和免疫分子组成，具有防御病原体感染、监视清除肿瘤细胞以及维持免疫平衡和机体稳态的功能。

（1）免疫的概念：免疫（immunity）一词源于拉丁语，原意为豁免徭役或赋税，后引申为抵御疾病特别是传染病的能力。随着对机体免疫系统和疾病本质的深入认识，目前对免疫的理解越来越准确，即机体防御外来病原体、监视和清除体内突变或衰老的细胞以及维持机体稳态的能力。

免疫系统主要具有三大功能：免疫防御（immune defense）、免疫监视（immune surveillance）和免疫自稳（immune homeostasis）（表 2-2）。

1）免疫防御：指机体防止外界病原体的入侵和清除已入侵的病原体（如细菌、病毒、真菌、支原体、衣原体和寄生虫等）及其他有害物质的一种免疫保护作用。当外界病原体进入机体后，机体发生固有免疫应答和适应性免疫应答。在少数情况下，如果适应性免疫应答也不能完全清除病原体，那么可能会导致慢性感染而危及健康甚至生命。但若免疫应答过强或持续时间过长，也会导致机体组织损伤或功能异常（如过敏反应等）。

2）免疫监视：指机体识别和清除由基因突变而产生的肿瘤细胞以及衰老、死亡细胞等的功能。在免疫监视的作用下，绝大多数突变细胞都会被及时清除，从而防止肿瘤的发生。当机体免疫监视功能低下时，无法及时清除肿瘤细胞，会使恶性肿瘤的发生风险增加。衰老及损伤的红细胞会被脾的免疫系统识别并清除，从而保障循环系统的通畅运行。当人体衰老时，免疫系统清除衰老和损伤变形的红细胞能力下降，可能导致这些异常的红细胞不能被及时清除，在循环过程中容易损伤血管壁，导致动脉粥样硬化或者在血流缓慢处淤积形成微血栓，造成循环功能障碍。

3）免疫自稳：指机体通过自身免疫耐受和免疫调节机制实现体内环境稳定或平衡。一般而言，免疫系统可以区别“自己“和”非己“，对自身组织细胞不产生免疫应答。一旦免疫耐受或免疫平衡被打破，就会导致自身免疫病或过敏性疾病的发生。

表 2-2 免疫系统三大功能

主要功能	生理表现	病理表现
免疫防御	抗感染免疫作用	超敏反应性疾病 免疫缺陷病
免疫监视	清除肿瘤等突变细胞 清除病毒感染细胞	发生肿瘤 病毒持续性感染
免疫自稳	对自身成分产生免疫耐受 对衰老、损伤细胞及时清除 对非己抗原产生适度免疫应答	自身免疫病 超敏反应

（2）固有免疫和适应性免疫：固有免疫（innate immunity）又称天然免疫（natural immunity），是机体在长期种系发育与进化过程中逐渐形成的一种天然防御功能，是机体抵御病原体入侵的第一道防线。参与固有免疫的细胞包括单核 / 巨噬细胞、树突状细胞、粒细胞、NK 细胞、NKT 细胞、γδT、B-1 和 ILC（innate lymphoid cell）细胞等，其不像 T 细胞和 B 细胞识别特异抗原，而是通过一类模式识别受体（pattern recognition receptor，PRR）识别病原生物的病原体相关分子模式（pathogen associated molecular pattern，PAMP）或损伤相关分子模式（damage associated molecular pattern，DAMP）的结构。PAMP 多为多糖、多核苷酸等，如革兰氏阴性菌表面的脂多糖（lipopolysaccharide，LPS）、肽聚糖（peptidoglycan）、病毒的双链 RNA 等。DAMP 包括高迁移率组蛋白 B1、热休克蛋白（heat shock protein，HSP）等。Toll 样受体（Toll-like receptor，TLR）是目前研究最多、最透彻的模式识别受体，TLR 识别 PAMP 或 DAMP 后使固有免疫细胞活化，诱导多种促炎细胞因子（proinflammtory cytokine）的表达和分泌，同时也可以促进抗原提呈、激发特异性免疫应答的产生。

适应性免疫（adaptive immunity）是指体内 T、B 淋巴细胞接受“非己”的抗原物质刺激后，发生活化、增殖、分化为效应细胞，产生一系列生物学效应的过程。适应性免疫包括体液免疫（humoral immunity）和细胞免疫（cellular immunity）两类。体液免疫由 B 细胞产生的抗体介导，主要抵抗胞外微生物感染及中和毒素，从而防御其对机体的损害。细胞免疫由 T 细胞介导，主要杀伤被病毒和寄生菌感染的细胞，从而清除细胞内的病原体。与固有免疫相比，适应性免疫具有三个主要的特点，即特异性、记忆性、耐受性。特异性是指特定抗原受体（TCR 或 BCR）识别特定抗原（蛋白质、多糖或其他分子），引起特定淋巴细胞激活和克隆增殖。记忆性是指免疫系统与一个外源性抗原接触，产生初次特异性免疫应答，当再次与该抗原接触后，会产生更快速、更强烈的再次应答反应。耐受性是指适应性免疫系统可识别、应答和清除外源性（非我）抗原，但对自身抗原物质无应答。

固有免疫和适应性免疫之间关系密切（表 2-3）。固有免疫能够提供适应性免疫应答所需要的活化信号，适应性免疫的效应分子也可大幅度促进固有免疫应答。固有免疫和适应性免疫是有序发生的。病原体入侵时，先是非特异性的固有免疫发挥作用，若不能迅速完全地清除病原体，则特异性的、功能更强大的适应性免疫发挥作用，以彻底清除入侵的病原体，并产生免疫记忆。

表 2-3　固有免疫与适应性免疫的特点

	固有免疫应答	适应性免疫应答
参与细胞	皮肤黏膜上皮细胞、单核/巨噬细胞、中性粒细胞、肥大细胞、树突状细胞、NK 细胞、ILCs、NKT 细胞、γδT 细胞、B1 细胞	$CD4^+$ Th1 细胞、Th2 细胞、Th17 细胞、Tfh 细胞、Treg 细胞、$CD8^+$CTL、B2 细胞（B 细胞）
效应分子	补体、细胞因子、抗菌蛋白、酶类物质、穿孔素、颗粒酶、FasL	特异性抗体、细胞因子、穿孔素、颗粒酶、FasL
作用时相	即刻 ~ 96 小时	96 小时后
识别受体	模式识别受体/有限多样性抗原识别受体（胚系基因直接编码），较少多样性	特异性抗原识别受体（胚系基因重排后产生），具有高度多样性
识别特点	直接识别 PAMP/DAMP 及靶细胞表面某些特定表位分子或 CD1 分子提呈的脂类/糖脂类抗原，具有非特异或泛特异性	识别 APC 表面 MHC 分子提呈的抗原肽或 FDC 表面捕获的抗原分子，具有高度特异性
作用特点	募集活化后迅速产生免疫效应；通常没有免疫记忆功能，不发生再次应答	经克隆选择、增殖分化为效应细胞后发挥免疫作用；具有免疫记忆功能，可发生再次应答
维持时间	较短	较长

（3）免疫细胞的克隆选择：免疫系统拥有与抗原巨大数量相匹配的淋巴细胞库，哺乳动物包括 10^7 ~ 10^9 数量级的淋巴细胞，以此保证机体防御来自外界环境的威胁。当某一病原体侵入机体，特定免疫细胞克隆识别来自该病原体的抗原，这些细胞继而发生增殖，该过程称为克隆选择（clonal selection）。这一概念源于 1955 年 Niels Jerne 提出、1957 年 Macfarlane Burnet 进一步明确阐述的克隆选择学说。该学说认为：机体内存在着大量具有抗原识别多样性的特异性免疫细胞克隆，每一个免疫细胞克隆都只表达一种抗原特异性受体，能够特异性地结合相应的抗原表位。当某种抗原进入机体后，就会特异性地与相应免疫细胞克隆表面的受体结合，使该细胞克隆活化、增殖，产生大量的子代抗原特异性免疫细胞和相同特异性的抗体，并将抗原从体内清除。1975 年，Köhler 和 Milstein 发明了杂交瘤技术，制备出了单克隆抗体，证实了克隆选择学说的科学性。后来，日本科学家利根川进等人分别发现了免疫球蛋白和 T 细胞抗原识别受体基因重排的现象，解释了免疫细胞克隆多样性形成的机制，验证了克隆选择学说对于机体免疫应答多样性和特异性形成的机制。

（4）自身免疫耐受的形成：免疫系统一方面对外来抗原刺激产生一系列应答以清除抗原物质，另一方面对自身组织细胞表达的抗原表现为"无反应性"以避免自身免疫病。免疫系统对特定抗原的这种"免疫无反应"状态称为免疫耐受（immunological tolerance）。免疫耐受可以建立在胚胎期或新生期接触抗原，也可以通过后天接触抗原所致。

免疫耐受可以分为中枢免疫耐受（central tolerance）和外周免疫耐受（peripheral tolerance）。中枢免疫耐受是指 T 和 B 细胞在中枢免疫器官（胸腺和骨髓）发育过程中，能识别自身抗原的细胞克隆被清除。外周免疫耐受是指在外周免疫器官，成熟的 T 和 B 细胞遇到自身或外源性抗原形成的无应答状态。

在胸腺和骨髓两个中枢免疫器官中，发育中的 T、B 细胞如可通过表面抗原识别受体 TCR 或

BCR 与自身抗原进行高亲和力结合，则会导致该细胞发生凋亡，使识别相应抗原的 T、B 细胞克隆被清除（clonal deletion），此过程即 T、B 发育过程中的阴性选择（negative selection）。淋巴细胞阴性选择往往不能彻底清除自身反应性细胞，仍可能有部分自身反应性 T、B 细胞不能被有效清除，并输出到外周。自身反应性淋巴细胞在外周遇到自身抗原后，高水平持续的刺激会导致淋巴细胞上调 Fas 及其配体 FasL 的表达，Fas 与自身或邻近淋巴细胞上的 FasL 结合，激活细胞凋亡的通路，从而引起外周耐受。如果自身抗原表达很低，不能有效活化对应的 T、B 细胞，即发生免疫忽视（immunological ignorance）。自身反应性淋巴细胞以失能或失活状态存在，或抗原处在免疫豁免部位（脑、胎盘和眼前房等）也都可引起外周免疫耐受。调节性 T 细胞（regulatory T cell，Treg）等具有免疫调节功能的细胞通过多种方式对效应性细胞的抑制也是形成外周免疫耐受的重要方式（具体内容见免疫调节部分）。

（5）免疫调节：免疫调节（immune regulation）是指免疫应答中免疫分子间、免疫细胞间、免疫系统与机体其他系统间相互作用，构成了一个相互协调与制约的调控网络，使机体免疫应答处于合适的强度，从而维持机体的内环境稳定。无论是对“非己”抗原的排斥还是对“自己”成分的耐受，都是在免疫调节机制的控制下进行的。免疫调节贯穿免疫应答过程，由多种免疫分子（抗原、抗体、补体、细胞因子以及膜表面分子等）、多种免疫细胞（T 细胞、B 细胞、NK 细胞、DC 和巨噬细胞等）和多个系统（神经、内分泌和免疫系统等）共同参与。如果免疫调节功能失常，对“非己”抗原不能产生有效应答而丧失有效的免疫保护作用，也可能对“自己”成分产生强烈的免疫攻击，导致自身免疫病的发生。因此，利用免疫调节机制，可开发免疫干预手段，用于感染、肿瘤、过敏和自身免疫病等疾病的预防与治疗。

1）免疫分子水平的调节

①抗体介导的免疫调节：抗体与抗原形成的免疫复合物（immune complex，IC）能够通过激活补体系统进一步形成抗原 - 抗体 - 补体复合物，从而与滤泡树突状细胞（FDC）表面的 Fc 受体和补体相互作用，持续提供抗原刺激信号，促进免疫应答。此外，抗原刺激产生的特异性抗体会对体液免疫应答产生抑制作用，即特异性抗体的负反馈调节。

②补体介导的免疫调节：补体活化后产生的活性片段（C3b、C4b、iC3b 和 C3dg 等）可以通过多种途径上调免疫应答，它们可以结合中性粒细胞或巨噬细胞表面相应受体发挥调理作用，促进吞噬细胞对表面黏附补体活性片段的微生物进行吞噬，或与 B 细胞表面相应受体结合，促进 B 细胞的活化，也可以与抗原提呈细胞（antigen presenting cell，APC）膜表面受体结合而提高抗原提呈效率。在正常情况下，补体系统自身存在多种抑制补体激活的负反馈调节机制。补体调节蛋白通过调节补体激活途径的关键酶，控制补体活化的强度和持续时间，以保证有效杀伤病原体，又防止补体过度激活导致的组织损伤。

③细胞因子的免疫调节：TLR 与 PAMP 结合后，通过 NF-κB 和 MAP 激酶相关途径，诱导 IL-1、IL-6 和 TNF-α 等促炎因子的激活，引起机体炎症反应，清除病原体。在清除病原体后，免疫系统也会调节 TLR 介导的信号强度，抑制炎症介质的释放，终止炎症反应。IL-2 促进 T 细胞和 B 细胞增殖，IFN-γ 通过增强巨噬细胞的吞噬和杀伤功能增强免疫反应。而 IL-10、TGF-β 则通过抑制效应性 T 细胞、B 细胞或巨噬细胞的功能，发挥负调控作用。

④免疫细胞表面受体的免疫调节：免疫细胞可表达激活性受体和抑制性受体，两种受体的胞内段存在独特的结构，即免疫受体酪氨酸激活基序（immunoreceptor tyrosine-based activation motif，ITAM）和免疫受体酪氨酸抑制基序（immunoreceptor tyrosine-based inhibition motif，ITIM）。ITAM 和 ITIM 各自招募胞浆中的蛋白酪氨酸激酶（protein tyrosine kinase，PTK）和蛋白酪氨酸磷酸酶（protein tyrosine phosphatase，PTP）完成蛋白质的磷酸化和去磷酸化，实现活化信号或抑制信号的传递。T 细胞激活除了来自 TCR-pMHC 的第一信号，也需要共刺激分子及配体提供的第二信号。T 细胞表面的 CD28 与抗原提呈细胞表面的 CD80/86 结合，通过 CD28 胞内的

Note

ITAM 传递激活信号，而活化的 T 细胞表面会表达 CTLA-4，与 APC 表面的 CD80/CD86 竞争性结合，通过 CTLA-4 胞内的 ITIM 传递抑制信号。除 CTLA-4 外，PD-1（programmed death-1）与其配体 PD-L1 结合，也会抑制 T 细胞的活化。B 细胞表面受体 BCR 识别抗原，提供活化信号，而 FcγRⅡb 胞内带有 ITIM，会启动抑制信号。NK 细胞表面也会表达活化型和抑制型受体，通过与靶细胞的 MHC Ⅰ类分子结合，分别传递活化和抑制信号，调控 NK 细胞的杀伤活性。此外，肥大细胞和 γδT 细胞也存在两种类型受体，对其自身功能发挥正负调节作用。

2）免疫细胞水平的调节：Th1 和 Th2 是效应性 T 细胞，也具有免疫调节作用。Th1 产生 IFN-γ 反馈性促进 Th1 分化、抑制 Th2 分化，而 Th2 产生的细胞因子 IL-4 和 IL-10 可反馈性促进 Th2 分化、抑制 Th1 分化。Th17 分泌 IL-17A、IL-17F 和 IL-22 等，通过诱导中性粒细胞局部浸润和炎症效应，参与清除胞外病原菌和真菌感染，也在组织炎症和自身免疫病发生中发挥重要的作用。

调节性 T 细胞在下调免疫应答、维持自身免疫耐受以及抑制自身免疫病发生、阻止免疫排斥反应中发挥重要作用，并参与肿瘤的免疫逃逸。Treg 一般指的是 $CD4^{+}CD25^{+}Foxp3^{+}$ T 细胞，主要通过细胞间接触抑制、分泌 TGF-β、IL-10 抑制性细胞因子、分泌颗粒酶和穿孔素、竞争性消耗 IL-2 等方式抑制免疫应答。具有调节功能的 T 细胞也包括 $CD8^{+}$ 调节性 T 细胞、NKT 细胞和双阴性 T 细胞等。

此外，B 细胞中存在一群调节性 B 细胞（regulatory B cell，Breg），可分泌 IL-10 或 TGF-β 而发挥抑制炎症作用。DC 细胞中存在一群调节性 DC（regulatory DC，DCreg），通过诱导 Treg 细胞分化、分泌 IL-1 等抑制因子、高表达吲哚胺 2,3- 双加氧酶（IDO）等机制发挥抑制作用。巨噬细胞分为 M1 型（经典活化型）和 M2 型（替代活化型），M2 型又称调节型，其抗原提呈能力较弱，通过分泌抑制性因子（IL-10、TGF-β 等）发挥负调控作用。

3）活化诱导的细胞死亡对效应细胞的调节：活化诱导的细胞死亡（activation induced cell death，AICD）是指免疫细胞活化并发挥免疫效应后，诱导的一种自发性细胞凋亡。这是一种高度特异的生理性反馈调节，针对被抗原活化并发生克隆扩增的免疫细胞，限制其抗原特异淋巴细胞克隆的容量。AICD 的机制是免疫细胞活化后表达 Fas 增加，活化的 T 细胞和 NK 细胞大量表达和分泌 FasL，与免疫细胞表面的 Fas 结合，诱导细胞凋亡。

4）免疫应答的遗传控制：针对某一特定抗原的刺激，不同个体是否发生免疫应答以及发生免疫应答的强弱存在差异，这表明免疫应答受到遗传背景的控制。MHC 基因多态性是控制免疫应答水平的主要遗传因素。由于 T 细胞识别抗原来自于 MHC Ⅰ类分子或 MHC Ⅱ类分子，因此 MHC 分子多态性影响 T 细胞的活化。不同个体携带的 MHC 等位基因类型的差别会影响不同个体免疫应答的强弱。

自然选择也会在群体水平上参与免疫调节。群体中的一些个体更适应所处的环境，其参与调节机体免疫应答水平和影响免疫应答过程的优势基因，会在长期的自然选择压力下保留，使得这些基因在人群中频率升高，从而在群体水平提高对环境的适应能力。

框 2-2　免疫球蛋白治疗自身免疫性疾病的原理

免疫球蛋白是指具有抗体功能或者结构与抗体相似的球蛋白，由于其在血清蛋白电泳时主要位于γ球蛋白的区域，所以也被称为丙种球蛋白。人体缺乏抗体时，对于感染的抵抗能力就会下降，此时补充免疫球蛋白，可以被动转移抗感染免疫能力，从而对抗病原体的感染，因此，免疫球蛋白治疗一般被认为是提高机体免疫力的一种疗法。

在一些自身免疫性疾病（例如类风湿关节炎等）的发病过程中，机体可以产生大量的自身抗体，这些自身抗体可以造成组织细胞损伤或者干扰正常的生理功能，引起自身免疫性疾病。对此，可以通过输注免疫球蛋白进行治疗。在体内的自身抗体也是免疫球蛋白，其半衰期的长短与其在体内结合的Fc受体数量有关，只有与Fc受体结合后，这些抗体的寿命才会比较长。因此，输注的外源性免疫球蛋白，能够竞争性结合Fc受体，从而加速自身抗体的降解，发挥治疗自身免疫性疾病的效果。

四、人体内的自动控制系统

从控制论的观点分析，人体内存在许多复杂的控制系统，精确地调节着人体的生命活动。人体内的控制系统可分为非自动控制系统、反馈控制系统和前馈控制系统。由于非自动控制系统是一个开环系统，其控制部分发出指令信息控制受控部分的活动，而自身不受受控部分活动的影响，起不到自动控制的作用，在人体生理功能调节中较为少见。在多数情况下，控制部分（神经中枢或内分泌腺）与受控部分（效应器或靶细胞）之间往往并不是一种单向信息联系，即控制部分除发出信息改变受控部分的活动外，受控部分也不断有信息返回到控制部分，纠正和调整控制部分的活动。因此，在控制部分和受控部分之间形成一个闭环式的控制回路（图 2-19），通常将受控部分的信息返回作用于控制部分的过程称为反馈（feedback）。根据受控部分对控制部分发生的作用效果不同，可将反馈分为两种：负反馈和正反馈。不难看出，由于反馈的存在，使机体功能的调节达到极其精确的程度。

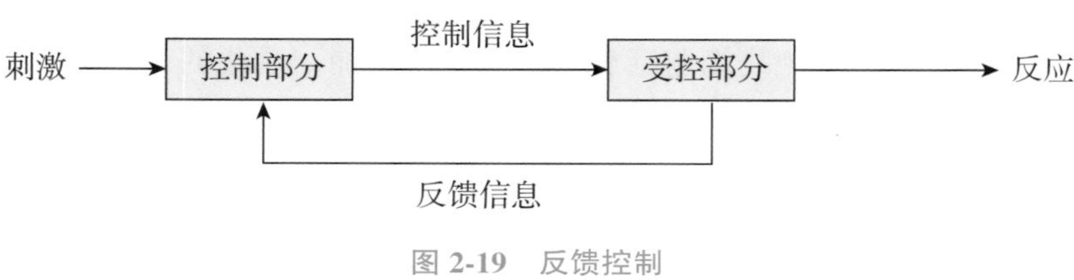

图 2-19　反馈控制

负反馈（negative feedback）指受控部分发出的反馈信息对控制部分的活动产生抑制作用，使控制部分的活动减弱，是一个闭环控制系统；相反，如果受控部分活动过弱，通过这种负反馈机制，使得受控部分的活动得以加强。例如，餐后血糖水平升高，刺激胰岛素分泌，胰岛素使血糖水平降低。当血糖降低后，通过反馈信息反过来又抑制胰岛素的分泌，从而使血糖不致过度降低。正常机体内，血压、pH、循环血量和渗透压等都是在负反馈控制系统的作用下保持稳定的。负反馈普遍存在于机体各种功能的调节过程中，它是维持机体内环境稳态的重要控制机制。

正反馈（positive feedback）指受控部分发出的反馈信息加强控制部分的活动，使其活动进一步加强，也是一个闭环控制系统。例如在排尿过程中，尿液通过尿道时，对尿道感受器的刺激信息返回到排尿中枢，可加强膀胱逼尿肌的收缩，使膀胱进一步收缩，直到尿液排尽。此外，分娩时子宫肌肉收缩和血管破损后的凝血过程也都属于正反馈调控，体内的正反馈控制为数不多。在正反馈情况下，反馈作用与原来的效应一致，促进或加强原效应，使该效应迅速达到预期顶点。

需要提醒的是，并不是所有正反馈所建立的稳态都是有利于机体的，在异常情况下，过强的正反馈也会导致病理性变化，例如当机体某些小血管破损时，多种凝血因子通过正反馈相继被激活，引起血液凝固，形成血凝块，将血管破口堵住。若这种正反馈活动过强，也可能导致血栓的形成，甚至造成严重的血管堵塞相关疾病。

前馈控制（feed-forward control）指控制部分向受控部分发出活动指令的同时或稍前，又通过另一快捷的通路向受控部分发出指令，这一提前到达的指令使受控部分的活动更具有预见性和适应性，是开环控制系统。例如，人们在进餐时，进餐环境和进食动作（如咀嚼和胃蠕动等）在血糖升高之前即已引起胰岛素分泌，以便及时、快速地防止营养物质吸收引起的血糖过度升高。机体各种条件反射都属于前馈控制活动。与反馈控制相比，前馈控制可以避免负反馈调节时矫枉过正产生的波动和反应的滞后现象，使调节控制更为快捷、准确，使得机体及早做出适应性反应。在机体生理活动的调控中，前馈控制与反馈控制常互相联系、互相配合。

小　结

人体生命活动的基本特征包括新陈代谢、兴奋性、适应性、生殖和衰老等。人体内环境稳态是保证机体正常生命活动的必要条件。维持内环境稳态主要通过神经调节、体液调节、自身调节和免疫调节。从控制论的观点分析，人体内存在的负反馈、正反馈和前馈控制系统，精确地调节着人体的生命活动。

神经系统和内分泌系统通过神经 - 内分泌 - 免疫轴相互作用，共同调节免疫反应。例如，压力可以通过激活下丘脑 - 垂体 - 肾上腺轴来影响免疫系统。免疫系统也可以通过释放细胞因子和其他信号分子来影响神经系统和内分泌系统的功能。例如，炎症反应中的细胞因子可以影响大脑功能，导致行为和情绪的变化。总之，神经、体液和免疫调节之间的关系是一个复杂的网络，它们通过多种途径相互影响，共同维持机体的平衡和健康。

整合思考题

1．生命活动有哪些基本特征？
2．机体的内环境和稳态维持有什么生理意义？。
3．比较神经、体液和自身调节的物质基础、作用方式、特点及其在功能调节中的地位。
4．比较不同的反馈（负反馈和正反馈）以及前馈控制系统的特点及其意义。
5．什么是免疫？免疫应答多样性产生的机制是什么？
6．什么是免疫耐受？免疫耐受的机制是什么？

整合思考题参考答案

（王　宪　霍福权　张保军　王月丹　初　明）

第三节　能量代谢与体温调节

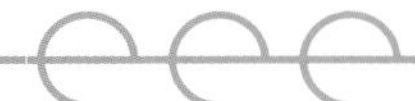
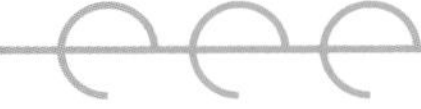

导学目标

通过本节内容的学习，学生应能够：

※ 基本目标

1. 解释能量代谢的基本过程。
2. 描述能量代谢的测定方法及影响因素。
3. 描述体温相对稳定的机制与生理意义。

※ 发展目标

应用体温调定点学说来解释机体发热和解热过程。

案例 2-4

案例 2-4 解析

男，19 岁。大学生，校运动队成员，参加市里组织的半程马拉松比赛，完赛后感觉浑身"发热"，遂去医院就诊，体检显示 T 38℃，P 100 次 / 分，R 20 次 / 分，BP 120/75 mmHg，其他无异常。

问题：

马拉松比赛后体温升高的原因是什么？

一、能量代谢

机体的物质代谢包括分解代谢和合成代谢，分解代谢时伴有能量的释放，而合成代谢时则需要供给能量，因此，在新陈代谢过程中，既有物质的转变，又有能量的转化。通常将生物体内物质代谢过程中所伴随发生的能量贮存、释放、转移和利用称为能量代谢（energy metabolism）。

（一）能量的来源和利用

机体所需的能量主要来源于食物中的糖、脂质和蛋白质。一般情况下，人体所需的能量 50% ～ 70% 由糖的氧化分解供能，根据供氧情况分为有氧氧化和无氧酵解两种途径。脂质是体内主要的储能形式，在需要时可以迅速分解，供给能量。在长期不进食等某些特殊情况下蛋白质会分解供能，以维持必要的生理活动。物质在体内氧化时所释放能量的 50% 以上迅速转化为热能，其余部分则以化学能的形式储存于腺苷三磷酸（adenosine triphosphate，ATP）分子内，ATP 既是体内重要的储能物质，又是直接的供能物质，ATP 的合成与分解是体内能量转化和利用的关键环节，它所释放的能量可供机体完成各种生理活动的需要。

机体需要保持能量摄入和消耗之间的平衡。若一段时间内体重保持不变，可认为此时人体的能量达到"收支"平衡，即摄入与消耗的能量基本相等。若摄入食物的能量少于消耗的能量，机体就会动用储存的能源物质，因而体重减少。反之，若摄入的能量多于消耗的能量，多余的能量就会转变为脂肪组织等，导致体重增加。肥胖会引发心脑血管疾病、糖尿病等多种疾病。

（二）能量代谢的测定和影响因素

1．能量代谢的测定　机体的能量代谢遵循能量守恒定律，在整个能量转化过程中，机体所利用的食物中的化学能等于转化成的热能和所做的外功之和。因此，测定机体在一定时间内所消耗的食物，或者测定机体所产生的热量和所做的外功，均可测算出机体的能量代谢率，即单位时间内所消耗的能量。能量代谢率的高低与体表面积基本上成正比。所以，能量代谢率通常以单位时间内每平方米体表面积的产热量为单位，即以 kJ/（m^2·h）来表示。

能量代谢的测定方法有直接测热法与间接测热法两类。

（1）直接测热法：是将被测者置于特殊的检测环境中，收集被测者在一定时间内发散的总热量，然后换算成能量代谢率（单位时间的代谢量）的方法。其装置较为复杂，主要用于研究肥胖和内分泌系统功能障碍疾病等。

（2）间接测热法：是通过测定耗氧量和 CO_2 产生量，计算得出释放能量的方法，其根据是人体内营养物质的氧化供能反应符合定比定律（化学反应中反应物的量与产物之间呈一定的比例关系）。

2．与能量代谢测定有关的基本概念

（1）食物的热价：是指 1 g 某种食物氧化（或在体外燃烧）时所释放的能量。热价有生物热价和物理热价之分，分别指食物在体内氧化和在体外燃烧时释放的能量。

（2）食物的氧热价：是指某种食物氧化时消耗 1 L 氧所产生的能量。

（3）呼吸商（respiratory quotient，RQ）：是指一定时间内机体呼出的 CO_2 的量与吸入的 O_2 量的比值，糖、蛋白质和脂质的呼吸商分别为 1、0.80 和 0.71，可以根据呼吸商的数值来推测机体利用能量的主要来源，正常进食时呼吸商一般在 0.85 左右。

三种营养物质氧化时的热价、氧热价和呼吸商

3．影响能量代谢的主要因素　能量代谢主要受到以下因素的影响：肌肉活动对于能量代谢的影响十分显著，机体任何轻微的活动都可以提高代谢率，机体耗氧量的增加同肌肉活动的强度成正比，在剧烈运动或劳动时产热量可达安静状态时的 10 ～ 20 倍。人在安静状态下，在 20 ～ 30 ℃的环境中能量代谢最为稳定，当环境温度低于 20℃时，代谢率即开始增加，10 ℃以下时显著增加，主要是由于寒冷刺激反射性地引起寒战以及肌肉紧张度的增强。当环境温度超过 30 ℃时，代谢率逐渐增加，这与体内化学反应加快、出汗增多以及呼吸、循环功能增强有关。恐惧、情绪激动等精神紧张时，出现无意识的肌紧张以及促代谢激素释放增多，产热量可以显著增加。人在进食之后的一段时间内（1 小时开始，延续 7 ～ 8 小时），虽然同样处于安静状态，但所产生的热量却要比未进食时有所增加。食物的这种刺激机体产生额外能量消耗的作用，称为食物的特殊动力效应（specific dynamic effect），其机制是消化系统在处理食物时做功的能量消耗。

测定机体耗氧量与 CO_2 产生量的方法

（三）基础代谢

人体在基础状态下，即清晨、清醒、安静、空腹状态下的能量代谢，称为基础代谢（basal metabolism）。单位时间内的基础代谢称为基础代谢率（basal metabolic rate，BMR）。BMR 随性别、年龄等有生理变动，儿童高于成年人；成年人年龄越大，代谢率越低；同年龄段的男子高于女子。BMR 的正常范围在相对值 ±15% 之内，超过 20% 时，有可能是病理性变化。当人体发热时，体温每升高 1 ℃，BMR 将升高 13% 左右。

二、体温及其调节

（一）体温

人和动物都具有一定的温度，这就是体温（body temperature），正常的体温是维持新陈代谢和生命活动的必要条件。体温可分为表层与核心温度两个层次，一般所说的体温是指身体核心部分的平均温度。表层温度（shell temperature）为机体外壳（皮肤、皮下组织和肌肉等）的温度，不稳定，各部位差异较大。核心温度（core temperature）为机体核心（心、肺、脑和腹腔内脏等处）的温度，比表层温度高，相对稳定，各部位差异很小。由于代谢水平不同，各内脏器官的温度也略有差异。临床上常用直肠、口腔和腋窝温度来代表体温。

人体的体温会有正常的变动，昼夜之间有周期性的波动，清晨最低，午后最高，幅度一般不超过 1 ℃。也受到性别和年龄的影响，成年女性平均比男性高约 0.3 ℃，且随月经周期而发生变动；新生儿特别是早产儿因体温调节机制尚未发育完善，调节体温的能力较差，体温易受到环境温度变化的影响；老年人因基础代谢率低，体温偏低。肌肉活动时，由于代谢增强，产热量增加，可导致体温升高。情绪激动、精神紧张、进食等情况下也可使体温升高。许多麻醉药可抑制体温调节中枢或影响温度感受器的传入，同时能扩张皮肤血管，增加散热，使体温降低。

（二）机体的产热与散热

机体在体温调节机制的控制下，产热和散热处于动态平衡状态，使体热平衡和正常体温得以维持。

1．产热反应　人体主要的产热器官是肝和骨骼肌，安静时肝产热量最大；运动时骨骼肌的产热量明显增加，剧烈运动时可增加约 40 倍。

产热的形式有两种：①战栗产热（shivering thermogenesis），人处于寒冷环境中主要通过战栗来增加产热量。②非战栗产热（non-shivering thermogenesis），又称代谢产热，此种产热方式以棕色脂肪组织的产热量最大，约占非战栗产热总量的 70%。

产热活动的调节因素：①体液调节：甲状腺激素是调节产热活动的最重要的体液因素。机体暴露于寒冷环境，可使甲状腺激素分泌大量增加，使代谢率增加 20% ～ 30%，其作用缓慢而持久。肾上腺素、去甲肾上腺素和生长激素等也可使产热量增加，相对比较迅速，维持时间短。②神经调节：寒冷刺激可兴奋交感神经系统，进而引起肾上腺髓质活动增强，导致肾上腺素和去甲肾上腺素等激素释放增多，增加产热。

框 2-3　棕色脂肪线粒体产热

人体脂肪组织可以分为白色脂肪、米色脂肪和棕色脂肪三类。其中，棕色脂肪组织能够燃烧葡萄糖、脂肪酸，产生热能，在机体内代谢产热量最多。棕色脂肪细胞内含有大量的脂肪小滴和线粒体，其中线粒体是产热的关键部位。在棕色脂肪细胞内的线粒体内膜上存在解耦联蛋白 1（uncoupling protein 1，UCP1），与带负电荷的长链游离脂肪酸结合，H^+ 顺浓度梯度沿 UCP1 返回到线粒体基质中，使经线粒体呼吸链电子转递建立的质子跨膜电 - 化学势能以热能的形式释放出来，而不用于合成 ATP。同时，在线粒体呼吸链传递电子的过程中，漏出的电子与氧结合，还会形成活性氧。线粒体可以通过直接或间接给骨骼肌供能的方式产热，线粒体膜电位在其中发挥重要作用，同时用于产生 ATP、热及活性氧物种。

2．散热反应　人体的主要散热部位是皮肤，在安静状态下，大部分体热通过辐射、传导、对流和蒸发的方式发散，小部分通过呼气、尿液和粪便等代谢物散失。当环境温度升高到接近或高于皮肤温度时，蒸发是唯一有效的散热形式。

散热的方式有以下 4 种。

（1）辐射散热（thermal radiation）：是指人体以发射红外线的形式将体热传给外界。辐射散热的多少取决于皮肤与周围环境的温度差与机体的有效散热面积。

（2）传导散热（thermal conduction）：是指机体的热量直接传给与机体接触的温度较低的物体。机体深部的热量以传导方式传到体表，再由皮肤直接传给同它接触的物体，如衣物；水的导热性能较好，临床上可利用冰帽、冰袋等给高热患者降温。

（3）对流散热（thermal convection）：是指通过气体进行热量交换。

（4）蒸发散热（evaporation）：是机体通过体表水分的蒸发而散失体热。蒸发有不感蒸发（insensible perspiration）和发汗（sweating）两种形式。不感蒸发是指人即使处在低温环境中，皮肤和呼吸道也不断有水分渗出而被蒸发掉。发汗是指汗腺主动分泌汗液的过程。发汗是可以意识到的有明显的汗液分泌，故又称可感蒸发（sensible evaporation），发汗速度受环境温度和湿度的影响。

发汗是一种反射性活动，最主要的中枢是下丘脑的发汗中枢。人体的汗腺主要接受交感胆碱能纤维支配，故乙酰胆碱有促进汗腺分泌的作用。影响皮肤散热的皮肤温度主要取决于皮肤的血流量；机体的体温调节机制正是通过交感神经控制皮肤血管的口径，调节皮肤血流量，使散热量能符合当时条件下体热平衡的要求。在炎热的环境中，交感神经紧张度降低，皮肤小动脉舒张，动 - 静脉吻合支开放，皮肤血流量增加。于是较多的体热从机体深部被带到表层，提高皮肤温度，散热量增加。在寒冷环境中，交感神经紧张度较高，此时皮肤血管收缩，皮肤血流量剧减，散热量减少。

（三）体温调节

体温调节是一种基本的稳态功能，人和其他恒温动物有着完善的体温调节机制。一方面，在位于下丘脑的体温调节中枢的控制下，通过调节皮肤的血流量、发汗、战栗等反应，体温能维持在一个相对稳定的水平，这种体温调节的基本过程，称为自主性体温调节（autonomic thermoregulation）。内外环境变化的干扰通过皮肤及机体深部的温度感受器，反馈至体温调节中枢。经过中枢的整合，再调整受控系统的活动，建立起当时条件下的体热平衡，使体温保持稳定。体温调节系统还可以通过升高身体核心温度来抵御病原体的入侵，通过增强免疫细胞活性并使机体内部温度超出病原体生长的最佳温度范围，从而对机体产生有益影响。

另一方面，机体在不同环境中采取的姿势和发生的行为，特别是人为了保温或降温所采取的措施，如增减衣物、迁移、寻求庇护等，称为行为性体温调节（behavioral thermoregulation）。人的行为性体温调节是有意识或下意识的，是对自主性体温调节反应的补充。

1．温度感受器　包括外周温度感受器（peripheral thermoreceptor）和中枢温度感受器（central thermoreceptor）。外周温度感受器为存在于皮肤、黏膜和内脏的游离神经末梢，分为冷感受器和热感受器两种。当局部温度升高时，热感受器兴奋，而当温度降低时，冷感受器兴奋，温度感受器对皮肤温度变化更为敏感。中枢温度感受器是指存在于中枢神经系统内的对温度变化敏感的神经元，分为热敏神经元（warm-sensitive neuron）和冷敏神经元（cold-sensitive neuron）。视前区 - 下丘脑前部（preoptic-anterior hypothalamus area，POAH）中的某些温度敏感神经元除能感受局部脑温的变化外，尚能对下丘脑以外部位的温度变化发生反应，说明来自中枢和外周的温度信息可会聚于这类神经元。此外，这类神经元能直接对致热原以及许多种肽类物质发生反应，导致体温改变。

2. 体温调节中枢　体温调节系统由三部分组成：感觉传入部分、信号整合部分和命令传出部分。大脑中的温度调节中心通过感觉传入神经元接收信息，这些信息包括皮肤中温度感受器感知的环境温度、腹腔中温度感受器感知的内脏温度以及大脑和脊髓中热敏神经元感知的中枢温度等；然后，该中心通过传出神经和神经内分泌途径向外周效应器传出命令信号。在哺乳动物中，POAH 被认为是体温调节中枢，POAH 的活动在体温调节的中枢整合中占有非常重要的地位。

3. 体温调定点学说　自 20 世纪 70 年代开始，人们用体温调节的调定点（set point）学说来解释机体在各种环境温度下保持体温相对稳定的机制。该学说认为体温调节过程类似于恒温器的工作原理。一般认为人正常体温调定点为 37 ℃，当体温与调定点的水平一致时，机体的产热与散热取得平衡；当中枢的局部温度稍高于调定点的水平时，则通过加强散热、降低产热使体温降低；当中枢的局部温度稍低于调定点水平时，产热增加、散热减少，使体温回升到调定点水平。调定点是由 POAH 温度敏感神经元的工作特性决定的。

体温调节的神经通路尚不完全清楚，作为维持稳态的多维度中央整合器，下丘脑由几个相互连接的神经元群组成，这些神经元接收与行为、情绪状态、身体状况等有关的各种信号，影响机体情绪、行为、躯体和自主反应等。

框 2-4　体温调节的神经通路

随着人类的进化和人类文明的进步，各种非热线索（如天气预报）在体温调节行为中发挥了重要作用。体温调节行为属于“动机”行为学范畴，涉及大脑的边缘系统以及下丘脑情绪和多巴胺调节系统。过热或过冷的情绪困扰通常是促使人类寻求更舒适环境温度的重要因素。人们对体温调节行为的神经通路的研究尚未明确。

为了维持热稳态，抵御来自环境温度的挑战，由皮肤温度感受器感受的环境温度信息通过脊髓和外侧臂旁核传入 POAH，POAH 还接收来自体内热敏神经元的反馈信号，以及由于感染而产生的前列腺素 E_2 等致热原信号。除此之外，大脑、脊髓和腹部也存在温度感受机制，来自腹部内脏冷热感受器对温度变化的反应与皮肤温度感受器的反应相似。脊髓中的温度变化会更多地影响大脑延髓区域的体温调节神经元的活动。位于脊髓背角初级体感纤维中央末端的 TRP 通道 15 可以感知脊柱温度。当皮肤温度变化驱动的体温调节反应不足以防止大脑、脊髓或身体核心温度的变化时，这些温度感受器可以增强极端热环境中的体温调节反应。

小　结

生物体内物质代谢过程中所伴随着发生的能量贮存、释放、转移和利用称为能量代谢。机体所需的能量主要来源于食物中的糖、脂质和蛋白质；ATP 的合成与分解是体内能量转化和利用的关键环节。能量代谢的测定有直接测热法与间接测热法两类，能量代谢主要受到肌肉活动、环境温度、精神紧张和进食等因素的影响。

正常的体温会有昼夜的周期性波动，受到性别和年龄等因素的影响。体温调节是一种基本的稳态功能，由中枢神经系统控制，正常情况下产热和散热处于动态平衡状态，使体热平衡和正常体温得以维持。可用体温调节的调定点学说来解释机体在各种环境温度下保持体温相对稳定的机制。

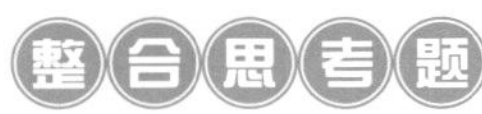

整合思考题参考答案

从能量代谢的角度解释肥胖产生的原因及危害。

（钱睿哲　杨吉春）

第四节　细胞的基本结构与功能

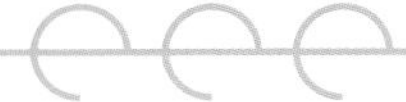

导学目标

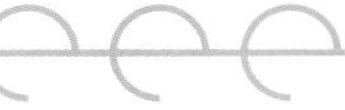

通过本节内容的学习，学生应能够：

※ 基本目标：

1. 描述细胞膜的分子组成与结构模型。
2. 列出物质跨膜转运的方式，并比较其异同点。
3. 分析细胞膜静息电位产生原理及其影响因素，计算钾离子平衡电位。
4. 分析动作电位产生的机制及影响因素，概括电压门控离子通道（Na^+ 通道、K^+ 通道）的特点。
5. 描述兴奋和兴奋性的定义，阐述刺激引起兴奋的条件，说明阈电位与动作电位的关系，说出动作电位产生后细胞兴奋性的变化；比较局部电位与动作电位的差异。
6. 解释动作电位传导的局部电流学说和有髓鞘纤维跳跃传导的原理，总结影响神经纤维传导速度的因素。

※ 发展目标：

1. 列举机体不同物质的跨膜转运方式，并解释临床相关诊治机制。
2. 应用离子通道工具药物设计实验，证明静息电位和动作电位的中离子通道的作用机制。

案例 2-5

男，35 岁。进食河豚后不久出现口唇和指端麻木，继而全身麻木、眼睑下垂、四肢无力、步态不稳。查体：腱反射消失等神经麻痹症状。

问题：

患者出现神经麻痹症状的原因是什么？

案例 2-5 解析

细胞是人体的基本结构和功能单位。人体各器官系统的生理活动是在细胞功能基础上进行的。本节主要介绍细胞的跨膜物质转运和生物电现象。

一、细胞的跨膜物质转运功能

（一）细胞膜的结构

细胞膜（cell membrane）也称质膜（plasma membrane），是分隔细胞质与细胞外环境的一层膜性结构。细胞膜在细胞与周围环境进行物质交换、能量转换及信息传递过程中起着决定性作用。根据目前广为接受的液态镶嵌模型（fluid-mosaic model）学说，细胞膜是以脂质双分子层（lipid bilayer）为基架，在体温条件下呈液态，具有流动性；在脂质双分子层中及其表面镶嵌着具有不同功能的蛋白质，统称膜蛋白（membrane protein）；有些脂质分子和膜蛋白上结合着具有不同功能的膜糖链（图 2-20）。

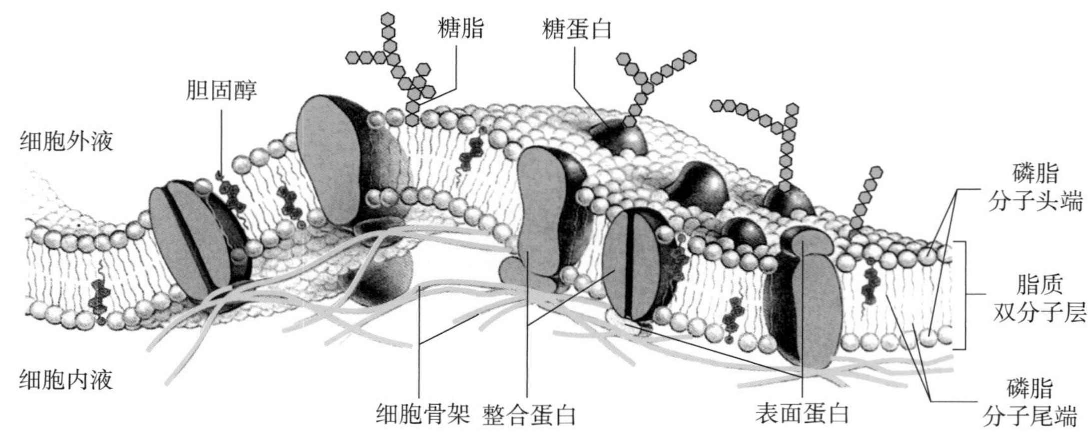

图 2-20　细胞膜的基本结构——液态镶嵌模型示意图

（二）跨细胞膜的物质转运

细胞维持生命活动很大程度上依赖跨细胞膜的物质转运。对于理化性质不同的物质，细胞膜具有不同的转运机制。

1. 单纯扩散　单纯扩散（simple diffusion）是指脂溶性物质从高浓度一侧向低浓度一侧跨细胞膜转运的过程。这是一种物理现象，没有生物学转运机制参与，无需代谢耗能，属于被动转运（passive transport）。物质经单纯扩散转运的速率主要取决于被转运物在膜两侧的浓度差和膜对该物质的通透性。

2. 易化扩散　易化扩散（facilitated diffusion）是指非脂溶性的小分子物质或带电离子在膜蛋白的帮助下，顺浓度梯度和（或）电位梯度进行的跨膜转运。根据跨膜蛋白及其转运物质的不同，易化扩散可分为经通道和经载体两种形式。两者均属于被动转运，无需消耗能量。

（1）经通道介导的易化扩散：是借助镶嵌于膜上的蛋白通道实现各种带电离子的跨膜转运方式。离子通道蛋白贯穿脂质双层、中央有亲水性孔道（pore）。通道开放时离子可在浓度差或电位差驱动下，经孔道跨膜转运。离子通道具有选择性，即通道只对一种或几种离子有较高的通透能力。根据通道对离子的选择性，可将通道分为 Na^+ 通道、K^+ 通道、Ca^{2+} 通道、Cl^- 和非选择性阳离子通道等；除少数几种通道持续开放外，多数离子通道具有门控性，根据门控影响因素的不同，可分为电压门控、配体门控和机械门控的离子通道。

（2）经载体介导的易化扩散：是指水溶性小分子物质在载体蛋白介导下顺浓度梯度进行的跨膜转运。体内许多重要的物质如葡萄糖、氨基酸等都是经载体实现易化扩散的，如葡萄糖转运体

(glucose transporter，GLUT）可将胞外的葡萄糖顺浓度梯度转运到细胞内。载体转运具有结构特异性、饱和现象与竞争性抑制等特点。

3．主动转运　主动转运（active transport）是通过载体蛋白将离子、营养物质和代谢产物等，逆浓度梯度或电化学梯度由低浓度侧向高浓度侧跨膜的转运方式，此过程需要消耗能量。

（1）原发性主动转运：细胞直接利用代谢产生的能量将物质逆浓度梯度和（或）电位梯度转运的过程称为原发性主动转运（primary active transport）。原发性主动转运的底物通常为带电离子，因此介导这一过程的膜蛋白被称为离子泵（ion pump）。在哺乳动物细胞上普遍存在的离子泵有钠 - 钾泵、钙泵及质子泵。

钠 - 钾泵简称钠泵（sodium pump），因其具有 ATP 酶活性，也称为 Na^+-K^+-ATP 酶。钠泵每分解 1 分子 ATP，可将 3 个 Na^+ 移出胞外，同时将 2 个 K^+ 移入胞内。钠泵活动的生理意义主要有：①钠泵活动造成的细胞内高 K^+ 为胞质内许多代谢反应所必需；②维持细胞正常的渗透压和容积；③钠泵活动形成的跨膜离子浓度梯度及其生电性是细胞产生电活动的基础（见后文）；④建立的 Na^+ 跨膜浓度梯度可为继发性主动转运提供势能储备（见后文）。毒毛花苷 G 可以阻断钠泵的活动。

（2）继发性主动转运：有些物质主动转运的能量不直接来自 ATP 的分解，而是利用原发性主动转运建立起的 Na^+ 浓度梯度，在 Na^+ 顺浓度梯度扩散的同时使其他物质逆浓度梯度和（或）电位梯度跨膜转运，这种间接利用 ATP 能量的主动转运过程称为继发性主动转运（secondary active transport）。继发性主动转运根据被转运物质与 Na^+ 转运的方向不同分为同向转运（symport）和逆向转运（antiport）。葡萄糖在小肠黏膜上皮细胞的吸收和在肾小管上皮细胞的重吸收是通过 Na^+- 葡萄糖同向转运体实现的（图 2-21A）；而心肌细胞上的 Na^+-Ca^{2+} 交换体，是在 Na^+ 流入细胞的同时，将 Ca^{2+} 逆向排出细胞（图 2-21B）。

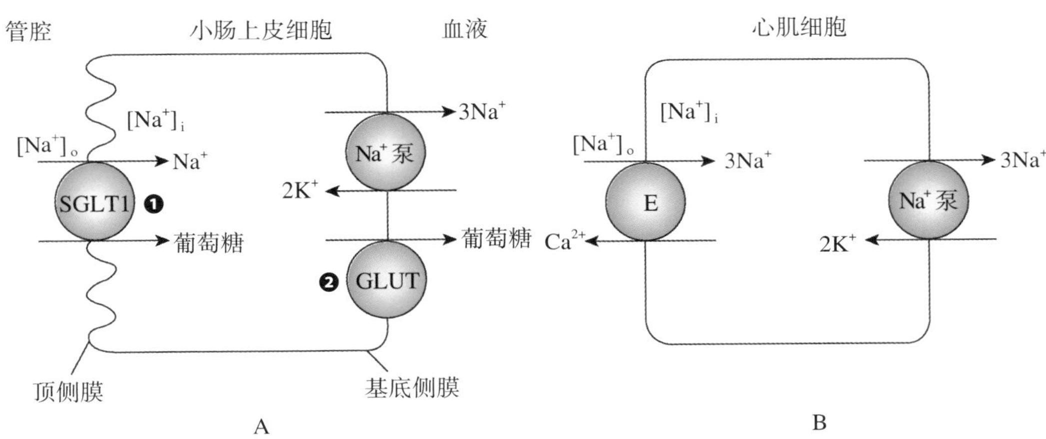

图 2-21　继发性主动转运示意图

A．同向转运：小肠上皮细胞吸收葡萄糖的过程分两步进行：❶在管腔侧，SGLT1 借助由 Na^+ 泵活动提供的 Na^+ 内向电 - 化学势，逆浓度梯度向细胞内转运葡萄糖；❷在基底膜侧，葡萄糖经 GLUT 顺浓度梯度向细胞外间隙方向，即血液中转运葡萄糖。结果表现为 Na^+ 与葡萄糖的同向转运。B．逆向转运：在 Na^+ 泵所维持的内向电 - 化学势驱动下，心肌细胞通过 Na^+-Ca^{2+} 交换体（E）逆浓度梯度向细胞外转运 Ca^{2+}。结果表现为 Na^+ 内流而 Ca^{2+} 外流的逆向转运。GLUT：葡萄糖转运体；SGLT1：1 型钠依赖葡萄糖转运体；E：反向转运体（交换体）

小测试2-3：临床上为防止腹泻导致的脱水，为何给患者口服含NaCl和葡萄糖的糖盐水，而不是单纯的生理盐水？

4．膜泡转运　大分子颗粒或物质团块不能穿越细胞膜，它们可通过形成质膜包裹的囊泡，以出胞或入胞的形式完成跨膜转运。出胞（exocytosis）是指以胞内大分子物质分泌囊泡的形式排出细胞外的过程；入胞（endocytosis）是通过细胞膜的凹陷将细胞外大分子物质包裹，以吞饮泡或吞噬泡的形式进入细胞内的过程。

二、细胞的生物电现象

生物体在进行生命活动时常伴有电的现象，称为生物电（bioelectricity）。细胞生物电是由带电离子跨膜流动产生的，表现为一定的跨膜电位（transmembrane potential），简称膜电位（membrane potential）。在不同条件下，膜电位呈现出不同的表现形式，主要包括安静状态下的静息电位、受到一定强度刺激时产生的动作电位，还有受刺激局部细胞膜产生的局部电位。

（一）静息电位

1．静息电位的概念和测定 细胞未受刺激处于安静状态时，存在于细胞膜两侧的内负外正的电位差称为静息电位（resting potential）。静息电位的测量是将细胞外电极接地作为参考电极，参考电极保持在零电位。用尖端极细（可小于约 1 μm）的玻璃微电极作为记录电极插入细胞，此时记录电极与参考电极之间会立即出现电位差，由于细胞内电位低于细胞外，记录到的电位扫描线立即下降至零电位以下，并保持基本稳定（图 2-22）。

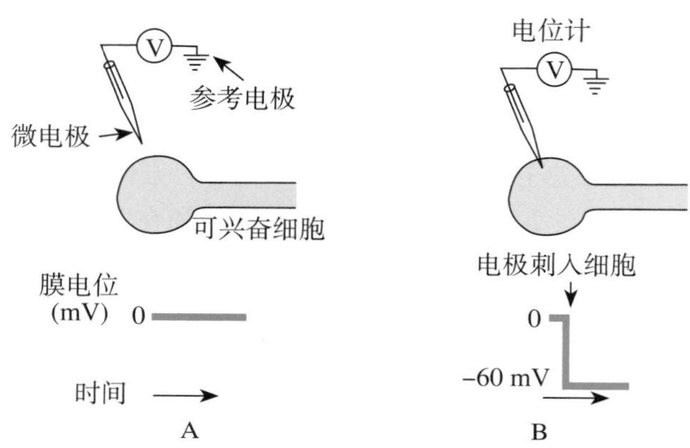

图 2-22 细胞跨膜电位的记录方式

A．记录微电极在细胞外，与参考电极间无电位差，膜电位为零；B．微电极刺入细胞的瞬间，记录到跨膜电位差，细胞内电位低于膜外

细胞安静时，膜两侧保持外正内负的稳定状态称为极化（polarization）；以此为基础，静息电位增大称为超极化（hyperpolarization）；当细胞受到刺激时，静息电位减小，则称为去极化或除极（depolarization）；细胞受刺激发生去极化后再向静息电位方向恢复的过程，称复极化（repolarization）。

2．静息电位的产生机制 静息电位形成的基本原因是安静状态下 K^+ 外流为主、多种带电离子跨膜转运的综合结果。

（1）细胞膜内、外的离子浓度差与平衡电位：细胞内外 K^+ 浓度差和细胞膜在安静时对 K^+ 的选择性通透是静息电位产生的根本原因。细胞膜两侧离子的浓度差是引起离子跨膜扩散的直接动力。安静状态的细胞膜主要对 K^+ 通透。细胞内液 K^+ 浓度约为细胞外液 30 倍，因此 K^+ 具有从膜内向膜外扩散的趋势。但当 K^+ 向膜外扩散时，膜内带负电荷的有机阴离子 A^- 由于细胞膜对其不通透而留在膜内侧，导致细胞膜外侧带正电荷、电位升高，细胞膜内侧带负电荷、电位降低。随着 K^+ 进一步外流，使膜两侧的电位差逐渐加大。而 K^+ 外流造成的外正内负的电场力又将阻碍胞内的 K^+ 继续外流，且随着 K^+ 外流，电势阻碍增大。当 K^+ 外流的力量和电场力达到平衡时（电化学驱动力为零），K^+ 净移动停止，此时膜两侧电位差稳定在某一数值，即静息电位。离子净扩散为零时的跨膜电位差称为该离子的平衡电位（equilibrium potential）。因此，静息电位是 K^+ 移动达到平衡时的膜电位，又被称为 K^+ 平衡电位（E_K）。

根据物理化学原理，通过能斯特（Nernst）方程可计算出 K^+ 平衡电位（–87 mV）。这一数值与用微电极实际测得的静息电位值（–77 mV）十分接近。

能斯特方程：

$$E_K = 59.5 \log \frac{[K^+]_o}{[K^+]_i} (mV)$$

式中，$[K^+]$ 表示 K^+ 浓度，o 表示胞外，i 表示胞内。

（2）静息时细胞膜对离子的选择通透性与钠泵的生电作用：科学家注意到静息电位的实测值总比计算值稍大。用标有放射活性的离子观察到安静时细胞膜不仅对 K^+ 通透，对 Na^+ 也有一定的通透性，只是与 K^+ 相比，Na^+ 的通透性要小很多（为 K^+ 的 1/100 ～ 1/50）。少量的 Na^+ 内流部分抵消了 K^+ 外流造成的膜内负电位，导致静息电位的实测值总是低于 Nernst 方程计算的 E_K。此外，细胞膜上的钠泵为维持安静时细胞内外的离子平衡，不断将多余的 Na^+ 泵出胞外，将胞外 K^+ 泵回，由于钠泵每活动一次，泵出 3 个 Na^+，泵回 2 个 K^+，将产生 1 个净正电荷外流，这称为钠泵的生电性，可导致细胞内更负，使静息电位增大。

影响静息电位的因素主要有细胞外液 K^+ 浓度的改变、细胞膜对 K^+ 和 Na^+ 的相对通透性以及细胞膜钠泵活动的水平。

（二）动作电位

1．动作电位的组成　动作电位（action potential，AP）是指细胞在静息电位基础上接受有效刺激后产生的一个可迅速向远处传播的膜电位波动。动作电位由锋电位（spike potential）和后电位（after potential）组成（图 2-23）。通常说 AP 时主要是指锋电位，即由动作电位迅速去极化的上升支和迅速复极化的下降支共同形成的尖峰状电位。动作电位具有以下特点：①“全或无”现象（all or none）：锋电位可能因刺激过弱而不出现（无），但只要刺激达到阈值以后，就始终保持其某种固有的大小和波形（全）；②不衰减传播：动作电位产生后沿膜迅速传播，其幅度和波形大小不随刺激强度和传导距离而改变；③脉冲式发放：连续刺激产生多个动作电位呈现出分离的脉冲，不会融合。

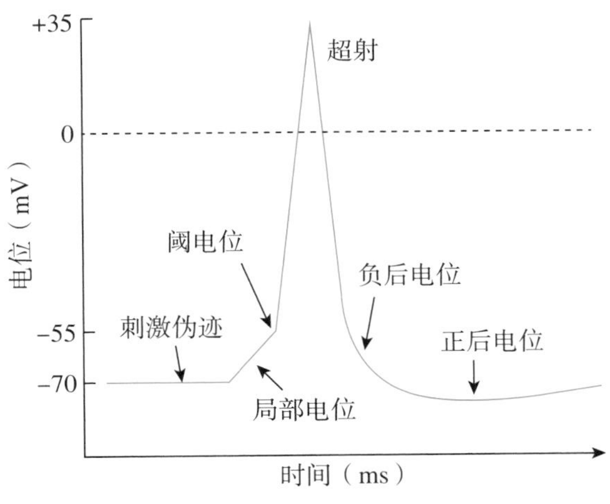

图 2-23　神经纤维动作电位模式图

2．动作电位的产生机制　动作电位的产生是在静息电位基础上细胞膜两侧离子的电化学驱动力及细胞膜对离子的通透性发生了改变。

（1）动作电位与电压门控通道：动作电位的产生机制主要涉及两种离子通道，即电压门控

Na^+ 通道（voltage-gated sodium channel）和电压门控 K^+ 通道（voltage-gated potassium channel）。电压门控 Na^+ 通道有三种功能状态：①静息态（resting state），即膜电位在静息电位水平时，通道关闭，但可被激活，处于备用状态；②激活态（activated state），即膜在去极化时，通道开放；③失活态（inactivated state），指通道被激活后立刻关闭，此时对去极化刺激没有反应。Na^+ 通道被激活后必须首先进入失活态，然后才能逐渐恢复到静息态，以备下次被激活，这个过程称为复活。电压门控 K^+ 通道只有关闭和激活两种功能状态。安静时，门关闭，通道处于关闭状态；激活时，门开放，通道处于开放状态。

（2）动作电位产生过程中离子通道的状态变化（即跨膜离子流动）：静息时，电压门控的 Na^+、K^+ 通道均处于关闭状态，只有非门控 K^+ 通道开放并产生静息电位。在细胞膜受到有效刺激后，将首先对 Na^+ 的通透性增大，Na^+ 在电化学驱动力下进入胞内，Na^+ 内流引起的去极化达到阈电位后，去极化和膜对 Na^+ 的通透性之间出现正反馈，使膜电位急剧上升，膜对 Na^+ 的通透性进一步增强，引起更强的去极化内向电流，形成动作电位迅速上升的去极化和超射，达到接近 E_{Na} 的峰值。此后，由于 Na^+ 通道在开放后迅速失活，而此时电压门控 K^+ 通道开放，细胞膜对 Na^+ 的通透性下降而对 K^+ 的通透性增加，K^+ 快速外流使膜迅速复极化，引起动作电位的复极化过程，形成动作电位降支，并与升支共同构成尖峰状的锋电位。

3．阈电位与动作电位的触发　不是任何刺激都可使细胞产生动作电位。只有当膜电位值达到阈电位，动作电位才能被触发。阈电位（threshold potential）指恰好能使膜的去极化与 Na^+ 内流之间形成正反馈的临界膜电位值。阈电位引起的去极化与 Na^+ 内流之间的正反馈最终使膜上的 Na^+ 通道全部开放，Na^+ 迅速大量内流，而触发动作电位。

一般来说，阈电位比静息电位值高 10 ～ 15 mV。阈电位与阈刺激有一定联系，却是不同的概念。阈刺激是指能引起膜去极化达到阈电位水平的最小刺激，即能引起动作电位产生的最小刺激。阈刺激的强度称为阈强度，又称阈值。而阈电位是指某一个特定的膜电位值。

4．动作电位的传导及其原理　细胞膜上某一部位产生的动作电位可沿着细胞膜不衰减地传遍整个细胞，这称为动作电位的传导（conduction）。动作电位的传导可用局部电流学说解释。以无髓神经纤维为例，给轴突膜的某一点施加足够强的刺激，可使之兴奋而产生动作电位，此时兴奋部位膜电位呈内正外负的反极化状态，而邻近静息部位膜电位仍保持内负外正的状态。此时兴奋和静息部位的细胞膜之间就会因电位差而发生电荷的移动，产生电流，这称为局部电流（local current）。局部电流的产生又可使邻近静息部位发生去极化而变成新的兴奋部位，导致新的动作电位产生，原来的兴奋部位则恢复到静息状态。动作电位的传导实际上就是兴奋部位的移动，移动过程在膜表面连续进行，就表现为兴奋沿着膜传导。这就是兴奋传导的局部电流理论（图 2-24）。

有髓神经纤维上，动作电位只在相邻的郎飞结处相继出现。这种动作电位由一个郎飞结跨越结间区“跳跃”到下一个郎飞结的传导方式称为跳跃式传导（saltatory conduction），传导速度显著高于无髓神经纤维，是一种更“经济”和高效的传导方式。

此外，在相邻细胞之间，由于电阻大，无法形成有效的局部电流，则可通过细胞间存在的缝隙连接（gap junction）实现动作电位的直接传播。

5．细胞的兴奋性变化　可兴奋细胞接受刺激产生兴奋后，其兴奋性将发生下列规律性变化，随后恢复正常（图 2-25）。

（1）绝对不应期：兴奋发生后的最初一段时间内，无论施加多么强的刺激，细胞均不起反应的时期，称为绝对不应期（absolute refractory period）。其根本原因是钠通道进入失活状态，不会再次接受刺激而激活。绝对不应期对应于锋电位发生的时间。

（2）相对不应期：绝对不应期后，兴奋性开始恢复，此时如果接受的刺激强度大于阈强度，可引起细胞再次反应，称为相对不应期（relative refractory period）。相对不应期是细胞的兴奋性逐渐恢复到接近正常的时期。电压门控钠通道虽然开始复活，但是复活的通道数量较少，只有阈

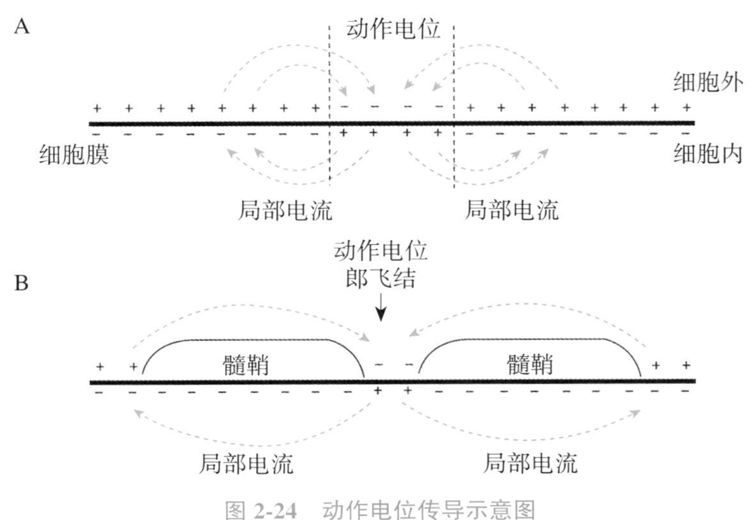

图 2-24　动作电位传导示意图

A．无髓纤维的顺次传导；B．有髓纤维的跳跃式传导

上刺激才能引发动作电位。

（3）超常期：相对不应期后，有的细胞会出现兴奋性轻度增高的时期，此期称为超常期（supranormal period）。此期的电压门控钠通道已经基本复活，但是膜电位尚未完全回到静息电位，距离阈电位水平较近，阈下刺激就能引起细胞兴奋。

（4）低常期：超常期后，有的细胞将出现兴奋性轻度降低，此期称为低常期（subnormal period）。此时电压门控钠通道虽然已经完全复活，但是膜电位处于轻度的超级化状态，与阈电位水平距离加大，需要阈上刺激才能引起细胞兴奋。

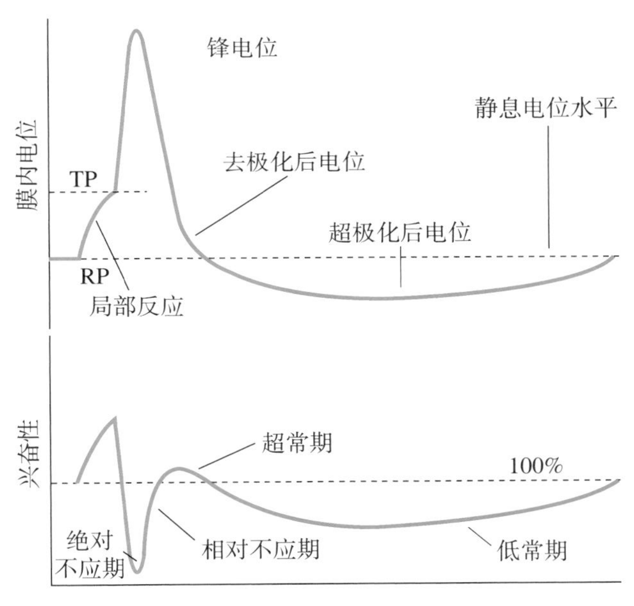

图 2-25　神经纤维兴奋过程中兴奋性的变化

TP：阈电位；RP：静息电位

6．局部电位及其特征　细胞受到阈下刺激时，虽未能使膜电位达到阈电位，但也能引起一个较小的不能向远处传播的膜电位，称为局部电位（local potential）。其中少量的 Na^{+} 内流，产生的去极化的膜电位波动也称局部兴奋（local excitation）。局部电位的基本特性表现为：①等级性：幅度随着刺激强度的增大而增大，不具有动作电位“全或无”的特点；②衰减性传导：局部电位

以电紧张的方式向周围扩布，扩布半径不超过 1 mm；③反应可以发生总和：相距较近的多个局部反应同时产生的叠加称为空间总和，多个局部反应先后产生发生的叠加称为时间总和。

小　结

细胞是一切生物体结构和功能的基本单位。细胞膜是由脂质双分子层和镶嵌于其中的蛋白质分子构成的。物质的跨膜转运方式有单纯扩散、通道或载体介导的易化扩散及主动转运。

几乎所有细胞都具有内负外正的静息电位。静息电位是膜内外存在 K^+ 离子浓度差及安静状态膜对 K^+ 的高通透性形成的。静息电位值接近 K^+ 平衡电位。膜上钠泵的活动维持了细胞内、外正常的离子浓度梯度，同时生电参与静息电位的形成。动作电位是细胞接受有效刺激后离子通道状态改变和跨膜离子流动实现的。动作电位去极相是 Na^+ 大量内流形成的，而复极相是 K^+ 迅速外流形成的。动作电位中膜对 Na^+ 和 K^+ 通透性的变化由膜上电压门控通道决定。Na^+ 通道有三种功能状态：静息态、激活态和失活态。

动作电位的特点包括"全或无"现象、不衰减传播和脉冲式发放。动作电位在同一细胞上的传播是通过局部电流和跳跃式方式传播和传导的。细胞兴奋后兴奋性会依次经历绝对不应期、相对不应期、超常期和低常期的变化。阈下刺激只能引起局部电位。局部电位的基本特性为等级性电位、衰减性传导以及可以发生时间和空间总和。

整合思考题参考答案

整合思考题

1. 体外实验中，用葡萄糖逐渐替代浸浴液中的 Na^+，神经元或神经纤维动作电位的幅度将发生怎样的变化？

2. 细胞内外的离子浓度梯度能否因动作电位产生而改变？

（吴　俊　冯丹丹　李　烁）

第五节　基本组织

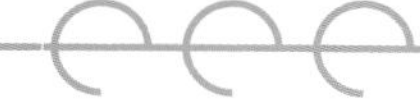

导学目标

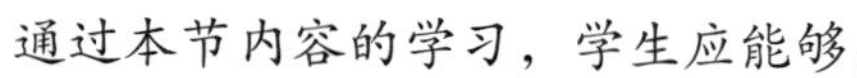

通过本节内容的学习，学生应能够：

※ 基本目标

1. 概括不同种类被覆上皮的结构特点及分布。
2. 列出上皮细胞的特化结构，并阐述其结构及功能。
3. 列出疏松结缔组织的细胞种类，描述其结构及功能。
4. 分析骨骼肌纤维周期性横纹产生的结构基础。
5. 概括骨组织的组成细胞的结构特点及功能。
6. 概括典型多极神经元的结构特点，分析不同种类神经元的特征。

※ 发展目标

1. 运用骨形成的相关知识，分析骨重建在临床相关疾病中的意义。
2. 运用神经元和神经纤维相关知识，分析神经系统疾病的病理改变。

Note

案例 2-6

女，18 岁。因皮肤反复出现大疱及斑点状色素沉着就诊。患者自婴儿期开始躯干和四肢反复出现水疱，直径大小不一，内容物多清澈，偶有出血。青春期后，水疱消失，代之以皮肤点状变色和萎缩，并且躯干和四肢出现广泛性色素沉着，呈斑状、点状或斑驳状，皮肤皱襞部最突出。查体见四肢皮肤斑点状色素沉着，手足色素沉着显著，形成弥漫性色素沉着性斑块。经组织病理学及遗传学检查后诊断为金德勒综合征（Kindler syndrome，KS）。KS 是一种常染色体隐性遗传性皮肤病，比较少见。

案例 2-6 解析

问题：

1. 人体皮肤表皮是哪一种上皮组织？主要的作用是什么？
2. 皮肤表皮的浅表细胞结构有什么特点？色素细胞位于什么部位？

一、上皮组织

上皮组织（epithelial tissue）简称为上皮（epithelium），“上”是其位置状态；“皮”是其结构状态，为薄膜状。上皮是由大量形态较规则且排列较紧密的细胞和少量的细胞外基质所构成的薄膜。根据功能，上皮组织可分为被覆上皮和腺上皮两大类。被覆上皮（covering epithelium）主要分布在身体表面或有腔器官的腔面。腺上皮（glandular epithelium）是由以分泌功能为主的腺细胞组成的上皮。此外，人体某些部位的上皮还可特化为感觉上皮、生殖上皮和肌上皮等。以下主要叙述被覆上皮。

因上皮一般位于两种不同环境的交界，故上皮细胞具有明显的极性（polarity），即上皮细胞的不同面在结构和功能上具有明显的差别。上皮细胞朝向体表或有腔器官的腔面，称为游离面；与游离面相对的朝向深部结缔组织的另一面，称为基底面；相邻上皮细胞的接触面，称为侧面。上皮细胞基底面附着于基膜上，并借此膜与结缔组织相连。绝大多数上皮组织内无血管，其所需营养依靠结缔组织内的血管提供。上皮组织内富含感觉神经末梢。上皮组织具有保护、吸收、分泌和排泄等功能。

（一）被覆上皮的类型和结构

根据上皮细胞的排列层数和表层细胞在垂直切面上的形状可进行如下分类。

被覆上皮的类型、细胞形状、主要分布及功能

1. 单层扁平上皮（simple squamous epithelium）　由一层扁薄的细胞组成。从表面观察，细胞呈不规则形或多边形，细胞核椭圆形，位于细胞中央。细胞边缘呈锯齿状或波浪状，互相嵌合。由垂直切面观察，细胞扁薄，细胞质很少，只有含细胞核的部分略厚（图 2-26，图 2-27）。衬贴在心脏、血管和淋巴管腔面的单层扁平上皮，称为内皮（endothelium）。分布在胸膜、腹膜和心包膜表面的单层扁平上皮，称为间皮（mesothelium）。内皮和间皮表面光滑，利于其内血液和淋巴的流动，或减缓器官间的摩擦。

2. 单层立方上皮（simple cuboidal epithelium）　由一层近似立方形的细胞组成（图 2-28）。从表面观察，细胞呈六角形或多角形；由垂直切面观察，细胞呈立方形。细胞核圆形，位于细胞中央。

3. 单层柱状上皮（simple columnar epithelium）　由一层棱柱状细胞组成。从表面观察，细胞呈六角形或多角形；由垂直切面观察，细胞呈柱状，细胞核长，呈椭圆形，其长轴多与细胞长轴平行，常位于细胞近基底部。

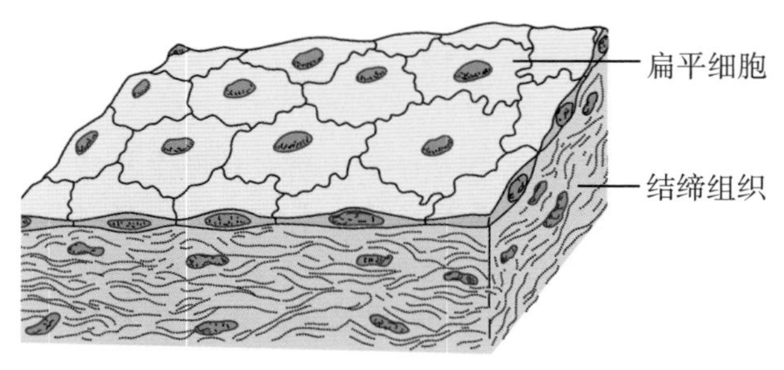

图 2-26　单层扁平上皮立体结构模式图

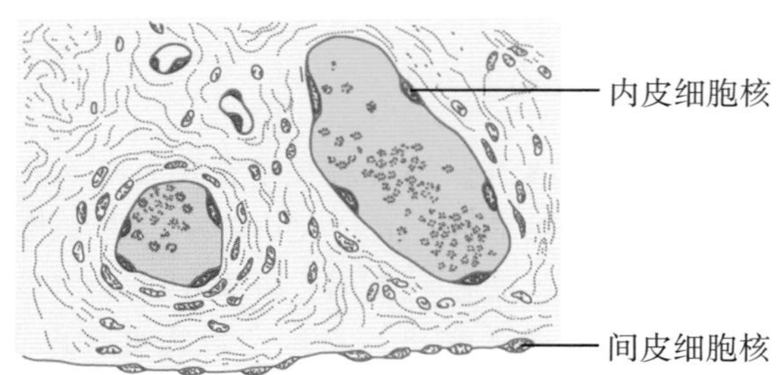

图 2-27　单层扁平上皮光镜结构模式图

分布在小肠腔面的柱状上皮游离面有微绒毛，密集排列形成光镜下所见的纹状缘（striated border）（图 2-26）。柱状细胞间还有散在的杯状细胞（goblet cell）。杯状细胞外形似高脚酒杯，底部狭窄，含有染色较深、类似三角形的核，顶部膨大，含有分泌颗粒，呈 PAS 阳性，为黏蛋白成分，因此颗粒也称为黏原颗粒（mucinogen granule），HE 染色中，黏原颗粒被酒精溶解，呈空泡状（图 2-27），有润滑和保护肠道上皮的作用。分布在子宫和输卵管等腔面的单层柱状上皮，因其细胞游离面具有纤毛而称为单层纤毛柱状上皮，具有运送等功能。

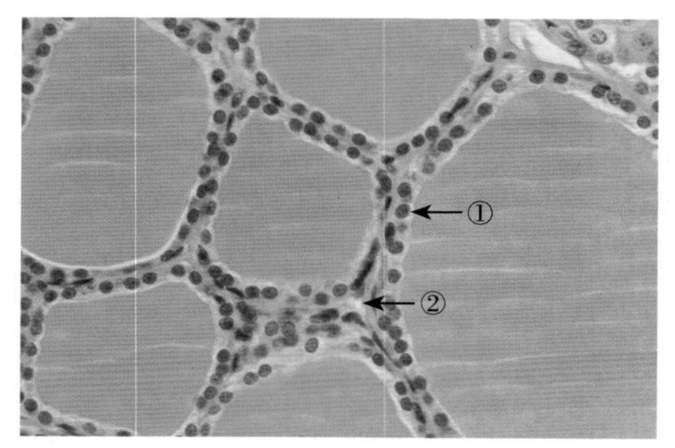

图 2-28　单层立方上皮切面光镜像（甲状腺）（HE 染色）
①单层立方上皮；②结缔组织

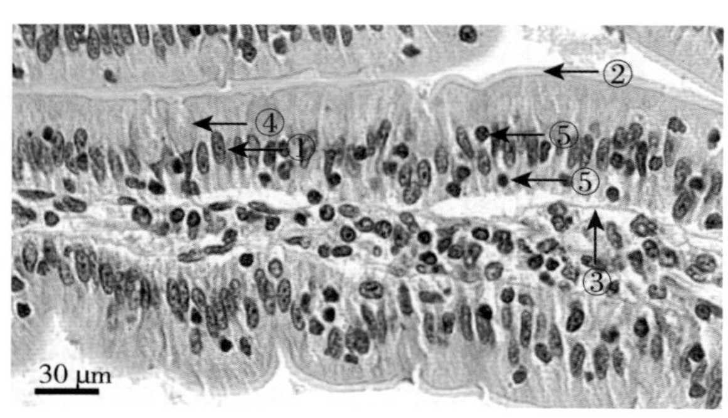

图 2-29　单层柱状上皮切面光镜像（小肠）（HE 染色）
①柱状细胞核；②纹状缘；③基膜；④杯状细胞；⑤淋巴细胞

4．假复层纤毛柱状上皮（pseudostratified ciliated columnar epithelium）　由柱状细胞、梭形细胞、锥体形细胞和杯状细胞组成。上述细胞基底部均附在基膜上，但细胞形态、高矮不一，细胞核位置也高低不等，故有复层假象，实际为单层上皮（图 2-30，图 2-31）。在柱状细胞游离面具有纤毛。分布在呼吸管道内表面的假复层纤毛柱状上皮，具有分泌、运输、修复等功能。分布在输精管和附睾管的该类上皮内无杯状细胞，柱状细胞的游离面为静纤毛，是特殊分化的微绒毛，故称为假复层柱状上皮，具有分泌、吸收等功能。

5．复层扁平上皮（stratified squamous epithelium）　由多层细胞组成，因表层细胞呈扁平鳞片状，又称为复层鳞状上皮（图 2-32）。由垂直切面观察，细胞形状不一。紧靠基膜的一层基底层细胞为立方形或矮柱状，较幼稚，具有旺盛的分裂能力，新生的细胞渐向浅层移动，以补充表层脱落的细胞。基底层以上是数层多边形的细胞，再向上为梭形细胞，浅层为几层扁平细胞。这种上皮基底面与深部结缔组织相连处凹凸不平，因而扩大了两者的接触面积。位于表皮的复层扁平上皮，其浅层细胞角化形成角化层（也称为角质层），故称为角化的复层扁平上皮。分布在口腔和食管等腔面的复层扁平上皮浅层细胞不角化，称为未角化的复层扁平上皮。复层扁平上皮具有耐摩擦和阻止异物侵入等作用，受损伤后有很强的再生修复能力。

6．复层柱状上皮（stratified columnar epithelium）　浅层为一层排列较整齐的柱状细胞，深层

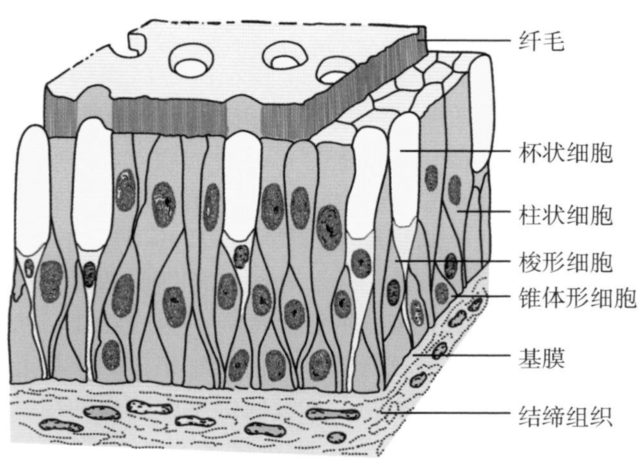

图 2-30　假复层纤毛柱状上皮立体结构模式图

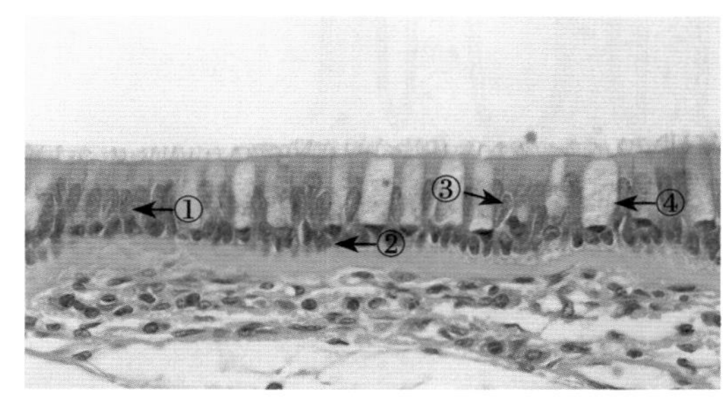

图 2-31　假复层纤毛柱状上皮切面光镜像（气管）（HE 染色）

①柱状细胞；②锥体形细胞；③梭形细胞；④杯状细胞

为一层或几层多边形细胞。此种上皮只见于眼睑结膜和男性尿道等处，具有保护、修复等功能。

7．变移上皮（transitional epithelium）　由于细胞形状和层数可随器官的收缩与扩张状态而发生改变，故称之，又称为移行上皮。也分表层细胞、中间层细胞和基底层细胞。如膀胱收缩时（空虚状态），上皮变厚，细胞层数变多，细胞呈立方形，其表层细胞较大、较厚，称为盖细胞，盖细胞靠近腔面的胞质丰富，嗜酸性较强。一个盖细胞可覆盖几个中间层细胞；中间层细胞可出现倒置梨形样（图 2-33）。膀胱扩张时（充盈状态），上皮变薄，细胞层数减少，细胞变扁（图 2-34）。

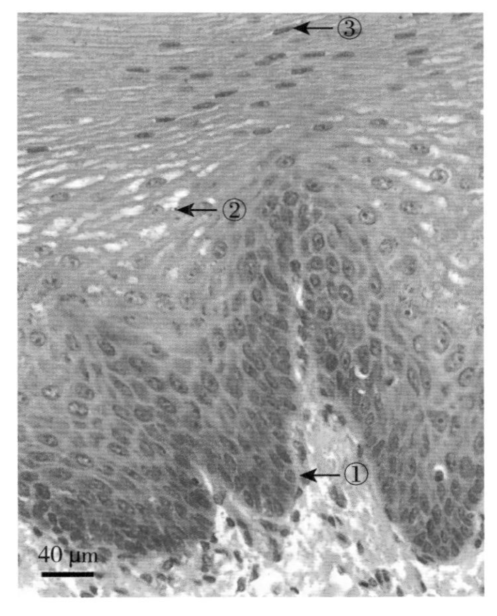

图 2-32　复层扁平上皮光镜像（食管）（HE 染色）

①基底层；②中间层；③表层

（二）上皮细胞的特化结构

上皮细胞的不同面形成多种特化结构，以适应其不同的功能。有的特化结构是细胞膜和细胞质所形成的，有的是与细胞外基质共同形成的。这些特化结构并非上皮细胞所特有，其他组织的细胞也可见到。

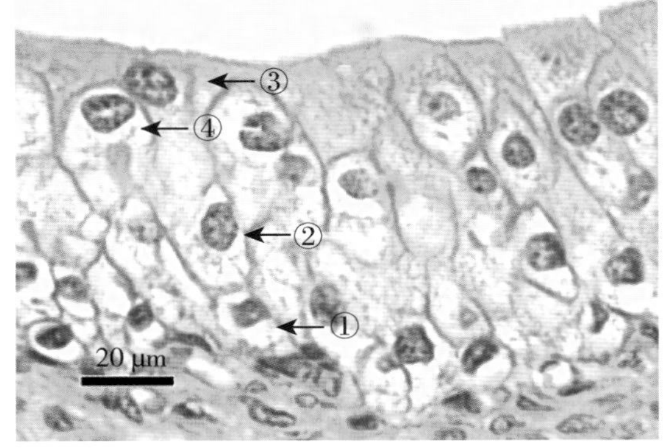

图 2-33　变移上皮光镜像（膀胱收缩状态）（HE 染色）

① 基底层细胞；②中间层细胞；③表层细胞

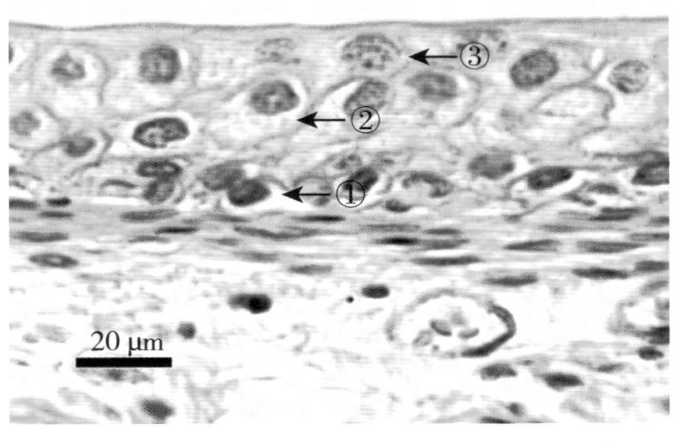

图 2-34　变移上皮光镜像（膀胱扩张状态）（HE 染色）

①基底层细胞；②中间层细胞；③表层细胞

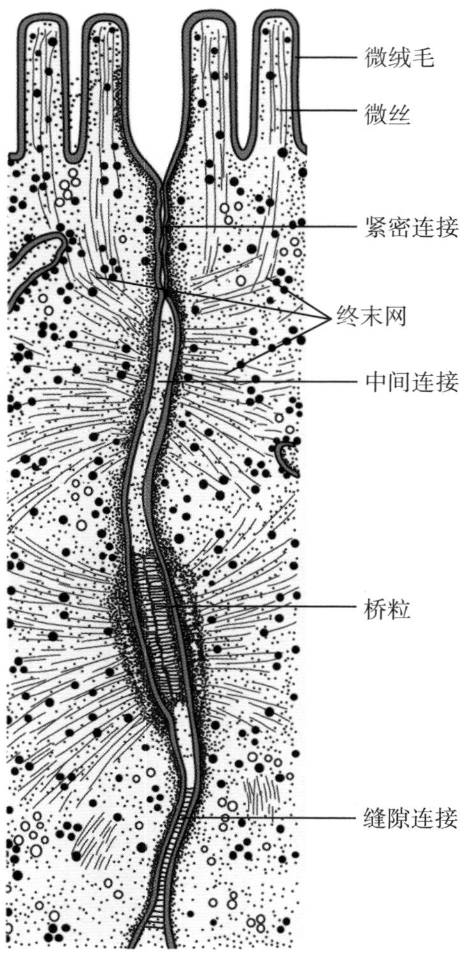

图 2-35 单层柱状上皮特化结构模式图

1．上皮细胞的游离面

（1）微绒毛（microvillus）：上皮细胞游离面的细胞膜和细胞质伸出的微细指状突起，在电镜下才能看清楚。微绒毛直径约 0.1 μm，内含有许多纵行的微丝，为肌动蛋白丝。微丝下端与终末网（terminal web）（图 2-35）相连。终末网是微绒毛基部与细胞表面平行的微丝网。微丝收缩可使微绒毛伸长或缩短。微绒毛使细胞的表面积显著增大，有利于增大细胞的吸收面积。吸收功能活跃的上皮细胞，因微绒毛较长、整齐而又密集排列，故光镜下可见一些结构，如小肠上皮吸收细胞游离面的纹状缘（图 2-29）和肾近端小管上皮细胞游离面的刷状缘（brush border）。

（2）纤毛（cilium）：是上皮细胞游离面的细胞膜和细胞质伸出的能定向节律性摆动的较长突起。纤毛比微绒毛粗而长，一般长 5 ~ 10 μm，直径为 0.2 ~ 0.5 μm。纤毛基部有一个致密颗粒，称为基体（basal body），可控制和调节纤毛的活动。电镜下，纤毛表面有细胞膜，内为细胞质，其中有纵向排列的微管：中央为 2 条单独的微管，周围为 9 组成对的双联微管（图 2-36）。基体的结构与中心粒基本相同，纤毛中的微管与基体的微管相连。微管与纤毛的摆动有关。纤毛的双联微管中含有一种具有 ATP 酶活性的蛋白质，称为动力蛋白（dynein），纤毛的运动可能是此种蛋白质分解 ATP 使微管之间产生滑动所致。纤毛的定向摆动可将黏附在上皮表面的分泌物和颗粒状物质向一定方向推送，例如呼吸道上皮，纤毛定向摆动可将被吸入的灰尘和细菌等排出。

有些器官的上皮细胞（如附睾管上皮细胞、内耳毛细胞）游离面有细长的突起，形似纤毛，但其电镜结构与微绒毛相似，主要成分为微丝，与微绒毛相比，明显更长、更粗。此结构的功能也与微绒毛相似，可扩大细胞表面积，促进吸收，并没有摆动功能，称为静纤毛（stereocilium）。

框 2-5 原发性纤毛运动障碍

原发性纤毛运动障碍（primary ciliary dyskinesia，PCD）是一种少见的常染色体隐性遗传疾病或 X 连锁相关的双等位基因突变遗传疾病。该疾病系基因突变导致纤毛结构和（或）功能异常，致使各脏器纤毛发生运动障碍，表现为含纤毛组织器官的功能障碍。常见的临床表现包括上、下呼吸道疾病，分泌性中耳炎，不孕和不育等，40% ~ 50% 的 PCD 患者存在内脏反位，称为 Kartagener 综合征。PCD 的患病率为 1 ：（15 000 ~ 35 000），Kartagener 综合征为 1 ：（30 000 ~ 60 000）。PCD 从婴幼儿到成年人均可发病，常见于学龄儿童及青年，与性别、地域、种族无关，但在近亲结婚时 PCD 有高发的现象。

2．上皮细胞的侧面　上皮细胞排列紧密，细胞间隙很窄，细胞膜接触区域特化形成细胞连接（cell junction），加强细胞间的机械联系，维持组织结构的完整性和协调性。这些细胞连接只有在电镜下才能观察到。一般以柱状上皮细胞间的连接最为典型，细胞连接可分为紧密连接、黏着小带、桥粒和缝隙连接。

（1）紧密连接（tight junction）：又称为封闭连接（occluding junction），位于细胞的侧面顶部，常呈网格带状环绕细胞。连接区相邻两细胞的胞膜上呈网格状的脊，脊由相邻的细胞蛋白质颗粒与蛋白质颗粒对接，封闭了细胞间隙；无脊的部分，有 10 ～ 15 nm 的间隙（图 2-35）。故紧密连接可阻挡物质穿过细胞间隙，具有屏障作用。

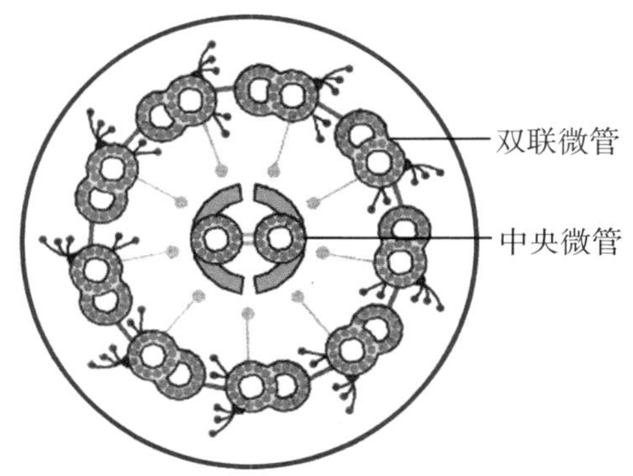

图 2-36　纤毛横切面电镜结构模式图

（2）中间连接（intermediate junction）：又称黏着小带（zonula adherens），多位于紧密连接深部，呈带状环绕上皮细胞顶部（图 2-35）。连接区相邻细胞之间有 15 ～ 20 nm 的间隙，内有中等电子密度的丝状物连接相邻的细胞膜，膜的细胞质内面有薄层致密物质和微丝附着，微丝组成终末网。黏着小带除有黏着作用外，还有保持细胞形状和传递细胞收缩力的作用。

（3）桥粒（desmosome）：又称为黏着斑（focal adhesion），呈斑状连接，大小不等，位于黏着小带的深部（图 2-35）。连接区的细胞间隙宽 20 ～ 30 nm，其中有低密度的丝状物，间隙中央有一条由丝状物质交织而成的致密中间线，此线与细胞膜相平行。细胞膜的胞质面有较厚的由致密物质构成的附着板，细胞质内有许多直径 10 nm 的张力丝附着于板上，并常折成袢状返回细胞质，起固定和支持作用。桥粒是一种很牢固的细胞连接，多见于易受机械刺激或摩擦较多的部位，如皮肤、食管等部位的复层扁平上皮。

（4）缝隙连接（gap junction）：又称为通信连接（communication junction），呈斑状，位于柱状上皮深部。连接区细胞间隙很窄，仅 2 ～ 3 nm，并见相邻两细胞的间隙中有许多间隔大致相等的连接点，为相邻两细胞的细胞膜内分布规律的柱状颗粒，称为连接小体（connexon），由 6 个杆状的亚单位围成，中央有直径约 2 nm 的管腔。相邻细胞连接小体的管腔通连，成为细胞间直接交通的管道（图 2-37）。有利于某些小分子物质和离子的交换、电信号转导。

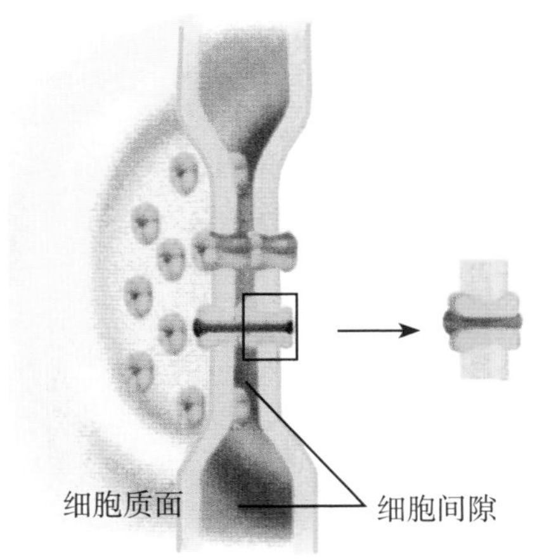

图 2-37　缝隙连接电镜结构模式图

以上 4 种细胞连接，2 个或者 2 个以上紧邻存在，即称为连接复合体（junctional complex）。细胞连接的存在和数量常随器官的不同发育阶段和功能状态及病理变化而改变。如在男性睾丸精子发生过程中，随着精原细胞分化，睾丸支持细胞间的紧密连接可以开放和重建。

3．上皮细胞的基底面

（1）基膜（basement membrane）：是上皮细胞基底面与深部结缔组织之间共同形成的薄膜。在电镜下，基膜由靠近上皮的基板（basal lamina）和与结缔组织相连的网板（reticular lamina）所构成（图 2-38）。基板由上皮细胞分泌产生，构成基板的主要成分有层粘连蛋白、Ⅳ型胶原蛋白和硫酸肝素蛋白聚糖等。网板由结缔组织的成纤维细胞分泌产生，主要由网状纤维和基质构成，有时含有少量的胶原纤维。基膜的功能除具有支持、连接和固着作用外，还是半透膜，有利于上皮细胞与深部结缔组织进行物质交换。基膜还能引导上皮细胞移动，影响细胞的增殖和分化。

（2）质膜内褶（plasma membrane infolding）：是上皮细胞基底面的细胞膜折向细胞质所形成

的许多内褶（图 2-39）。内褶与细胞基底面垂直，光镜下称为基底纵纹。电镜下，内褶间含有与其平行的长杆状线粒体。质膜内褶的主要作用是扩大细胞基底部的表面积，有利于水和电解质的迅速转运，主要见于肾小管。

小测试2-4:
细胞连接中最牢固的连接是什么？有间隙相通的连接是什么？封闭细胞间隙的连接是什么？

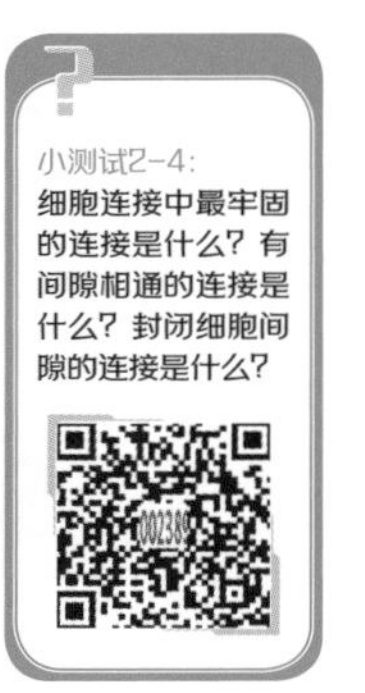

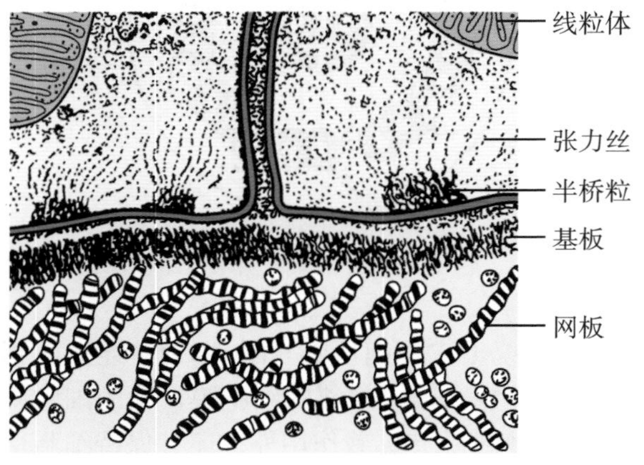

图 2-38　基膜与半桥粒电镜结构模式图

图 2-39　质膜内褶电镜结构模式图

（3）半桥粒（hemidesmosome）：位于上皮细胞基底面。半桥粒为桥粒结构的一半（图 2-40），主要作用是将上皮细胞固着在基膜上。

二、结缔组织

结缔组织（connective tissue）由分散的细胞和大量细胞外基质（extracellular matrix，ECM）构成。结缔组织的细胞种类较多，散在分布于细胞外基质中。细胞外基质（又称为细胞间质）是由细胞合成和分泌的细胞外物质，包括细丝状的纤维、均质状的基质和组织液。广义的结缔组织包括固有结缔组织、软骨组织、骨组织和血液。狭义的结缔组织指固有结缔组织，即一般所称的结缔组织，包括疏松结缔组织、致密结缔组织、脂肪组织和网状组织。结缔组织在基本组织中分布最广、形态结构最多样，主要起支持、连接、营养、保护、修复和物质运输等功能。

各类结缔组织均起源于胚胎时期的间充质（mesenchyme）。间充质由间充质细胞（mesenchymal cell）和大量无定形的基质组成。间充质细胞呈星状多突，相邻细胞以突起互连成网；细胞核大，多为卵圆形，染色浅，核仁明显；细胞质呈弱嗜碱性（图 2-40）。间充质细胞有很强的分裂和分化能力，在胚胎发育过程中可分化成多种结缔组织细胞、血管内皮细胞和肌细胞等。成体的结缔组织内仍保留少量的未分化间充质细胞。

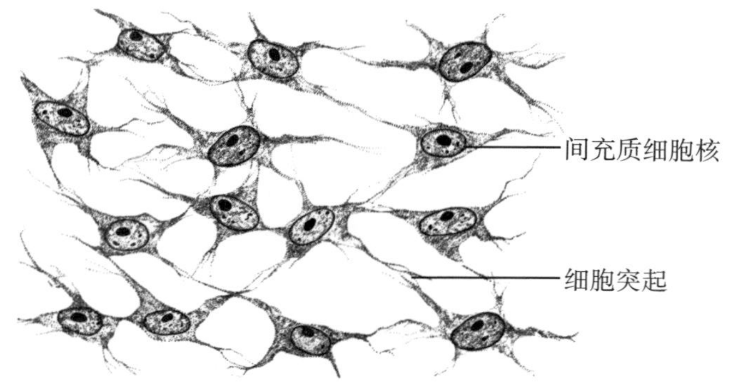

图 2-40　间充质结构模式图

（一）疏松结缔组织

疏松结缔组织（loose connective tissue）的结构特点是细胞种类多，基质比较丰富，纤维数量较少且排列稀疏呈松网状，故又称为蜂窝组织（areolar tissue）。疏松结缔组织广泛分布于器官之间、组织之间，甚至细胞之间，具有支持、连接、营养、防御和修复等功能（图 2-41，图 2-42），疏松结缔组织的组成见图 2-43。

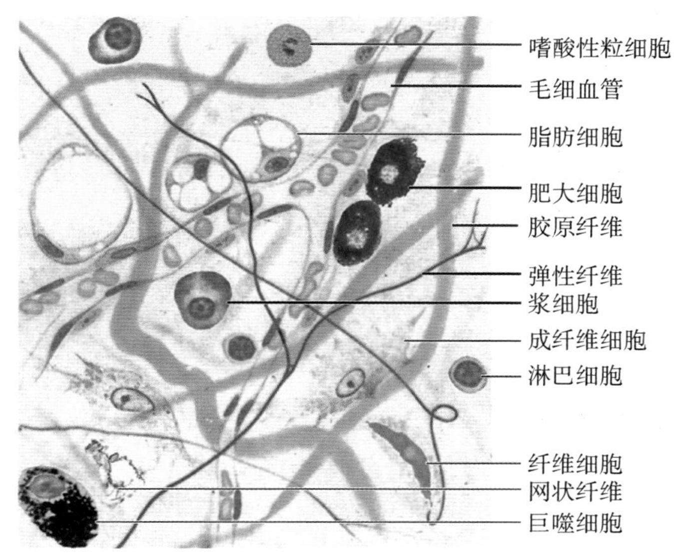

图 2-41　疏松结缔组织模式图

1．细胞　疏松结缔组织中的细胞有成纤维细胞、巨噬细胞、浆细胞、肥大细胞、脂肪细胞、未分化间充质细胞和少量来自血液的各种白细胞。多种细胞的存在，映衬疏松结缔组织功能的多样性。

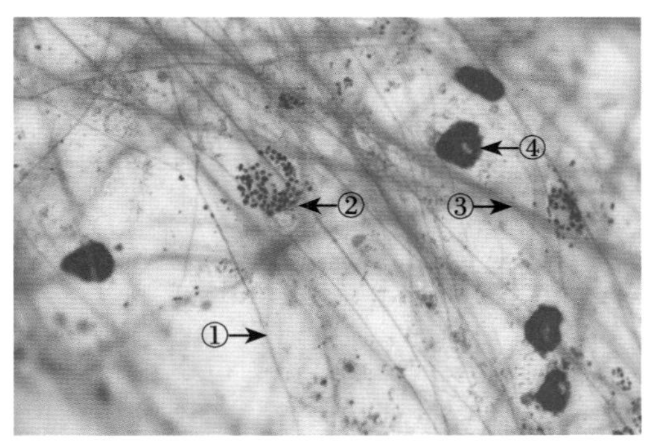

图 2-42　疏松结缔组织光镜像（大鼠肠系膜铺片）（醛复红与偶氮焰红染色）
①弹性纤维；②巨噬细胞；③胶原纤维；④肥大细胞

（1）成纤维细胞（fibroblast）：是疏松结缔组织的主要细胞成分，数量多且分布广，常附着在胶原纤维上。成纤维细胞较大，胞体扁平呈星状或梭形，多突起；细胞核大，呈卵圆形，染色质稀疏，染色淡，核仁明显；细胞质较多，呈弱嗜碱性（图 2-41）。电镜下可见细胞质内含有丰富的粗面内质网、游离核糖体和发达的高尔基复合体（图 2-44A），表明它具有旺盛的合成和分泌蛋白质的能力。成纤维细胞功能静止时，细胞体积变小，多呈长梭形；细胞核较小，染色较深；细胞质较少，呈弱嗜酸性，称为纤维细胞（fibrocyte）。电镜下可见其细胞质内粗面内质网少，高尔基复合体不发达（图 2-44B）。两者随功能状态不同而互相转化，在组织损伤后修复过程中，纤维细胞可转化为功能活跃的成纤维细胞，成纤维细胞能合成和分泌胶原蛋白、弹性蛋白和蛋白聚糖等成分，形成胶原纤维、弹性纤维、网状纤维和基质等细胞外基质，修复创伤，促进伤口愈合。

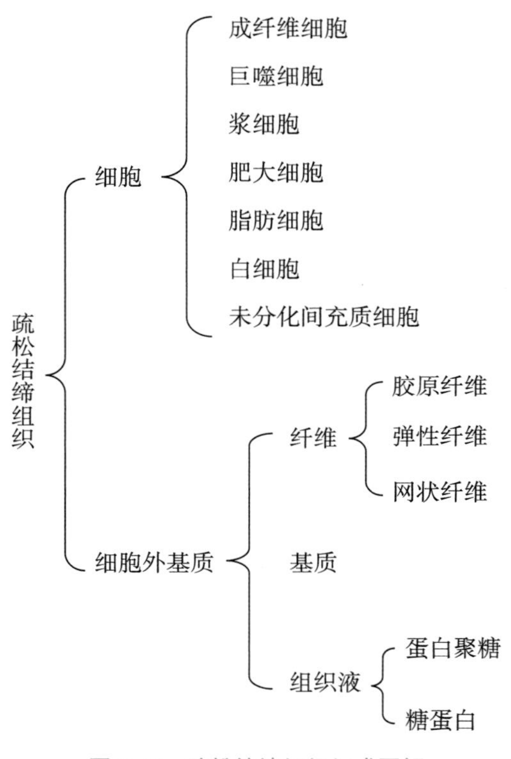

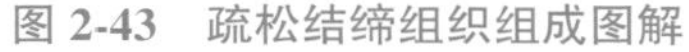
图 2-43 疏松结缔组织组成图解

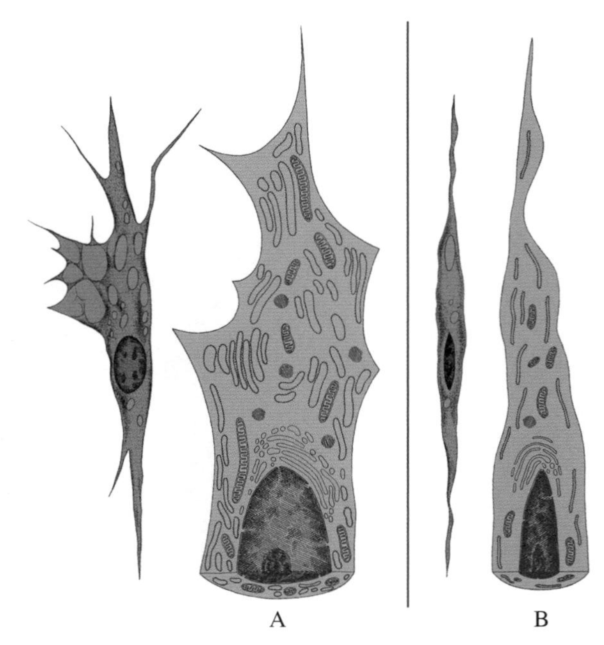

图 2-44 成纤维细胞和纤维细胞光镜和电镜结构模式图
A．成纤维细胞；B．纤维细胞

（2）巨噬细胞（macrophage）：是体内广泛存在的具有强大吞噬能力的细胞。位于疏松结缔组织内的巨噬细胞又称组织细胞（histiocyte），在炎症和异物等的刺激下活化成游走的巨噬细胞。细胞形态多样，可随功能状态不同而变化，一般状态下多呈圆形或椭圆形。当功能活跃时，巨噬细胞可伸出较长的伪足而呈不规则形。细胞核较小，呈卵圆形或肾形，染色较深。细胞质丰富，多呈嗜酸性，常含空泡或吞噬颗粒（图 2-41，图 2-42）。电镜下，细胞表面有许多皱褶、小泡和微绒毛；细胞膜附近有较多的微丝和微管；细胞质内含大量初级溶酶体、次级溶酶体、吞噬体、吞饮小泡和残余体（图 2-45）。其主要功能如下。

1）变形运动和趋化性：巨噬细胞有很强的变形运动能力。细菌的代谢产物和在细菌的作用下组织所产生的变性蛋白质等均为趋化因子（chemotactic factor）。当巨噬细胞受这些趋化因子吸引时，可沿趋化因子的浓度梯度进行定向运动，聚集到产生和释放这些因子的部位。

2）吞噬吞饮作用：巨噬细胞能识别外来的异物和体内自身衰老变性的成分，并将其先黏附在细胞表面，然后伸出伪足将它们包围，吞噬到细胞内成为吞噬体。吞噬体与其初级溶酶体融合形成次级溶酶体后，将被消化分解；不能被完全消化分解的物质则成为残余体，积存在细胞内。巨噬细胞也有很活跃的吞饮作用，吞饮小泡的消化降解过程基本上与吞噬体的处理过程相同。

3）参与免疫应答：①巨噬细胞能识别和捕捉侵入机体的病原微生物等抗原物质，并对这些抗原物质进行加工处理。再将处理过的抗原物质与巨噬细胞自身的主要组织相容性复合体（major histocompatibility complex，MHC）Ⅱ类分子复合物结合，形成抗原肽 -MHC 分子复合物，输送到细胞表面，呈递给淋巴细胞，并激活淋巴细胞，引起免疫应答。②巨噬细胞本身也是免疫效应细胞，活化的巨噬细胞能杀伤病原体和肿瘤细胞。③巨噬细胞还可通过分泌某些细胞因子参与调节免疫应答。

4）分泌功能：巨噬细胞能释放溶酶体中的水解酶等，以分解细胞外物质；同时还能分泌多种生物活性物质，如干扰素、补体、白细胞介素 1 和溶菌酶等，参与机体防御功能的调节。

巨噬细胞来源于血液内的单核细胞。单核细胞穿出血管进入结缔组织后，体积增大，细胞质内溶酶体增多，吞噬能力增强，并逐渐分化为巨噬细胞。在不同的器官和组织中，巨噬细胞存活的时间不同，一般为 2 个月或更长。

（3）浆细胞（plasma cell）：呈圆形或卵圆形，大小不等；细胞核圆形，常偏于一侧，核内染色质致密呈粗块状，常位于核膜内面，呈辐射状排列；细胞质呈强嗜碱性，近核的一侧细胞质内有一片染色较淡的区域（称为核周晕）（图 2-41，图 2-46）。电镜下可见浆细胞的细胞质内含有大量平行排列的粗面内质网，核周晕区内有发达的高尔基复合体和中心体（图 2-47）。以上结构特点表明浆细胞具有旺盛的合成蛋白质的功能。浆细胞能合成和分泌免疫球蛋白（immunoglobulin，Ig），即抗体，参与体液免疫。浆细胞多分布在消化管和呼吸道黏膜固有层的结缔组织中以及慢性炎症的组织中。浆细胞来源于 B 细胞，在抗原刺激下，B 细胞增殖分化为浆细胞，故又称效应 B 细胞。

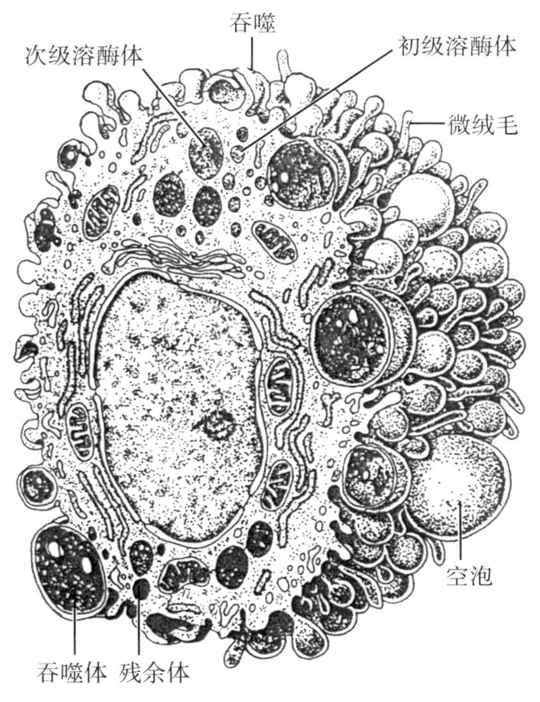

图 2-45　巨噬细胞电镜立体结构模式图

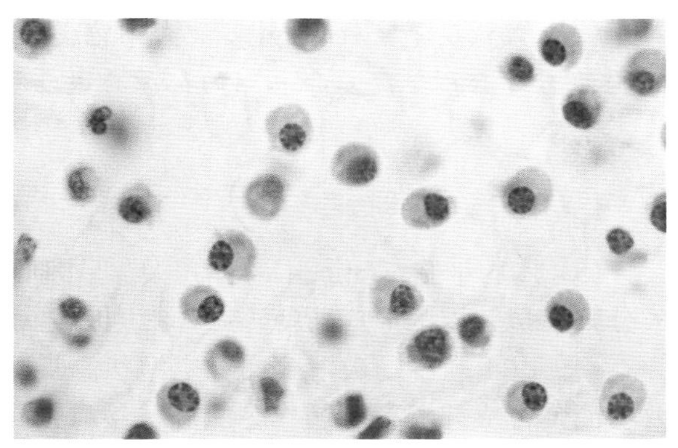

图 2-46　浆细胞光镜像（HE 染色）

（4）肥大细胞（mast cell）：较大，呈圆形或椭圆形；细胞核较小，呈圆形；细胞质内充满粗大、具有异染性的嗜碱性颗粒（图 2-41，图 2-42）。颗粒为水溶性，在 HE 染色标本上不易显示。电镜下可见颗粒大小不一，呈圆形或卵圆形，表面有单位膜包裹；颗粒内部的结构常呈多样性，在深染的颗粒基质内含螺旋状或网格状晶体，或含细粒状物质（图 2-48）。肥大细胞的颗粒内主要是组胺、中性粒细胞趋化因子、嗜酸性粒细胞趋化因子和肝素等。此外，该细胞还能分泌白三烯等。组胺与白三烯能使细支气管平滑肌收缩，使微静脉与毛细血管扩张并且通透性增加，大量液体从血管内渗出，造成局部组织水肿。在皮肤则表现为荨麻疹；如发生在支气管和细支气管，则为黏膜水肿，管壁平滑肌持续性收缩（痉挛），造成通气不畅、呼吸困难，以至哮喘。上述过程称为过敏反应（allergic reaction）。中性粒细胞趋化因子和嗜酸性粒细胞趋化因子可以促使这两种血细胞迁入结缔组织内，中性粒细胞可吞噬细菌，嗜酸性粒细胞可吞噬抗原 - 抗体复合物及杀菌，减轻过敏反应。肝素则具有抗凝血作用。组胺、中性粒细胞趋化因子、嗜酸性粒细胞趋化因子和肝素等合成后贮存于颗粒内并能迅速释放，释放时颗粒合并，形成脱粒管道，开口于细

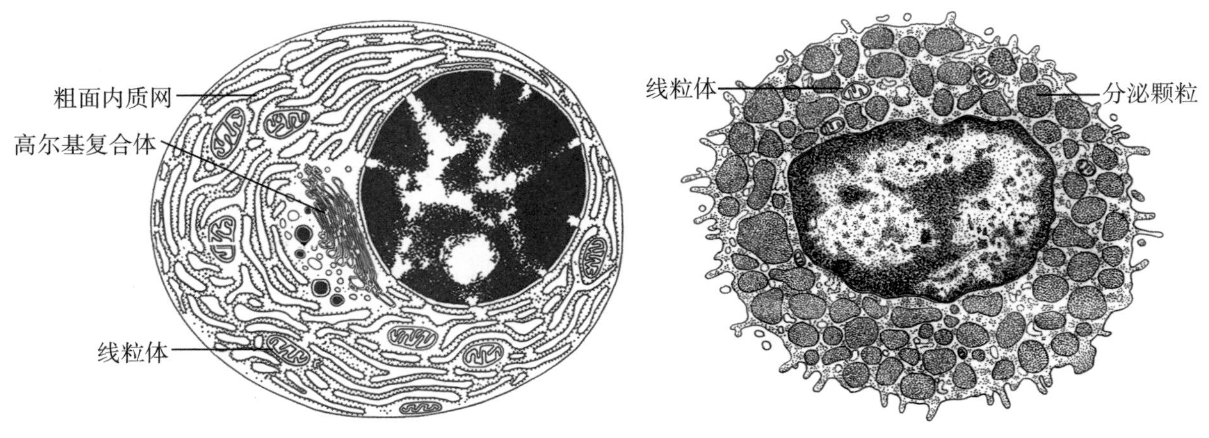

图 2-47　浆细胞电镜结构模式图　　图 2-48　肥大细胞电镜结构模式图

胞表面；白三烯则不在颗粒内贮存，其释放较组胺等迟缓。肥大细胞的分布很广，多见于小血管周围。

框 2-6　肥大细胞脱颗粒

当抗原首次入侵机体时，巨噬细胞可将抗原信息呈递给 B 细胞，B 细胞增殖转化为浆细胞，浆细胞产生抗体 IgE。肥大细胞膜上有 IgE 的受体，能与 IgE 结合，两者结合后，机体即处于致敏状态。当相同的抗原再次进入机体，抗原便可与肥大细胞膜上的抗体 IgE 结合，启动肥大细胞释放颗粒内含物和白三烯，引起过敏反应。

（5）脂肪细胞（fat cell）：体积大，呈圆形，脂肪常聚集成大滴位于细胞中央，其余的细胞质成分则被挤到周围形成薄薄一层，细胞核也被挤成扁圆形居于细胞一侧（图 2-41）。在 HE 染色标本上，由于脂滴已被溶解而呈空泡状。脂肪细胞多分布在血管周围，呈单个或成群存在。主要功能是合成并贮存脂肪作为能源，参与脂质代谢，并对机体的保温及缓冲压力等方面具有一定作用。

（6）白细胞（leukocyte）：在结缔组织中经常可见各种白细胞，其中以淋巴细胞和嗜酸性粒细胞较多，它们受趋化因子的吸引，以变形运动方式穿出毛细血管和微静脉，进入结缔组织中行使防御功能。在炎症区，白细胞的含量会明显增加。

结缔组织四种主要细胞的比较

（7）未分化间充质细胞（undifferentiated mesenchymal cell）：是保留在成体结缔组织内的一些较原始细胞，即结缔组织干细胞。它们保持着间充质细胞的分化潜能，在炎症和创伤时可增殖分化为成纤维细胞、脂肪细胞、血管壁平滑肌细胞和内皮细胞等。其形态与纤维细胞相似，体积较小。间充质细胞常分布在小血管，尤其是毛细血管周围。

2．纤维　纤维（fiber）分三种：胶原纤维（collagenous fiber）、弹性纤维（elastic fiber）和网状纤维（reticular fiber）。

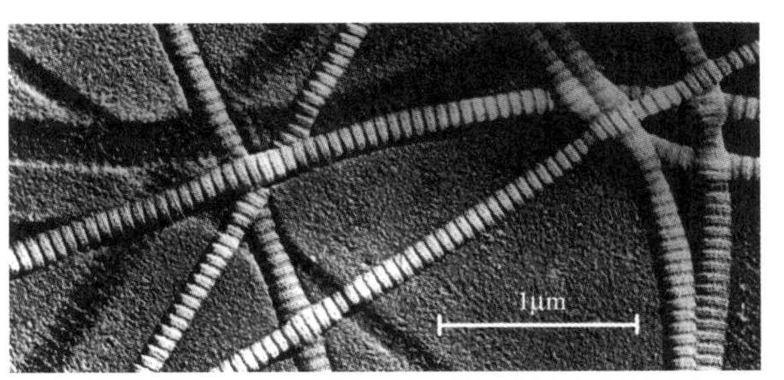

图 2-49 胶原原纤维电镜像

三种纤维的比较

框 2-7 胶原纤维形成过程

胶原纤维的形成过程比较复杂，包括以下两个基本过程。

1．细胞内合成前胶原蛋白分子 成纤维细胞摄取合成蛋白质所需的氨基酸，包括脯氨酸、赖氨酸和甘氨酸，在粗面内质网的核糖体上按照特定的胶原 mRNA 的碱基序列，合成 α-多肽链。后者边合成边进入粗面内质网内，并在羟化酶的作用下，将肽链中的脯氨酸和赖氨酸羟化。经羟化后，3 条前 α-多肽链互相缠绕成绳索状的前胶原蛋白分子。溶解状态的前胶原蛋白分子，两端呈球状构型，在高尔基复合体内加工糖基后，分泌到细胞外。

2．原胶原蛋白分子的细胞外聚合 被分泌到细胞外的前胶原蛋白分子，在肽切酶的作用下，切去分子两端球状构型部分，形成原胶原蛋白分子；原胶原蛋白分子平行排列聚合成胶原原纤维。原胶原蛋白分子在聚合时，相互平行的相邻分子错开 1/4 分子长度，同一排的分子首尾相对并保持一定距离，聚合成束，于是形成具有 64 nm 周期横纹的胶原原纤维。若干胶原原纤维经糖蛋白黏合，最终形成粗细不等的胶原纤维。

疏松结缔组织中胶原纤维和弹性纤维（图 2-41，图 2-42）交织在一起，因此既有韧性，又有弹性，有利于所在器官或组织保持形态与位置的相对固定，同时又具有一定的可变性。

网状纤维主要分布在结缔组织与其他组织的交界处，具有连接固定功能，但在网状组织内含量丰富。

3．基质 基质（ground substance）是由生物大分子形成的无定形胶状物，具有一定黏性，其化学成分主要为蛋白聚糖和糖蛋白。

（1）蛋白聚糖（proteoglycan）：亦称蛋白多糖，是基质的主要成分，由蛋白质分子与大量糖胺聚糖（glycosaminoglycan，GAG）分子以共价键结合形成的复合大分子。糖胺聚糖又称为氨基多糖或黏多糖，包括透明质酸（hyaluronic acid），硫酸软骨素 A、C（chondroitin sulfate A、C），硫酸角质素（keratin sulfate）和硫酸乙酰肝素（heparan sulfate）等，其中以透明质酸含量最多。由于糖胺多糖分子存在大量阴离子，故能结合大量水。透明质酸是一种曲折盘绕的长链大分子，拉直可长达 2.5 μm，构成蛋白聚糖复合物的主干，其他糖胺多糖则以蛋白质为核心构成蛋白聚糖亚单位，后者再通过连接蛋白（link protein）结合在透明质酸长链分子上（图 2-50）。蛋白聚糖复合物的主体构型形成有许多微孔隙的分子筛，小于孔隙的水和溶于水的营养物、代谢产物、激素、气体分子等可以自由通过，便于血液与细胞之间进行物质交换。大于孔隙的大分子物质如细菌等不能通过，使基质成为限制细菌扩散的防御屏障。溶血性链球菌、结核分枝杆菌、蛇毒和癌细胞等能产生透明质酸酶，破坏基质的防御屏障，致使感染和肿瘤浸润扩散。

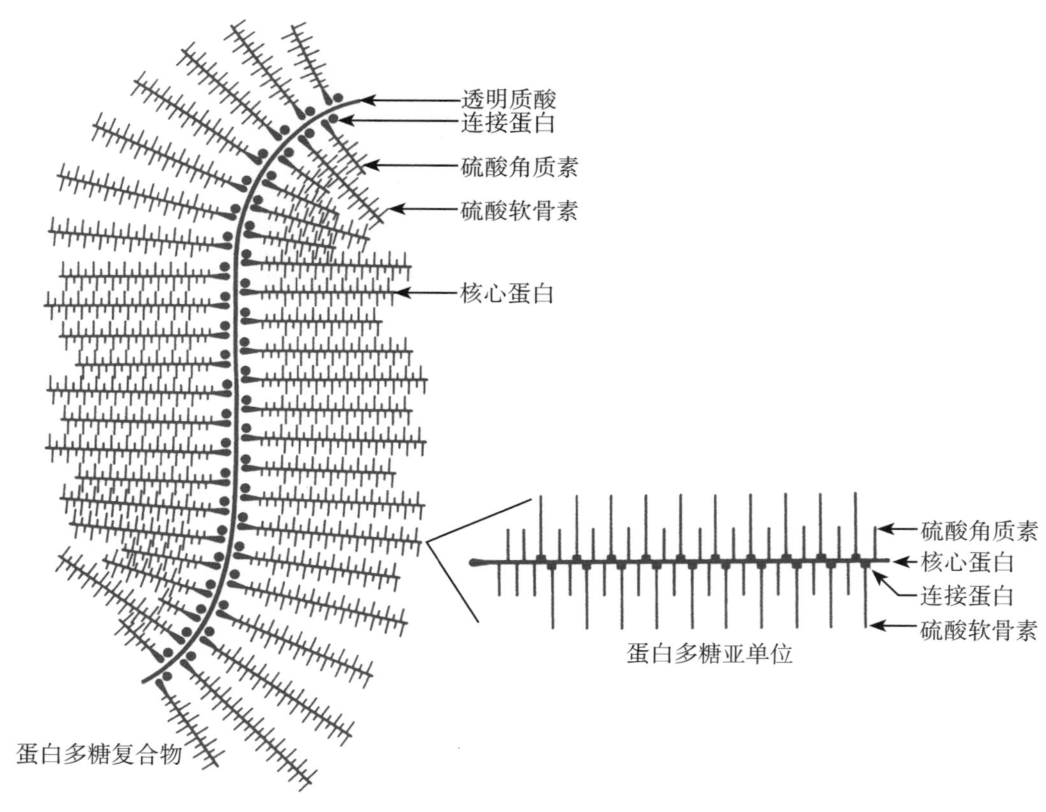

图 2-50　蛋白聚糖分子结构模式图

（2）多黏糖蛋白（multiadhesive glycoprotein）：是少量多糖与蛋白质形成的聚合分子，是基质内另一类重要的大分子物质，主要包括纤维粘连蛋白（fibronectin，FN）、层粘连蛋白（laminin，LN）和软骨粘连蛋白（chondronectin）等。这类基质大分子不仅参与基质分子筛的构成，而且通过它们的连接和介导作用，影响细胞的附着、移动，并参与调节细胞的生长和分化。

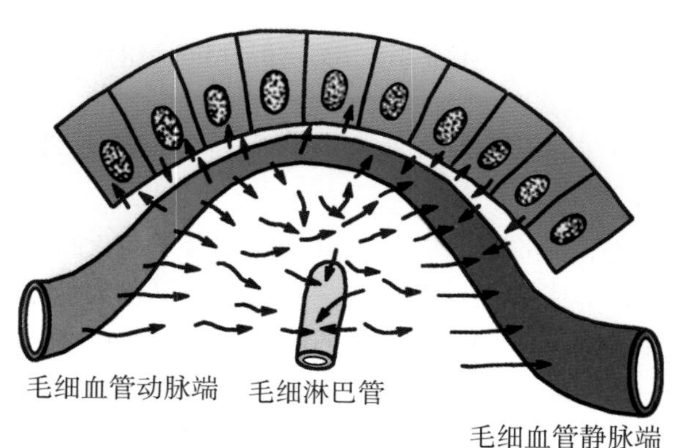

图 2-51　组织液与血液之间物质交换模式图

4. 组织液　组织液（tissue fluid）是指从毛细血管动脉端渗出的一部分液体，含有电解质、单糖、氨基酸等营养物质及气体分子。组织液与细胞进行物质交换后，经毛细血管静脉端或毛细淋巴管回流入血液或淋巴（图 2-51）。组织液的不断更新，可使血液中的氧和营养物质不断地经结缔组织输送给各种组织的细胞，并将细胞的代谢产物和二氧化碳运走，这是构成细胞赖以生存的体液环境的基础。在病理情况下，组织液的产生和回流失去平衡，基质中的组织液可增多或减少，导致组织水肿或脱水。

（二）致密结缔组织

致密结缔组织（dense connective tissue）的组成成分与疏松结缔组织基本相同。其特点是以纤维为主，细胞成分较少，基质少量，纤维粗大而且排列紧密，故支持、连接和保护的作用较强。绝大多数的致密结缔组织以大量胶原纤维为主，少数以弹性纤维为主。根据纤维的性质和排列方式可分为以下 3 种类型。

1. 规则致密结缔组织　规则致密结缔组织（dense regular connective tissue）由大量粗大的胶

原纤维顺受力方向整齐平行排列成纤维束；在纤维束之间，成纤维细胞成行排列，又名腱细胞，它伸出多个薄翼状突起围绕纤维束，细胞核呈扁椭圆形，着色深（图 2-52）。该结缔组织主要分布在肌腱、腱膜等处。

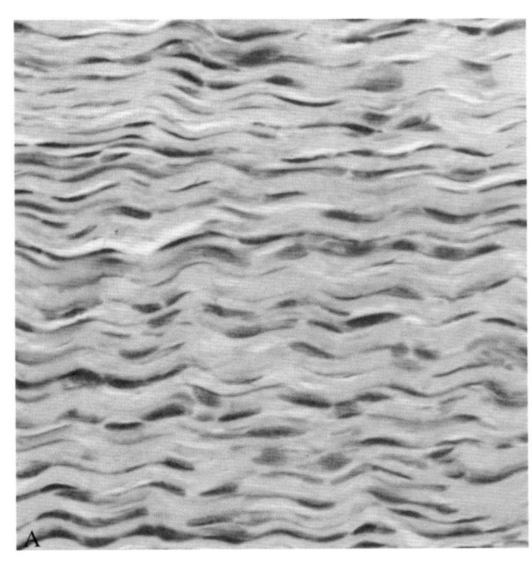

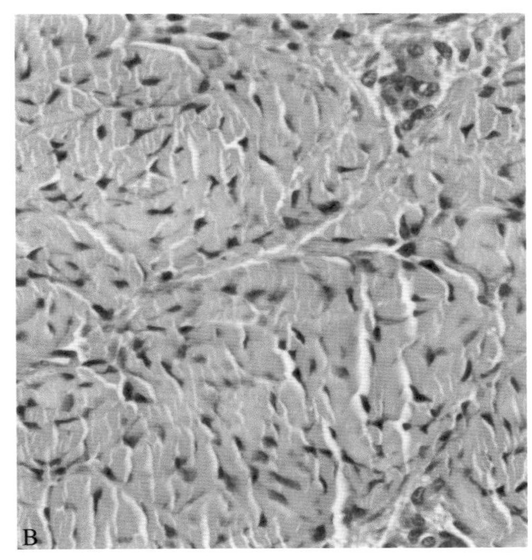

图 2-52 规则致密结缔组织（肌腱）光镜像（HE 染色）
A．纵切面；B．横切面

2．不规则致密结缔组织 不规则致密结缔组织（dense irregular connective tissue）由大量粗大的胶原纤维纵横交织，形成致密的板层结构，在纤维之间散在着少量成纤维细胞和基质。该结缔组织主要分布在皮肤的真皮（图 2-53）、硬脑膜、巩膜以及多数内脏器官的被膜等处。

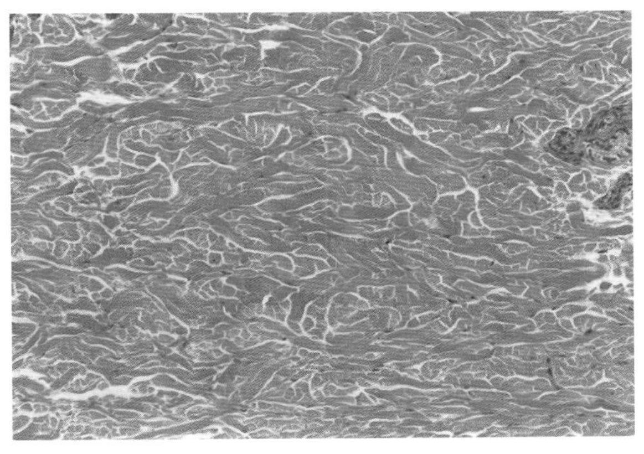

图 2-53 不规则致密结缔组织（皮肤真皮）光镜像（HE 染色）

3．弹性组织 弹性组织（elastic tissue）是富含弹性纤维的致密结缔组织，在不同组织中，弹性纤维的排列不同。分布在韧带等处的弹性纤维常平行排列成束，如项韧带和黄韧带，以适应脊柱运动；分布在大动脉等处的弹性纤维多交织成膜状，以缓冲血流压力。

（三）脂肪组织

脂肪组织（adipose tissue）是由大量脂肪细胞聚集而成，并被少量疏松结缔组织分隔成许多小叶（图 2-54，图 2-55）。根据脂肪细胞结构和功能的不同，脂肪组织可分为两种：一种为黄色脂肪组织，新鲜时呈黄色（有些哺乳动物为白色）；另一种为棕色脂肪组织，新鲜时呈棕色。

黄色脂肪组织（yellow adipose tissue）即通常所说的脂肪组织（图 2-54），其中的脂肪细胞为圆形或卵圆形，直径为 25 ~ 200 μm，常密集而呈多边形；细胞质内含有一个大脂滴，将胞质中的其他成分和扁圆形的细胞核推向细胞的一侧，呈新月形（图 2-56A），故称为单泡脂肪细胞（unilocular adipocyte）；在 HE 染色标本中，由于脂滴被酒精溶解，使脂肪细胞呈空泡状。黄色脂肪组织主要分布在皮下组织、网膜、肠系膜和黄骨髓等处。其主要功能是贮存脂肪、参与脂肪代谢，其脂肪氧化分解时能产生大量热能；此外，它还具有保持体温、缓冲、保护和填充等作用。

黄色脂肪组织约占人体重的10%，为体内最大的“能量库”。单泡脂肪细胞可分泌瘦素（leptin），刺激下丘脑的活动，抑制食欲，参与调节新脂形成。

棕色脂肪组织（brown adipose tissue）中的脂肪细胞胞质内含有许多较小的脂滴和较多的线粒体，细胞核圆形，位于细胞中央（图 2-55，图 2-56B）。所以此种脂肪细胞又称为多泡脂肪细胞（multilocular adipocyte）；该组织中还含有丰富的血管和神经。棕色脂肪组织在成人很少，新生儿含量较多，占体重的 2% ～ 5%，主要存在于肩胛间区和腋窝等处，出生后 1 年开始减少。棕色脂肪细胞在寒冷刺激下，其贮存的脂质被分解、氧化，释放大量的热能以帮助维持体温。冬眠动物含有相当多的棕色脂肪组织。

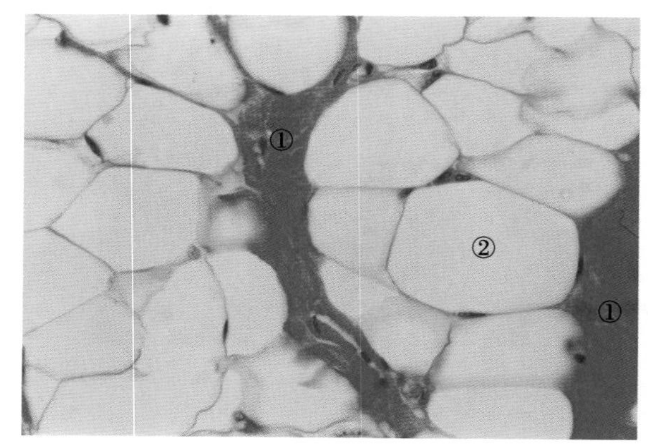

图 2-54　黄色脂肪组织光镜像（HE 染色）
①结缔组织；②脂肪细胞

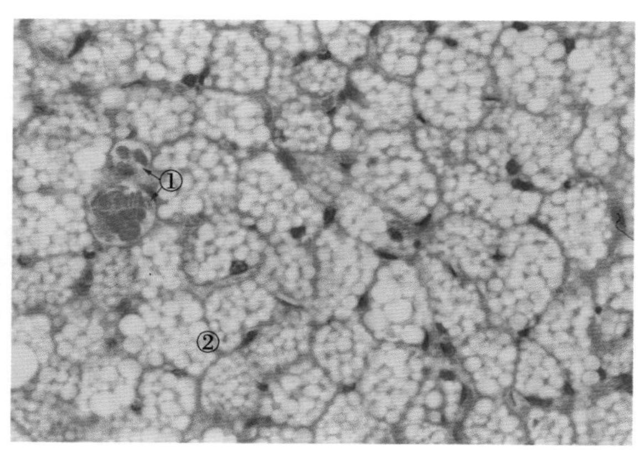

图 2-55　棕色脂肪组织光镜像（HE 染色）
①血管；②脂肪细胞

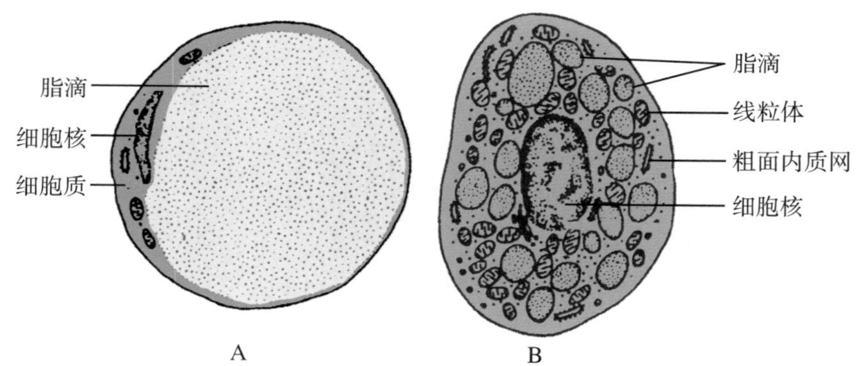

图 2-56　单泡（A）、多泡（B）脂肪细胞电镜结构模式图

（四）网状组织

网状组织（reticular tissue）主要由网状细胞（reticulocyte）和网状纤维构成。网状细胞形状为星形，多突起；细胞核大，呈圆形或卵圆形，染色浅，核仁明显；细胞质较多，弱嗜碱性。电镜下粗面内质网较发达。相邻的网状细胞以突起彼此连接成网（图 2-57，图 2-58）。网状细胞有生成网状纤维的功能。网状纤维细小，分支多，沿网状细胞分布，并被网状细胞突起包围，互相结合成网，形成网状细胞依附的支架。网状组织主要分布在骨髓、淋巴结、脾和淋巴组织等处，形成血细胞和淋巴细胞发育的微环境。

Note

小测试2-5：
疏松结缔组织具有支持、连接、营养、修复、防御和保护等功能，其中，修复功能主要由哪种细胞完成?

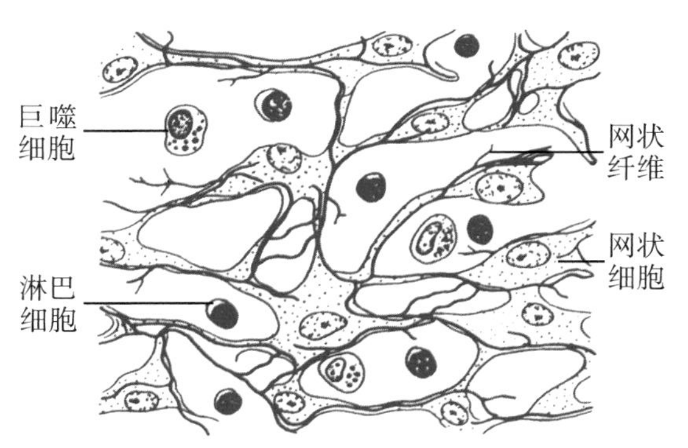

图 2-57　网状组织结构模式图

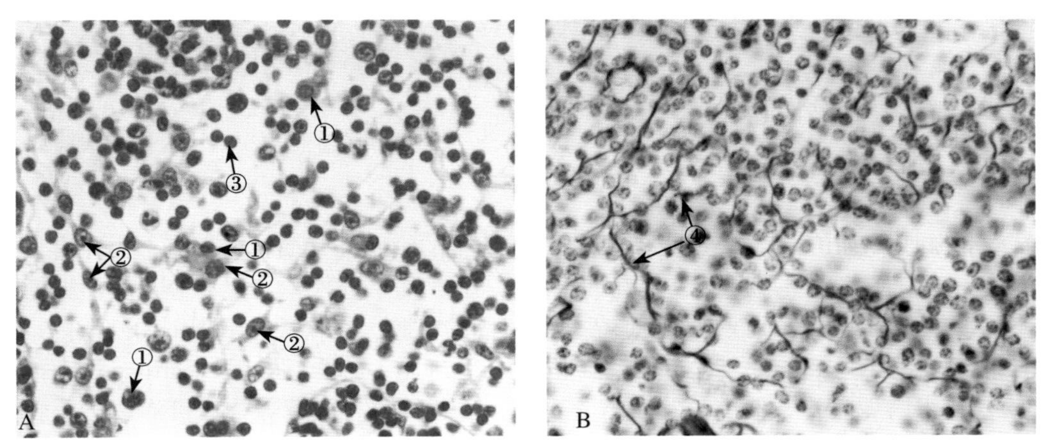

图 2-58　淋巴组织光镜像（淋巴结）（HE 染色）
A．HE 染色显示淋巴细胞和网状细胞；B．银染法及 HE 复染显示淋巴细胞、网状细胞和网状纤维
①巨噬细胞；②网状细胞；③淋巴细胞；④网状纤维

三、软骨和骨

软骨和骨构成身体的支架，具有支持和保护等作用，其主体结构分别是软骨组织和骨组织，均属于高度特化的固态结缔组织，骨组织的硬度大大超过软骨组织。此外，骨组织是人体钙、磷贮存库，体内 99% 的钙和 85% 的磷贮存于骨内。

（一）软骨

软骨（cartilage）由软骨组织及其周围的软骨膜组成。软骨组织由软骨基质和软骨细胞构成。根据基质中所含纤维成分的不同，可将软骨分为透明软骨、纤维软骨和弹性软骨。

1．透明软骨　透明软骨（hyaline cartilage）因新鲜时呈半透明状而得名，分布较广，构成胚胎早期的骨架及成体的肋软骨、关节软骨以及呼吸道内的软骨等。

（1）软骨细胞（chondrocyte）：包埋在软骨基质内，其所占据的小腔称软骨陷窝（cartilage lacuna），生活状态被软骨细胞充满，在固定染色切片中，软骨细胞因收缩呈不规则形，在细胞周围可见陷窝腔隙（图 2-59，图 2-60）。软骨细胞形态大小不一，软骨组织周边部的幼稚软骨细胞体积较小，呈扁椭圆形，单个分布。自周边向中央，软骨细胞逐渐长大成熟。位于软骨中部的软骨细胞，体积较大，呈圆形或椭圆形，成群分布，每群含有 2 ～ 8 个细胞，是由一个细胞分裂增生形成的，称为同源细胞群（isogenous group）（图 2-59）。软骨细胞核呈椭圆形，核仁清楚，细胞质弱嗜碱性，电镜下可见胞质内含丰富的粗面内质网和发达的高尔基复合体，线粒体较少，糖原和脂滴较多。软骨细胞具有合成、分泌纤维和基质的功能。

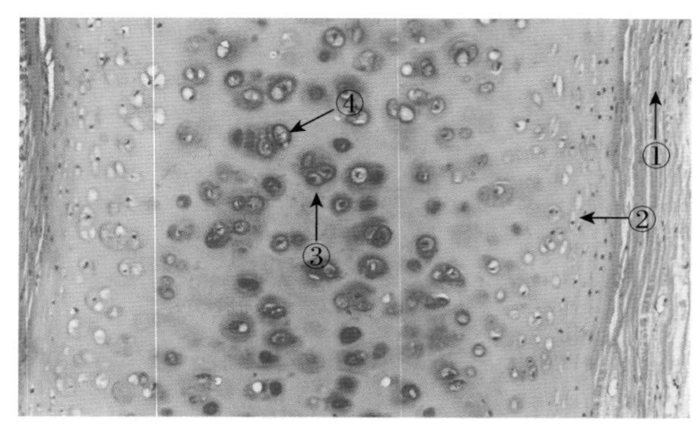

图 2-59　透明软骨光镜像（气管）（HE 染色）
①软骨膜；②靠近软骨膜的软骨细胞；③同源细胞群；④软骨囊

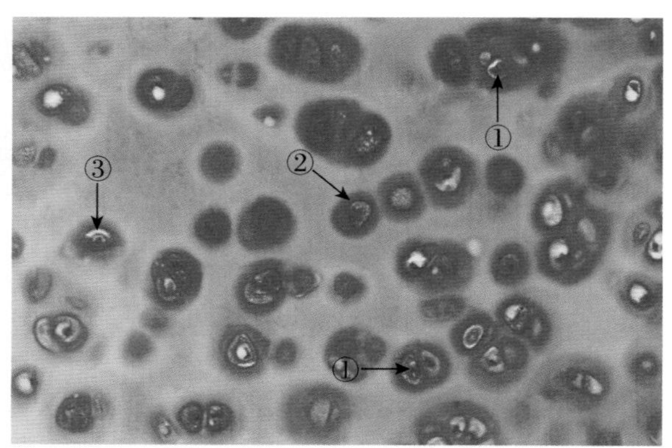

图 2-60　透明软骨光镜像（气管）（HE 染色）
①软骨细胞；②软骨囊；③软骨陷窝

（2）软骨基质（cartilage matrix）：是软骨细胞产生的细胞外基质，呈固态，由无定形的基质和纤维组成。无定形基质呈凝胶态，具韧性，除含 70% 的水分外，主要成分是蛋白聚糖，其含量远高于一般的结缔组织，使软骨基质形成较为坚固的凝胶。在软骨陷窝周围的基质内，含较多硫酸软骨素，HE 染色呈强嗜碱性，形似囊状包绕软骨细胞，称为软骨囊（cartilage capsule）（图 2-60）。软骨组织内无血管，但由于基质富含水分，通透性强，故营养物质可渗透进入软骨组织深部。

透明软骨中无胶原纤维，而是由Ⅱ型胶原蛋白组成的胶原原纤维交织排列。胶原原纤维很细，直径为 10 ～ 20 nm，无明显的周期性横纹。软骨囊内胶原原纤维少或无，软骨囊之间胶原原纤维较多。

（3）软骨膜（perichondrium）：除关节软骨外，软骨表面被覆有薄层致密结缔组织，称为软骨膜。软骨膜分为两层：外层胶原纤维较多，主要起保护作用；内层胶原纤维少，细胞和血管较多。靠近软骨组织表面的梭形小细胞，称为骨祖细胞（osteoprogenitor cell），由间充质干细胞分化而来，可以增殖分化为成软骨细胞（chondroblast），在软骨的生长和修复中起重要作用。软骨的营养来自软骨膜内血管，借助通透性很强的软骨基质供应。

2．纤维软骨　纤维软骨（fibrocartilage）分布于椎间盘、关节盘、耻骨联合及肌腱附着于骨的部位。纤维软骨基质内含有大量平行或交错排列的胶原纤维束，故具较强的韧性。软骨细胞较小且数量少，成行排列于纤维束之间（图 2-61）。

3．弹性软骨　弹性软骨（elastic cartilage）分布于耳郭、外耳道、咽鼓管和会厌等处。它的结构特点是基质内含有大量弹性纤维（图 2-62），有较强的弹性。

4．软骨的发生与生长　软骨来源于胚胎时期的间充质，其基本过程是，在将要形成软骨的部位，间充质细胞增生聚集，分化为骨祖细胞，再分化为成软骨细胞，继而分化为软骨细胞，周边的间充质分化为软骨膜。软骨有两种并存的生长方式。

（1）间质生长（interstitial growth）：又称为软骨内生长，通过软骨细胞的分裂增殖，不断产生基质和纤维，使软骨从内部增长。

（2）外加生长（appositional growth）：又称为软骨膜下生长，通过软骨膜内层的骨祖细胞，在表面分裂分化为成软骨细胞，后者进一步分化为软骨细胞，不断产生基质和纤维，使软骨逐层

Note

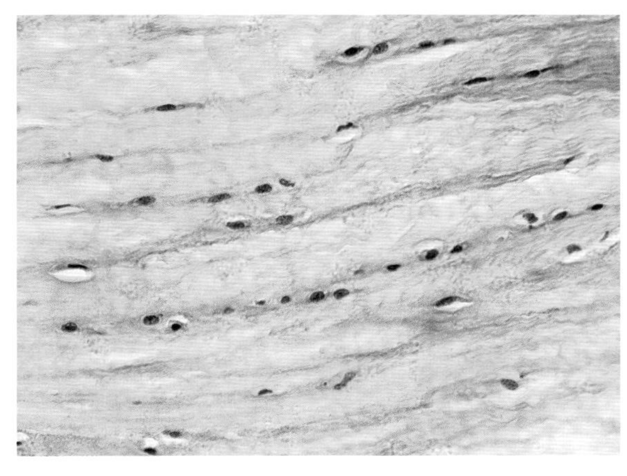

图 2-61　纤维软骨光镜像（椎间盘）（HE 染色）

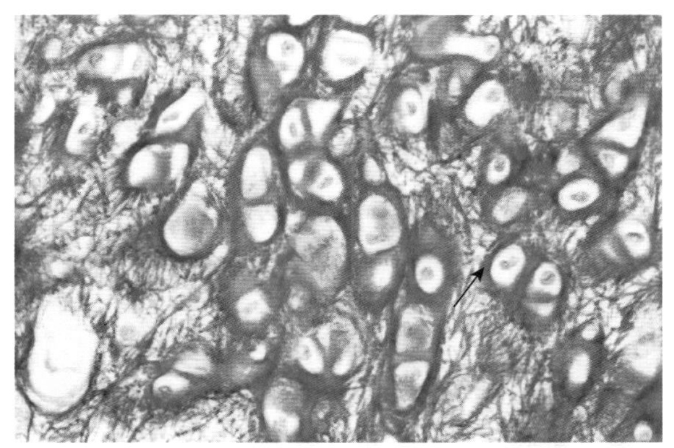

图 2-62　弹性软骨光镜像（耳廓）（醛复红染色）
箭头示软骨囊

增厚，从表面向外扩大。

（二）骨

骨由骨组织、骨膜、骨髓、血管和神经等组成，是人体坚硬的器官，主要起支持、运动和保护作用。骨的外形和内部结构与其承担的功能相适应，符合生物力学原理，并能进行适应性改建。

1．骨组织　骨组织（osseous tissue）非常坚硬，由大量钙化的细胞外基质和细胞组成。钙化的细胞外基质称为骨基质（bone matrix），简称骨质。骨组织的细胞有 4 种：骨祖细胞、成骨细胞、骨细胞和破骨细胞。其中骨细胞最多，位于骨基质内，其余 3 种细胞均位于骨组织边缘（图 2-63）。

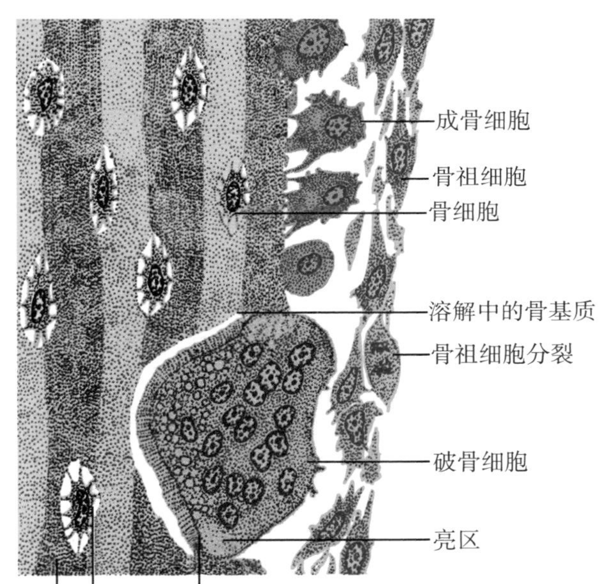

图 2-63　骨组织结构模式图

（1）骨基质：由有机成分和无机成分组成。有机成分占骨重的 35%，其中主要是胶原纤维（占 95%）以及少量无定形基质（占 5%），新生的未钙化的细胞外基质称为类骨质（osteoid）。无定形基质呈凝胶状，主要成分是蛋白聚糖及其复合物，具有黏着胶原纤维的作用。骨基质中还含有骨钙蛋白（osteocalcin）、骨桥蛋白（osteopontin）、骨粘连蛋白（osteonectin），它们分别与骨的钙化、钙离子的运输及细胞与骨基质的黏合有关。无机成分又称为骨盐，占骨重的 65%，主要为羟基磷灰石结晶，呈细针状，沿胶原原纤维长轴规则排列并与之紧密结合。类骨质钙化后转变为坚硬的骨基质。钙化（calcification）又称为矿化（mineralization），是无机盐（骨盐）有序地沉积于类骨质的过程。

骨质中的胶原纤维可表现为规则排列或者交织排列，根据骨质中胶原纤维的排列方式不同，骨质有两种结构形式，即编织骨（woven bone）和板层骨（lamellar bone）。

骨质中的胶原纤维无规则交织排列，称为编织骨，是胚胎时期和 5 岁以内儿童的骨质形式，亦见于骨折修复期，编织骨以后逐渐改建为板层骨。成年后，编织骨仅见于牙槽骨和耳蜗等极少数部位。

板层骨由多层骨板（bone lamella）黏合组成。骨板由平行排列的胶原纤维与骨盐及无定形基质黏合而成，每层骨板厚 3 ～ 7 μm。在板层骨中，同一层骨板内胶原纤维相互平行，相邻骨板纤维则相互垂直，层层叠合的骨板犹如多层木质胶合板，有效地增强了骨的支持能力。

（2）骨组织的细胞：包括骨祖细胞、成骨细胞、骨细胞和破骨细胞。

1）骨祖细胞：位于骨外膜内层和骨内膜（图 2-63，图 2-64）。是骨组织中的干细胞。细胞较小，呈梭形，细胞质少且呈弱嗜碱性，细胞核呈卵圆形。骨祖细胞在骨组织生长、改建及骨折修复时，分裂分化为成骨细胞。

2）成骨细胞（osteoblast）：成骨细胞分布于骨组织表面，排列较紧密，常排列成一层（图 2-63，图 2-64）。成骨细胞呈矮柱状或椭圆形，表面有细小突起，与相邻成骨细胞或骨细胞突起形成缝隙连接。细胞核呈圆形，核仁明显。细胞质呈嗜碱性，电镜下可见内含丰富的粗面内质网和发达的高尔基复合体。细胞质内还有含磷酸钙等成分的致密颗粒和许多基质小泡（matrix vesicle）。基质小泡直径约 0.1 μm，由质膜包被，小泡膜上有碱性磷酸酶、ATP 酶等，小泡内含有钙结合蛋白和细小的钙化结晶。成骨时，成骨细胞分泌骨基质有机成分，形成类骨质，同时释放基质小泡，小泡释放出的钙化结晶进一步形成羟基磷灰石结晶沉着于类骨质而形成骨基质。在此过程中，成骨细胞逐渐相互分离，细胞突起增长，最后被骨基质包埋，遂转变为骨细胞，骨陷窝和骨小管也同时形成。成骨细胞还分泌多种细胞因子，调节骨组织的形成和钙化；在降钙素作用下，成骨细胞功能活跃，促进成骨，同时使血钙浓度下降。

成骨细胞功能相对静止时，细胞变扁，紧贴骨组织表面，称为骨被覆细胞（bone lining cell），当成骨活跃时，骨被覆细胞又可恢复为活跃状态的成骨细胞，两种细胞实为同一种细胞在不同功能状态下的表现形式。

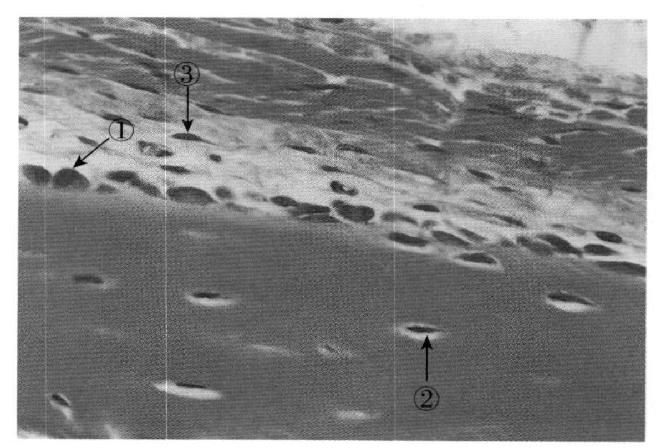

图 2-64　骨组织光镜像（长骨骨干）（HE 染色）
①成骨细胞；②骨陷窝及骨细胞；③骨祖细胞

3）骨细胞（osteocyte）：骨细胞单个分散于骨板内或骨板间（图 2-63，图 2-64）。骨细胞呈扁椭圆形，细胞质呈弱嗜碱性，表面伸出许多细长突起，相邻骨细胞突起间形成缝隙连接。骨细胞的胞体所在的腔隙称为骨陷窝（bone lacuna），突起所在的腔隙称为骨小管（bone canaliculus）（图 2-65），骨小管也彼此相通。骨陷窝和骨小管内含组织液，可营养骨细胞并带走代谢产物。骨细胞具有一定的溶骨和成骨作用，参与钙、磷平衡的调节。

4）破骨细胞（osteoclast）：破骨细胞是多细胞核的大细胞，直径可达 100 μm，含 6 ～ 50 个细胞核（图 2-63，图 2-66）。目前认为它是由多个单核细胞融合而成。破骨细胞主要分布在骨质的表面，数量较少。光镜下，可见破骨细胞细胞质呈泡沫状，HE 染色呈嗜酸性。电镜下，破骨细胞靠骨质一侧可见大量不规则微绒毛（图 2-67），形成皱褶缘（ruffled border）；细胞质内含大量溶酶体和线粒体；皱褶缘周围有一个环形的细胞质区，含大量微丝，缺乏其他细胞器，称为亮区。亮区的细胞膜紧贴骨基质表面，犹如一道围墙，封闭皱褶缘区，形成密闭的腔隙，称为吸收陷窝（absorption lacunae），构成溶骨微环境，皱褶缘深面的胞质中有丰富的吞饮泡和吞噬泡，可将溶解内吞的成分进一步降解。破骨细胞有溶解和吸收骨基质的作用。当其功能活跃时，向此区释放溶酶体酶及 H^+、乳酸和柠檬酸等，在酶和酸的作用下，骨基质溶解。细胞可内吞、分解骨基质的有机成分和钙盐结晶。骨基质溶解后释放的 Ca^{2+} 被吸收入血，使血 Ca^{2+} 升高。

Note

在骨组织内，成骨细胞和破骨细胞的功能相辅相成，共同参与骨的生长和改建。如破骨细胞

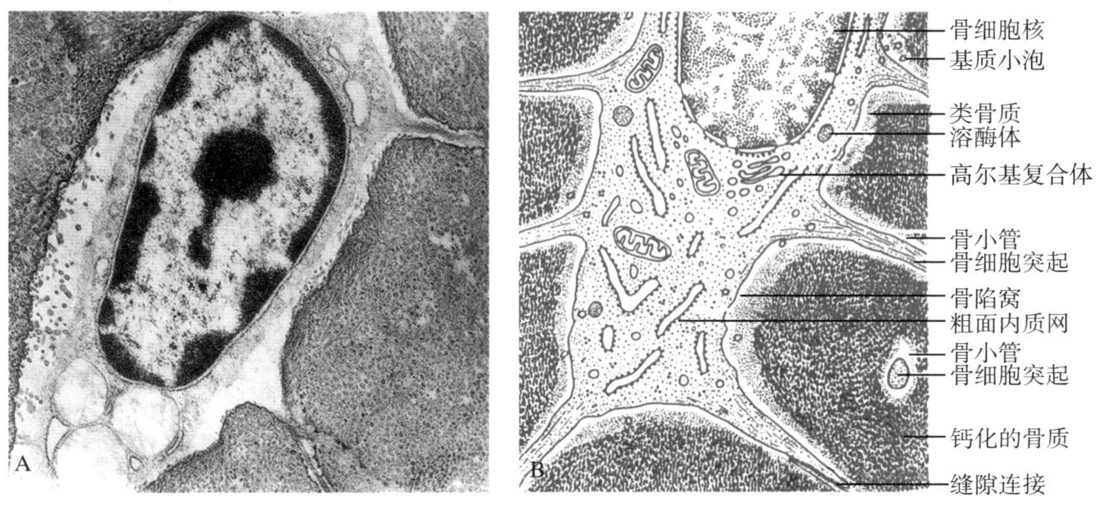

图 2-65　骨细胞电镜图（A）及超微结构模式图（B）

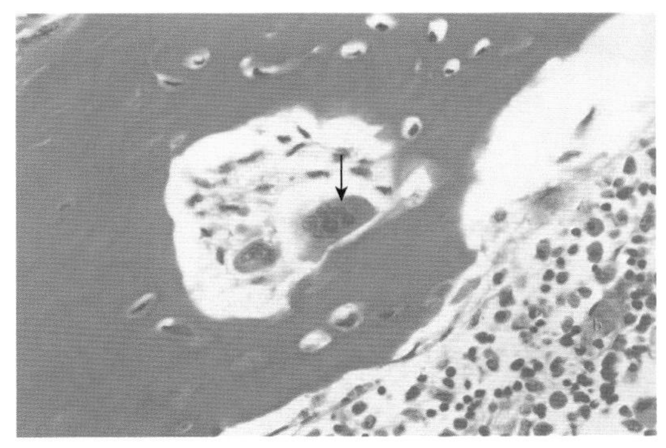

图 2-66　破骨细胞光镜像（长骨骨干）（HE 染色）
箭头示破骨细胞

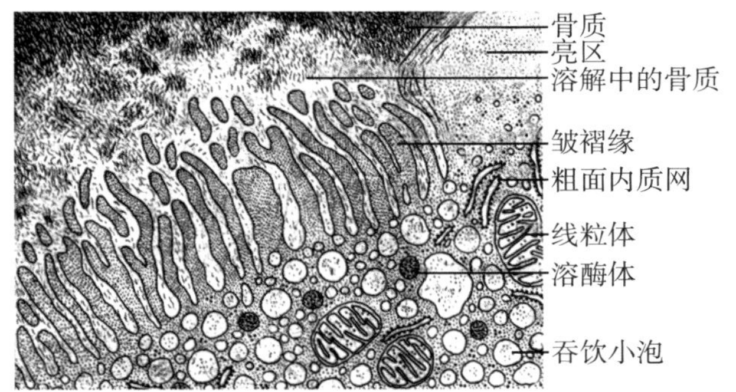

图 2-67　破骨细胞局部电镜结构模式图

异常活跃，可导致骨的生长发育障碍；如破骨细胞不能很好地形成皱褶缘，导致骨吸收缺陷，骨质异常硬化，形成所谓“大理石骨”，见于骨硬化症。

2．长骨的结构　长骨由密质骨、松质骨、骨膜、关节软骨、骨髓等组成。

（1）密质骨（compact bone）：分布在长骨骨干和骨骺外侧面，由排列致密的板层骨构成。骨板层数多、排列规则，骨板间结合紧密。按排列方式不同，分为环骨板、骨单位和间骨板（图 2-68 ～图 2-69）。

1）环骨板（circumferential lamella）：环骨板为环绕骨干内、外表面的骨板，分别称为内环骨板和外环骨板。外环骨板较厚，有 10 ～ 40 层；内环骨板较薄，仅有数层，排列不甚规则（图 2-68，图 2-69）。

2）骨单位（osteon）：骨单位又称为哈弗斯系统（Haversian system），位于内、外环骨板之间，是长骨骨干内起主要支持作用的结构单位。骨单位呈长筒形，长 0.6 ～ 2.5 mm，直径 30 ～ 70 μm，可有分支，排列方向与骨干长轴基本一致。骨单位中轴为纵行的中央管（central canal），又称为哈弗斯管（Haversian canal），内含血管、神经和骨内膜；中央管周围为 4 ～ 20 层同心圆排列的骨单位骨板（osteon lamella），又称为哈弗斯骨板（Haversian lamella）。哈弗斯骨板间的骨陷窝借骨小管互相连通，最内层骨小管开口于中央管，从而获得营养并供给各层骨细胞（图 2-68 ～图 2-72）。骨单位表面有黏合线（cement line）（图 2-71，图 2-72），它由一层含骨盐多、含纤维少的骨基质形成。骨单位最外层骨板内的骨小管均在黏合线处折返，不与相邻骨单位内的骨小管相通。

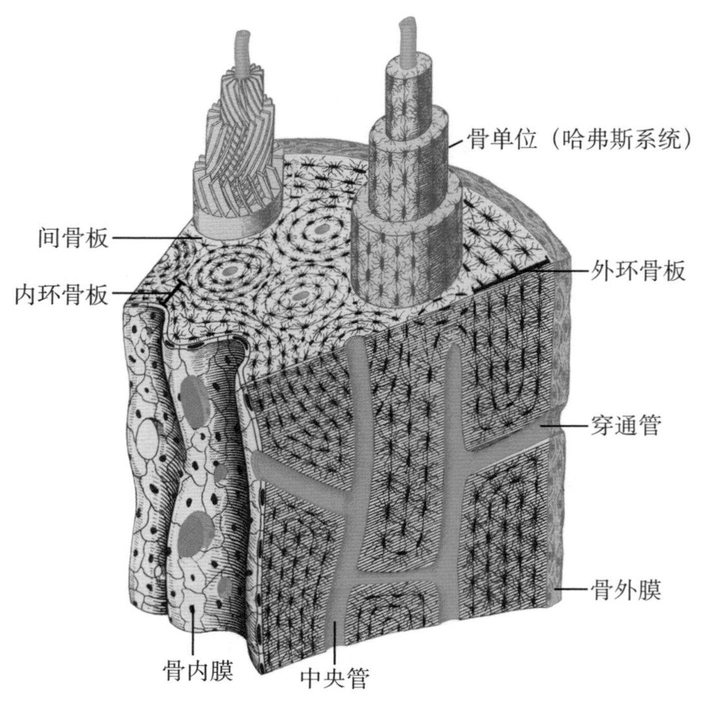

图 2-68　长骨骨干立体结构模式图

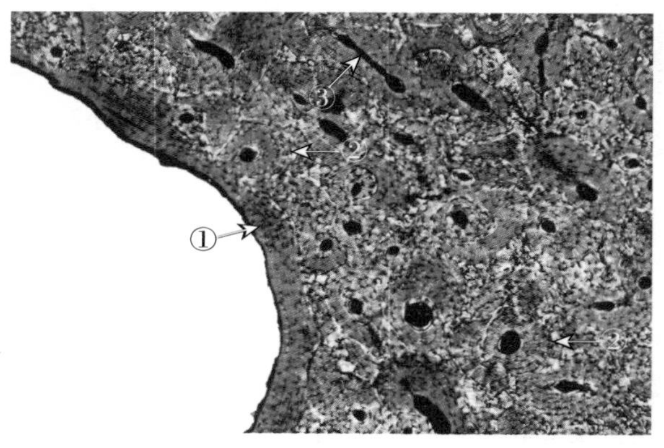

图 2-69　骨磨片光镜像（长骨骨干）（大力紫填染）
① 内环骨板；② 骨单位；③ 穿通管

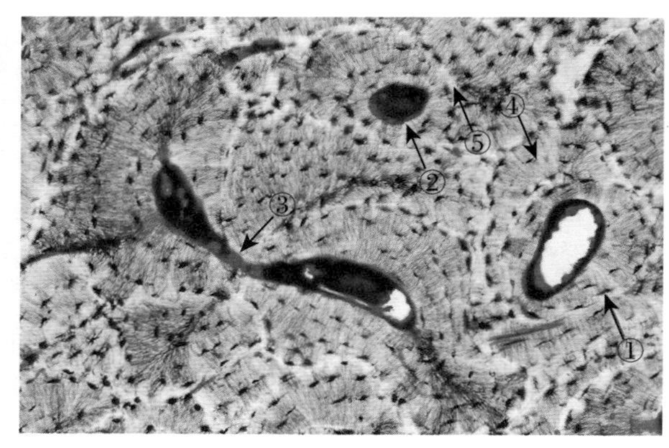

图 2-70　骨磨片光镜像（长骨骨干）（大力紫填染）
①骨陷窝；②中央管；③穿通管；④间骨板；⑤黏合线

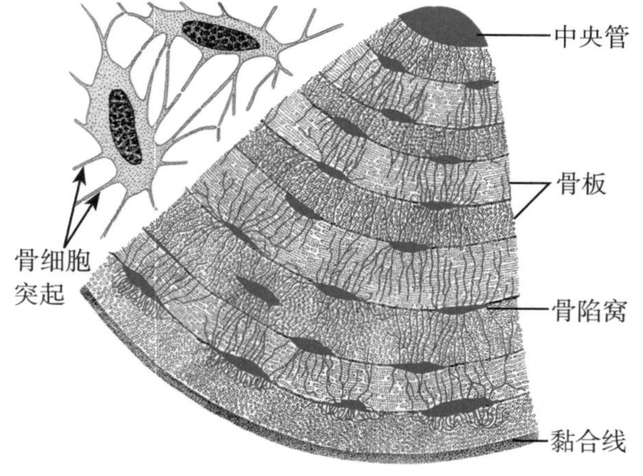

图 2-71　骨细胞与骨板结构模式图

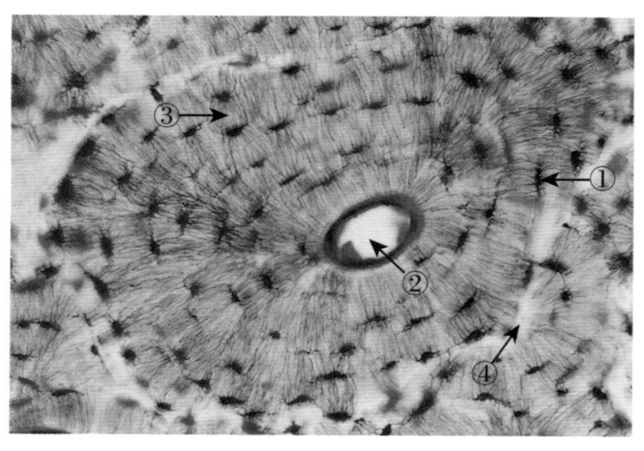

图 2-72　骨磨片光镜像（长骨骨干）（大力紫填染）
①骨陷窝；②中央管；③骨小管；④黏合线

3）间骨板：间骨板（interstitial lamella）（图 2-68，图 2-70）位于骨单位之间或骨单位与环骨板之间，为半环形或不规则形骨板，无中央管，是原有骨单位或内、外环骨板被吸收后的残留部分。

环骨板、骨单位和间骨板三种骨板之间都有黏合线。此外，长骨骨干内有横向穿行的管道，称为穿通管（perforating canal），又称为福克曼管（Volkmann' s canal）。在骨的外表面开口为滋养孔，内口与骨髓腔相连。来自骨膜的血管、神经横穿环骨板，与中央管相连通（图 2-69，图 2-70），穿通管内的血管、神经及结缔组织进入中央管，骨祖细胞、成骨细胞和破骨细胞等也进入中央管。

（2）松质骨（spongy bone）：分布于长骨的骨骺中部和骨干内侧，也由板层骨构成。数层不太规则的骨板形成大量针状或者片状的骨小梁（bone trabecula），相互连接，构成有较大孔隙的立体网格样结构，使骨组织呈现疏松状，孔隙内充满骨髓。

（3）骨膜：除关节面以外，骨的内、外表面均覆有一层结缔组织膜，分别称为骨外膜和骨内膜。骨外膜（periosteum）分为内、外两层。外层较厚，为致密结缔组织，胶原纤维粗大而密集，细胞较少。有些纤维穿入到外环骨板，称为穿通纤维（perforating fiber）或沙比纤维（Sharpey fiber），具有固定骨膜和韧带的作用。内层较薄，为疏松结缔组织，纤维较少，含有骨祖细胞及丰富的小血管和神经等，这些血管经穿通管进入密质骨，分支形成骨单位中央管内的小血管。骨内膜（endosteum）是贴附于骨髓腔面、骨小梁表面、中央管和穿通管内面的薄层结缔组织，也有小血管由骨髓经穿通管进入骨组织。骨内膜的骨祖细胞在骨表面排列成单层扁平形，细胞间有缝隙连接，可分化为成骨细胞。此外，由于骨内膜分隔了骨组织和骨髓两种钙、磷浓度不同的组织液，可能具有离子屏障功能。

骨膜的主要功能是营养、保护骨组织，并参与骨的生长、改建和修复。

（三）骨的发生和改建

骨由胚胎时期的间充质发生，出生后仍继续生长发育，直到成年才停止增长和增粗，但骨的内部改建持续终生，改建速度随年龄增长而逐渐减缓。骨发生（osteogenesis）的方式有两种，即膜内成骨和软骨内成骨，但其基本过程是一致的，即骨组织形成和骨组织吸收交替进行，相辅相成。

1. 骨组织发生的基本过程　胚胎时期，间充质细胞分裂增殖，分化为骨祖细胞，后者进一步分化为成骨细胞。成骨细胞产生胶原纤维和无定形基质，形成类骨质，细胞之间的距离也同时加大，突起也加长，并被包埋于其中转变为骨细胞。骨盐沉着后，类骨质骨化成为骨基质，即形成骨组织。

成骨细胞在形成新的骨组织的同时，原有骨组织的某些部位又可能被吸收，即破骨细胞溶解吸收旧的骨组织，使骨组织不断改建，以适应个体的生长和发育。

骨发生和生长过程中，骨组织的形成和吸收同时存在且处于动态平衡，这不仅见于胚胎时期，也见于出生后的生长发育时期及成年期。成骨细胞与破骨细胞通过相互调控共同完成骨组织的形成与吸收，保证骨的生长发育与个体生长发育相适应。

2. 膜内成骨　膜内成骨（intramembranous ossification）是由间充质组织先分化成胚性的结缔组织膜，再在此膜内形成骨。顶骨、额骨和锁骨等扁骨均由这种方式发生。在胚性的结缔组织膜将要形成骨的部位先形成骨化中心（ossification center），此处间充质细胞分裂增殖，先分化为骨祖细胞，再增大分化为成骨细胞，成骨细胞在此形成骨组织（图 2-73，图 2-74）。该成骨过程由骨化中心向四周扩展，最初形成针状和片状骨小梁，骨小梁不断增长、增粗，相互连接成网，并向四周发展，形成松质骨。松质骨周围的间充质分化成骨膜。以后骨组织不断生长和改建。以顶骨为例，外表面以成骨为主，内表面以破骨为主，骨的曲度不断改变以适应脑的发育。内、外表

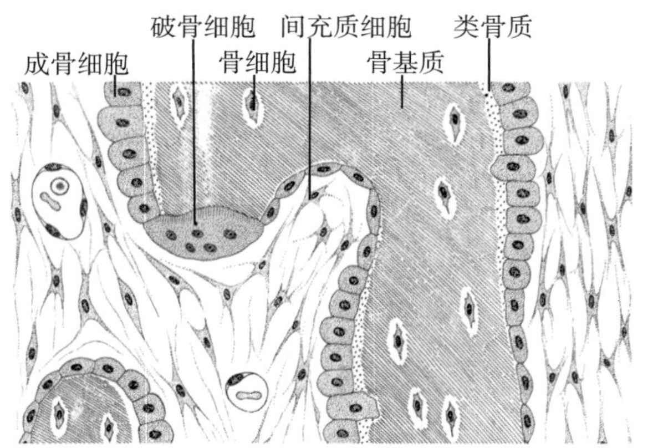

图 2-73　膜内成骨模式图

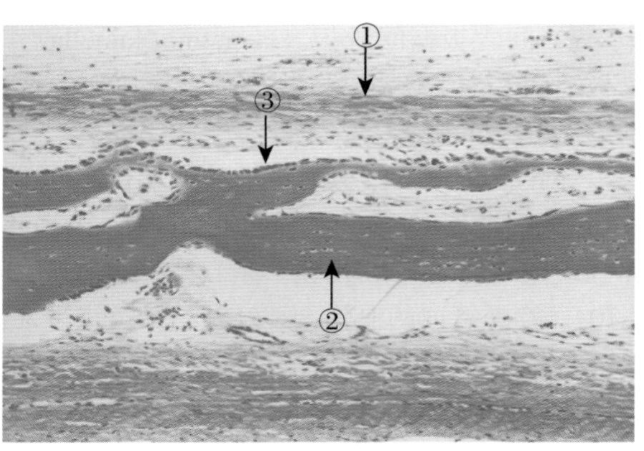

图 2-74　膜内成骨光镜像（HE 染色）
①骨膜；②新生骨片；③成骨细胞

面的密质骨组成内板和外板，其间的松质骨形成板障。

3．软骨内成骨　软骨内成骨（endochondral ossification）即先由间充质形成透明软骨雏形，并随人体发育不断生长，之后软骨组织逐渐被骨组织取代。人体四肢骨、躯干骨及颅底骨等均以此种方式发生。现以长骨发生为例简述如下（图 2-75，图 2-76）。

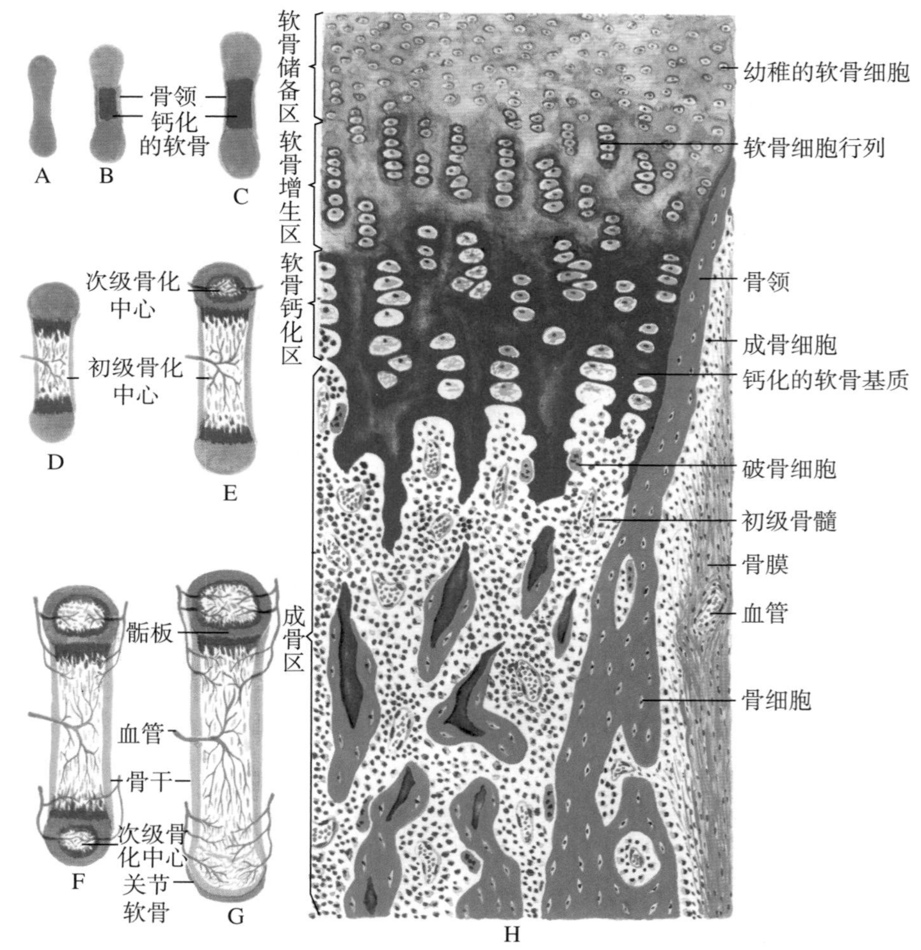

图 2-75　长骨发生与生长示意图
A．软骨雏形；B．骨领形成；C．初级骨化中心出现；D．血管侵入；E．次级骨化中心出现，骨髓腔形成；F-H．长骨加长和增粗

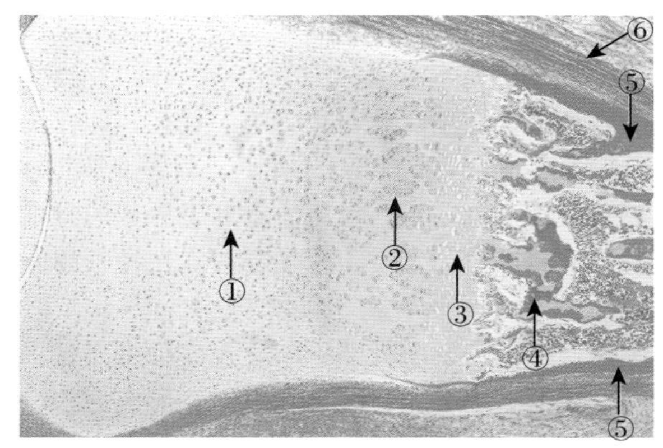

图 2-76　婴儿手指纵切面光镜像（HE 染色）
①软骨区；②软骨增生区；③软骨钙化区；④成骨区；⑤骨领；⑥骨外膜

（1）软骨雏形形成：在长骨发生部位，由间充质形成透明软骨，表面包有软骨膜，其形状与将要形成的长骨相似，称为软骨雏形（cartilage model）。

（2）骨领形成：在软骨雏形中段，相当于骨干部位的软骨膜以膜内成骨方式形成环状骨组织，这层骨组织犹如领圈包绕软骨雏形中段，称为骨领（bone collar），其外表面软骨膜改称骨外膜。随着胚胎发育，骨领向两端不断延伸，并形成长骨的骨干。

（3）初级骨化中心与骨髓腔形成：在骨领形成的同时，软骨雏形中央的软骨细胞停止分裂，体积增大，软骨基质钙化，软骨细胞逐渐凋亡。骨膜中的血管穿越骨领，进入钙化的软骨区，破骨细胞、成骨细胞和间充质细胞也同时进入。破骨细胞以打隧道的方式溶解吸收退化的软骨组织，形成许多与软骨雏形长轴方向较为一致的隧道，成骨细胞则贴附于残存的软骨基质表面成骨，形成以钙化的软骨基质为中轴、表面包绕新生骨组织的条索状结构，称过渡型骨小梁（transitional bone trabecula）。出现过渡型骨小梁的部位称初级骨化中心（primary ossification center），过渡型骨小梁之间的腔隙称为初级骨髓腔，间充质细胞在此分化为网状细胞，形成网状组织。造血干细胞进入并增殖分化，形成骨髓。初级骨化中心形成过程中，软骨雏形两端的软骨组织不断增生，同时不断被破坏并骨化，过渡型骨小梁也陆续被破骨细胞吸收，使许多初级骨髓腔融合成一个不断增大并加长的骨髓腔。

（4）次级骨化中心与骨骺形成：次级骨化中心（secondary ossification center）出现在骨干两端的软骨组织中央，出现时间因骨而异，大多在出生后数月或数年。次级骨化中心的形成，同样经历了软骨细胞肥大、基质钙化、血管侵入和成骨细胞在残存软骨基质上形成松质骨的过程，但骨化方向是从中央向四周辐射进行，最终形成以松质骨为主体的骨骺，以后骨骺的外侧面松质骨被改造成密质骨。骨骺末端表面的薄层透明软骨不被骨化，终生保留，参与构成关节，称关节软骨。骨骺与骨干之间也保留一定厚度的软骨层，称骺板（epiphyseal plate）或生长板，骺板处软骨细胞保持分裂增殖能力，是长骨继续延长的结构基础。

在婴儿长骨（如指骨）的纵切面上可以观察到软骨内骨化的连续过程，从骨骺端到骨干的骨髓腔之间依次可以分出下列 4 个区：①软骨储备区（zone of reserve cartilage）：软骨细胞较小，散在分布，基质呈弱嗜碱性；②软骨增生区（zone of proliferating cartilage）：软骨细胞分裂形成同源细胞群，并纵行排列成细胞柱；③软骨钙化区（zone of calcifying cartilage）：软骨细胞肥大，呈空泡状，细胞核固缩或退化死亡而残留较大的软骨陷窝，软骨基质钙化呈强嗜碱性；④成骨区（zone of ossification）：此区成骨细胞和破骨细胞功能非常活跃，光镜下易于见到。成骨细胞附着于钙化的软骨基质表面分泌类骨质，形成不断向骨髓腔延伸的过渡型骨小梁。在骨髓腔侧，过渡型骨小梁又不断被其表面附着的破骨细胞破坏和吸收，使骨髓腔不断向长骨的两端延伸，长骨因此不断加长。

到 17 ～ 20 岁，骺板的软骨失去增生能力，被骨组织代替，即在长骨的干、骺之间留下一条骨化的线性骺板痕迹，称为骺线（epiphyseal line），此后长骨停止纵向生长。

在长骨不断加长的过程中，骨干也在不断加粗。骨外膜深部的骨祖细胞分化为成骨细胞，在骨干的表面不断添加类骨质，继而钙化为骨质，骨领增粗。在骨领的内表面，破骨细胞不断吸收骨小梁，使骨髓腔扩大。大约 30 岁后，长骨将不再增粗。

（5）骨单位的形成与改建：骨干的松质骨经不断改建变为密质骨，出现环行骨板，约在出生后 1 年，开始建立骨单位。破骨细胞溶解吸收原有骨组织，形成一些纵列的沟或隧道，来自骨外膜的血管及骨祖细胞进入其中，骨祖细胞分化为成骨细胞，紧贴沟或隧道表面，由外向内逐层形成同心圆排列的骨单位骨板，中央留有中央管，第一代骨单位形成。以后在个体生长发育中，骨单位不断地新生与改建，即旧的骨单位逐渐被分解吸收，新一代骨单位不断形成，旧骨单位的残余部分即为间骨板。与此同时，骨外膜和骨内膜的成骨细胞形成环骨板，并不断改建。由于骨单位的不断形成和外环骨板的增厚，骨干逐渐增粗。成年后骨干不再增长、增粗，但其内部的骨单位改建持续终生，以便与人的整体生长发育相适应（图 2-77）。

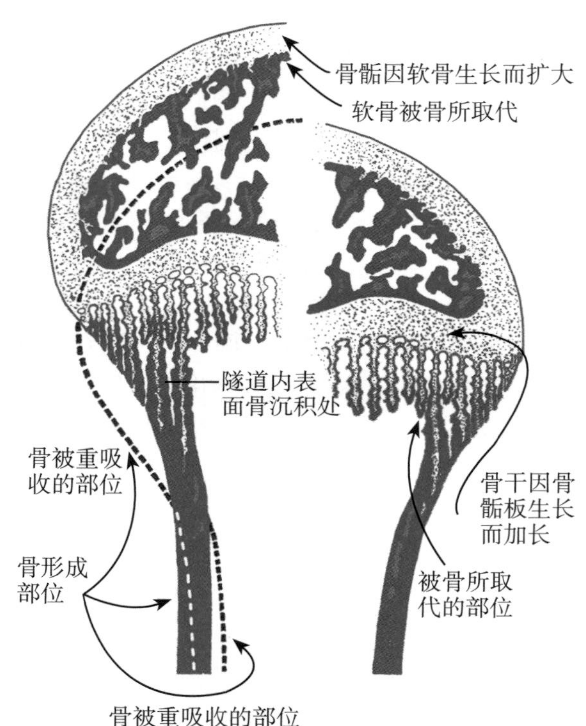

图 2-77　骨外形变化和骨骺发育模式图

框 2-8　骨质疏松

骨质疏松是由于多种原因导致的骨密度和骨量下降，骨组织微结构破坏，造成骨脆性增加，从而容易发生骨折的全身性骨病。WHO 对骨质疏松症定义为在双能 X 线（DEXA）下骨密度低于正常值 2.5 个标准差以上，最明显的骨质疏松部位一般是胸椎和腰椎。骨质疏松可分为与绝经和老年相关的原发性骨质疏松，以及多种疾病引起的继发性骨质疏松。相关统计数据显示 60 岁以上骨质疏松发生率近 1/3，而女性接近 50%。雌激素促进成骨细胞分化，刺激胶原蛋白合成并抑制破骨细胞活性。女性绝经后，雌激素水平降低，破骨细胞功能活跃，加快了骨组织的分解和吸收，而成骨细胞的功能却被抑制，骨组织合成减少，骨量下降，骨间隙增宽，形成骨质疏松。其初期无明显症状，是易被忽视的“寂静的疾病”，后期症状常见腰背疼痛或周身酸痛，脊柱变形、侧弯或身材变矮，易发生脆性骨折且不易愈合，严重影响生活质量。

四、肌组织

肌组织（muscle tissue）主要由肌细胞组成。肌细胞之间有少量的结缔组织以及血管、淋巴管和神经。肌细胞细长，又称为肌纤维（muscle fiber）。肌纤维的细胞膜称为肌膜（sarcolemma），细胞质称为肌质（sarcoplasm），又称为肌浆。肌质中有许多与细胞长轴平行排列的肌丝，它们是肌纤维舒缩功能的主要物质基础。根据结构和功能的特点，将肌组织分为 3 类：骨骼肌、心肌和平滑肌（图 2-78）。骨骼肌和心肌属于横纹肌（striated muscle）。骨骼肌受躯体神经支配，为随意肌；心肌和平滑肌受自主神经支配，为不随意肌。

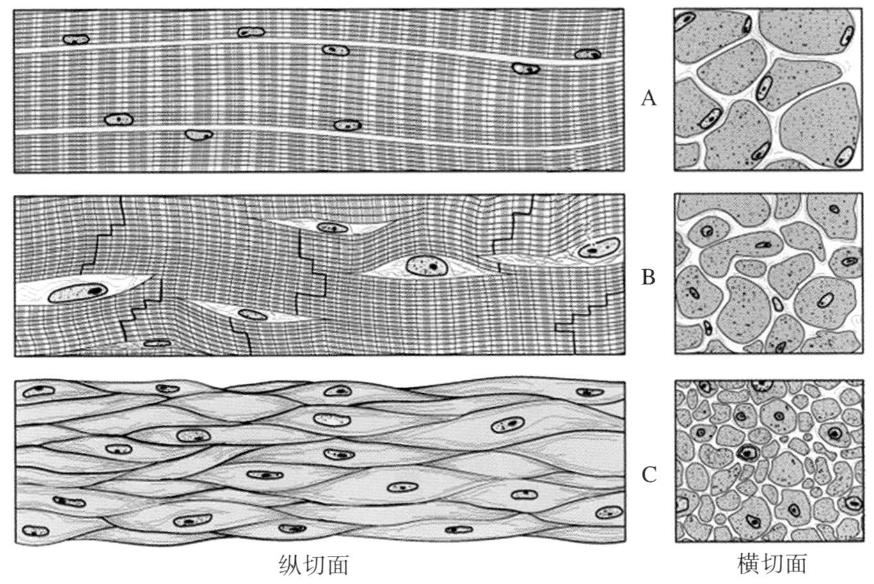

图 2-78　骨骼肌（A）、心肌（B）和平滑肌（C）光镜结构模式图

（一）骨骼肌

骨骼肌（skeletal muscle）一般借肌腱附于骨骼。含有血管和神经的致密结缔组织包裹在整块肌外面形成肌外膜（epimysium），肌外膜的结缔组织伸入肌内，将肌纤维分隔成束，包裹肌束的结缔组织称为肌束膜（perimysium），肌束膜的结缔组织进一步伸入肌纤维之间，每条肌纤维外包裹的薄层结缔组织称为肌内膜（endomysium）。各层结缔组织膜除有支持、连接、营养和保护肌组织的作用外，对单条骨骼肌纤维的活动及肌束和整块骨骼肌的肌纤维群体活动也起着调整作用（图 2-79）。

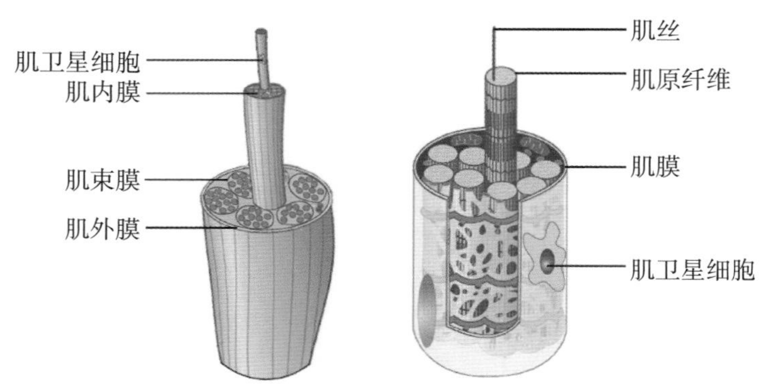

图 2-79 骨骼肌与肌膜光镜结构模式图

1. 骨骼肌纤维的光镜结构 骨骼肌纤维呈长圆柱形，直径为 10 ~ 100 μm，长度一般为 1 ~ 40 mm，最长的可达 10 cm 以上，除舌肌等少数肌纤维外，很少有分支。肌纤维可见明暗相间的横纹（cross striation），一条肌纤维内含有几十个甚至几百个细胞核，位于肌质的周边即肌膜下方。细胞核呈扁椭圆形，异染色质较少，染色较浅。肌质内含许多与细胞长轴平行排列的细丝状肌原纤维（图 2-80），肌膜的外面有基膜紧密贴附，并被肌内膜包绕。骨骼肌纤维的横切面通常呈现为多边形断面，在肌纤维边缘，可见紧贴肌膜的细胞核，部分肌纤维横切面中可见到多个细胞核。肌质呈现颗粒感，为众多肌原纤维的横切面（图 2-81）。

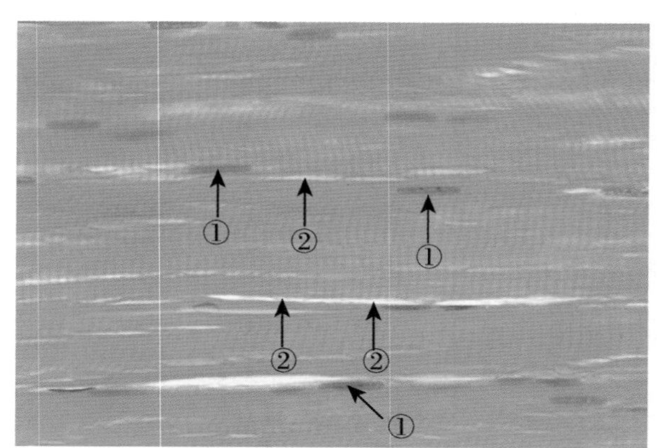

图 2-80 骨骼肌纵切面光镜像（HE 染色）
①骨骼肌细胞核；② 骨骼肌纤维横纹

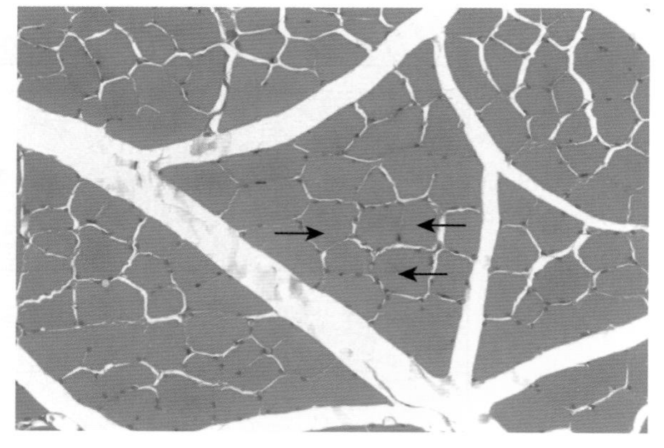

图 2-81 骨骼肌横切面光镜像（HE 染色）
箭头所示为颗粒状的肌原纤维横切面

肌原纤维（myofibril）直径为 1 ~ 2 μm，沿肌纤维长轴平行排列，每条肌原纤维上都有明暗相间的带，由于各条肌原纤维的明带和暗带都相应地排列在同一平面上，从而构成了骨骼肌纤维明暗交替的周期性横纹。在偏振光显微镜下，明带（light band）呈单折光，为各向同性

(isotropic)，又称为 I 带；暗带（dark band）呈双折光，为各向异性（anisotropic)，又称为 A 带。暗带中央有一条浅色的窄带，称为 H 带，H 带中央还有一条深色的 M 线。明带中央则有一条深色的细线，称为 Z 线。相邻两条 Z 线之间的一段肌原纤维称为肌节（sarcomere)。每个肌节都由 1/2 I 带 +A 带 +1/2 I 带组成。暗带的长度恒定，为 1.5 μm；明带的长度依骨骼肌纤维的收缩舒张状态而异，最长可达 2 μm；肌节长 1.5 ～ 3.5 μm，在一般安静状态下约为 2 μm，肌节递次排列构成肌原纤维。肌节是肌原纤维结构功能的基本单位，构成骨骼肌纤维收缩和舒张运动的结构基础（图 2-82，图 2-83）。在骨骼肌纤维肌膜与基膜之间有一种扁平有突起的细胞，称为肌卫星细胞（muscle satellite cell)，排列在肌纤维的表面，当肌纤维受损伤后，此种细胞可分化形成肌纤维。

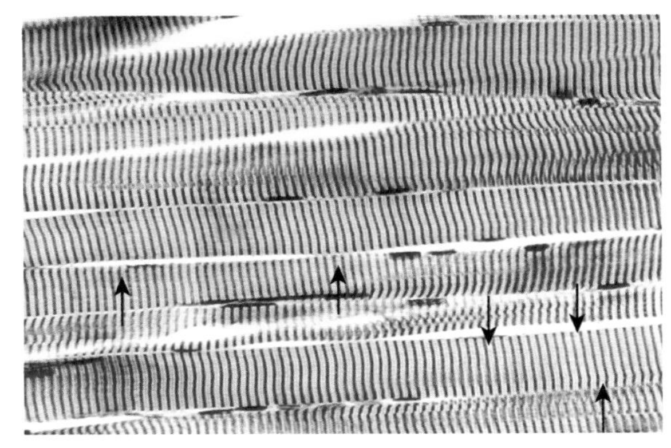

图 2-82　骨骼肌纵切面光镜像（铁苏木精染色）
箭头所示为明带中央的 Z 线

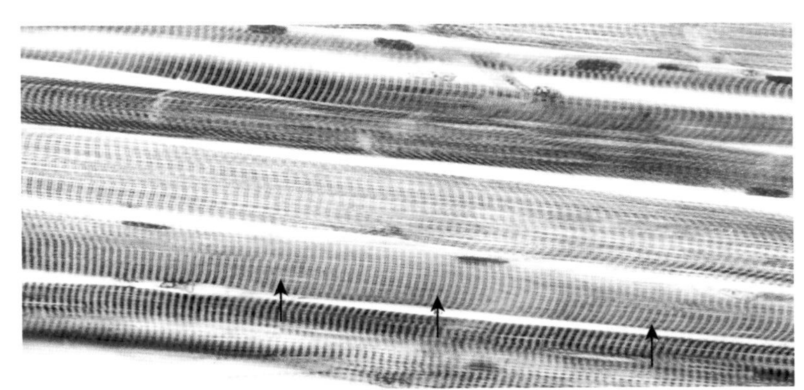

图 2-83　骨骼肌纵切面光镜像（铁苏木精染色）
箭头所示为暗带中央的 H 带

2．骨骼肌纤维的电镜结构

（1）肌原纤维：肌原纤维由粗、细两种肌丝构成，沿肌原纤维的长轴排列。粗肌丝（thick myofilament）位于肌节 A 带，中央借 M 线固定，两端游离于细肌丝之间，末端止于明带和暗带交界处。细肌丝（thin myofilament）一端固定在 Z 线上，另一端插入粗肌丝之间，止于 H 带外侧。因此，明带仅由细肌丝构成，H 带仅有粗肌丝，而 H 带两侧的暗带内既有粗肌丝又有细肌丝。在横切面上可见 1 条粗肌丝周围有 6 条细肌丝，而 1 条细肌丝周围有 3 条粗肌丝（图 2-84，图 2-85）。

粗肌丝的分子结构：粗肌丝长约 1.5 μm，直径为 15 nm，由肌球蛋白（myosin）分子组成。肌球蛋白分子形如豆芽，分为头和杆两部分，在头和杆的连接点及杆上有两处类似关节的结构，可以屈动。若干肌球蛋白分子平行排列，集结成束，组成一条粗肌丝。M 线两侧的肌球蛋白对称排列，杆部均朝向粗肌丝的中段，头部则朝向粗肌丝两端并露出表面，称为横桥（cross bridge)。紧邻 M 线两侧的粗肌丝只有肌球蛋白杆部而没有头部，所以表面光滑。肌球蛋白头部含有 ATP 酶，可与 ATP 结合。当肌球蛋白分子头部与细肌丝的肌动蛋白接触时，ATP 酶才被激活，分解 ATP，释放能量，使横桥向 M 线方向屈动。

细肌丝的分子结构：细肌丝长约 1 μm，直径为 5 nm，细肌丝由肌动蛋白（actin)、原肌球蛋

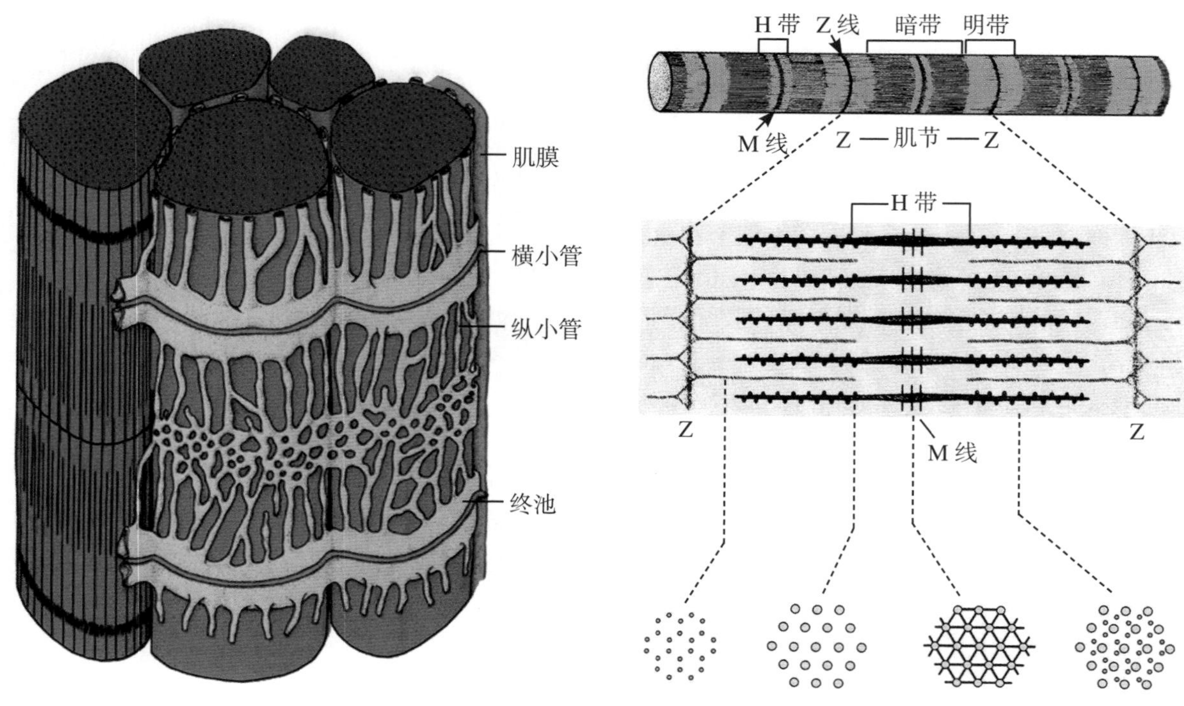

图 2-84　骨骼肌纤维电镜结构模式图

图 2-85　骨骼肌肌原纤维电镜结构模式图

白（tropomyosin）和肌钙蛋白（troponin）组成。肌动蛋白由球形的肌动蛋白单体接连成串珠状，并形成双股螺旋链。每个球形的肌动蛋白单体上都有一个可以与粗肌丝的肌球蛋白头部相结合的位点，但在肌纤维处于非收缩状态时，该位点被原肌球蛋白掩盖。原肌球蛋白是由两条双股螺旋多肽链组成的，首尾相连，嵌于肌动蛋白双股螺旋链的浅沟内，每一个原肌球蛋白跨越 7 个肌动蛋白单体。肌钙蛋白由 3 个球形亚单位组成，分别简称为 TnT、TnI 和 TnC。肌钙蛋白借 TnT 附于原肌球蛋白分子上，TnI 是抑制肌动蛋白与肌球蛋白相互作用的亚单位，TnC 则是能与 Ca^{2+} 结合的亚单位（图 2-86）。

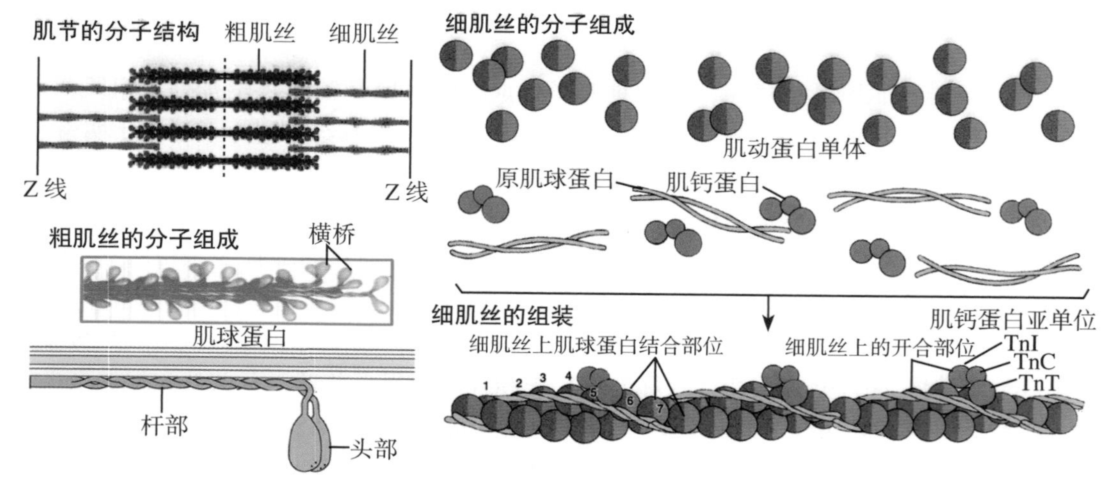

图 2-86　骨骼肌粗、细肌丝分子结构模式图

（2）横小管：横小管（transverse tubule）或称为 T 小管，它是肌膜向肌质内凹陷形成的管状结构，其走向与肌纤维长轴垂直，故称为横小管。人与哺乳动物的横小管位于 A 带与 I 带交界

处，同一水平的横小管分支吻合，环绕在每条肌原纤维周围（图 2-84）。横小管可将肌膜的兴奋迅速传到每个肌节。

（3）肌质网：肌质网（sarcoplasmic reticulum）又称为肌浆网，是肌纤维内特化的滑面内质网，在相邻的两个横小管之间形成互相连通的小管网，纵行包绕在每条肌原纤维周围，故又称为纵小管（图 2-84）。位于横小管两侧的肌质网扩大为呈环行的扁囊，称为终池（terminal cisternae），终池之间则是相互吻合的纵行小管网。每条横小管与其两侧的终池共同组成三联体（triad）（图 2-84），并在此部位将神经冲动从横小管的肌膜传到肌质网膜。肌质网的膜上有丰富的钙泵和钙通道。钙泵能逆浓度差将肌质中的 Ca^{2+} 泵入肌质网内贮存，使其内的 Ca^{2+} 浓度为肌质中的上千倍。当肌质网膜接受神经冲动后，钙通道开放，大量 Ca^{2+} 涌入肌质。此外，肌原纤维之间含有大量线粒体、糖原以及少量脂滴，肌质内还有可与氧结合的肌红蛋白。

3．骨骼肌纤维的收缩原理　目前认为，骨骼肌收缩的机制是肌丝滑动学说（sliding filament hypothesis）。其过程大致如下：①运动神经末梢将神经冲动传递给肌膜；②肌膜的兴奋性经横小管传递给肌质网，钙通道开放，大量 Ca^{2+} 涌入肌质；③ Ca^{2+} 与肌钙蛋白结合，引起肌钙蛋白、原肌球蛋白发生构型或位置变化，暴露出肌动蛋白上与肌球蛋白分子头部结合的位点，两者迅速结合；④ ATP 分解并释放能量，肌球蛋白的头及杆发生屈动，将肌动蛋白链向 M 线牵引；⑤细肌丝在粗肌丝之间向 M 线滑动，I 带变窄，A 带长度不变，但 H 带因细肌丝的插入而变窄甚至消失，肌节缩短，肌纤维收缩；⑥收缩结束后，肌质内 Ca^{2+} 被泵入肌质网，肌钙蛋白等恢复原来的构型，原肌球蛋白恢复原位又掩盖肌动蛋白位点，一个新的 ATP 与肌球蛋白分子的头部结合，肌球蛋白分子头部与肌动蛋白脱离接触，细肌丝退回原处，肌节恢复原来舒张时的长度，肌纤维处于松弛状态（图 2-87，图 2-88）。

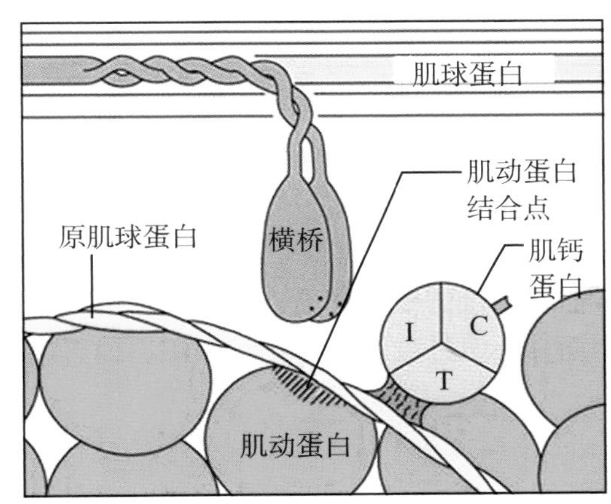

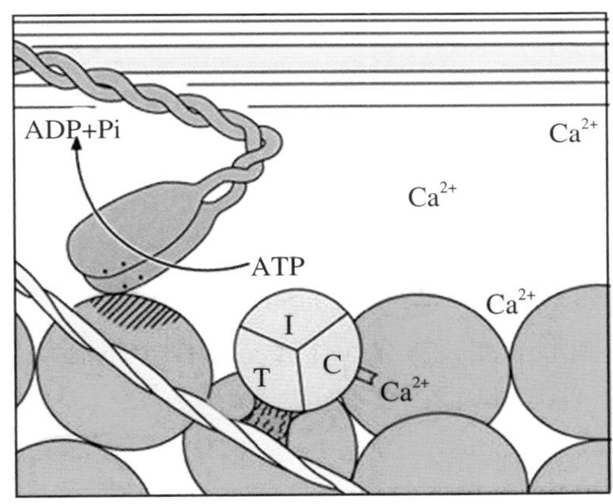

图 2-87　骨骼肌纤维收缩的分子结构模式图

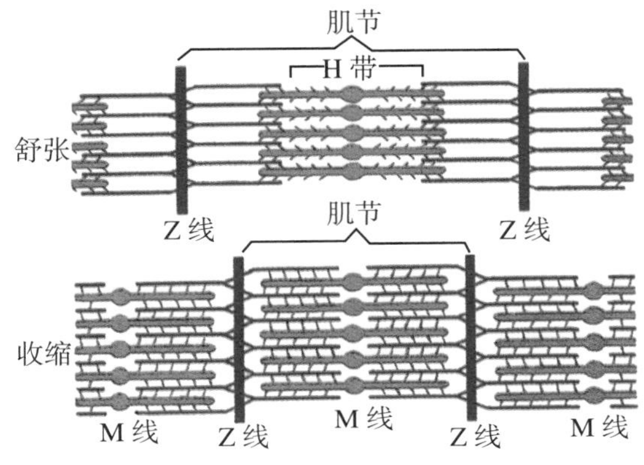

图 2-88　骨骼肌肌节收缩的结构模式图

框 2-9 骨骼肌的发生、修复和增生

骨骼肌细胞来源于生肌节、体壁中胚层及鳃弓的间充质细胞。间充质细胞首先分化为单核、梭形、有突起的成肌细胞（myoblast），然后快速分裂增殖，排列成束，并相互融合形成长柱状的多核细胞，称为“肌管”（myotube）。肌管细胞内出现肌原纤维，细胞形态也逐渐变长，多个细胞核排列在细胞中央，而周围的成肌细胞继续加入肌管。随着肌管细胞内肌原纤维增多，原本居中的细胞核移向周边，肌管逐渐发育成为骨骼肌细胞。微管在骨骼肌细胞发育为长纤维状的过程中起着关键性的作用。早期成肌细胞含少量与细胞长轴平行的微管，当肌管细胞形成时，微管增多。若在细胞培养液中加入破坏微管的秋水仙素，就不能形成长纤维状的肌细胞，而出现球形肌细胞。

一般认为骨骼肌细胞在出生后不再增多，但其直径和长度随着机体发育而增加。肌细胞可合成新的肌丝附加到原有的肌原纤维，而肌原纤维的直径增加到一定程度，可纵向分离产生新的肌原纤维。在骨骼肌纤维表面，有一种扁平形、有突起的肌卫星细胞，在骨骼肌发育或当肌纤维受损伤时，肌卫星细胞可增殖分化为类似胚胎时期的成肌细胞，与原有肌纤维融合，不但增加肌细胞直径，也增加肌细胞核数量，参与肌纤维的修复。目前认为肌卫星细胞是骨骼肌中的干细胞。

（二）心肌

心肌（cardiac muscle）分布于心脏和邻近心脏的大血管管壁中。心肌收缩具有自动节律性，缓慢而持久，不易疲劳。

1．心肌纤维的光镜结构 心肌纤维呈短圆柱状，有分支，互相连接成网。心肌纤维的连接处称为闰盘（intercalated disc），在 HE 染色的标本中呈着色较深的横行或阶梯状粗线。心肌纤维的细胞核呈卵圆形，位居中央，有的细胞含有双核。心肌纤维的肌质较丰富，多聚在细胞核的两端，其中含有丰富的线粒体和糖原及少量脂滴和脂褐素。脂褐素为残余体，随年龄的增长而增多。心肌纤维有明暗相间的周期性横纹，但不如骨骼肌纤维的横纹明显。心肌纤维的横切面通常呈现为圆形断面，可见位于中央的圆形细胞核横切面。心肌纤维之间有结缔组织，内含较多的毛细血管（图 2-89，图 2-90）。

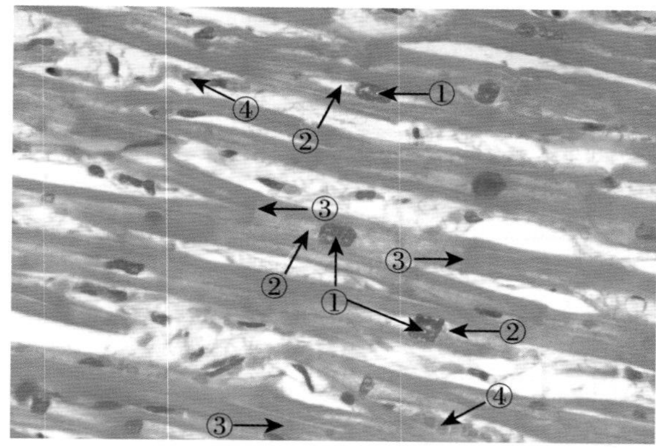

图 2-89 心肌纤维纵切面光镜像（HE 染色）
①细胞核；②核周肌浆丰富区；③闰盘；④毛细血管

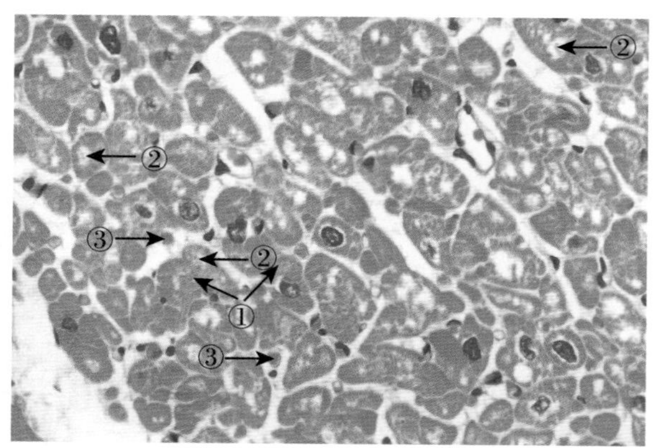

图 2-90 心肌纤维横切面光镜像（HE 染色）
①肌丝束横切面；②核周肌浆丰富区；③毛细血管

2．心肌纤维的电镜结构　心肌纤维也含有粗、细两种肌丝，它们在肌节内的排列分布与骨骼肌纤维相同，也有肌质网和横小管等结构。与骨骼肌相比，心肌纤维的特点是：①不形成明显的肌原纤维，肌丝被少量肌质和大量纵行排列的线粒体分隔成粗细不等的肌丝束，以致横纹不如骨骼肌明显。②横小管较短粗，位于 Z 线水平。③肌质网比较稀疏，纵小管不发达，终池小且数量少，横小管两侧的终池往往不同时存在，多见横小管与一侧的终池紧贴形成二联体（diad）（图 2-91）。因此，心肌纤维贮存 Ca^{2+} 的能力不强，收缩前需要从细胞外摄取 Ca^{2+}。④闰盘位于 Z 线水平，由相邻两个肌纤维的分支处伸出许多短突相互嵌合而成，常呈阶梯状。在心肌纤维的横向连接部位，有黏着小带和桥粒，起牢固的连接作用；在纵向连接的部位有缝隙连接，便于细胞间化学信息的交流和电冲动的传导，同步化心房肌和心室肌整体地收缩和舒张（图 2-91，图 2-92）。⑤心房肌纤维除有收缩功能外，还具有内分泌的功能，可分泌心房钠尿肽（atrial natriuretic peptide），或称为心钠素，具有排钠、利尿及扩张血管、降低血压的作用。

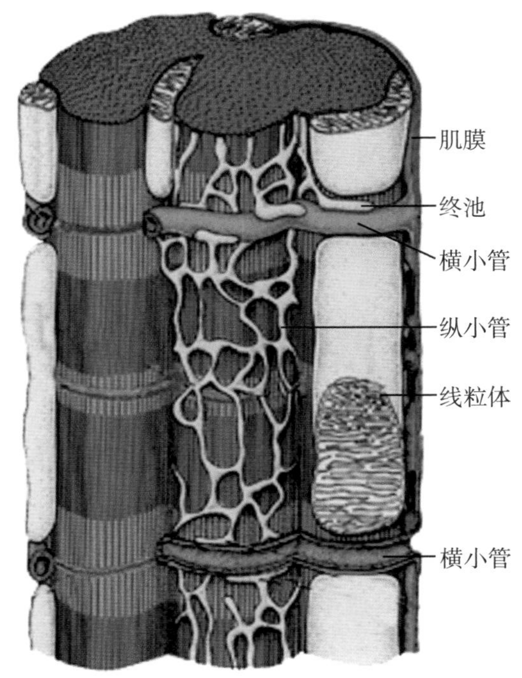

图 2-91　心肌纤维电镜结构立体模式图

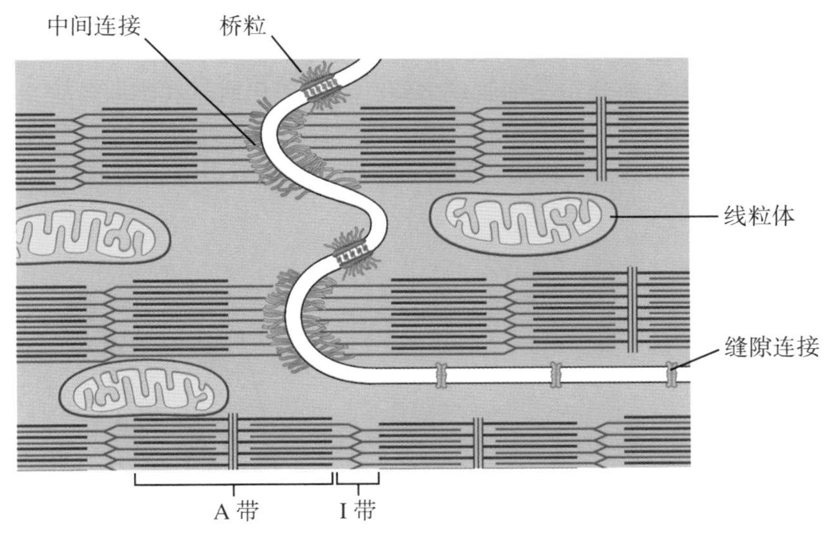

图 2-92　心肌闰盘电镜结构模式图

（三）平滑肌

平滑肌（smooth muscle）广泛分布于血管、消化道、呼吸道等中空性器官的管壁内，属于不随意肌。

1．平滑肌纤维的光镜结构　平滑肌纤维呈长梭形，单个细胞核呈长椭圆形或杆状，位于中央（图 2-93，图 2-94）。平滑肌纤维收缩时，细胞核可扭曲呈螺旋形。平滑肌纤维一般长 200 μm，直径为 8 μm；但大小不均，如小血管壁平滑肌纤维短至 20 μm，而妊娠期子宫平滑肌

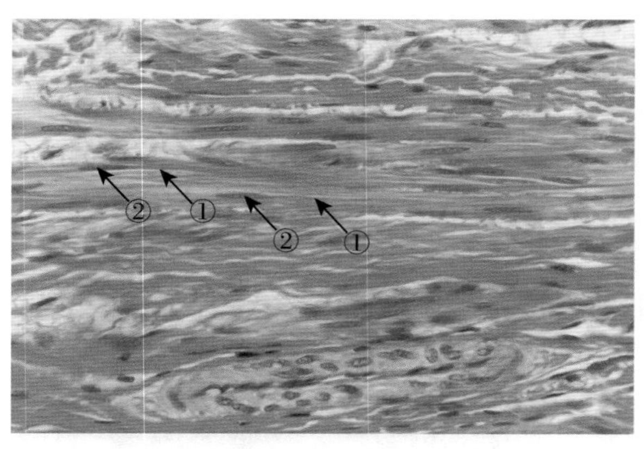

图 2-93　平滑肌光镜像（HE 染色）
①平滑肌纤维纵切面；②平滑肌细胞核

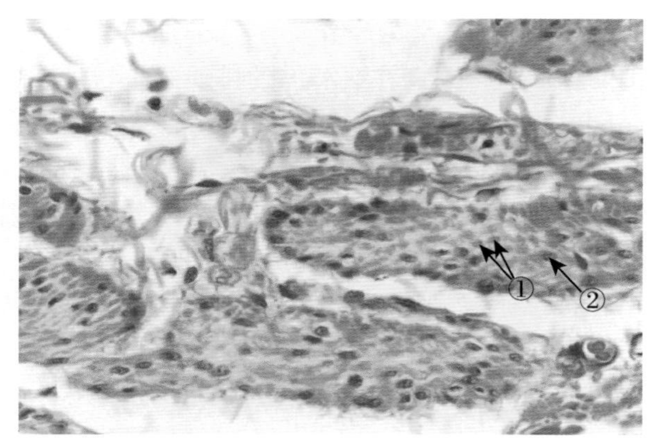

图 2-94　平滑肌光镜像（HE 染色）
①平滑肌纤维横切面；②平滑肌细胞核

可长达 500 μm。平滑肌横切面呈大小不等的圆形断面，大的断面中央可见细胞核的横切面。平滑肌纤维可单独存在，多数是成束或成层分布。

2．平滑肌纤维的电镜结构　平滑肌纤维的肌膜向肌质内凹陷形成数量众多的小凹（caveola），相当于横纹肌的横小管。肌质网不发达，呈稀疏的小管状，位于肌膜下，与小凹相邻近。细胞核两端的肌质较多，含有线粒体、高尔基复合体、粗面内质网、游离核糖体及脂滴（图 2-95）。平滑肌纤维内没有肌原纤维，但细胞骨架系统比较发达，主要由密斑（dense patch）、密体（dense body）、中间丝（intermediate filament）、粗肌丝和细肌丝组成。密斑和密体都是电子致密的小体，但分布的部位不同。密斑位于肌膜内侧，密体位于细胞质内，两者之间由中间丝相连。细肌丝主要由肌动蛋白组成，一端固定于密斑或密体上，另一端游离，环绕在粗肌丝周围。粗肌丝由肌动蛋白构成，均匀地分布在细肌丝之间。若干条粗肌丝和细肌丝聚集形成肌丝单位，又称为收缩单位（contractile unit）（图 2-96）。平滑肌的收缩也是通过肌丝单位的粗、细肌丝之间的滑动完成的。由于细肌丝以及细胞骨架的附着点密斑呈螺旋状分布，当肌丝滑动时，肌纤维呈螺旋状扭曲，长轴缩短。

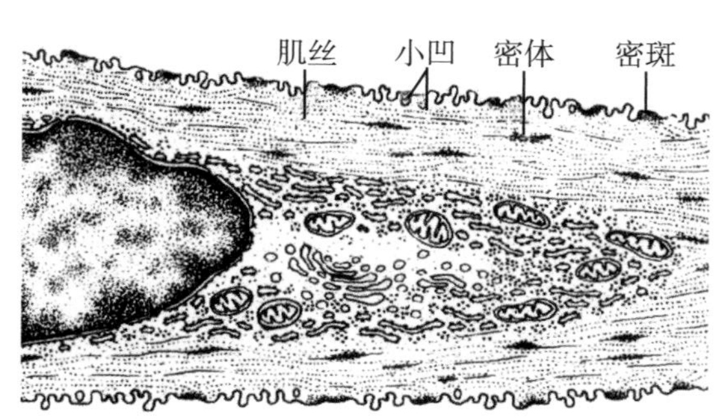

图 2-95　平滑肌纵切面电镜结构模式图

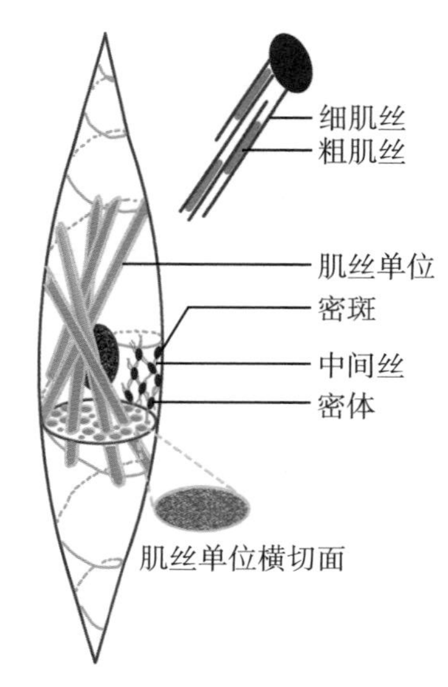

图 2-96　平滑肌肌丝单位结构模式图

3．平滑肌纤维间的连接与排列方式　平滑肌纤维除单个、分散地存在于消化管固有层中或小血管壁外，大多数成束或成层构成内脏器官的壁。在平滑肌束或层中，平滑肌纤维多相互平行，交错排列，且一个肌纤维的中部与邻近肌纤维两端的细部紧密地贴在一起。平滑肌纤维之间有较发达的缝隙连接，信息相通，肌膜兴奋性也能迅速传导，使许多平滑肌纤维同步收缩，而使相互连接的平滑肌纤维构成一个功能上的整体。

三种肌组织的比较

五、神经组织

神经组织（nerve tissue）主要由神经细胞（nerve cell）和神经胶质细胞（neuroglial cell）组成。神经细胞又称神经元（neuron），是神经系统的结构和功能单位，具有接受刺激、整合信息和传导冲动的能力。通过神经元之间的相互联系，对接受的信息加以分析和整合，可传递给肌细胞、腺细胞等效应细胞，调节其功能；此外，神经元也是意识、记忆、思维和行为调节的基础。神经胶质细胞的数量是神经元的 10 ～ 50 倍，对神经元起支持、营养、保护、绝缘和修复等作用，也涉及神经递质和活性物质的代谢，参与构成神经元功能活动的微环境。

（一）神经元

神经元大小不等，形态不一，但都可分为胞体和突起两部分。神经元接受刺激，传导神经冲动。

1．神经元的分类　神经元种类繁多，根据突起的多少，神经元分为假单极神经元（pseudounipolar neuron）、双极神经元（bipolar neuron）和多极神经元（multipolar neuron）；根据功能的不同，分为感觉神经元（sensory neuron）、运动神经元（motor neuron）和中间神经元（interneuron）；根据轴突的长短，分为高尔基Ⅰ型神经元（Golgi type Ⅰ neuron）和高尔基Ⅱ型神经元（Golgi type Ⅱ neuron）；根据神经元释放的神经递质，分为胆碱能神经元（cholinergic neuron）、胺能神经元（aminergic neuron）、氨基酸能神经元（amino acidergic neuron）和肽能神经元（peptidergic neuron）（图 2-97，图 2-98）。

2．神经元的结构　神经元是高度分化的细胞，由胞体和突起两部分组成（图 2-99）。根据结构和功能不同，突起分为轴突和树突。

（1）胞体：胞体是神经元的营养和代谢中心，主要位于大脑和小脑的皮质、脑干和脊髓的灰质以及神经节内。其形态各异，有圆形、锥形、梭形和星形等；体积差异也很大，小的直径仅 4 ～ 5 μm，大的可达 150 μm。胞体由细胞膜、细胞质和细胞核构成。

1）细胞膜：神经元的细胞膜是可兴奋膜，具有接受刺激、处理信息、产生和传导神经冲动的功能。神经元细胞膜上镶嵌着某些特殊蛋白质，对特定的离子进出起控制作用，这类蛋白质称为离子通道（ionic channel）。受膜电位控制离子通道开关的，称为电压门控通道（voltage-gated channel）。受化学信号与膜受体结合而控制的离子通道，称化学门控通道（chemically-gated channel）。

2）细胞质：又称为核周质，除含有滑面内质网、高尔基复合体、线粒体、溶酶体等细胞器外，还富含尼氏体、神经原纤维和脂褐素等结构。尼氏体和神经原纤维为其光镜的特征性结构（图 2-100，图 2-101）。

尼氏体（Nissl body）最初由 Nissl 于 1892 年在猫面神经核的神经元核周质内发现。尼氏体在光镜下呈嗜碱性小体或颗粒（图 2-100）。不同种类的神经元尼氏体的形态和大小有所不同，如脊髓灰质前角运动神经元的尼氏体较大，呈虎斑样，又称为虎斑小体（tigroid body）（图 2-100A）；而小脑浦肯野细胞和脊神经节神经元的尼氏体呈细颗粒状，并且散在分布（图 2-100B）。尼氏体的形态和数量因神经元的功能状态不同而有差别。尼氏体在电镜下由许多平行排列的粗面

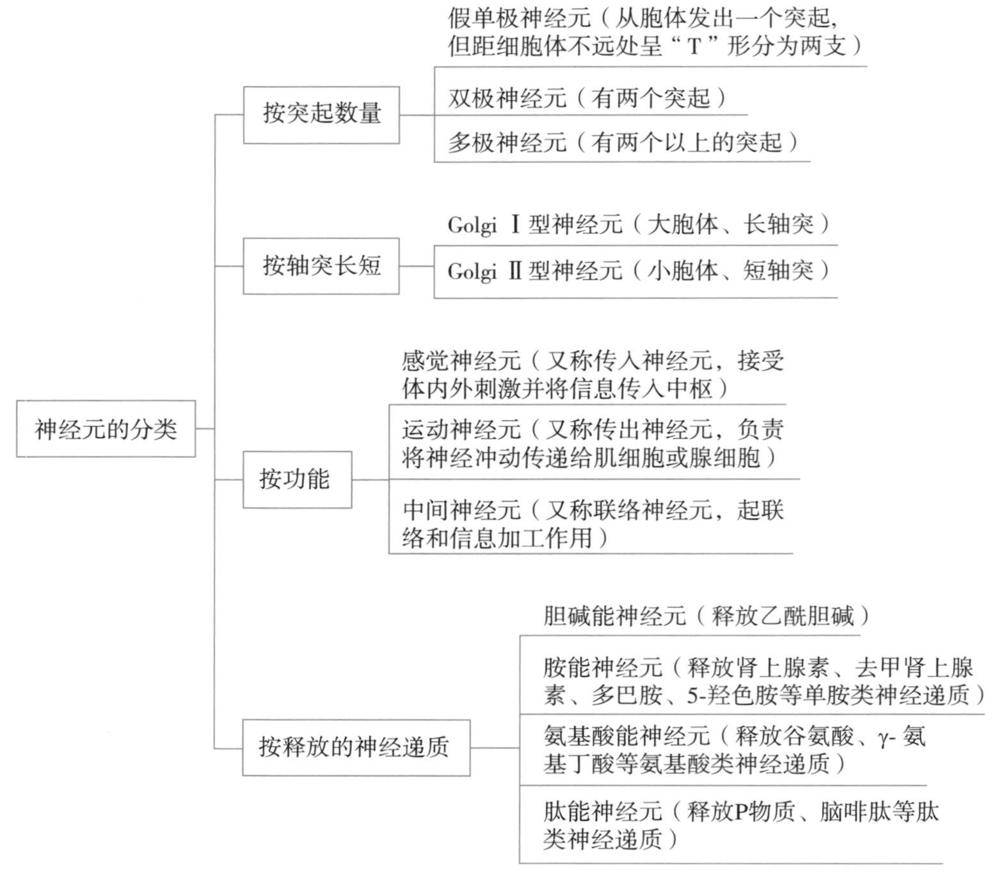

图 2-97　神经元的分类

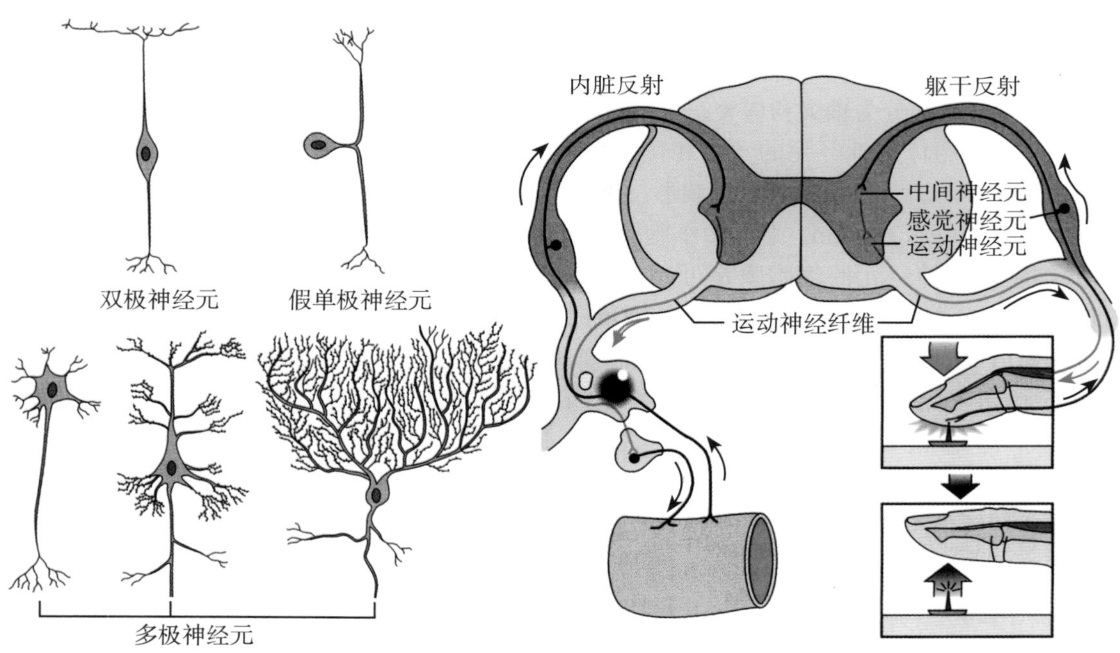

图 2-98　神经元的主要类型模式图

内质网及游离核糖体构成（图 2-101）。它的主要功能是合成蛋白质，包括更新细胞器所需的结构蛋白以及合成神经递质（neurotransmitter）所需要的酶类和肽类的神经调质（neuromodulator）。神经递质是神经元向其他神经元或效应细胞传递信息的化学载体，一般为小分子物质，主要在胞体内合成后以小泡的形式储存于神经元轴突终末；神经调质一般为肽类物质，能调节神经元对神经递质的反应。

神经原纤维（neurofibril）构成神经元的细胞骨架。HE 染色不易观察，在神经组织银染切片标本中，神经原纤维在核周质内呈交织成网的棕褐色细丝状结构，并且延伸入突起。电镜下，神经原纤维主要由神经丝和微管成束分布而成。神经丝（neurofilament）是神经元内的中间丝，直径介于微丝和微管之间。神经原纤维作为细胞骨架，参与物质转运。

脂褐素（lipofuscin）光镜下呈棕黄色颗粒状，是沉积在核周质内的一种棕黄色的色素。脂褐素的内容物为溶酶体消化后的残存体，随年龄增长而积累增多。

3）细胞核：大而圆，多位于神经元的细胞体中央，因常染色质丰富，故着色浅，呈空泡状。神经元的核仁明显，呈圆形（图 2-100）。

树突
尼氏体
细胞体
轴丘
侧支
轴突
轴突终末

图 2-99　神经元模式图

（2）树突：神经元有一个或多个树突（dendrite），一般自胞体发出后即反复分支，逐渐变细。树突内的结构与神经元的核周质基本相似，也含有尼氏体（图 2-100）。树突表面可见许多棘状小突起，形状和长短不一，称为树突棘（dendritic spine）。电镜下，树突棘内含有 2 ~ 3 层滑面内质网形成的板层，其间有少量致密物质，称为棘器（spine apparatus）。树突的功能是接受刺激并将冲动传入神经元的细胞体，树突棘可扩大神经元接受刺激的表面积。树突分支多及树突棘数量多的神经元易接受较多的冲动。

（3）轴突：神经元一般只有一个轴突（axon），细而长，表面光滑无棘，直径均一。与树突不同，轴突分支少，只有在距细胞体较远处或在接近轴突终末处才发出分支。轴突表面的细胞膜称为轴膜（axolemma），细胞质称为轴质（axoplasm）。光镜下，轴突自细胞体发出的部位称轴丘

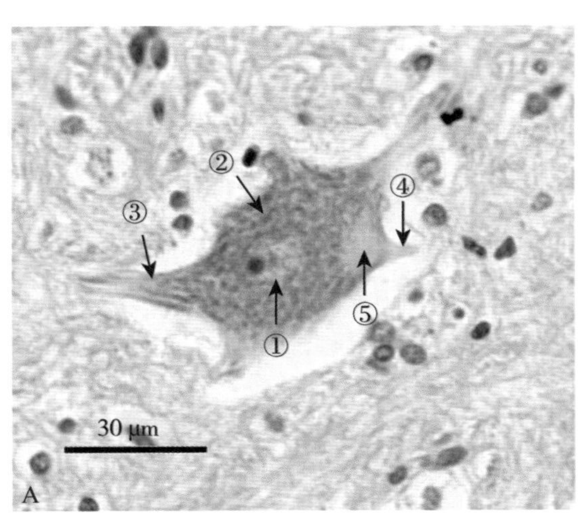

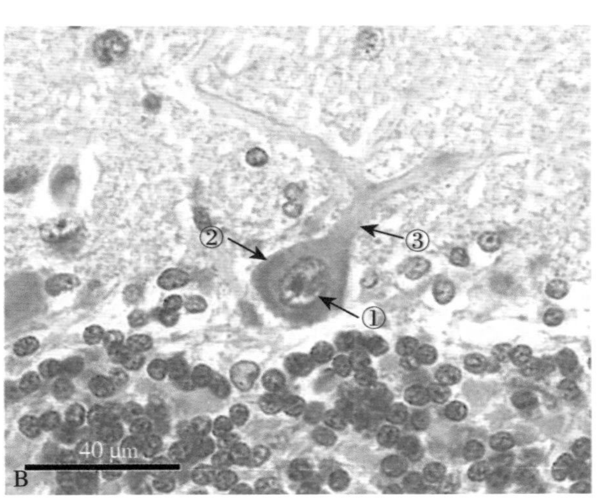

图 2-100　神经元光镜像（HE 染色）

A．脊髓前角运动神经元　①细胞核；②尼氏体；③树突；④轴突；⑤轴丘

B．小脑浦肯野细胞　①细胞核；②尼氏体；③主树突

(axon hillock)，呈圆锥形，为无尼氏体的浅染区（图 2-100A）。轴质内也无尼氏体。电镜下，轴质内有大量与轴突长轴平行排列的微丝、神经丝和微管，微丝分布在轴膜下方，微管成束分布在轴突中央，神经丝构成轴质中的主要网架结构。轴突的主要功能是传导神经冲动。神经冲动在轴丘处轴膜发生，并沿着轴膜传导至轴突终末。

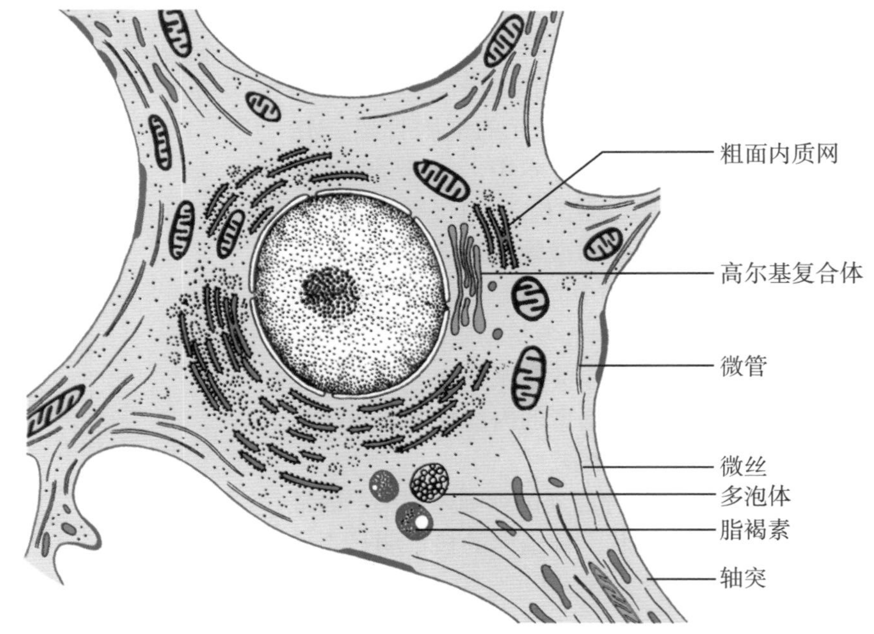

图 2-101　神经元电镜结构模式图

（二）突触

突触（synapse）是神经元与神经元之间，或神经元与非神经细胞之间的一种特化的连接，是传递信息的功能部位。根据信息在突触的传导方向，将突触分为轴 - 树突触、轴 - 棘突触、轴 - 体突触、轴 - 轴突触、树 - 树突触和体 - 体突触，前三种最常见（图 2-102A）。根据传递信息方式的不同，突触分为化学突触和电突触两种类型。电突触是通过缝隙连接的低电阻传导冲动，具有双向快速传递的特点。化学突触以神经递质作为通信的媒介，是最多见、分布最广泛的突触类型。通常所说的突触即化学突触。

化学突触由突触前成分（presynaptic element）、突触间隙（synaptic cleft）和突触后成分（postsynaptic element）组成（图 2-102B）。突触前成分和突触后成分彼此相对的细胞膜较其余部位略增厚，分别称为突触前膜（presynaptic membrane）和突触后膜（postsynaptic membrane），两膜之间的间隙称为突触间隙。

突触前成分通常是神经元的轴突终末，包括突触前膨大和突触前膜。突触前膜富含电位门控通道。在银染标本上突触前成分呈现棕褐色圆形颗粒，称为突触小体（synaptic knob），也称突触扣结（synaptic button）（图 2-102A）。电镜下，突触前成分内含许多突触小泡及少量线粒体、滑面内质网、微管、微丝等。突触小泡的膜外附有一种称为突触素 Ⅰ（synapsin Ⅰ）的蛋白，它将突触小泡与细胞骨架连接在一起。当神经冲动沿轴膜传至轴突终末时，触发突触前膜上的电位门控钙通道开放，细胞外的 Ca^{2+} 进入突触前成分，引起突触素 Ⅰ 发生磷酸化修饰，导致突触小泡与细胞骨架分离，并沿着细胞骨架到达突触前膜，与突触前膜锚定、融合，并通过出胞作用(exocytosis）将神经递质释放到突触间隙内。

突触后成分是与突触前膜相对应的下一神经元的细胞膜部分，主要为突触后膜。在突触后膜

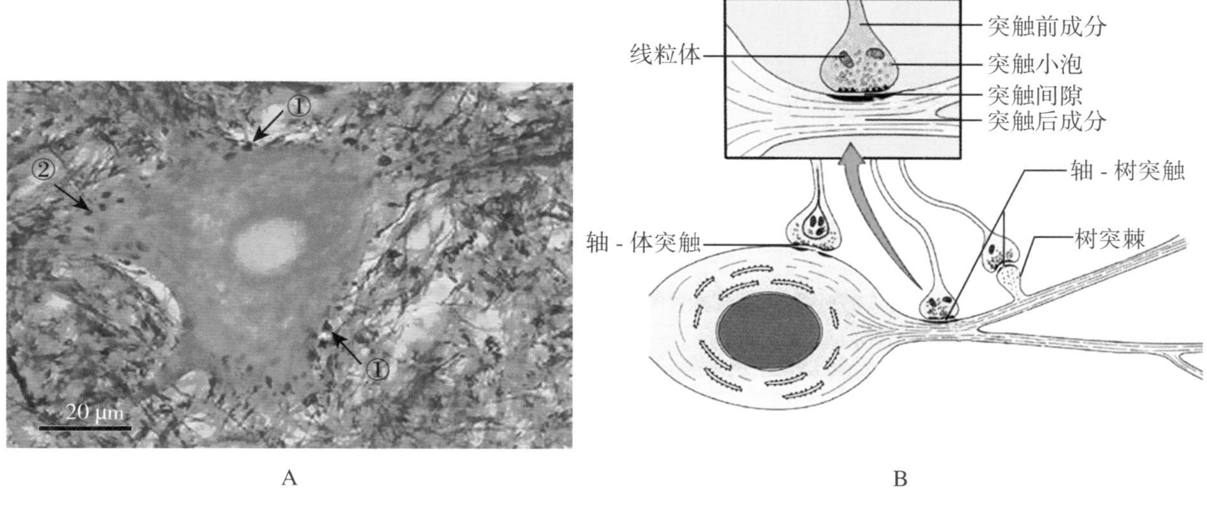

图 2-102　化学突触

A．光镜像（镀银染色）①细胞体上的突触；②树突上的突触

B．电镜结构模式图

的胞质面聚集有一层均匀而致密的物质，因此比一般细胞膜略厚。突触后膜上含有特定的受体和化学门控的离子通道。释放到突触间隙内的神经递质与突触后膜上的相应受体特异性结合，引起与受体偶联的化学门控通道开放，使相应离子进出，改变突触后膜内、外离子的分布，产生兴奋性或抑制性变化，进而影响所支配效应细胞的活动。

（三）神经胶质细胞

神经胶质细胞简称为神经胶质（neuroglia）或胶质细胞（glial cell），广泛分布于中枢和周围神经系统。胶质细胞也具有突起，但无树突和轴突之分，无传导神经冲动的功能。中枢神经系统的神经胶质细胞包括星形胶质细胞（astrocyte）（分为原浆性星形胶质细胞和纤维性星形胶质细胞）、少突胶质细胞（oligodendrocyte）、小胶质细胞（microglia）和室管膜细胞（ependymal cell），周围神经系统的神经胶质细胞包括施万细胞（Schwann cell）和卫星细胞（satellite cell）（图 2-103）。

（四）神经纤维和神经

神经纤维（nerve fiber）由神经元的长轴突和包在其外面的神经胶质细胞组成。神经纤维参与构成中枢神经系统的白质以及周围神经系统的脑神经、脊神经和自主神经。根据胶质细胞是否形成髓鞘（myelin sheath），神经纤维分为有髓神经纤维和无髓神经纤维两大类。

1．有髓神经纤维　周围神经系统和中枢神经系统的有髓神经纤维（myelinated nerve fiber）的形成方式和形态结构有所不同。周围神经系统的有髓神经纤维由施万细胞包绕神经元轴突构成（图 2-104，图 2-105A）。多个施万细胞呈长卷筒状一个接一个地套在轴突外面形成藕节样的节段性髓鞘。施万细胞的细胞核呈长椭圆形，位于髓鞘边缘的少量细胞质内。施万细胞外有一层基膜，基膜与施万细胞最外面的一层细胞膜共同构成神经膜（neurilemma）。相邻施万细胞之间不相互连接，细胞之间有小段的轴突裸露，形成节段性缩窄，该缩窄部分称为郎飞结（Ranvier node）。相邻郎飞结之间的一段神经纤维称为结间体（internode），每一个结间体的髓鞘由一个施万细胞包绕形成。在有髓神经纤维的横切面上，髓鞘分为三部分，中间为多层（可多达 50 层）细胞膜呈同心圆反复环绕轴突形成的髓鞘；以髓鞘为界，胞质分为内侧部分和外侧部分，其中内

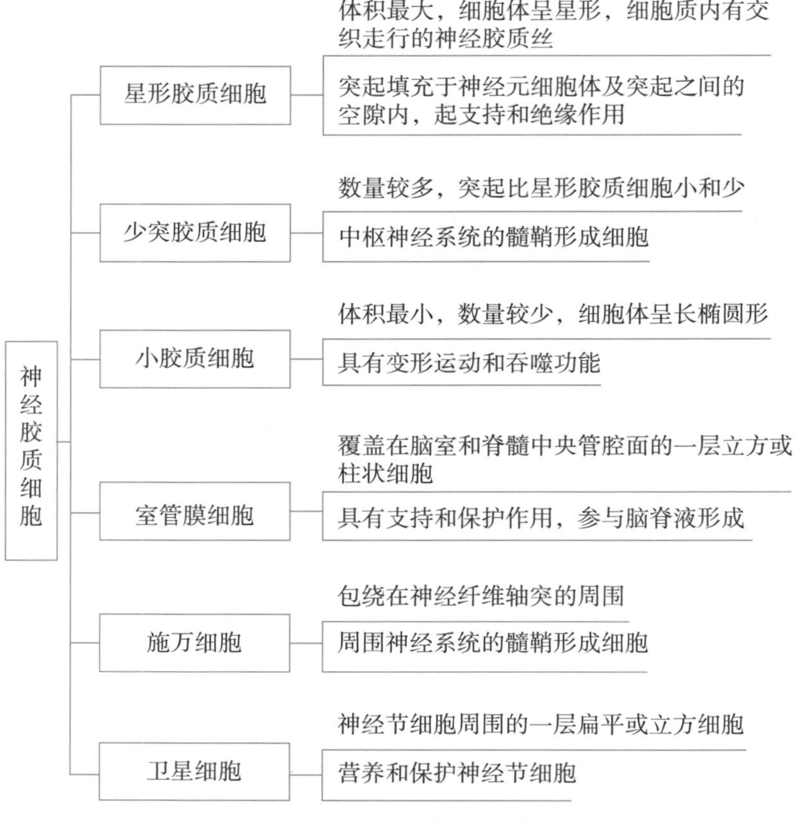

图 2-103　神经胶质细胞的类型

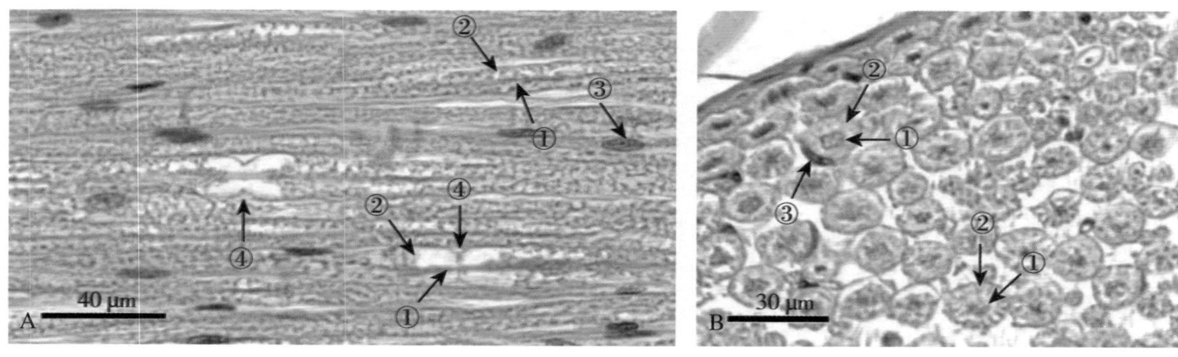

图 2-104　周围神经系统有髓神经纤维光镜像（HE 染色）
A．纵切面　①轴突；②髓鞘；③施万细胞的细胞核；④郎飞结
B．横切面　①轴突；②髓鞘；③施万细胞的细胞核

侧胞质很薄，光镜下难以分辨，外侧胞质略厚，细胞核位于其中。电镜下见髓鞘呈明暗相间的板层样结构。

髓鞘主要由类脂和蛋白质所组成，称为髓磷脂（myelin）。在常规染色组织切片上，因髓鞘中的类脂被溶解，仅见呈网状的残存蛋白质（图 2-104）。如用锇酸固定和染色，则能保存髓鞘，染成黑色，并在纵切面上显示不着色的漏斗形斜裂，称为髓鞘切迹（incisure of myelin）或施 - 兰切迹（Schmidt-Lantermann incisure），是施万细胞内、外胞质间穿越髓鞘的狭窄通道。

神经纤维通过轴膜上的电流传导神经冲动，有髓神经纤维的髓鞘具有大量的类脂而具有疏水性，在组织液和轴膜间起绝缘作用，并且髓鞘的电阻比轴突高得多，但是电容很低，电流只能使郎飞结处的轴膜兴奋，因此轴突起始段产生的神经冲动，通过郎飞结处的轴膜，从一个郎飞结跳

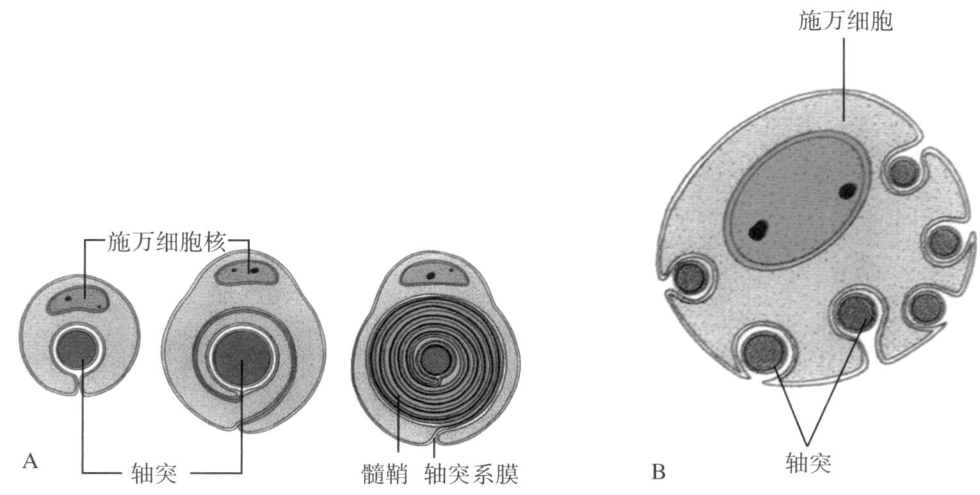

图 2-105　周围神经系统神经纤维形成模式图
A．有髓神经髓鞘形成模式图；B．无髓神经髓鞘形成模式图

到下一个郎飞结，这种跳跃式的神经冲动传导速度快。轴突越粗，髓鞘就越厚，结间体越长，神经冲动的传导速度更快。除此而外，髓鞘对轴突有保护作用。

中枢有髓神经纤维的髓鞘较薄，由少突胶质细胞突起末端的扁平薄膜包卷轴突形成（图2-106）。一个少突胶质细胞有多个突起，分别包卷多个轴突或同一轴突的不同部位，其胞体位于神经纤维之间。相邻少突胶质细胞的突起不像施万细胞一样靠拢排列，使神经纤维的一些短段没有髓鞘，从而形成较宽的郎飞结。髓鞘含有蛋白脂蛋白（proteolipid protein）和髓鞘碱性蛋白等。中枢有髓神经纤维外表面无基膜，髓鞘内无切迹。

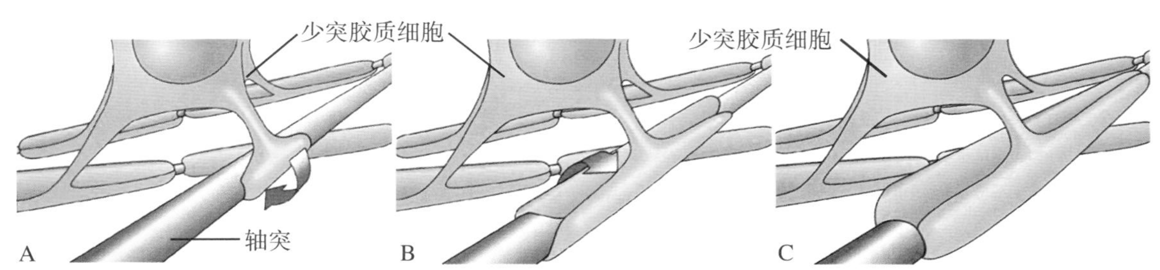

图 2-106　中枢有髓神经髓鞘形成模式图

2．无髓神经纤维　无髓神经纤维（unmyelinated nerve fiber）因无髓鞘和郎飞结，其神经冲动的传导是沿着轴突连续进行的，故其传导速度明显慢于有髓神经纤维。周围神经系统的无髓神经纤维由较细的轴突及其外面的施万细胞构成。若干施万细胞沿轴突连续排列，包裹轴突，但不形成髓鞘，也无郎飞结。每个施万细胞可以包裹多条轴突，这些轴突被包埋在施万细胞表面深浅不一的纵沟内（图 2-105B）。中枢神经系统的无髓神经纤维其轴突外面无任何鞘膜而完全裸露，与有髓神经纤维混杂在一起。

3．神经　神经（nerve）由许多神经纤维及其周围的结缔组织、血管和淋巴管等在周围神经系统共同构成。多数神经同时含有髓和无髓神经纤维，有髓神经纤维含有鞘磷脂，故肉眼观察神经通常呈白色。每条神经纤维周围的结缔组织，称为神经内膜（endoneurium）。若干神经纤维集合而成神经纤维束（简称神经束），包绕在神经束周围的结缔组织，称为神经束膜（perineurium）（图 2-107）。许多神经束聚合成一根神经，包裹在其外面的结缔组织称为神经外膜（epineurium）。

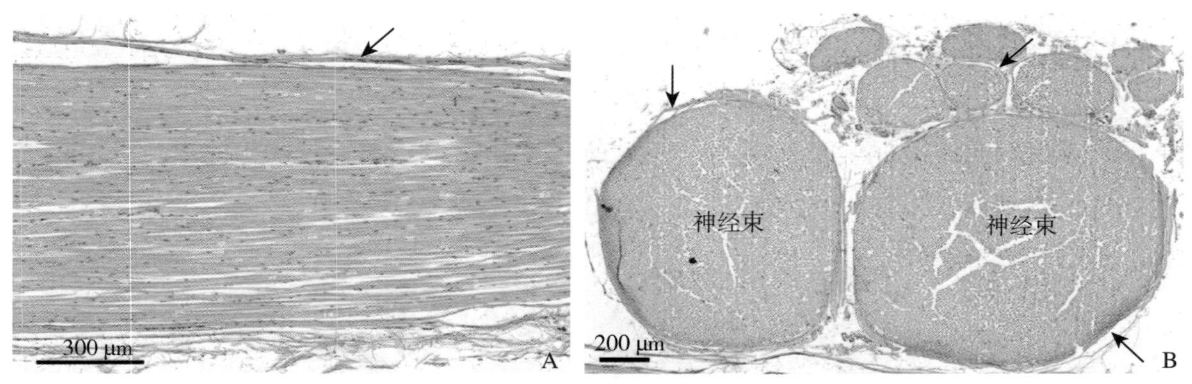

图 2-107　周围有髓神经光镜像（HE 染色）
A．纵切面；B．横切面
箭头所示为神经束膜

（五）神经末梢

神经末梢（nerve ending）是指周围神经纤维的终末部分，分布于全身各组织或器官内。按其功能，神经末梢可分为接受体表和内脏感觉的感觉（传入）神经末梢和支配肌肉或腺细胞等效应器官的运动（传出）神经末梢两类。

1．感觉神经末梢　感觉神经末梢（sensory nerve ending）是感觉神经元（假单极神经元）周围突的终末部分，该终末常与周围其他组织共同形成感受器（receptor），能感受人体内外的各种刺激，并转化为神经冲动，通过传入纤维传向中枢。按照感觉神经末梢的分布及功能，分为三类：外感受器，分布在皮肤，与外环境接触，感受各种机械性刺激；本体感受器，分布于骨骼肌、关节及肌腱，感受肌张力的变化和关节的运动位置；内感受器，分布于内脏和血管，感受来自内脏的刺激。

感觉神经末梢按其结构又分为游离神经末梢（free nerve ending）和有被囊的神经末梢（encapsulated nerve ending）两种。游离神经末梢的结构较简单，即有髓或无髓神经纤维的终末部分失去施万细胞，以裸露的细小分支广泛分布在表皮、角膜和毛囊的上皮间，或分布在结缔组织内，如骨膜、脑膜、关节囊、肌腱、韧带、牙髓等处，感受疼痛、冷热和轻触觉等刺激。有被囊神经末梢均由感觉神经元周围突的终末和包裹其外的结缔组织被囊构成，形式多样，大小不一，常见以下三种。

（1）触觉小体（tactile corpuscle）：又称为迈斯纳小体（Meissner corpuscle），分布在皮肤的真皮乳头内，口唇、手指掌面和足趾底面密度较大，手背及背部皮肤密度较小，可感受触觉。触觉小体表面有薄层细胶原纤维，通过与结缔组织连接将其固定在表皮下。触觉小体呈椭圆形，长轴与皮肤表面垂直，外周包有结缔组织被囊，囊内有许多横列的扁平细胞（图 2-108A）。有髓神经纤维从触觉小体基部进入触觉小体后，即失去髓鞘穿入被囊内，分支盘绕在扁平细胞间。

（2）环层小体（lamellar corpuscle）：又称为帕奇尼小体（Pacinian corpuscle），分布于真皮深层、皮下组织、肠系膜、韧带和关节囊等处，感受压力和振动觉。环层小体多呈球形或卵圆形，体积较大。小体外周是由数十层扁平细胞呈同心圆排列组成的被囊，环层小体的中轴为一个均质性的圆柱体，有髓神经纤维失去髓鞘后穿行于圆柱体内（图 2-108B）。

（3）肌梭（muscle spindle）：广泛分布于全身骨骼肌内，是感觉肌的运动和肢体位置变化的本体感受器。肌梭是细长的梭形小体，表面有结缔组织被囊，内含若干条较细的骨骼肌纤维，称为梭内肌纤维（intrafusal muscle fiber）。其细胞核成串排列或集中在肌纤维中段而使中段膨大，肌质较多，肌原纤维较少。感觉神经纤维进入肌梭时失去髓鞘，其终末分支环绕梭内肌纤维的中

Note

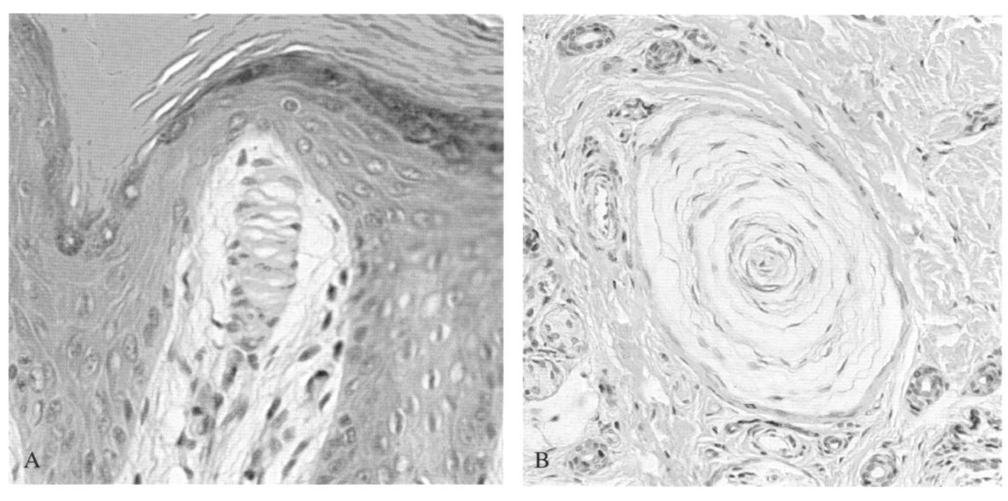

图 2-108　触觉小体（A）和环层小体（B）光镜像（HE 染色）

段，或呈花枝样终止于梭内肌纤维。此外，肌梭内还有一种细的运动神经纤维，呈葡萄样终止于梭内肌纤维的两端（图 2-109）。肌梭位于肌纤维束之间，当肌肉收缩或舒张时，梭内肌纤维被牵张，从而刺激神经末梢，产生神经冲动，传向中枢而产生感觉，故肌梭对骨骼肌的活动起调节作用。

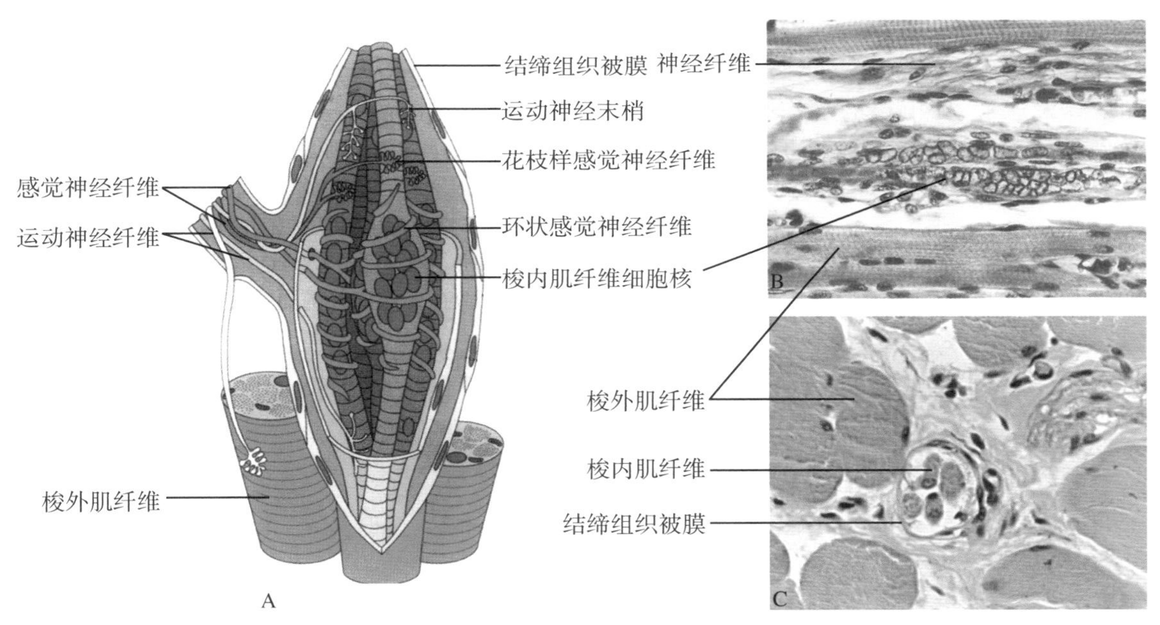

图 2-109　肌梭
A．模式图；B．光镜像（HE 染色）

2．运动神经末梢　运动神经末梢（motor nerve ending）是运动神经元轴突向周围发出的传出神经纤维的终末结构，终止于肌组织和腺体，支配肌纤维的收缩和腺体的分泌。运动神经末梢与邻近组织共同组成效应器（effector）。运动神经末梢可分为躯体运动神经末梢和内脏运动神经末梢两类。

（1）躯体运动神经末梢（somatic motor nerve ending）：为分布于骨骼肌的运动神经末梢。位于脊髓灰质前角或脑干的运动神经元的轴突到达所支配的骨骼肌纤维之前失去髓鞘，并反复分

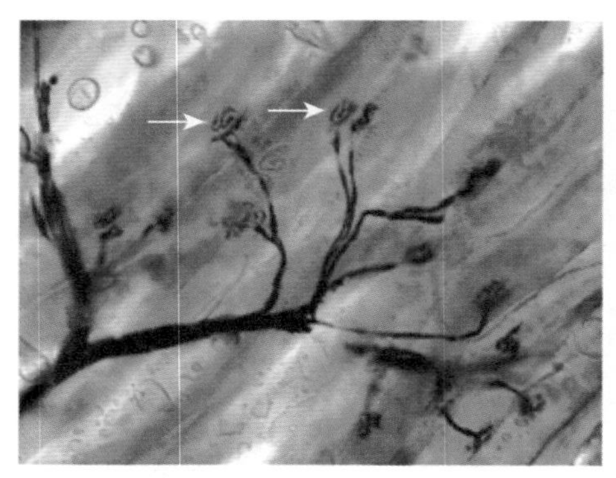

图 2-110 运动终板光镜像（氯化金染色）
箭头示终板

支，每一个分支终末形成葡萄状膨大，与一条骨骼肌纤维形成化学突触连接，此连接区呈椭圆形板状隆起，称为运动终板（motor end plate）或神经肌肉连接（neuromuscular junction）（图 2-110）。

电镜下，运动终板处的肌纤维含丰富的肌质，有较多的细胞核和线粒体，肌膜向内凹陷成浅槽，膨大的轴突终末嵌入浅槽内。轴突终末表面的轴膜是突触前膜，富含钙通道。槽底的肌膜为突触后膜，两者之间的间隙为突触间隙。槽底肌膜又凹陷形成许多深沟和皱褶，使突触后膜的表面积增大。因此，运动终板的本质为化学突触。膨大的轴突终末为突触前成分，内有许多含乙酰胆碱的圆形突触小泡，当神经冲动达到轴突终末时，引起突触前膜钙通道开放，突触小泡移向突触前膜，与之融合后以出胞的方式将乙酰胆碱释放入突触间隙，并与突触后膜上相应受体（N 型乙酰胆碱受体）结合，突触后膜兴奋，经肌膜、横小管系统传导至整个肌纤维，引起肌纤维收缩。

（2）内脏运动神经末梢（visceral motor nerve ending）：为分布于内脏及血管的平滑肌、心肌和腺细胞等处的自主神经末梢。从中枢到效应器的通路通常要经过两个神经元：第一个神经元称为节前神经元（preganglionic neuron），胞体位于脊髓灰质侧角或脑干，其轴突称为节前纤维（preganglionic fiber）；第二个神经元称为节后神经元（postganglionic neuron），细胞体位于自主神经节或神经丛内，其轴突称为节后纤维（postganglionic fiber）。节后纤维的终末分布到内脏及血管的平滑肌、心肌和腺细胞，形成内脏运动神经末梢。内脏运动神经纤维（节后纤维）多为无髓神经纤维，轴突较细，其终末结构简单，分支呈串珠状膨大，附于心肌纤维、平滑肌纤维或腺细胞间。终末支呈串珠膨大的部分，称为膨体（varicosity），是与效应细胞建立突触的部位。膨体的轴膜是突触前膜，与其相对应的效应细胞膜是突触后膜，两者间是突触间隙。膨体内有许多突触小泡，为圆形清亮型或颗粒型，含乙酰胆碱或去甲肾上腺素、肽类神经递质。

小 结

人体的四大基本组织包括上皮组织、结缔组织、肌组织和神经组织。上皮组织由大量形态较规则且排列较紧密的细胞和极少量的细胞外基质所组成。上皮细胞具有明显的极性，上皮组织内无血管，富含感觉神经末梢，具有保护、吸收、分泌和排泄等功能。结缔组织由细胞和大量细胞外基质构成。细胞外基质包括纤维、基质和组织液。结缔组织的细胞种类较多，散在分布于细胞外基质中，无极性。结缔组织在体内广泛分布，形态多样，具有支持、连接、营养、防御、保护和修复等多种功能。软骨组织和骨组织是特殊的结缔组织，它们的细胞外基质为固态。软骨组织由软骨基质和软骨细胞构成。骨组织由大量钙化的细胞外基质和细胞组成。钙化的细胞外基质称为骨基质。骨组织的细胞包括骨祖细胞、成骨细胞、骨细胞和破骨细胞。肌组织主要由肌细胞组成。肌细胞细长，又称为肌纤维。肌组织分为骨骼肌、心肌和平滑肌。骨骼肌和心肌属于横纹肌。骨骼肌受躯体神经支配，为随意肌；心肌和平滑肌受自主神经支配，为不随意肌。神经组织主要由神经细胞（神经元）和神经胶质细胞组成。神经元是神经系统的结构和功能单位，由细胞体和突起两部分组成。神经胶质细胞参与构成神经元功能活动的微环境。神经纤维由神经元的长轴突和包在其外面的神经胶质细胞组成。神经纤维分为有髓神经纤维和无髓神经纤维两大类。

Note

整合思考题参考答案

整合思考题

1．上皮细胞转变为间质细胞被称为上皮间质转换。这一表型转换，使细胞获得更强的运动能力，便于细胞的迁移。在此过程中，上皮细胞会发生哪些变化？

2．吉兰 - 巴雷综合征是一种自身免疫性周围神经病。肌电图典型改变为神经传导速度的减慢。神经纤维兴奋传导的方式有哪几种？神经传导速度减慢可能是由什么结构受损引起的？

（张宏权　李宏莲　于　宇）

第六节　人体胚胎发育

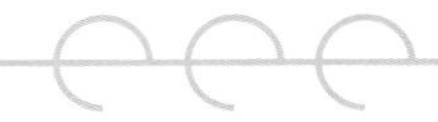

导学目标

通过本节内容的学习，学生应能够：

※ 基本目标

1．描述受精、卵裂、植入、胚层形成过程，阐述其中的概念、定义及结构。说明三胚层分化的结果和中轴器官的组成和意义。比较二胚层胚盘、三胚层胚盘的形成过程及其中所涉及的结构和概念。

2．说出胎膜的组成、发生、结构、演变和功能。概括胎盘的形成、结构、功能；总结妊娠早期、后期胎盘膜的结构变化。

※ 发展目标

1．运用三胚层分化的理论知识，解释人体怎样由一个细胞衍化而来。

2．应用受精、卵裂、植入、胚层形成中所学知识，分析双胎、多胎和连胎发生的主要原因。

案例 2-7

案例 2-7 解析

女，28 岁。因左下腹突发撕裂样阵痛 1 小时急诊就医。已婚。停经 6 周，孕 2 产 2。体检：左下腹压痛、反跳痛，腹部叩诊有移动性浊音。尿妊娠反应呈阳性。急诊剖腹探查，诊断为左侧输卵管妊娠破裂。经患者及家属同意后行输卵管切除术。

问题：

1．为什么会出现输卵管妊娠？

2．结合组织结构特点分析为什么会发生输卵管破裂。

人胚胎龄计算常用的方法有 2 种：①胚胎的受精龄（fertilization age，FA），即从受精之日算起，受精至胎儿娩出约经 38 周（266 天左右）。②胚胎的月经龄（menstrual age，MA），即从孕妇末次月经的第 1 天算起，至胎儿娩出共约 40 周（280 天左右）。这种方法多用于临床。由于女性月经周期存在个体差异，且易受情绪、内分泌以及外界环境的影响，所以胚胎研究常用受精龄来计算胚胎龄。

人体的胚胎发育可以分为胚前期（从受精至第 2 周末）、胚期（从第 3 周至第 8 周末）和胎期。前 2 个月，是胚胎发育的早期发生阶段；整个过程包括受精、卵裂、胚泡形成与植入、三胚层的形成与分化、圆柱形胚体的形成、胎膜与胎盘形成等过程。此时期胚胎形态变化较大，发育、分化速度很快，容易受到内、外因素的影响而导致流产或胚胎发育异常。

此外，本节也将简述人胚胎发育各期的形态特征，以及双胎、多胎与连体双胎的发生等。

一、生殖细胞与受精

（一）生殖细胞

生殖细胞经过 2 次减数分裂形成配子（gamete），包括男性的精子和女性的卵子，均为单倍体细胞，含 23 条染色体，其中 1 条为性染色体。

1．精子　精子（spermatozoon）产生于睾丸的生精小管，在附睾中贮存并发育成熟。精子的染色体核型有两种：23,X 或 23,Y（图 2-111）。经过附睾内 8 ～ 17 天的孵育，精子逐渐成熟，虽然可以运动，但无受精能力。精子在女性生殖管道运行过程中，精子头部抑制顶体释放水解酶的糖蛋白被子宫和输卵管分泌的酶降解，从而获得受精能力，此过程称为精子获能（sperm capacitation）。自然情况下，只有获能后的精子才能受精，精子在女性生殖管道内一般可存活 2 ～ 3 天，但其受精能力大约只维持 24 小时。

2．卵子　从卵巢排卵后的次级卵母细胞，停留在第二次减数分裂的中期。染色体核型均为 23,X（图 2-111）。排卵后，次级卵母细胞若受精，才能继续完成第二次减数分裂，产生一个单倍体的卵细胞，即卵子（ovum），并排出第二极体。排出的次级卵母细胞在女性输卵管内可存活 24 小时。

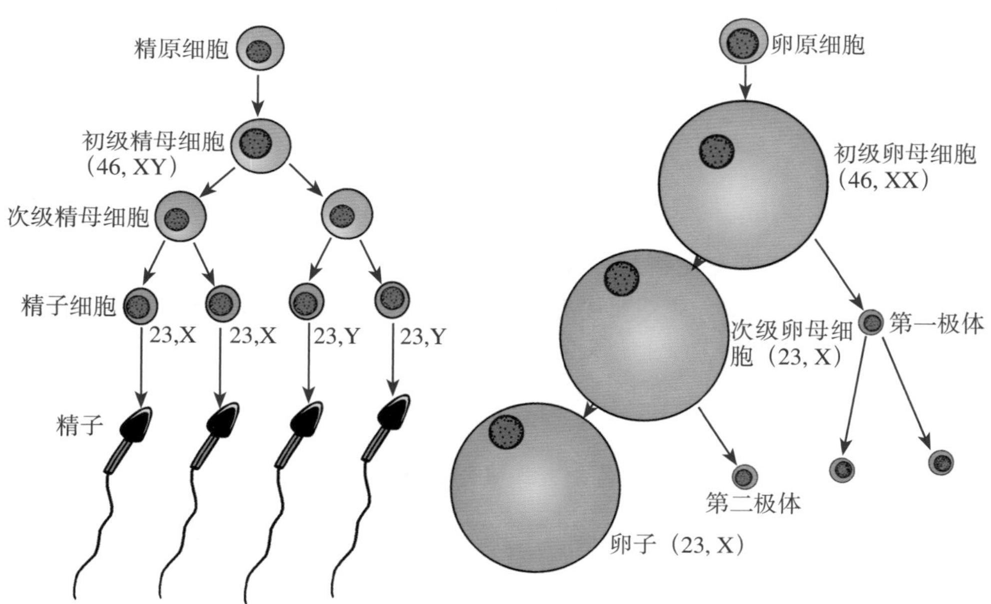

图 2-111　生殖细胞发生示意图

（二）受精

卵细胞在输卵管中的移动

获能精子进入卵子形成受精卵的过程称为受精（fertilization）。正常的受精部位在输卵管壶腹部（ampulla of uterine tube）。

1．受精过程

（1）卵子到达输卵管壶腹部：卵巢排卵后，部分来自卵丘中的细胞和结构，包括卵母细胞、透明带、放射冠及部分卵泡细胞随卵泡液排入腹腔，经过输卵管伞端的捡拾进入输卵管漏斗部，继而到达输卵管壶腹与精子相遇。

顶体内的水解酶

（2）顶体反应：获能精子在女生生殖管道内不断运动，最终在输卵管壶腹部与卵子相遇，精子顶体的外侧膜与精子表面细胞膜多处发生局部融合，形成许多小孔，多种顶体酶从小孔处逐渐释放出来，这一过程称为顶体反应（acrosome reaction）。

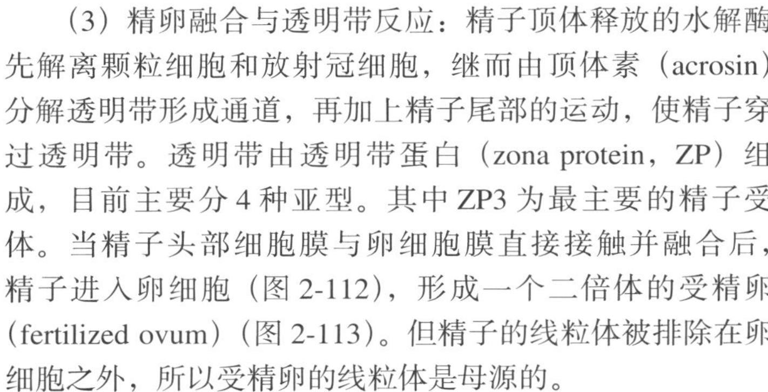

（3）精卵融合与透明带反应：精子顶体释放的水解酶先解离颗粒细胞和放射冠细胞，继而由顶体素（acrosin）分解透明带形成通道，再加上精子尾部的运动，使精子穿过透明带。透明带由透明带蛋白（zona protein，ZP）组成，目前主要分4种亚型。其中ZP3为最主要的精子受体。当精子头部细胞膜与卵细胞膜直接接触并融合后，精子进入卵细胞（图2-112），形成一个二倍体的受精卵（fertilized ovum）（图2-113）。但精子的线粒体被排除在卵细胞之外，所以受精卵的线粒体是母源的。

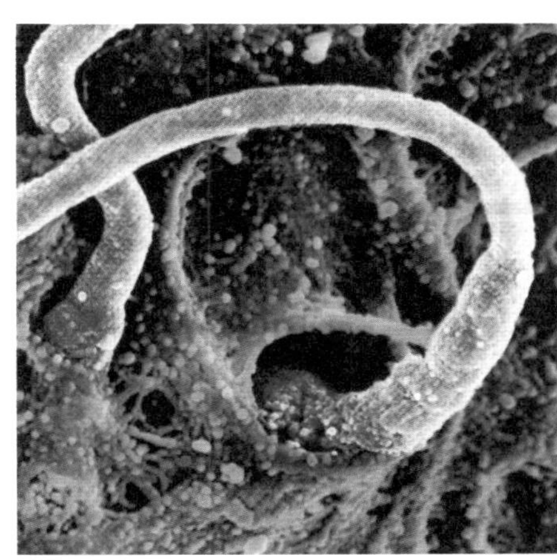
图2-112　精子钻入卵子扫描电镜像

人卵细胞靠近细胞膜处有很多圆形或椭圆形的皮质颗粒（cortical granule）。单层膜包裹的皮质颗粒大小不等（直径为0.2 ~ 0.4 μm），电子密度大，分布不均匀，含有蛋白水解酶及多肽。精子与卵细胞膜的接触和融合，引发卵细胞皮质颗粒与卵细胞膜融合、释放水解酶等进入卵周隙（perivitelline space）的过程，称为皮质反应（cortical reaction）。当一个精子进入卵细胞后，皮质颗粒的内容物进入透明带，使透明带结构发生改变，特别是ZP3分子变性，不能再与精子结合，阻止其他精子穿越透明带，此过程称为透明带反应（zona reaction）。皮质颗粒所释放的内容物还可以改变卵细胞膜，也可以阻止精子的进入。皮质反应和透明带反应保证了人卵单精受精，防止多精受精的发生。

（4）雌、雄原核融合：精子进入卵子后，次级卵母细胞迅速完成第二次成熟分裂，形成一个成熟卵细胞并排出第二极体，卵细胞核形成雌原核（female pronucleus）。精子头部与尾部分离，细胞核膨大形成雄原核（male pronucleus）。在细胞骨架的作用下，雌原核与雄原核相互靠近，核膜消失，两原核融合，受精卵恢复为二倍体（diploid）细胞，称为合子（zygote）。此时受精卵染色体的数目恢复为46条，雌原核和雄原核的染色体相混，受精过程完成（图2-113，图2-114）。

2．受精的意义

（1）激活了次级卵母细胞完成第二次减数分裂。

（2）受精卵含有46条染色体，恢复为二倍体。

（3）确定了染色体的核型，从基因水平上决定了胚胎的性别。

（4）将启动受精卵的有丝分裂——卵裂，产生新的个体。

（5）新个体具有遗传多样性。①受精卵的染色体分别来自精子和卵子，具有父母双方的遗传特性。②在配子成熟过程中，部分染色体有可能发生联会和基因片段交换，使新个体具有与亲代不完全相同的性状。

3．受精的条件　正常受精在女性生殖管道内进行，要达到受精成功，结构与功能健全的配

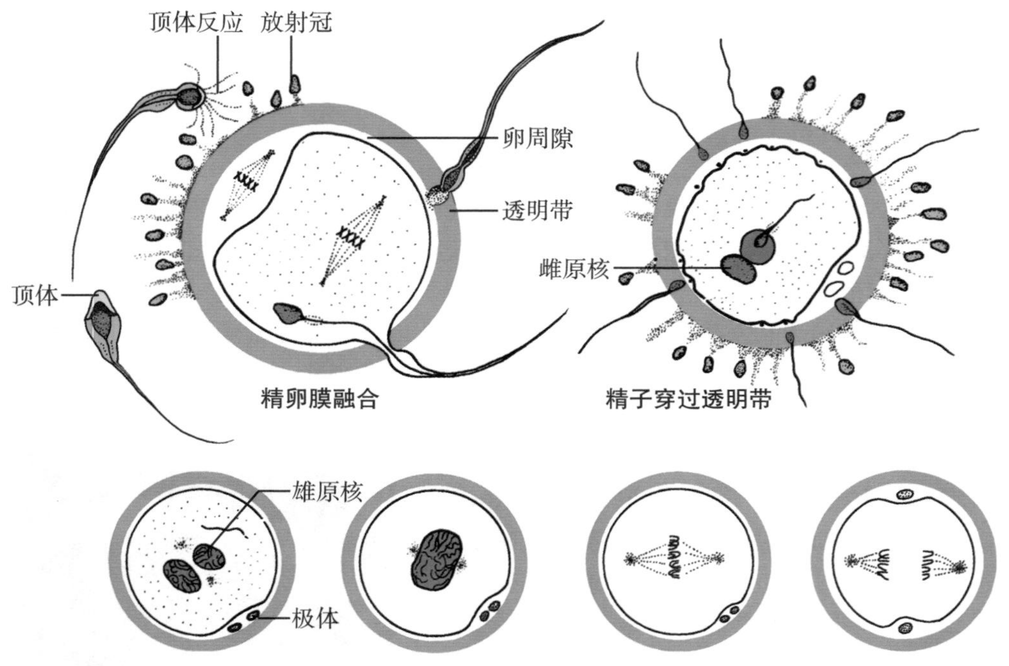

图 2-113　受精过程示意图

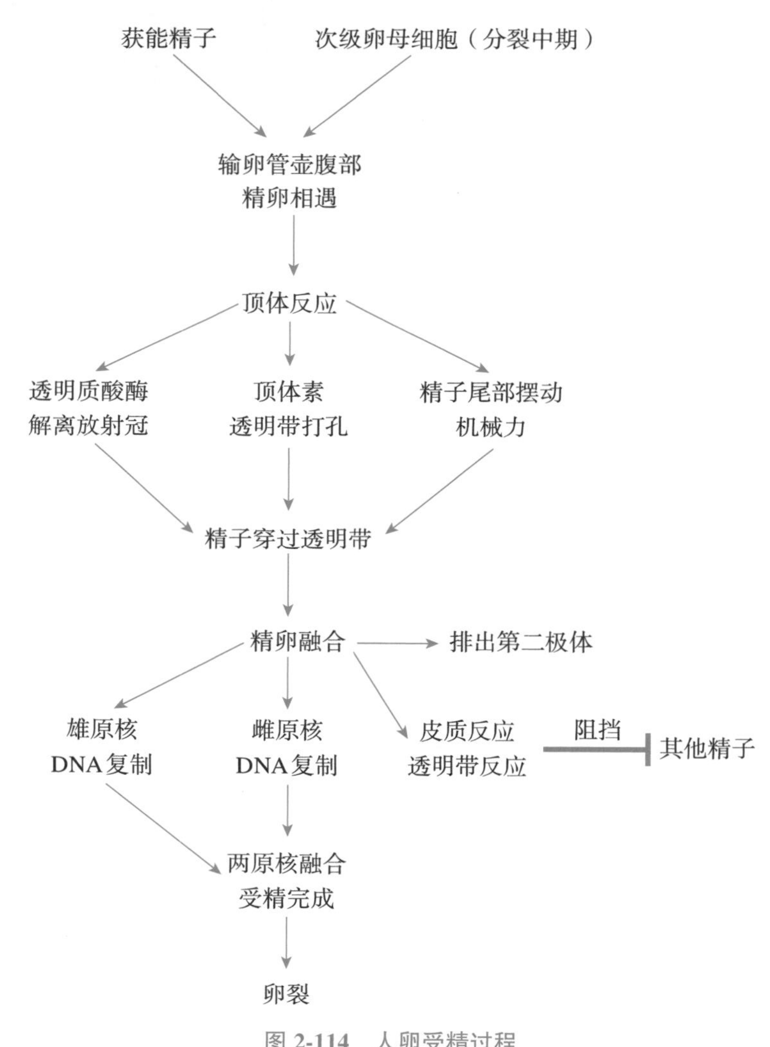

图 2-114　人卵受精过程

子和生殖管道的适宜环境至关重要，因此必须满足如下条件。

（1）精子发育成熟和获能，以获得受精的能力。精子的形态、数量和运动能力需正常。正常男性每次射精量平均为 2 ～ 6 ml，其中含 2 亿～ 5 亿个精子。精子和卵子的结合存在一定概率，如果精液量和精子浓度低，或者精子质量差，均可能造成男性不育（图 2-115）。

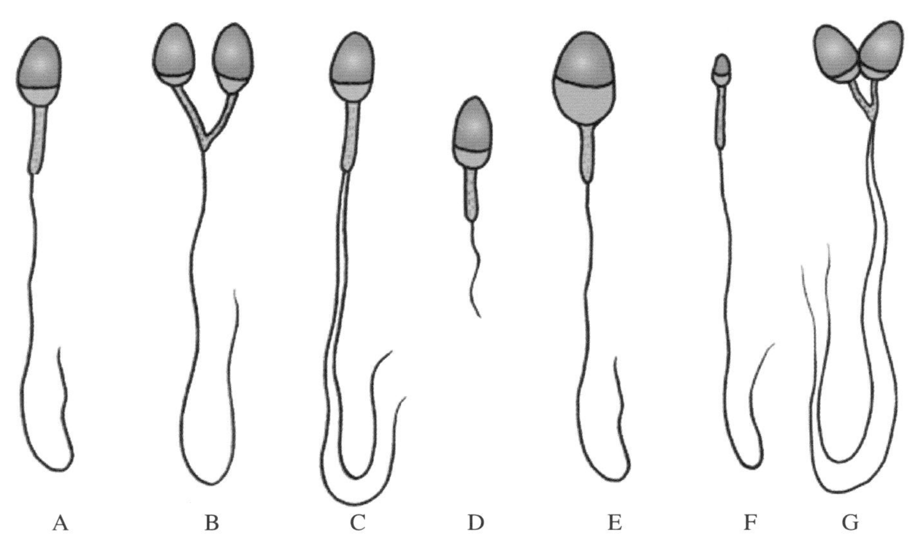

图 2-115　各种精子示意图

A．正常精子；B．双头精子；C．双尾精子；D．短尾精子；E．大头精子；F．小头精子；G．双头双尾精子

（2）卵子的结构和功能要成熟，受精前要处于第二次减数分裂中期，并且要在排卵后 12 小时之内与精子结合，否则卵母细胞会发生退化。

（3）生殖管道要通畅。男性或女性的生殖管道如果因炎症等因素造成堵塞，将使精子和卵子无法相遇。使用避孕套，或进行输精管结扎术、输精管药物注射黏堵术、输卵管结扎等手术，会造成生殖管道短期或长期的堵塞，从而达到避孕的目的。

二、卵裂、胚泡形成与植入

（一）卵裂

受精卵早期进行的细胞有丝分裂，称为卵裂（cleavage），开始于第一次有丝分裂，终止于胚泡的形成。卵裂产生的子细胞称为卵裂球（blastomere）。卵裂球数目不断增多，细胞体积逐渐变小，至胚泡孵出前外面始终包裹有透明带。人胚在受精后 30 小时左右完成第一次卵裂，形成 2 卵裂球期胚（2 细胞期）。以后大约每 10 小时进行一次卵裂：40 小时左右发育至 4 细胞期，50 小时左右至 8 细胞期。受精后 72 小时，胚形成一团由 12 ～ 16 个卵裂球构成的实心细胞团，因形似桑葚而称为桑葚胚（morula）（图 2-116，图 2-117）。

早期人胚的每一个卵裂球都具有全能发育的潜能，如将卵裂球分开，或将桑葚胚分为两半后，每个卵裂球或每一半桑葚胚均可以分化、发育成为一个全胚。第三次卵裂后，部分卵裂球之间的接触面积增大，细胞之间形成紧密连接和缝隙连接，这种现象称为卵裂球致密化（compaction）。致密化细胞将来分化为内细胞群（inner cell mass），或称为内细胞团；其余细胞称为外细胞群（outer cell mass），将分化为滋养层（trophoblast）。

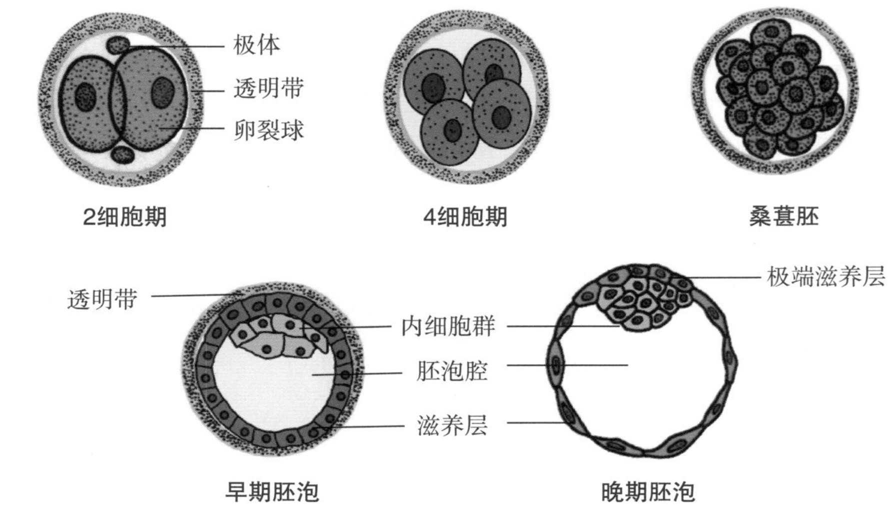

图 2-116 卵裂与胚泡形成示意图

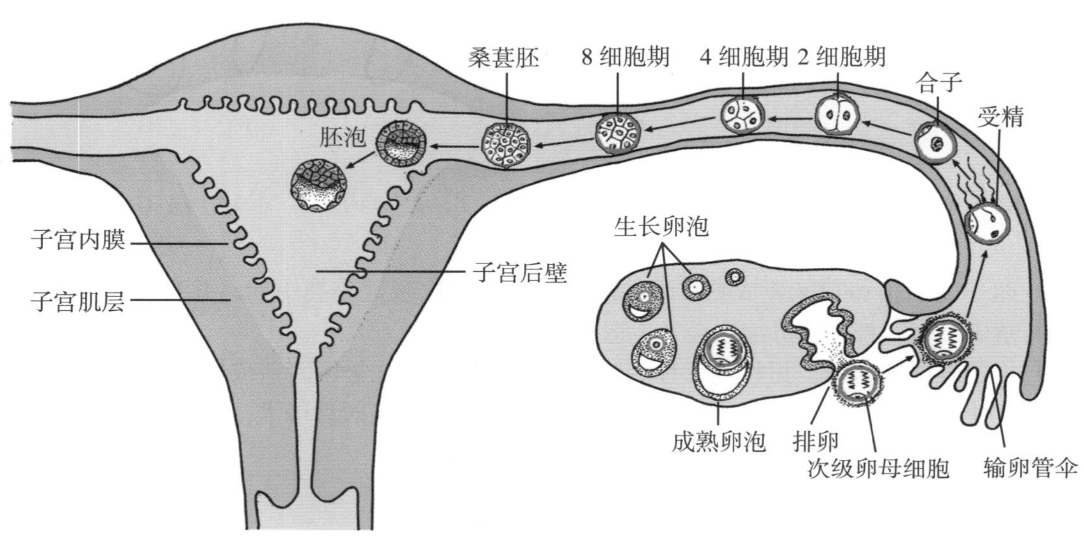

图 2-117 排卵、受精、卵裂与胚泡植入示意图

（二）胚泡形成

输卵管上皮纤毛的定向摆动、平滑肌收缩引起的管壁蠕动和输卵管液的定向流动，使受精卵在卵裂的同时逐渐向子宫腔移动。在受精后第 4 天，桑葚胚进入子宫腔，卵裂球的数量进一步增多，在细胞之间出现许多小腔隙，以后融合成一个大腔，呈囊泡状，称为胚泡（blastocyst），或称囊胚（图 2-116，图 2-117）。

早期，胚泡最外面包裹透明带，中间是胚泡腔（blastocoele），胚泡腔内充满液体。围绕胚泡腔的一层扁平的细胞是滋养层。在胚泡腔一侧，紧贴滋养层内表面的、一团排列紧密的细胞就是内细胞群，将来形成胚体的始基。紧贴内细胞群侧的滋养层称为极端滋养层（polar trophoblast）（图 2-116，图 2-117）。内细胞群细胞具有分化成为人体全身所有细胞的潜能，将内细胞群分离出来进行体外培养，可制备成胚胎干细胞（embryonic stem cell，ESC）。胚泡逐渐长大，细胞增多，第 4 天末，滋养层细胞和内细胞群从透明带内孵出（hatching），贴近子宫内膜，准备开始植入（图 2-117）。

框 2-10 胚胎干细胞

胚胎干细胞（ESC）简称 ES 细胞，是将胚泡（囊胚）的内细胞群分离出来并进行体外培养所获得的多能干细胞系。最早的人类胚胎干细胞系由 James Thomson 等建立，于 1998 年发表于 *Science* 杂志。ES 细胞可在体外无限增殖，具有自我更新和多向分化的能力。人胚胎干细胞体外培养时呈集落性生长，细胞小，核大，核仁明显，核质比高。碱性磷酸酶（AP）、阶段特异性胚胎抗原（stage specific embryonic antigen，SSEA）3/4、TRA-1-60、TRA-1-81、Nanog 均为阳性。在体外和体内的分化实验中，可分化为内、中、外三个胚层来源的组织和细胞。胚胎干细胞在干细胞基础及临床研究中都有很大的前景，可用于研究人胚胎发育过程、细胞移植治疗、药物筛选、药理分析和毒性评估。

（三）植入

胚泡逐渐埋入子宫内膜的过程称为植入（implantation）。植入从受精后第 5 ~ 6 天开始，第 11 ~ 12 天完成。

1．植入过程　植入时，胚泡的极端滋养层逐渐接触并黏附于子宫内膜；极端滋养层细胞分泌的蛋白水解酶溶解、破坏子宫内膜，使子宫内膜局部形成缺口，胚泡从缺口处侵入子宫内膜的功能层。随着胚泡的植入，滋养层细胞逐渐增生，分化为两层。外层细胞接触子宫内膜，细胞界线不清楚，称为合体滋养层（syncytiotrophoblast）；内层细胞呈立方形，排列整齐，细胞边界清楚，称为细胞滋养层（cytotrophoblast）。细胞滋养层可不断进行细胞分裂，补充到合体滋养层，细胞融入合体滋养层后，细胞边界消失。不断增厚的合体滋养层细胞之间逐渐出现腔隙，破坏了母体子宫内膜内的毛细血管，导致母体的血液进入合体滋养层腔隙，子宫胎盘循环（uteroplacental circulation）建立。胚泡全部埋入子宫内膜后，子宫内膜上皮增生，缺口修复，植入完成（图 2-118）。

2．植入部位　胚泡植入的部位通常是在子宫体部或底部的子宫内膜中，多见于后壁（图 2-119）。若植入部位靠近子宫颈处，在此形成的胎盘，称为前置胎盘（placenta praevia），分娩时会堵塞产道，导致胎儿娩出困难和出血。若胚泡植入在子宫以外的任何其他部位，均称为异位妊娠（ectopic pregnancy），或称宫外孕（extrauterine pregnancy）（图 2-120）。异位妊娠多发生在输卵管，偶见于卵巢表面、子宫阔韧带、腹膜、肠系膜，也有在肝植入的报道。异位妊娠会引起胚胎早期死亡，如果是输卵管妊娠，则可导致输卵管破裂、出血。

3．植入后子宫内膜变化　胚泡植入后，子宫内膜进一步增厚，血液供应增多，腺体分泌更加旺盛，基质水肿；基质细胞肥大，分化成多边形的蜕膜细胞（decidua cell），细胞质内富含糖原和脂滴。子宫内膜的这种变化称为蜕膜反应（decidua reaction）。此时的子宫内膜功能层改称为蜕膜（decidua），它将在分娩时脱落。植入后，根据胚胎与蜕膜的位置关系，将蜕膜分为 3 部分（图 2-119）：①胚泡与子宫肌层之间的蜕膜，称为底蜕膜（decidua basalis），将来参与胎盘的形成；②覆盖在胚泡子宫腔侧的蜕膜，称为包蜕膜（decidua capsularis）；③子宫壁其余部分的蜕膜，称为壁蜕膜（decidua parietalis）。包蜕膜和壁蜕膜随着胚胎生长逐渐退化而变薄，最后融合在一起。

4．植入条件　植入过程是否成功，主要取决于两个方面。一个是胚泡是否处于侵入性（invasiveness）状态；另一个是母体的子宫内膜是否处于接受性（receptiveness）状态。这两个状态的同步，就是植入窗（window for implantation）学说。胚泡要发育良好并按时到达宫腔，同时在植入前要及时孵出，才能够使滋养层接触子宫内膜。在母体神经内分泌系统的调节下，子宫内膜达到分泌期，并处于接受胚泡的敏感状态；在胚泡侵入时，子宫内膜能正常发生蜕膜反应，为

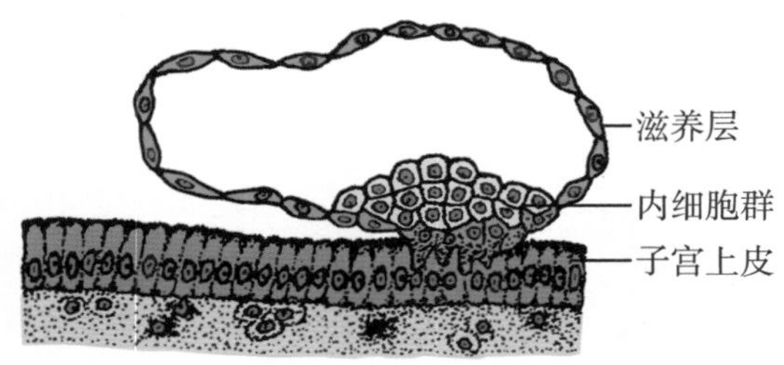

A．胚泡开始植入（第 7 天）

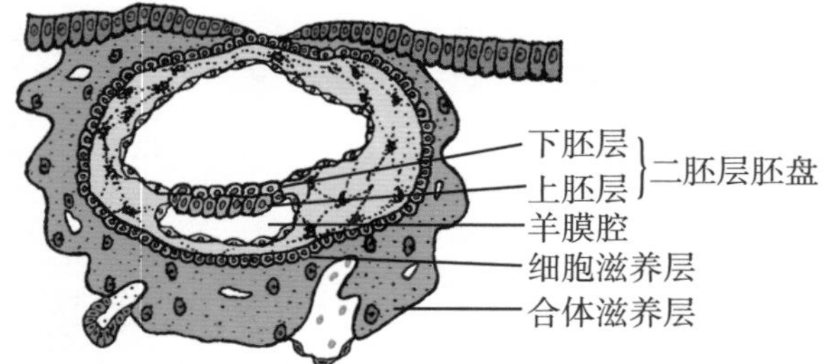

B．植入接近完成（第 10 天）

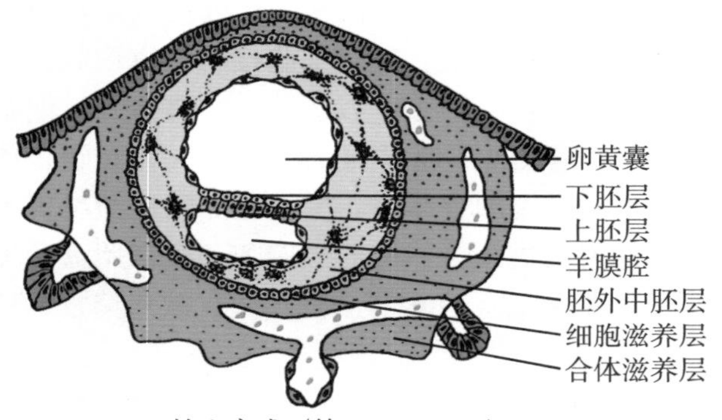

C．植入完成（第 11 ~ 12 天）

图 2-118　人胚泡植入过程示意图

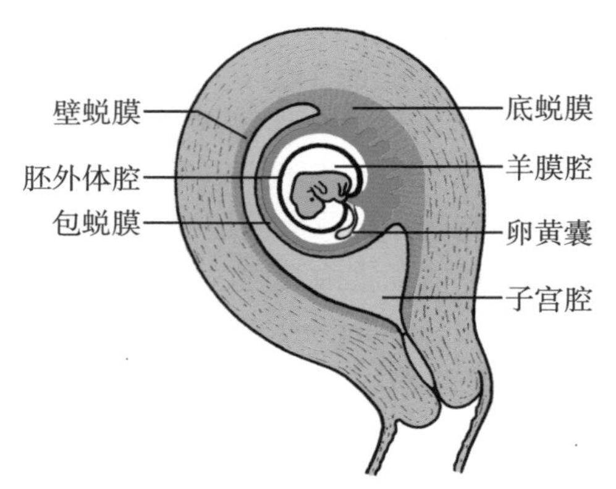

图 2-119　人胚植入部位与子宫蜕膜关系示意图

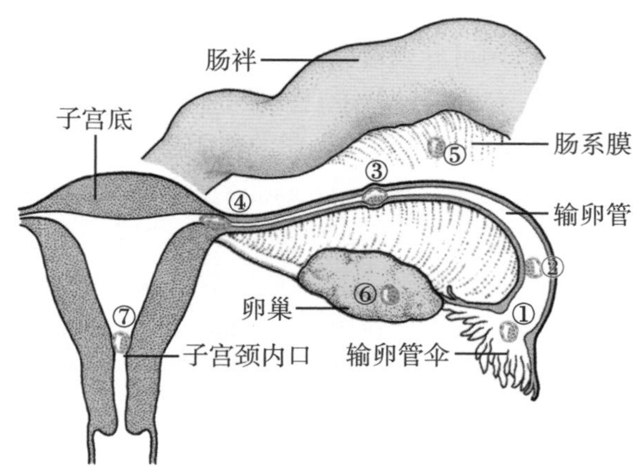

图 2-120　异位植入部位图解

①输卵管伞部植入；②输卵管壶腹部植入；③输卵管峡部植入；④输卵管子宫部植入；⑤肠系膜植入；⑥卵巢表面植入；⑦子宫颈植入

胚泡植入提供内环境。母体内分泌的紊乱、子宫内膜的炎症、胚泡发育的延迟都会导致植入窗口的关闭，植入失败。植入窗学说对体外受精胚胎（试管婴儿）的植入具有重要意义。同时，通过放置宫内节育器来干扰胚泡的植入，也是临床常用的避孕方法。

三、三胚层形成与分化

（一）三胚层的形成

在植入的过程中，胚泡除了滋养层细胞的增殖、分化以外，内细胞群也发生了巨大的变化，从一团细胞逐渐增殖、分化演变三胚层胚盘（trilaminar germ disc）。其中，滋养层细胞形成胚体外组织，支持胚胎的发育；内细胞群是人体发育的原基，绝大部分发育形成胚体内组织。

1．二胚层胚盘形成

（1）下胚层的形成：人胚发育第2周，内细胞群游离面（朝向胚泡腔一侧）的部分细胞增殖、分化，形成一层立方形细胞，称为下胚层（hypoblast），又称为初级内胚层（primary endoderm）（图2-121）。

（2）上胚层的形成：下胚层以外的内细胞群细胞增殖，在下胚层细胞上方出现一层柱状细胞，称为上胚层（epiblast），又称为初级外胚层（primary ectoderm）。上、下胚层紧密相贴，其间有基膜相隔，外形呈椭圆形的盘状，故称为二胚层胚盘（图2-121）。

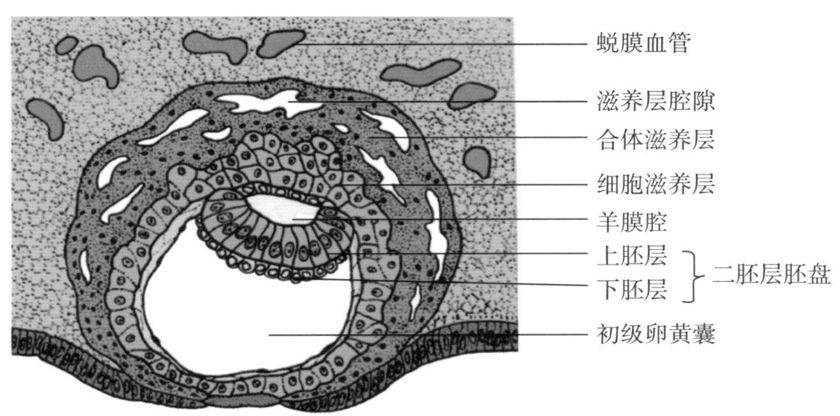

图2-121　人胚二胚层胚盘的形成示意图

2．羊膜腔和卵黄囊的形成　在上胚层细胞中间逐渐出现一个腔，并逐渐扩大，称羊膜腔（amniotic cavity），羊膜腔内的液体为羊水（amniotic fluid）。一层上胚层细胞被推向细胞滋养层，称为成羊膜细胞（amnioblast），以后形成羊膜（amniotic membrane）。羊膜与上胚层的其余部分共同围绕着羊膜腔形成羊膜囊（amniotic sac）。与此同时，卵黄囊也在逐渐形成，先后经历了2个阶段：初级卵黄囊（primary yolk sac）和次级卵黄囊（secondary yolk sac）。首先，下胚层边缘的细胞增生形成的一层扁平形细胞，沿着滋养层的内表面向下迁移并愈合，这层扁平细胞称为外体腔膜（exocoelomic membrane），又称为Heuser膜。外体腔膜与下胚层一起围成的腔，就是初级卵黄囊。随后，初级卵黄囊从中段缩窄并断开，分成两部分，上部依然与下胚层相连，所围成的腔改称为次级卵黄囊，简称为卵黄囊（yolk sac）。下部则为残留的初级卵黄囊。

此时两胚层胚盘位于羊膜腔与卵黄囊之间，构成羊膜腔的底面和卵黄囊的顶壁（图2-121，图2-122）。

3．胚外中胚层形成　随着二胚层胚盘以及羊膜腔、初级卵黄囊的形成，胚泡腔内出现一些疏松排列的星状多突的间充质细胞，分布于羊膜、初级卵黄囊与细胞滋养层之间，称为胚外中胚层（extraembryonic mesoderm）。至人胚发育第2周末，在胚外中胚层内也出现了一些小的腔隙，并逐渐融合成一个大腔，称为胚外体腔（extraembryonic coelom）。胚外体腔的出现，将胚外中胚层分成两部分：衬在细胞滋养层内表面和羊膜上皮外表面的一层称为胚外体壁中胚层（extraembryonic somatopleuric mesoderm）；覆盖在卵黄囊外表面的一层称为胚外脏壁中胚层（extraembryonic splanchnopleuric mesoderm）。随着胚外体腔的扩大，仅留有一束密集的胚外中胚层连于羊膜囊顶壁与滋养层之间，这部分胚外中胚层称为体蒂（body stalk）或连接蒂（connecting stalk）（图2-122，图2-123）。

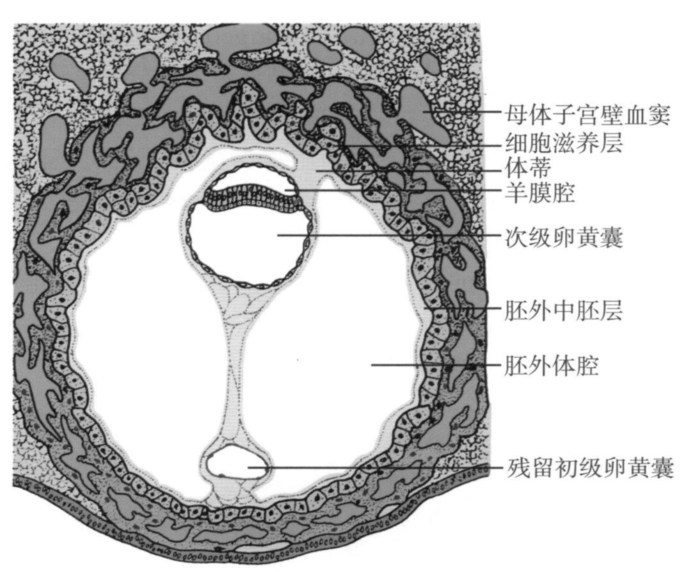

图2-122　发育第13天的人胚示意图

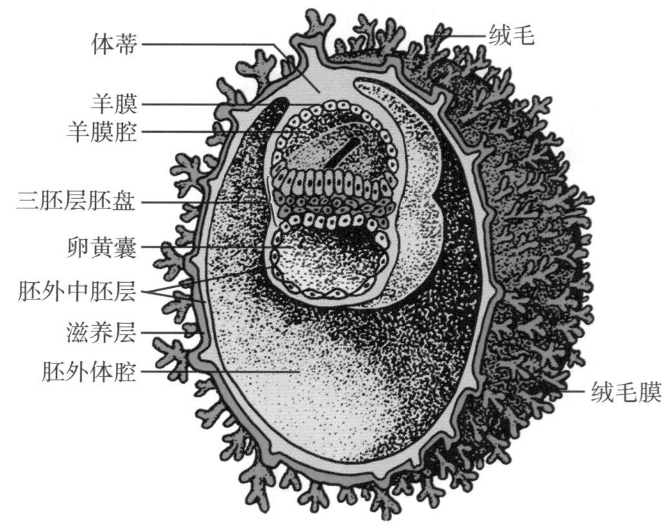

图2-123　发育第3周初的人胚剖面模式图

4．三胚层胚盘形成　三胚层胚盘发生在人胚发育第3周。原条、原结、脊索的形成与三胚层胚盘的形成密切相关。

（1）原条与原结的形成：人胚发育第3周初，胚盘上胚层细胞迁移至一端中轴线处并增殖、聚集形成一条纵行的细胞索，称为原条（primitive streak）。原条所在的一端为胚体的尾端，此时胚盘随即确定了分头、尾和左、右两侧。原条头端的细胞迅速增生，略膨大形成一个结节状结构，称为原结（primitive node）。由于细胞向下迁移，原条的背侧中央出现一条浅沟，称为原沟（primitive groove）（图2-124），原结的背侧中央出现一凹陷，称为原凹（primitive pit）（图2-124）。

（2）脊索与中胚层的形成：由于原结的细胞增殖，并从原凹处向下、向头端迁移，在上、下胚层之间形成一条单独的细胞索，称为脊索（notochord）（图2-124，图2-125）。脊索在胚胎发育过程中，对其他结构的发生具有诱导作用，以后大部分退化消失，残存部分演化为成人椎间盘髓核。

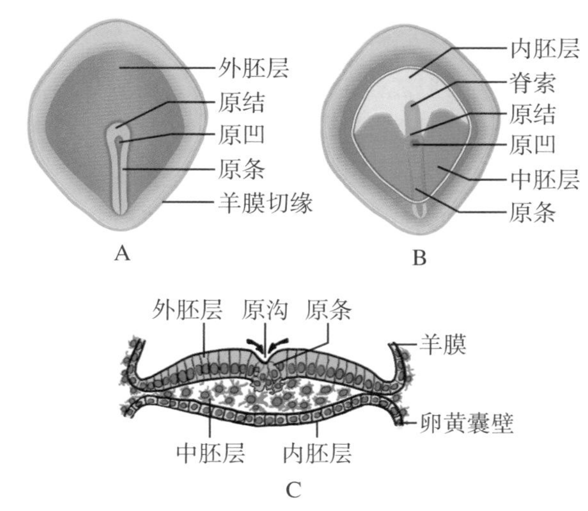

图2-124　发育第16天的人胚模式图，示三胚层胚盘的形成

A．胚盘背面观；B．切除上胚层，示中胚层和脊索；C．通过原条的胚盘横切，示中胚层形成

在脊索形成的同时，原沟底部的上胚层细胞在上、下胚层之间呈翼状扩展迁移，首先置换了下胚层细胞，形成一层新的细胞，称为内胚层（endoderm）；随后，由上胚层迁出的另一部分细胞则在上胚层与新形成的内胚层之间扩展，逐渐形成了一层新细胞，称为胚内中胚层（intraembryonic mesoderm），简称为中胚层（mesoderm）（图2-124，图2-125），它在胚盘的边缘处与胚外中胚层相连。内胚层和中胚层出现之后，上胚层改称为外胚层（ectoderm）。至此，二胚层胚盘演变成头端大、尾端小、呈椭圆形的三胚层胚盘（图2-125）。三胚层胚盘是胚胎所有胚内组织和器官的原基。三胚层胚盘的内、中、外胚层均源于上胚层细胞。在脊索前端和原条尾端各有一圆形小区，没有中胚层细胞，内、外胚层直接相贴，呈薄膜状，分别称为口咽膜（buccopharyngeal membrane）和泄殖腔膜（cloacal membrane）（图2-125）。随着胚体的发育，原条逐渐向尾端退缩，最后退化消失。

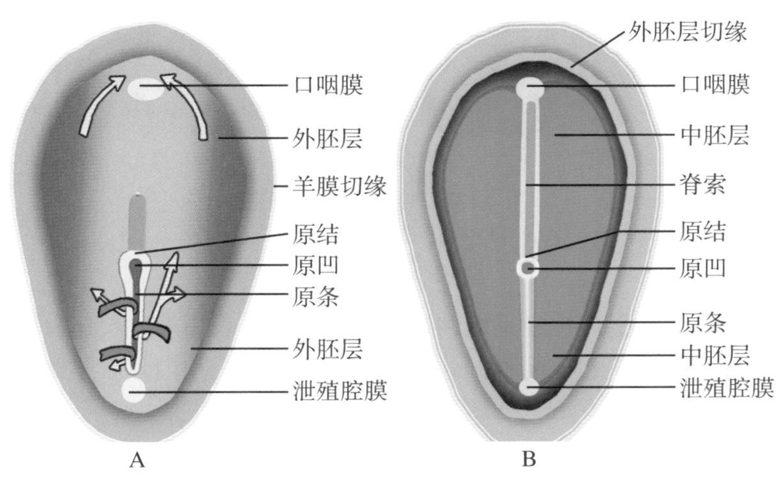

图2-125　发育第18天的人胚模式图，三胚层胚盘已形成

A．胚盘背面观，示中胚层形成过程中细胞迁移方向；B．切除外胚层，示已形成的中胚层及脊索、原条、口咽膜和泄殖腔膜

（二）三胚层的分化

三胚层形成以后，各个胚层逐渐分化形成机体的各种组织和器官的原基。

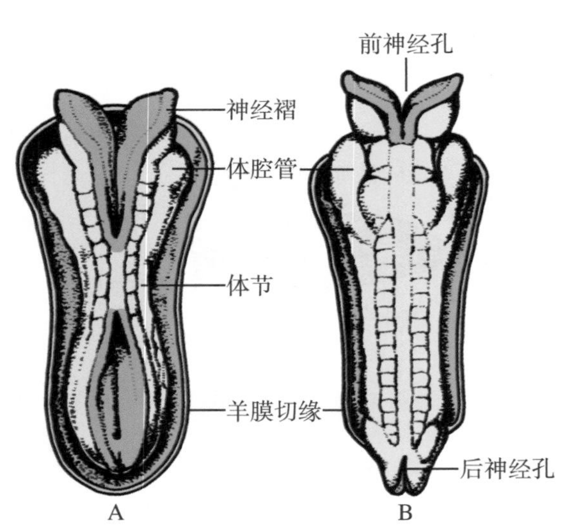

图 2-126　第 22 天（A）和第 23 天（B）人胚模式图，示神经管形成

1．外胚层的分化

（1）神经管的形成与分化：脊索形成以后，脊索诱导其背侧的外胚层细胞增殖形成一个细胞板，头端宽、尾端窄，称为神经板（neural plate）。神经板中央沿胚体纵轴凹陷形成神经沟（neural groove）。神经沟两侧的边缘隆起称为神经褶（neural fold）。人胚发育第 3 周末，神经沟加深，神经褶由中部开始愈合，并逐渐向两端延伸，形成的管状结构称为神经管（neural tube）（图 2-126，图 2-127）。神经管头端的孔称为前神经孔（anterior neuropore），大约在人胚发育第 25 天时闭合，闭合后神经管头端发育成脑；尾端的孔称为后神经孔（posterior neuropore），大约在人胚发育第 27 天时闭合，闭合后神经管其余部分发育成脊髓（图 2-126）。神经管的管腔将分化成脑室和中央管。如果前神经孔未闭合，则发育成无脑儿（anencephaly）；如果后神经孔未闭合，则发育成脊柱裂（rachischisis）或脊髓裂（myeloschisis）。

（2）神经嵴分化：神经管形成时，神经褶与外胚层相连处的细胞与神经管分离，在神经管的背外侧形成两条纵行的细胞索，称为神经嵴（neural crest）（图 2-127）。神经嵴细胞逐渐迁移和增殖，分化为周围神经系统的神经节、施万细胞、肾上腺髓质以及皮肤的黑（色）素细胞。

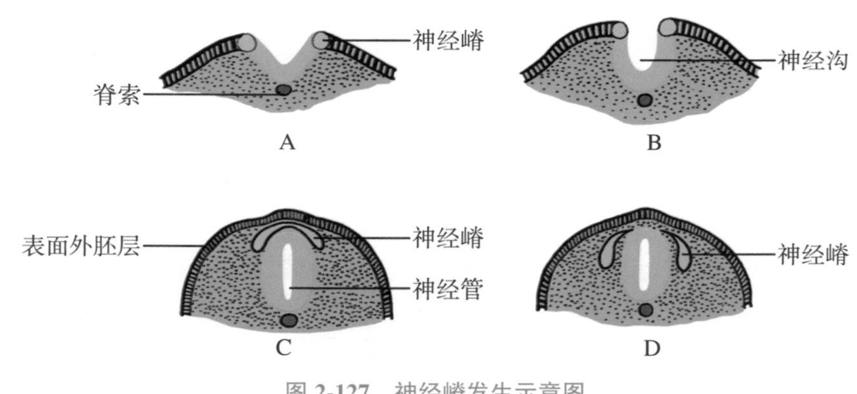

图 2-127　神经嵴发生示意图
A ～ D 示不同胚龄时神经嵴的发育

（3）外胚层除了分化为上述神经系统和肾上腺髓质外，表面外胚层还分化为皮肤的表皮及附属器，眼结膜、角膜、晶状体和视网膜，外耳、鼓膜外层上皮和内耳膜迷路，垂体、牙釉质和腮腺上皮等。

2．中胚层的分化　中胚层首先分化为 3 部分，从脊索两侧由内向外对称分布，依次为轴旁中胚层、间介中胚层和侧中胚层（图 2-128）。填充在内、中、外各胚层之间散在的中胚层细胞，称为间充质。

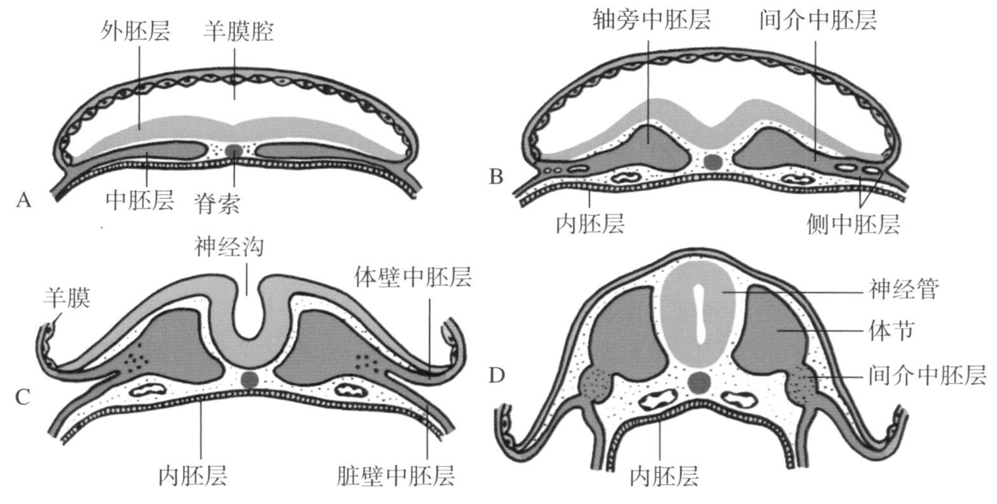

图 2-128　不同胚龄的人胚横切面模式图，示中胚层的分化

（1）轴旁中胚层：脊索两侧的细胞索称为轴旁中胚层（paraxial mesoderm），以后断裂成团块状，称为体节（somite）（图 2-128）。大约人胚发育第 3 周末，体节从颈部开始向尾部依次形成，左、右成对，每天形成 3 ～ 4 对。人胚发育第 5 周末，体节有 42 ～ 44 对（图 2-129）。体节将来分化成皮肤的真皮和皮下组织、中轴骨和纤维性结缔组织、骨骼肌等。

（2）间介中胚层：位于轴旁中胚层与侧中胚层之间的中胚层称为间介中胚层（intermediate

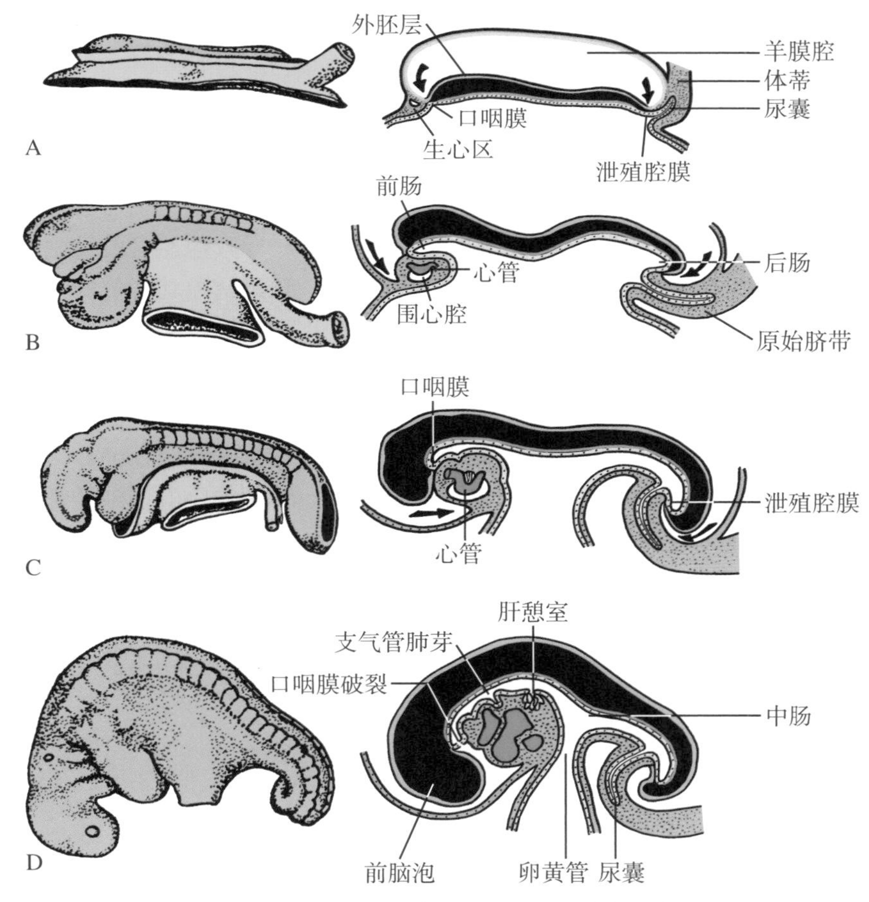

图 2-129　人圆柱状胚体形成与三胚层分化示意图

mesoderm）（图 2-128），将来分化为泌尿系统和生殖系统的主要器官。

（3）侧中胚层：位于中胚层最外侧的部分称为侧中胚层（lateral mesoderm）（图 2-128）。分隔为两层：①体壁中胚层（somatic mesoderm），与外胚层相贴，与羊膜表面的胚外中胚层延续。体壁中胚层将来分化成体壁的骨骼、肌组织、结缔组织和血管。②脏壁中胚层（splanchnic mesoderm），与内胚层相贴，与卵黄囊表面的胚外中胚层延续。脏壁中胚层覆盖在内胚层形成的原始消化管外，将来分化成消化系统和呼吸系统的肌组织、结缔组织和血管等。体壁中胚层与脏壁中胚层之间的腔隙，称为胚内体腔（intraembryonic coelom）（图 2-128），将来从头端开始分化为心包腔、胸膜腔和腹膜腔。胚盘头端的侧中胚层与两侧的侧中胚层在口咽膜的头侧汇合为生心区，随着胚体向腹侧包卷，生心区移至原始消化管腹侧，将分化形成心脏（图 2-129）。

（4）中胚层间充质：中胚层分化过程中一部分细胞分化形成疏松网状的间充质，由星状多突的间充质细胞和细胞外基质组成。间充质细胞将来分化成肌组织、结缔组织和血管、淋巴管等。肾上腺皮质也由中胚层分化形成。

3. 内胚层的分化　在人胚圆柱状胚体形成的同时，内胚层卷入体内，形成原始消化管（primitive gut）。原始消化管的头端以口咽膜封闭，尾端以泄殖腔膜封闭，中部与卵黄囊相通（图 2-129）。

原始消化管将分化为：消化管与消化腺上皮，呼吸道上皮和肺上皮，甲状腺、甲状旁腺上皮，中耳鼓室、咽鼓管上皮，胸腺上皮，膀胱、尿道和阴道上皮等。

四、圆柱状胚体形成

人胚发育至第 4 周，随着三胚层的形成与分化及各器官原基的建立，胚体逐渐由扁盘状的胚盘演变成圆柱状的胚体（图 2-129）。

（一）人胚中轴器官的建立与圆柱状胚体形成

原条、脊索、神经管和体节均位于胚体的中轴线上，故称为人胚中轴器官（axial organ）。人胚中轴器官的建立是促使胚体演变成圆柱体的因素之一，并诱导其他器官的发生。原条的形成对胚内中胚层和内胚层的发生起重要作用；人胚脊索形成后，脊索诱导其背部的外胚层演变成神经管；神经管发育成中枢神经系统；在脊索和神经管两侧的中胚层衍化成体节。

人胚发育第 4 周初，体节及神经管等中轴器官生长迅速，胚盘中央的生长速度远比胚盘边缘快，扁平的胚盘背侧向羊膜腔内隆起，羊膜腔迅速增大，卵黄囊增大缓慢，致使胚盘的边缘向腹侧明显卷折（图 2-128，图 2-129）。胚盘头端形成的卷折称为头褶（cephalic fold），主要由于神经管头端脑的快速发育；尾端的卷折称为尾褶（caudal fold），主要由于神经管尾端脊髓的较快生长；左右两侧的卷折称为左、右侧褶（lateral fold），主要由于脊髓和体节的快速生长，使胚盘边缘向腹侧卷折，形成圆柱状胚体。头褶、尾褶及侧褶逐渐向胚体脐部集中，最终外胚层包于胚体体表，内胚层卷入胚体内，羊膜反包在体蒂和卵黄囊外面，形成原始脐带（primitive umbilical cord）（图 2-129）。至人胚发育第 4 周末，胚盘逐渐演变成圆柱状胚体，呈“C”字形，并凸入羊膜腔内（图 2-129）。

（二）圆柱状胚体形成的结果

1. 胚体凸入羊膜腔内，并借脐带悬浮于羊膜腔的羊水中。
2. 卵黄囊和体蒂连于胚体的脐部，外包羊膜，形成原始脐带。
3. 口咽膜和生心区转到胚体头端腹侧，泄殖腔膜转到胚体尾端腹侧。

4．外胚层包于胚体外表，形成皮肤的表皮；内胚层卷入体内，形成头尾方向的原始消化管。

人胚发育至第8周末，胚体的颜面已初步形成；外表可见眼、耳和鼻的原基；上、下肢已经形成，胚已初具人形（图2-130）。胚体内脏器官原基已经建立，性腺和外生殖器发生（但外表尚不能分辨性别），胎膜和胎盘发育形成。人体发育第3～8周，胚对环境因素的作用十分敏感，某些有害因素极易通过母体影响胚的发育，导致某些先天畸形发生。

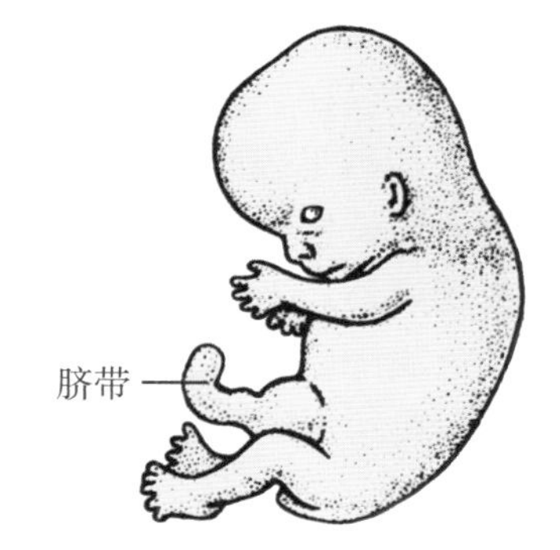

图2-130　发育第8周的人胚模式图

五、胎膜和胎盘

胎膜和胎盘对人胚体起保护、营养、呼吸和排泄作用，是胎儿的附属结构，本身不参与胚体的形成。胎盘具有内分泌功能。胎儿娩出后，胎膜、胎盘与子宫蜕膜一并排出，总称为胞衣（afterbirth）。

（一）胎膜

人胎膜（fetal membrane）包括卵黄囊、尿囊、羊膜、绒毛膜和脐带。

1．卵黄囊　卵黄囊发生于人胚发育第2周，是由外体腔膜与下胚层一起围成的腔，随着圆柱状胚体的形成，成为连于原始消化管腹侧的囊状结构（图2-131）。人胚卵黄囊不发达，没有卵黄物质，其在胚发育中出现只是种系发生和生物进化过程的重演。卵黄囊被羊膜包入脐带后，与原始消化管相连部逐渐变细，形成卵黄蒂（yolk stalk）。卵黄蒂于人胚发育第6周闭锁，卵黄囊随之逐渐退化。卵黄囊存在的意义是：①人体造血干细胞来源于卵黄囊壁上的胚外中胚层。②人类原始生殖细胞（primordial germ cell）来源于卵黄囊尾侧的内胚层，以后会迁移至性腺。

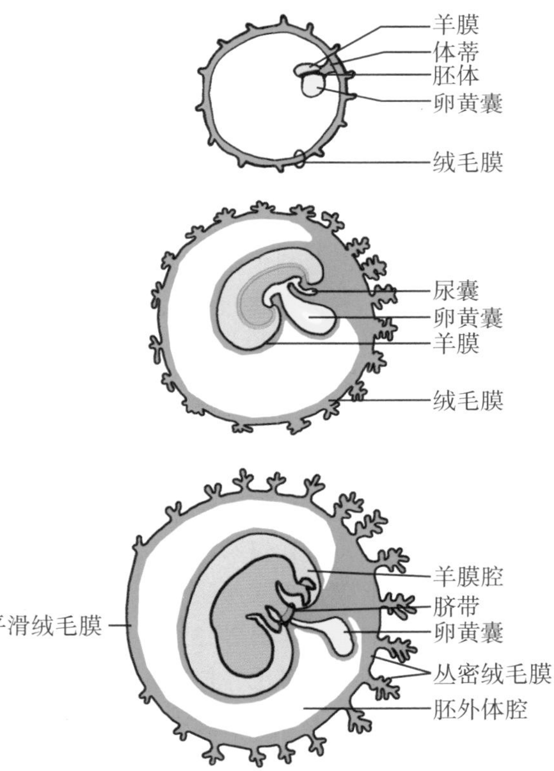

图2-131　人胎膜与胚胎关系示意图

2．尿囊　人胚发育至第3周，从卵黄囊尾侧向体蒂内伸出的一个指状盲囊，称为尿囊（allantois）（图2-129，图2-131）。人胚尿囊很不发达，以后被羊膜包入脐带，仅存数周即退化，其在胚发育中出现也是种系发生和生物进化过程的重演。胚体形成后，尿囊开口于原始消化管的尾段腹侧，后与膀胱相通连。从膀胱顶端至脐部的尿囊闭锁后形成脐正中韧带（median umbilical ligament）。尿囊存在的意义：尿囊壁上的胚外中胚层形成的一对尿囊动脉（allantoic artery）与一对尿囊静脉（allantoic veins）分别演变成脐动脉和脐静脉，脐带内的这些血管是胎儿与母体进行物质交换的重要通道。

3．羊膜　羊膜（amnion）为一层半透明的薄膜，坚韧、无血管，由单层羊膜上皮和胚外中胚层组成（图 2-129，图 2-131）。随着圆柱状胚体的形成、生长，羊膜腔不断扩大，胚体凸入羊膜腔内，羊膜在胚体的腹侧包裹在卵黄囊、体蒂及尿囊表面，形成原始脐带。同时，羊膜腔的扩大使羊膜与绒毛膜相贴，胚外体腔逐渐消失（图 2-131，图 2-132）。羊水是羊膜腔中的液体，呈微黄色，弱碱性，主要成分是水，最早由羊膜上皮分泌而来；当羊膜壁上出现血管后，部分羊水来自血管渗透；当胚胎出现泌尿功能后，越来越多的尿液成为羊水的重要来源；妊娠后期，胎儿脱落的上皮细胞、胎脂、胎便等也进入羊水。羊水还不断地被羊膜、胎儿体表吸收并且被胎儿吞饮，进行更新。

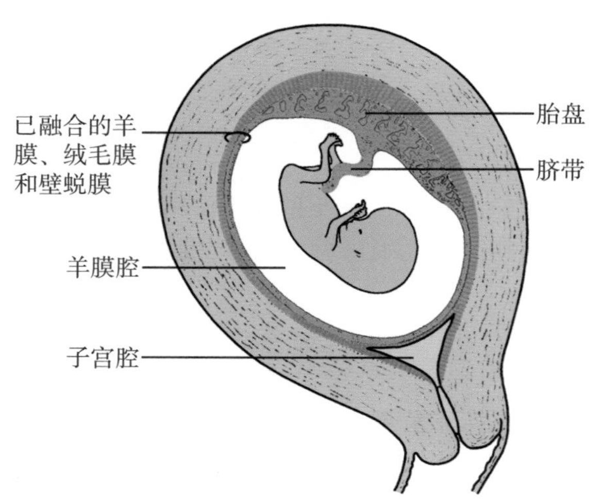

图 2-132　发育第 3 个月末的胎膜、蜕膜与胎盘示意图

胚胎在羊水中生长，保证胚胎各部分均等发育，胚胎在羊水中自由活动，有利于骨骼肌系统的发育；羊水可防止胚胎与羊膜粘连，并使胚胎免受外力的压迫与震荡；分娩时，羊水可扩张子宫颈，冲洗产道，有利于胎儿娩出（图 2-132）。正常足月胎儿羊水量为 1000 ~ 1500 ml。羊水量若少于 500 ml，称为羊水过少，易发生羊膜与胎儿粘连；若羊水量多于 2000 ml，称为羊水过多。羊水过少或过多均影响胎儿正常发育。羊水量的异常与胎儿某些先天畸形有关，抽取羊水进行细胞学、遗传学及生物化学检测，可早期诊断胎儿的某些先天异常（congenital anomaly）。

4．绒毛膜　绒毛膜（chorion）由滋养层和衬于其内面的胚外中胚层组成。人胚发育第 2 周，胚泡滋养层分化成合体滋养层和细胞滋养层，两者一起向胚泡表面突起，形成初级绒毛（primary villus）。人胚发育第 2 周末，绒毛膜上布满密集的初级绒毛（图 2-131，图 2-133）；人胚发育第 3 周，胚外中胚层长入初级绒毛中轴内，初级绒毛改称为次级绒毛（secondary villus），此时则将滋养层改称为绒毛膜；当次级绒毛中轴的胚外中胚层分化形成结缔组织与毛细血管时，则称为三级绒毛（tertiary villus）（图 2-133）。以上三级绒毛均为绒毛干（stem villus）。三级绒毛不断发出分支，形成许多细小的绒毛。同时，三级绒毛末端的细胞滋养层细胞增殖，穿出合体滋养层，抵达蜕膜，并沿蜕膜扩展，彼此连接，形成一层细胞滋养层壳（cytotrophoblast shell），使绒毛膜与子宫蜕膜牢固连接。绒毛干之间的腔隙，称为绒毛间隙（intervillous space）（图 2-133）。母体子宫螺旋动脉开口于绒毛间隙，使之充满母血。

人胚发育早期，绒毛均匀分布于整个绒毛膜表面。人胚胎发育至第 3 个月，绒毛膜渐分成两部分：底蜕膜侧由于血供充足，绒毛反复分支，生长茂密，称为丛密绒毛膜（chorion frondosum），它与底蜕膜共同构成胎盘（图 2-131，图 2-132）；包蜕膜侧血供不足，绒毛萎缩、退化、消失，形成平滑绒毛膜（chorion laeve）（图 2-131）；随着胚胎的发育，羊膜腔不断地扩大，羊膜、平滑绒毛膜、包蜕膜和壁蜕膜融合，子宫腔也逐渐消失（图 2-132）。

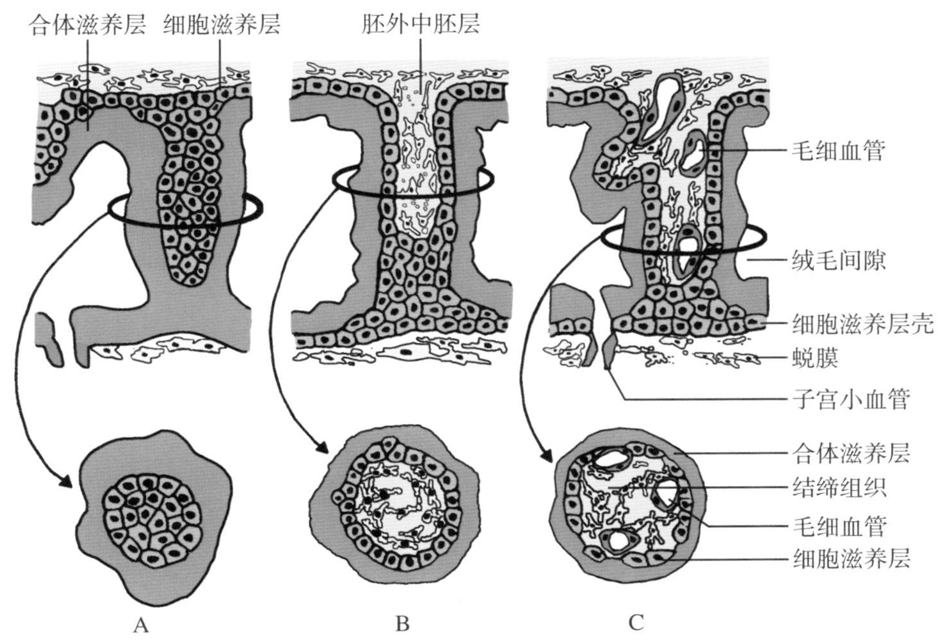

图 2-133　绒毛干的分化发育示意图

上图为绒毛干纵断面，下图为绒毛干横断面

A．初级绒毛干（合体滋养层、细胞滋养层）；B．次级绒毛干（合体滋养层、细胞滋养层、胚外中胚层）；C．三级绒毛干（合体滋养层、细胞滋养层、毛细血管和结缔组织）

绒毛膜除有内分泌作用外，还为早期胚胎发育提供营养和氧气。胎盘形成后，胎儿从胎盘汲取氧气和营养物质，并排出代谢产物。若绒毛膜血供不足，胚胎发育迟缓甚至死亡。若绒毛膜滋养层细胞过度增生，绒毛组织变性水肿，则发生葡萄胎。若滋养层细胞癌变，则形成绒毛膜癌。

5．脐带　脐带（umbilical cord）是连于胚胎脐部与胎盘间的索带（图 2-131，图 2-132），其外被覆羊膜，内含体蒂分化来的黏液性结缔组织、2 条脐动脉、1 条脐静脉以及退化后的卵黄囊、尿囊遗迹，是胎儿与母体进行物质交换的通道（图 2-134）。正常足月胎儿脐带长 40 ～ 60 cm，粗 1.5 ～ 2 cm。若脐带短于 35 cm，则称为脐带过短（short cord），分娩时易引起胎盘早剥或血管断裂，出血过多；若脐带长于 80 cm，则称为脐带过长（long cord），易发生脐带绕颈、脐带打结或缠绕胎儿肢体，导致胎儿窒息死亡或局部发育不良。

另外，从脐带的脐血（cord blood）中分离出来的造血干细胞，可对血液病患者实施脐血造血干细胞移植术。

（二）胎盘

人胎盘（placenta）是由胎儿的丛密绒毛膜与母体的底蜕膜共同构成的圆盘状结构（图 2-134）。

1．胎盘的形态结构　人足月胎盘呈圆盘状，重约 500 g，直径为 15 ～ 20 cm，中央厚，边缘薄，平均厚度约 2.5 cm。胎盘有两个面：胎儿面光滑，表面覆盖有羊膜，脐带一般附着于中央，少数偏中央或附着于边缘。透过羊膜，放射状走行的脐血管分支清晰可见（图 2-134，图 2-135）；母体面粗糙，为剥离后的子宫底蜕膜，可见 15 ～ 30 个胎盘小叶（cotyledon）（图 2-134）。

在胎盘垂直切面上可见，胎儿面羊膜下方的丛密绒毛膜形成绒毛膜板，脐血管分支走行于其中。绒毛膜板上发出 40 ～ 60 个绒毛干，每个绒毛干又发出许多侧支，形成细小的游离绒毛（free villus），绒毛干的末端借细胞滋养层壳固定于底蜕膜上（图 2-135）。进入绒毛内的脐血管分支形成毛细血管网。母体面的子宫底蜕膜形成短隔，伸入到绒毛间隙中，称为胎盘隔（placental septum）。胎盘隔将底蜕膜分隔成胎盘小叶，每个小叶含 1 ～ 4 根绒毛干。子宫螺旋动脉与子宫静

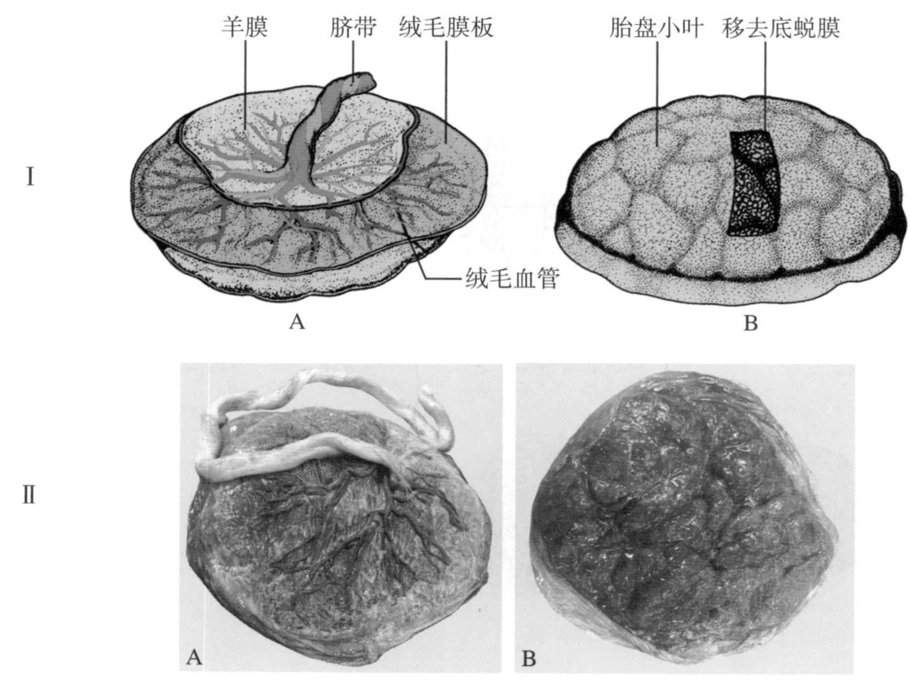

图 2-134　人胎盘外形

Ⅰ．模式图：A．胎儿面；B．母体面。Ⅱ．标本：A．胎儿面；B．母体面

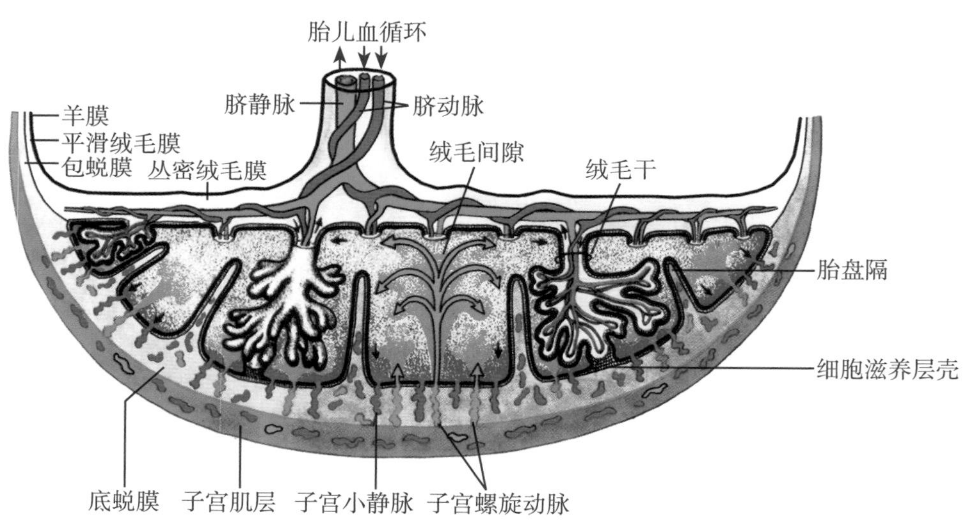

图 2-135　人足月胎盘剖面结构模式图

箭头示血流方向；红色示富含营养与氧的血液，蓝色示含代谢废物与二氧化碳的血液

脉分支开口于绒毛间隙，绒毛浸浴在母血中（图 2-135），汲取营养物质并排出代谢产物。

2．胎盘的血液循环与胎盘膜　人胎盘内有两套血液循环：胎儿血循环和母体血循环。两者的血液在各自的封闭管道内循环，互不相混，但可进行物质交换。胎儿的静脉血经脐动脉及其分支流入绒毛内毛细血管，绒毛直接浸浴在绒毛间隙的母血中，与绒毛间隙内的母血进行物质交换后，脐静脉将氧气和营养物质运送入胎儿体内；母体动脉血由子宫动脉经螺旋动脉流入绒毛间隙，在此与绒毛内毛细血管的胎儿血进行物质交换后，静脉血经由子宫静脉流回母体内（图 2-135）。

胎儿血与母体血在胎盘内进行物质交换所通过的结构，称为胎盘膜（placental membrane）或称为胎盘屏障（placental barrier）（图 2-136）。早期人胚的胎盘膜较厚；胚胎发育后期，由于细胞

Note

滋养层逐渐消失，胎盘膜变薄，部分合体滋养层紧贴毛细血管，胎盘膜通透性增强，更有利于物质交换（图 2-137）。

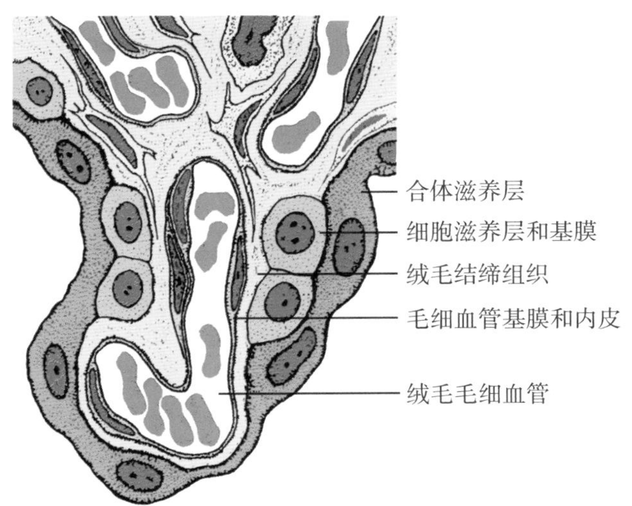

图 2-136　人胎盘屏障结构示意图

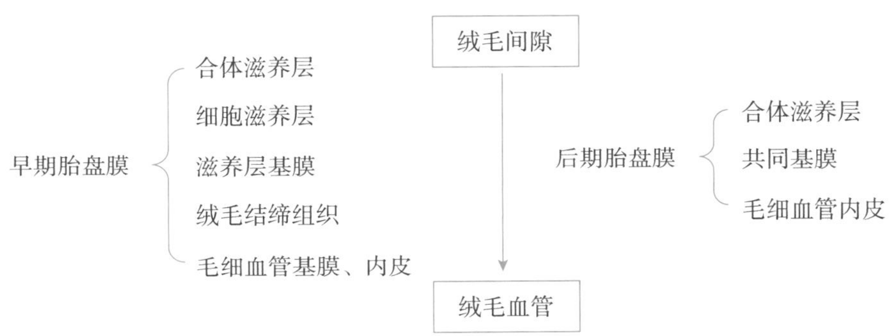

图 2-137　胚体发育早期胎盘膜和后期胎盘膜结构

3．胎盘的功能

（1）物质交换：物质交换是胎盘的重要功能，通过胎盘，胎儿可从母血中获得氧、营养、抗体和激素等物质，排出二氧化碳和代谢产物等（图 2-138）。由此可见，胎盘具有相当于出生后小肠、肺和肾的功能。由于某些毒素、药物和激素等均可通过胎盘膜进入胎儿体内，影响胎儿发育，因此孕妇的衣、食、住、行及用药等均需谨慎。

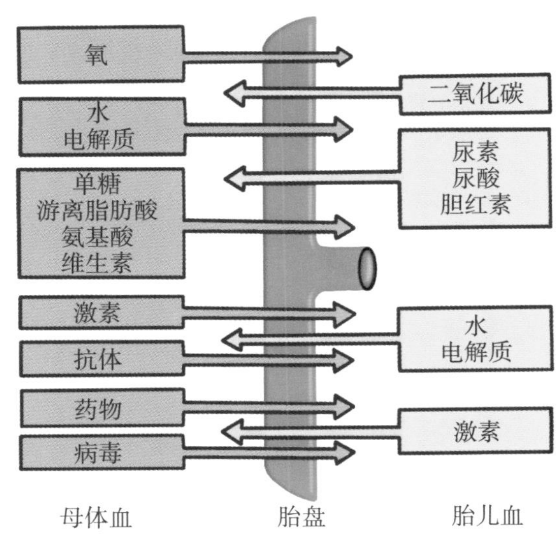

图 2-138　胎儿血与母体血间物质交换示意图

（2）内分泌功能：胎盘合体滋养层细胞主要分泌的激素有以下几种。①人绒毛膜促性腺激素（human chorionic gonadotropin，HCG）：这种糖蛋白类激素在妊娠第 2 周即可在孕妇的血浆及尿中出现，第 8 周达高峰，随之逐渐下降，一般在分娩后 4 天血中 HCG 消失。HCG 的作用与 LH 类似，可促进妊娠黄体的生长发育，以维持妊娠。临

人胚胎各期外形特征、长度测量与胚胎龄测定

双胎、多胎与连体双胎

床上常利用检测尿中HCG的方法确定妇女是否妊娠。②人胎盘催乳素（human placental lactogen，HPL）：又称人绒毛膜生长激素（human chorionic somatomammotropin，HCS），于孕妇妊娠第2个月开始分泌，第8个月达到高峰，直到分娩；HCS一方面能促使母体乳腺生长发育，另一方面可促进胎儿的代谢与生长。③人胎盘雌激素（human placental estrogen）和人胎盘孕激素（human placental progesterone）：于孕妇妊娠第4个月开始分泌，以后逐渐增多，母体妊娠黄体退化后，胎盘的这两种激素替代卵巢功能，抑制孕妇子宫平滑肌收缩，继续维持妊娠。

小　结

人体胚胎发育先后经历胚期和胎期两个阶段。胚胎发育从受精开始，在输卵管内运输的同时，先后经历原核期、2细胞期、4细胞期、8细胞期、桑葚胚和胚泡（囊胚），最后进入宫腔。此时子宫内膜处于分泌期，具有很好的容受性。通常在子宫体或子宫底的后壁，胚胎开始植入，逐渐地侵入子宫内膜。在植入完成之后，子宫内膜即称为子宫蜕膜。在植入的同时，胚泡的内细胞群也逐渐发生变化，形成下胚层和上胚层的细胞，随后又演化出羊膜腔、二胚层胚盘和卵黄囊等结构。随着胚内中胚层的出现，二胚层胚盘逐渐演变成三胚层胚盘。三胚层胚盘的内、中、外三个胚层，可以分化成人体所有的组织和器官。由于三胚层胚盘的头、尾及外胚层等部位生长速度快，板状的胚盘逐渐包卷形成圆柱状的胚体。从此，胚胎具有了立体的外貌，开始向人类的外形演变，逐渐与其他动物胚胎区别开来，到了第8周，人类胚胎外形初步建立。

胎膜和胎盘是胎儿的附属结构，对胚体起着保护、营养、呼吸和排泄等作用。卵黄囊提供了胚体最初的造血干细胞、原始生殖细胞；尿囊血管演化成了脐动脉和脐静脉；羊膜可以产生羊水，保护胎儿；丛密绒毛膜参与构成胎盘；脐带是连接胎儿和胎盘的重要纽带。胎盘是胎儿血与母体血进行物质交换的重要部位，也是胎儿进行呼吸的重要场所，同时胎盘还有很重要的内分泌功能。

整合思考题参考答案

整合思考题

1. 通过对三胚层形成过程的学习，说明胚内内胚层、胚内中胚层的来源和演化。
2. 分析胚胎干细胞畸胎瘤实验结果，说明所看到的细胞、组织分别来源于哪些胚层。

（迟晓春　朱永红）

Note

第三章　异常状态下人体形态与功能的调节

第一节　疾病概述

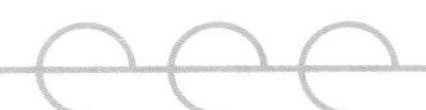
导学目标
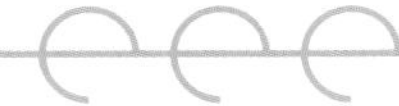

通过本节内容的学习，学生应能够：

※ 基本目标

1．解释健康与疾病的概念。
2．分析几种常见疾病的病因。
3．描述疾病发生发展过程中的一般规律及其作用机制。
4．描述疾病的转归。

※ 发展目标

1．根据对健康及医学模式的理解，分析如何维系良好的个体及群体健康。
2．举例几种临床常见疾病，综合分析其发展规律、作用机制以及转归。

案例 3-1

男，65 岁。在家中与子女发生剧烈争吵时突然昏迷。急诊入院，诊断为急性心肌梗死，抢救过程中，呼吸、心搏停止，瞳孔散大，脑电波消失，脑血流停止。既往患高血压 20 余年、冠心病 8 年。

问题：

试分析该患者突发心肌梗死的诱因。患者是否发生死亡？如何判断？试从健康及疾病的角度分析对慢性疾病的干预。

案例 3-1 解析

在掌握了正常人体的结构、功能以及代谢特征后，将开始学习患病机体的异常结构、功能以及代谢等变化，从基因、分子、细胞以及整体水平，阐明疾病发生发展的规律及作用机制，为建立有效的疾病诊治和预防策略提供理论基础和实验依据。

一、健康与疾病

医学的目的是促进人体健康、预防及治疗疾病。健康的机体是指在身体、精神以及社会适应方面保持良好的状态，而疾病则是在一定病因作用下，机体内稳态调节紊乱而导致的异常生命活动过程及状态。

（一）健康

人们对于健康的重视及需求日益增长，其外延也不断扩大。1946 年，世界卫生组织（World Health Organization，WHO）在其宪章的前言中指出，健康（health）不仅是没有疾病或体弱（infirmity），而且是躯体上、精神上和社会适应上的一种完好状态（state of complete well-being）。对健康的定义随着时间而发生演变，经历了从生物医学模式到生物 - 心理 - 社会医学模式的转变，健康的内容也不断延伸。即健康不仅是躯体没有疾病或衰弱现象，还包括了精神、智力、情绪和社会等各方面的健康，体现了个体在获得技能、处理压力和维持社会关系等方面的全面能力。

躯体健康即机体形态发育良好，体型均匀，身体各脏器无疾病，各系统具有良好的生理功能，具备较强的身体活动能力和劳动能力。健康的机体还具有对疾病较强的抵抗能力，能适应各种环境变化，能相应调节机体的生理功能以及致病因素对身体的作用。健康的心理表现为完好的精神状态、对各种不同环境的完好适应。情绪稳定、精神饱满、乐观向上、愉快地从事工作和学习，能应对紧急的事件，处理复杂的问题。健康的社会适应性则是指人的行为与社会道德规范相吻合，能保持良好的人际关系，在社会中扮演合适的角色。道德健康则是指按社会认可的道德规范约束自己的思维和行为，不损害他人利益以满足自己的需求，具备辨别善恶、荣辱的是非观和能力。

良好健康状态的维持，需要环境、社会和经济以及个体生活和行为方式选择等多方面因素共同协调作用。随着医学服务的模式和理念的调整，重视疾病的预防和日常健康的维护成为医学健康模式的重点。健康医学以提升全民健康水平为出发点，强调维护人体健康的同时，也强调从医学角度探讨提升健康的水平，从生理、心理和社会等多维度，在推进人与环境的和谐适应基础上，构建一体化的健康网络，从而达到全面、系统和科学的健康模式，是新型的医学模式。

近年提出的“全健康”（one health，也称同一健康）理念不断深入人心，“全健康”致力于倡导人、动物和环境的和谐统一，强调通过多机构、跨学科和跨地域的协作交流，从“人类 - 动物 - 环境”健康的整体视角解决健康问题，践行“人类卫生健康共同体”理念。重点关注人兽共感染、气候变化、环境改变和食品安全等全球议题，将个体诊疗和群体预防有机整合起来，为促进全人类健康服务。

框 3-1 健康融万策

我国健康领域近年来取得显著成就，医疗卫生服务体系日益健全，人民健康水平和身体素质持续提高，2015 年人均预期寿命已达 76.34 岁。党的十八大以来，我国从党和国家事业大局出发，统揽全局、系统谋划，做出推进健康中国建设的重大决策部署并上升为国家战略。2016 年 10 月，中共中央国务院印发并实施《“健康中国 2030”规划纲要》，旨在从广泛的健康影响因素入手，把健康融入所有政策，全方位、全周期地保障人民健康，力争到 2030 年人人享有全方位、全生命周期的健康服务，人均预期寿命达到 79 岁，主要健康指标进入高收入国家行列。作为医务工作者，为实现“健康中国”目标贡献力量，义不容辞。

（二）亚健康

亚健康（sub-health）是指介于健康与疾病之间的一种生理功能低下状态。世界卫生组织的一项调查表明，人群中真正健康者约5%，患疾病者约20%，而处于亚健康状态者则为75%。亚健康的主要表现形式为：①躯体亚健康：主要表现为疲乏无力、精神不振、工作效率低等。②心理亚健康：主要表现为焦虑、烦躁、易怒和睡眠不佳等，严重时可伴有胃痛、心悸等，持续存在还可诱发心血管疾病及肿瘤。③行为亚健康：行为上的程式化，时间长了容易产生行为上的偏激。④思想亚健康：思想表面化，脆弱、不坚定，容易接受外界刺激并改变自我。⑤人际交往亚健康：与社会成员的关系不稳定，心理距离变大，产生被社会抛弃和遗忘的孤独感。

引起亚健康的原因复杂，如体质下降，生活及工作方式不科学，过度疲劳，工作、学习负荷过重等，此外，衰老以及某些遗传因素可能亦在亚健康的发生、发展中发挥作用。亚健康状态处于动态变化之中，若适时采取积极、健康的生活、工作和思维方式，亚健康状态可向健康转化；若长期忽视亚健康状态，不予积极应对，则可向疾病转化。应该提高人民群众的健康素养，充分认识亚健康的危害性，重视全生命周期的健康维护，促使亚健康向健康转化。

（三）疾病

人类对疾病的认识经历了从愚昧到科学的漫长过程。中国古代医学认为疾病是阴阳五行的失调；古希腊医学家希波克拉底（Hippocrates）则认为，疾病是由于来自心脏的血液、肝的黄胆汁、脾的黑胆汁和脑中的黏液四种元素的失衡所引起。当今通过大量的动物实验和人体观察与验证，人们对疾病有了更深入的了解和更科学的认识。目前认为疾病是在一定病因作用下，机体自稳态（homeostasis）调节紊乱而导致的异常生命活动过程。在疾病过程中，躯体、精神及社会适应上的完好状态被破坏，机体进入内环境稳态失衡、与环境或社会不相适应的状态。

疾病具有以下基本特点：①任何疾病都由致病原因所引起。虽然目前很多疾病的病因尚不明确，但相信随着科学技术的进步，更多疾病的病因终将得到阐明。②疾病发生、发展的基础是机体内稳态或自稳调节机制紊乱。③生命活动异常引起一系列功能、代谢及形态结构的变化。临床上出现各种症状（患者主观上的异常感觉）、体征（患者的客观表现）以及实验室检查的异常。某些情况下患者有明显不舒服的感觉，但临床检查却不能发现相关异常改变，称为医学上无法解释的躯体症状（medically unexplained physical symptoms，MUPS）。④疾病的发生和发展是一个动态过程，并具有发生、发展和转归的一般规律。

疾病谱（spectrum of disease）是指根据特定地区特定疾病的发病率或死亡率或危害程度对疾病进行的排序。随着社会发展和健康影响因素的改变，人类的疾病谱发生了重大变化。值得注意的是，由于人均寿命的显著延长，全球人口老龄化问题日趋严重，一些与老龄相关的疾病（如阿尔茨海默病、骨质疏松症）的患病率急剧上升。疾病谱的变化将影响未来中国的医疗决策，因此必须高度重视。

根据疾病的演变过程即临床进程，疾病可分为急性、亚急性或慢性疾病。急性疾病是一类发病急剧、病情变化快和症状较重的疾病。慢性疾病则是一个持续的、长期的过程，可以保持长期稳定，也可以表现为病情加重或缓解。当前，常见的慢性非传染性疾病（noninfectious chronic disease，NCD，简称慢病）主要指心脑血管疾病、恶性肿瘤、高血压、糖尿病、慢性阻塞性肺疾病和精神心理性疾病等。目前，我国慢病发病人数快速上升，成为威胁人类健康的主要问题，在全死因构成中，重大慢病导致的死亡人数已占全死亡人数的86.6%。亚急性疾病在病程进展上则介于急性和慢性之间，如乙型肝炎等传染性疾病的病程范围可以从临床前/潜伏阶段一直到持续性慢性感染阶段。

（四）衰老

衰老（senescence）又称老化（aging），可分为生理性衰老及病理性衰老两类。生理性衰老是指生物体自成熟期开始，随增龄发生的、受遗传因素影响的、渐进的全身复杂的形态结构与生理功能不可逆的退行性变化，也称正常衰老。病理性衰老是指由于疾病或异常因素所导致的衰老加速，也称异常衰老。有关衰老机制的研究一直是生物学和老年医学研究的前沿课题。20 世纪的生命科学研究将人类对于衰老的认识从整体动物水平推进到分子水平，最终归结为两大类型：一类为遗传衰老研究，另一类为环境伤害衰老研究。研究调控衰老进程的细胞衰老、线粒体功能异常、蛋白内稳态丧失、端粒缩短、代谢异常、表观遗传学改变、基因组不稳定、炎症反应、干细胞耗竭、细胞间信息交换改变和营养感应失调是探索的热点。

二、疾病的病因

疾病发生的原因简称病因，是指引起疾病并赋予疾病特征性或决定疾病特异性的因素。病因的种类很多，可独立或联合作用于机体并相互影响，共同决定疾病的产生、演变和转归。根据性质，可将病因分为以下几大类。

1. 生物性因素 指由细菌、病毒、真菌和立克次体等各种病原微生物和各种寄生虫等引起的感染性疾病和寄生虫病。生物学因素主要通过入侵机体并产生有害物质或蛋白分解酶等，导致机械性阻塞、组织细胞破坏或掠夺机体营养以及引起机体过敏反应等，从而造成机体的病理性损伤。生物性因素的致病作用与病原体致病力强弱、侵入宿主机体的数量、侵袭力、毒力、逃避或抵抗宿主攻击的能力，以及宿主自身的健康状况有关。

生物性因素致病具有以下特点。①有一定的选择性：即对宿主、入侵门户、感染部位和途径等具有一定的选择性。②病原体必须与机体相互作用。③特异性：不同病原微生物可引起机体相对特异的反应。④病原体入侵后可不断繁殖，增强毒力；也可发生变异，产生抗药性，改变其遗传性。⑤可引起机体的免疫反应；且因机体防御功能不同，不发病或发病程度不同。

除了致病性的病原生物外，人体皮肤、口腔和泌尿生殖道特别是肠道存在大量的共生微生物，正常生理状态下，它们与人体“共进化、共发育、共代谢、共调节”，共同构成人体的微生态系统。同时，共生微生物会与人体免疫、代谢和神经等相互作用，对人体的健康和疾病产生深远的影响。人体微生态在疾病发病中的作用已受到广泛关注。

2. 理化性因素 物理性因素主要来自环境，如高温、低温、电流、大气压、电离辐射、噪声以及机械力等。这些因素达到或超过机体的生理耐受阈值，可引起机体疾病。例如，高温可引起烧伤或中暑，低温可导致冻伤，强大的电流可造成电击伤，大气压变化可导致高原病或减压病等，强电离辐射或噪声引起辐射损伤或听觉障碍等，机械力则是引起创伤的主要原因。

物理性因素致病的特点：①一般仅作用于疾病的始动环节；②迅速引起疾病或潜伏期较短；③无明显的组织器官或作用部位的选择性。

化学性因素包括外源性和内源性。外源性因素如强酸、强碱、无机化学毒物及动植物毒性物质、过量或毒副作用药物等。内源性化学致病因素包括机体自身产生的过量代谢物或变性坏死的分解产物，如尿素、酮体和自由基等。

化学性因素致病的特点：①不仅作用于疾病的始动环节，也可在整个发病过程中发挥作用；②可迅速引起疾病或潜伏期较短，慢性中毒则可有较长潜伏期；③根据化学性毒物的性质，对损伤的机体组织器官有一定的选择性。

3. 遗传性因素 遗传性因素是指由染色体畸变或基因突变而直接引起疾病或与环境因素相

Note

互作用导致疾病。染色体畸变包括数目畸变和结构畸变，其中，常染色体畸变通常可导致先天性智力低下，生长发育迟缓，伴五官、四肢、皮纹及内脏等多发畸形，例如，第21对染色体畸变引起的唐氏综合征（先天愚型，21三体综合征）。性染色体畸变表现为性征发育不全，有时伴智力低下等。基因异常通过改变DNA碱基顺序或碱基类型，致使蛋白质结构、功能发生变化而致病。如血友病A是由于位于X染色体上的相关基因缺失或插入突变或点突变，导致凝血因子Ⅷ缺失、凝血障碍，有出血倾向；该病一般男性发病，女性遗传。

遗传易感性（genetic susceptibility）指不同人群、不同个体由于遗传因素的差异，在外界环境因素作用下呈现出易患某种疾病的倾向，如糖尿病肾病（diabetic nephropathy）的发生、发展与遗传易感性密切相关。个体对疾病的易感性并不完全由基因型决定，环境致病因子导致的基因异常表达和修饰在疾病的发生、发展中起重要作用。可见，遗传易感性受环境因素影响，近年来表观遗传与衰老、与疾病的关系受到关注，如肿瘤、抑郁症、心血管疾病和代谢综合征等。

4．先天性因素　先天性因素指能损害发育中的胚胎和胎儿，导致胎儿生长发育障碍的因素。而由先天因素引起的疾病被称为先天性疾病。大部分先天性疾病是由非遗传性因素导致的，例如，孕妇在妊娠早期感染风疹病毒，可导致胎儿出现先天性心脏病。也有部分先天性疾病可由遗传性因素引起，如唐氏综合征。

5．免疫性因素　当机体免疫系统对一些抗原刺激发生免疫反应时，由于免疫过强或者免疫缺陷，可导致组织细胞的损伤和生理功能的障碍。例如，某些药物如青霉素可引起部分人出现超敏反应而产生过敏性休克；有些花粉或者食物引起过敏，发生支气管哮喘或荨麻疹等；而当机体免疫功能不足或缺乏时，可引起免疫缺陷性疾病。此外，机体如对自身抗原产生免疫反应，引起组织细胞的损伤，称为自身免疫性疾病，例如类风湿关节炎、系统性红斑狼疮等。

6．营养性因素　维持生命活动必需的物质如糖类、脂质、蛋白质、维生素、无机盐、微量元素（如硒、铁、锌和氟等）以及纤维素等摄入不足或过多都可能引起疾病。例如，铁、锌等微量元素缺乏，可引起缺铁性贫血及发育不良；维生素D缺乏可导致佝偻病；蛋白质摄入不足可引起营养不良；而长期摄入过多的食盐、高脂高糖食物，可引起高血压、肥胖和糖尿病等代谢相关性疾病。

7．心理和社会因素　随着生物医学模式向生物-心理-社会医学模式的转换，精神、心理和社会因素引起的疾病越来越受到重视。长期的紧张工作、不良的人际关系，恐惧、焦虑、悲伤和愤怒等情绪反应，以及自然灾害、生活事件的突然打击等，不但可引起精神障碍性疾病，如抑郁等，还可通过精神、心理作用导致机体功能、代谢紊乱及形态结构变化，如高血压、冠心病、溃疡病等的发生发展都与精神心理因素密切相关。

8．生态环境因素　生态环境是人类赖以生存发展的前提和基础，是人类及其周围各种自然因素的总和。自然资源的过度开发，废水、废气和废渣处理不当造成的生态平衡破坏，大气、水和土壤的污染，已成为危害人类健康、导致疾病发生的重要因素。人类疾病的流行与生态环境异常有关，如克山病和大骨节病、地方性甲状腺肿、地方性氟中毒、地方性砷中毒和高原病等。近年提出了表观遗传修饰的环境因子敏感性，环境因素可以通过基因的甲基化而改变表观遗传。

除上述病因外，诱因和危险因素对于疾病的发生、发展起到促进作用。诱因是指加强病因作用或促进疾病发生的因素；而危险因素则指与某种疾病明显相关，但分不清是病因还是诱因的因素。例如，感染、发热、劳累和情绪激动等，可作为诱因或危险因素，促进心力衰竭的发生、发展。

某些疾病的发生还受条件的影响。条件是指不直接导致疾病，但能够促进或阻碍疾病发生、发展的某种机体状态、自然环境或社会因素。例如，新型冠状病毒是新冠病毒感染发生的原因，但并不是所有感染了新冠病毒的个体都会发病。有其他基础疾病、过度劳累等条件，均可削弱机体的抵抗能力，此时感染新冠病毒，就可能引起新冠病毒感染。此外，原因或条件在不同疾病中可独立存在或互相转化。

总之，病因是直接导致疾病发生的因素，决定了疾病的特异性，没有病因就不可能发生疾病。而在疾病的防治过程中，不仅要针对病因采取相应防治措施，也应针对诱因、危险因素进行积极预防及干预，同时，也要积极改善影响疾病的条件因素。

三、疾病发生、发展的一般规律

各种疾病在发生、发展过程中，存在一些共同的基本规律。

（一）内稳态失衡

机体的内稳态平衡是保持正常生命活动和健康的先决条件，是生物体内各种自我调节（self-regulation）的结果。机体可通过神经、体液、自身调节及免疫调节等一系列的基本调节方式来维持内环境稳态。现代医学认为，任何疾病的发生与发展都是自稳态出现紊乱或失衡的结果，即自稳态紊乱是疾病发生发展的基本机制。其中，反馈（feedback）机制在内稳态中起着重要作用。在疾病状态时，组织器官功能异常，机体调节功能障碍，内环境稳态受到破坏，是疾病发生发展的一个重要特征。例如，大气氧分压不足时，机体可通过神经反射调节呼吸运动，吸入更多的氧气，迅速适应低氧环境并维持内环境稳态。但当大气氧分压严重不足，机体调节机制不能有效代偿时，内稳态失衡，组织器官因缺氧发生一系列改变，机体出现头晕、头痛、肺水肿和脑水肿等高原病。

（二）损伤与抗损伤

在致病因素引起损伤的同时，机体也通过各级防御系统对抗损伤。在疾病发生发展的过程中，损伤和抗损伤斗争始终并存，是推动疾病发展的基本动力；损伤与抗损伤反应的斗争及其力量对比常常影响疾病的发展方向和转归。当损伤反应大于抗损伤反应，疾病向严重和恶化方向发展；当抗损伤反应大于损伤反应，疾病向好转、康复和痊愈的方向发展。

不同疾病的损伤因素和机体抗损伤的机制不同，导致疾病的不同特征。例如，新冠病毒感染导致机体释放大量炎症因子，引起发热、咳嗽和胸闷等症状；这些炎症细胞及因子也可通过产生抗体等杀伤病毒，发挥抗损伤作用。在疾病的防治过程中，在针对损伤反应的同时，也应加强及支持机体的抗损伤机制，促进疾病的康复及损伤组织器官的修复。

（三）因果交替

疾病发生发展过程中，致病因素作用于机体，使机体发生一系列变化，这些变化又可引发机体的其他改变。这种因果不断交替，推动疾病发展的过程，称为因果交替。因果交替可引导疾病朝有利于康复的方向发展；然而，因果交替转化也常常促进疾病的发展，形成恶性循环，使疾病不断恶化。因此，对疾病的防治，不仅要及时消除原始病因，也要打断因果交替循环过程，促进疾病的康复。例如，车祸导致创伤大出血时，失血可引起有效循环血量降低，血压降低；机体通过加快心率等神经-体液调节机制，使血压维持在正常范围；但持续失血，血压进一步降低，可导致组织器官缺血缺氧、微循环障碍，失血性休克迅速进展，最终导致微循环衰竭及器官功能衰竭。

（四）局部与整体关系

不同的疾病，既可表现为特定组织器官或部位的特征性损伤，同时也是完整机体自稳态失衡的体现。局部病变在引起局部组织器官或细胞的代谢和功能或结构变化的同时，又通过神经-体液等机制影响机体整体的代谢及功能改变；而整体代谢及功能改变，也可对特定组织器官产生影响而表现出局部的症状体征。因此，在疾病过程中，要全面辨识局部与整体的关系，采取有效的治疗措施。例如，脑出血是由于脑部血管破裂，出现肢体瘫痪等症状，采用控制出血、降颅压等对症治疗措施；而脑出血又常常发生在长期高血压患者身上，是高血压对血管造成损伤的局部表现，高血压还可造成心脏、肾等全身多脏器及血管的损伤，需要采取有效的降压措施控制高血压。因此，医务工作者应善于识别局部和整体病变之间的主从关系，抓住主要矛盾进行处理。

四、疾病发生的基本机制

疾病发生的基本机制是指各种疾病发生时的共同机制，包括神经机制、体液机制、细胞机制、分子机制、感染机制及免疫机制。

（一）神经机制

神经系统在维持和调控正常机体生理活动中起主导作用。致病因素可通过直接作用于神经系统，或通过神经反射调节，影响疾病的发生发展。例如，流行性乙型脑炎病毒等可直接作用于神经组织，破坏神经细胞，导致意识障碍及脑膜刺激征等；强烈的外伤也可直接对神经组织造成损伤。很多致病因素则可通过神经反射，引起相应组织器官的功能及代谢变化。例如，长期焦虑、应激等，可引起大脑皮质功能紊乱，导致机体不同组织器官功能障碍。

（二）体液机制

在疾病过程中，致病因素可通过改变体液因子数量及活性，导致内稳态失衡，引起疾病相应的症状、体征。体液因子泛指包括激素、神经递质、炎症因子以及细胞因子等在内的生物活性物质，可在全身或局部发挥作用。

常见的体液性因子包括：①激素：包括内分泌腺细胞分泌的激素以及神经细胞分泌的激素，可通过循环运输至全身发挥作用，如胰岛素、糖皮质激素、儿茶酚胺等；②旁分泌因子：细胞分泌的神经递质、血管活性物质等，作用于邻近的靶细胞，如神经递质、内皮素等；③自分泌因子：细胞分泌后可作用于自身，如转化生长因子等多种生长因子。

在疾病发生发展过程中，神经机制与体液机制常常同时作用，相互影响，即神经 - 体液调节机制共同参与疾病过程。例如，长期应激状态使交感神经系统兴奋，儿茶酚胺类释放增加，引起心率加快及心排血量增加、小动脉紧张性收缩；而肾小动脉收缩，促使肾素释放，血管紧张素 - 醛固酮系统激活，血压升高；持续的高血压及血管紧张素活性，又可引起心肌肥厚及心功能不全等。

（三）细胞机制

细胞是生命活动的基本功能单位。致病因素可直接或间接作用于细胞，造成细胞功能及代谢障碍或者结构改变，引起细胞及组织器官甚至机体的内稳态失衡。部分病因如烧伤、冻伤等，可非选择性损伤组织细胞，另一些病因如各种病原微生物，可选择性损伤特定靶细胞。

各种致病因素可通过损伤细胞膜和多种细胞器，导致细胞功能障碍。细胞膜功能障碍主要表现为膜上的多种离子泵如钠泵（Na^+-K^+-ATP 酶）、钙泵（Ca^{2+}-Mg^{2+}-ATP 酶）等功能失调，造成细胞内外离子稳态失衡，细胞信号、代谢及功能失调，并出现水肿甚至死亡等。细胞器功能障碍主要表现为线粒体、内质网、溶酶体等功能障碍，其中，线粒体功能障碍对细胞以及机体的影响最为突出。线粒体是真核生物通过氧化磷酸化为机体供能的部位，也是氧自由基产生的主要部位。某些致病因素可直接或间接影响线粒体电子传递链，使线粒体氧化磷酸化过程发生障碍，能量生成不足，氧自由基生成增多，造成严重的细胞代谢及功能障碍甚至细胞死亡。

（四）分子机制

疾病的分子机制主要指生物大分子，如蛋白质与核酸等在疾病发生和发展中的作用。由于分子是细胞功能的执行者，所以，各种致病因素无论通过何种途径引起疾病，都会以各种形式表现出分子水平的异常；此外，致病因素也可直接影响生物大分子，造成细胞功能障碍，从而引发疾病。例如，血红蛋白β链N端第6位谷氨酸被缬氨酸替代，出现异常血红蛋白，引起镰状细胞贫血。此外，随着研究技术的发展，对各种疾病分子机制的研究不断深入，发现了大量信号分子或信号通路在疾病发生发展中发挥至关重要的作用。

基因承载着蛋白分子的编码信息，基因改变同样可影响细胞功能及结构。随着基因研究的深入，发现越来越多的疾病与基因改变相关，包括单个基因改变引起的疾病，以及多个基因共同参与调控的疾病。例如，血友病A是单基因突变所致疾病，而高血压、糖尿病等疾病则与多个基因改变相关。此外，在疾病的发展过程中，致病因素也可通过直接或间接影响基因转录后修饰及调控，引起细胞及机体的代谢、功能以及结构损伤。

（五）感染机制

病原体（如病毒、细菌以及寄生虫）能够通过多种途径进入人体，并在体内进行繁殖和扩散，进而引发感染性疾病。一方面，病原体可以寄生在宿主细胞内部进行增殖或复制，致使宿主细胞受损、凋亡或坏死，引起组织细胞死亡，并造成病理损伤。例如，脊髓灰质炎病毒能够破坏脊髓前角运动神经元，导致肢体瘫痪。另一方面，病原体还能产生致病性的毒素分子，引发多种疾病。例如，金黄色葡萄球菌可分泌肠毒素，导致胃肠道不适，破伤风梭菌和肉毒梭菌释放神经毒素，造成神经/运动系统疾病。此外，某些病原体成分，如脂多糖等，可以通过引发人体免疫系统的异常反应，造成免疫介导的损伤，进而导致疾病的发生。

（六）免疫机制

人体免疫系统具有防御、自稳和监视功能，是防御病原体感染、监控并清除体内恶变肿瘤细胞和衰老死亡细胞，从而维持内环境稳定的关键系统。免疫系统通过免疫应答来发挥其功能，免疫应答可分为识别、活化和效应三个主要环节。当免疫系统的总体功能出现异常时，可能导致疾病的发生。例如，当免疫系统功能低下时，人体更容易感染病原体或发生恶性肿瘤等疾病。此外，多种因素可能导致免疫应答各个环节或多个环节出现功能紊乱或障碍。例如，当免疫系统在识别阶段出现异常时，可能误将自身组织细胞认作外来物质，产生自身抗体或自身反应性T细胞等免疫应答效应产物，造成自身免疫性病理损伤和（或）生理功能紊乱，进而引发自身免疫性疾病。如果免疫系统将花粉等普通抗原误认为寄生虫抗原，则可能引起哮喘等超敏反应性疾病。而在免疫系统活化及效应阶段的调节障碍，可导致免疫应答活化过程异常，引发细胞因子等免疫介质释放种类和（或）含量的异常，从而导致各种炎症性疾病的发生。

五、疾病的进程及转归

疾病的发生是从起始、发展到终结的连续过程。

（一）疾病的进程

1．易感期 很多疾病在发病前，机体已有基础疾病或处于功能低下状态，在一定诱因或病因作用下，即可导致疾病的发生。例如，精神紧张焦虑等使机体免疫力低下，容易受流感病毒作用而出现流感。

2．潜伏期　是病因作用于机体后到出现症状前的一段时期。不同病因引起疾病的潜伏期不同，可短至数分钟，也可长至数年。

3．发病期　机体在病因作用下开始出现症状、体征或出现反应。

（二）疾病的转归

疾病的转归即疾病的终结，包括康复和死亡，其走向取决于病因的类型、损伤程度、机体抗损伤反应的能力以及合理及时的治疗方案等因素。疾病的预后（prognosis）是指对疾病的未来结果和康复前景的预测，它不仅是简单的治愈及死亡，还包括并发症、致残、恶化、复发、缓解、迁延、预期生存时间及生存质量等情况。

1．康复　康复是指通过采用各种综合治疗措施，消除或减轻疾病对机体的影响。康复有完全康复和不完全康复。完全康复又称痊愈，指疾病产生的损伤性变化完全消失，机体重新达到内稳态平衡，各组织器官代谢、结构、功能等完全恢复正常。不完全康复指疾病产生的损伤性变化得到控制，主要的症状和体征消失；机体可通过代偿机制维持内稳态的相对平衡，但机体的功能、代谢和结构并未完全恢复正常，还遗留某些病理改变。例如，急性心肌梗死患者经过治疗后，虽然心肌梗死的症状及体征消失，但梗死区病理改变仍然存在，心脏局部纤维化甚至有室壁瘤存在，在出现心脏负荷加重的情况时，可引起心力衰竭或室壁瘤破裂等。

医学的日益进步，使疾病治疗后的存活率不断提高，遗留了后遗症和功能障碍的患者也随之增多；此外，医学及社会的进步，也导致疾病谱的改变，慢性疾病相对增加。这些都对康复提出了新的挑战。

2．死亡　死亡是生物体一切生物功能的永久性终止，是生命过程的必然结局。无法治疗的严重疾病最终可导致机体死亡。

死亡的精确定义及判定是临床和法律上的难题。在临床上，一直把心搏和呼吸的永久性停止作为死亡的标志（即心肺死亡模式）。然而，随着人类认识的进步以及医疗水平的提高，低温、心肺复苏术和快速除颤等技术的使用，尤其是随着起搏器、呼吸机等生命支持设备的普及，以及器官移植的广泛开展，死亡判断的标准面临严峻挑战，亟需一个从医学、法律和伦理方面均可被接受的死亡标准。

1968 年，美国哈佛大学医学院死亡定义审查特别委员会正式提出将脑死亡（brain death）作为人类个体死亡的判断标准。脑死亡指大脑和脑干功能的完全和不可逆转的丧失，以及机体作为一个整体功能的永久性停止。目前关于脑死亡的标准，基本内容与 1968 年首次提出的哈佛标准均相同或者相似，包括：①自主呼吸停止。脑干是控制呼吸和心搏的中枢，脑干死亡以呼吸心搏停止为标准。然而，由于心肌具有自发收缩特性，在脑干死亡后的一定时间内还可能有微弱的心搏，因此，自主呼吸停止被认为是临床脑死亡的首要指标。②不可逆性深度昏迷。③脑干神经反射消失（如瞳孔散大或固定，瞳孔对光反射、角膜反射、咳嗽反射、吞咽反射消失）。④脑电波消失。⑤脑血液循环完全停止。

将“脑死亡”作为法定的死亡定义，表明即使生命维持设备使身体的新陈代谢过程保持正常，患者及其家属也有权决定何时以及是否取消生命支持。判定脑死亡可协助医务工作者判断患者的死亡时间、适时终止复苏抢救，不但可节省医疗卫生资源，还可减轻社会和家庭的经济和情感负担。自 20 世纪 60 年代以来，所有实施器官移植计划的国家都实施了死亡判定法。由于脑死亡后，身体其他部位的组织器官可能还具有功能，因此，被确定脑死亡的患者可以通过手术切除其有功能的器官进行器官捐献，为更多人提供生存和健康生活的机会。

目前包括美国、荷兰、英国、法国、瑞典和日本等 30 多个国家，已经制定脑死亡法并在临床将脑死亡作为宣布死亡的依据。我国于 1988 年提出关于脑死亡的诊断问题，1999 年在武汉市召开了脑死亡标准（草案）专家研讨会，依据审定通过了脑死亡判断标准（成人）和脑死亡判定技术规范。但由于各种争议尚存，用脑死亡来判定法定死亡在我国尚未立法。目前，我国法律采用的仍是综合标准，包括深昏迷、自主呼吸停止、脑干反射消失，这 3 项条件全部具备，并且需要明确昏迷的原因，排除各种原因的可逆性昏迷。

框 3-2　脑死亡与植物状态的异同

脑死亡常需与植物状态或植物人进行鉴别。植物状态是一种意识障碍，是大脑半球严重受损而脑干功能相对保留的一种状态。由于处于植物状态的患者仍保留皮质下中枢功能，患者可能已经从昏迷中醒来，但没有完全恢复意识，对自身和外界的认知功能全部丧失，呼之不应，不能与外界交流，但可自发或反射性睁眼，偶尔可发现视物追踪、无意义哭笑，存在吸吮、咀嚼等原始反射，有睡眠觉醒周期、二便失禁。植物状态与脑死亡最根本的区别是植物状态患者仍保持自主呼吸功能。

临终关怀八要素

缓和医疗（palliative care）是一门起源于 20 世纪 60 年代临终关怀运动的医学分支学科，对于患有威胁生命疾病的患者，不以治愈疾病为目的，而是减轻患者的痛苦并提高生活质量，为患者和家属提供身体上、心理上和精神上的抚慰和支持。临终关怀受到全社会的广泛关注。

小　结

健康是指在身体、精神以及社会适应方面保持良好的状态；疾病则是机体在一定病因作用下内稳态调节紊乱而导致的异常生命活动过程。疾病与健康是生命过程中既对立又统一的不同状态。重视日常健康的维护和疾病的预防已成为医学健康模式的重点。

病因是指引起疾病发生的原因，是导致疾病发生并赋予疾病特征的因素。病因种类很多，各种病因可独立或联合作用于机体并相互影响，共同决定疾病的产生、演变和转归。各种疾病在发生发展过程中，存在内稳态失衡、损伤与抗损伤、因果交替、局部与整体等共同的基本规律。疾病共同的参与机制包括神经机制、体液机制、细胞机制、分子机制、感染机制及免疫机制。

疾病的发生是从起始、发展到终结的连续过程。疾病的转归包括康复和死亡。康复包括完全康复和不完全康复两种形式。死亡则是生命过程的必然结局，是机体一切生物功能的永久性终止。现代医学采用"脑死亡"判断死亡。脑死亡指大脑和脑干功能的完全和不可逆转的丧失，以及机体作为一个整体功能的永久性停止。

整合思考题参考答案

整合思考题

1. 举例说明疾病发生、发展过程中的因果交替规律。
2. 举例说明疾病发生、发展中神经机制和体液机制的共同参与，即神经 - 体液机制。
3. 与传统死亡判定相比，脑死亡概念有什么进步意义？

（钱睿哲　郑　铭　王月丹）

第二节　细胞和组织的适应、损伤与修复

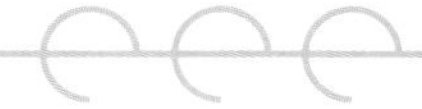

导学目标

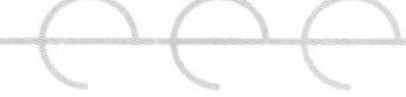

通过本节内容的学习，学生应能够：

※ 基本目标

1. 描述萎缩、肥大、增生、化生、细胞水肿、脂肪变性、玻璃样变性、坏死、凋亡、再生和纤维性修复的概念。
2. 分别说明适应、变性和坏死的的类型、病理变化及结局。
3. 分析肉芽组织的结构与功能。

※ 发展目标

1. 分析增生与肥大的区别。
2. 分析细胞水肿与脂肪变性的区别。
3. 分析坏死与凋亡的区别。
4. 总结Ⅰ期与Ⅱ期皮肤创伤愈合的临床病理学特点。
5. 概括骨折愈合的病理学过程。
6. 举例说明常见组织的再生能力和再生过程。

案例 3-2

男，60 岁。心前区压榨样绞痛 2 小时，向左臂放射，自行含服硝酸甘油后不缓解，急诊入院。既往史：高血压病史 25 年，心绞痛病史 2 年。入院查体：面色苍白，皮肤湿冷，血压 90/60 mmHg。心电图 ST 段抬高。心肌酶水平升高。诊断为急性左心室前壁心肌梗死。入院后给予溶栓、吸氧等治疗，症状好转，治疗 2 周后出院。

案例 3-2 解析

问题：

1. 该患者心脏由于高血压，可能有哪些病理变化？
2. 请描述新鲜心肌梗死灶的病理学特点。
3. 梗死心肌是如何修复的？

健康机体中的组织及细胞可积极应对环境变化和刺激，不断调整其结构和功能的相对恒定，这种状态被称为稳态（homeostasis）。当遇到生理性压力（如心脏负荷增加）或轻度伤害性状况（如营养缺乏）时，组织及细胞可以发生一系列的代谢、功能和结构的适应性改变，达到新的稳定状态以保持生存能力和功能。如果不良因素的刺激超过了其适应能力，则可造成损伤。在一定的限度内，损伤是可逆的，消除刺激因子后组织及细胞可恢复正常，称为可逆性损伤（reversible injury）。如果刺激因素突然发生，持续存在或程度严重，就会导致受影响的组织及细胞发生不可逆性损伤（irreversible injury），最终引起死亡。正常状态、适应性改变、可逆性损伤和不可逆性损伤在形态上呈现连续的过程，一定条件下可以相互转化，其界限有时不甚清楚。某一特定损伤因素引起的细胞改变，不仅由损伤因素的性质和强度决定，还与受累细胞的易感性、分化、

血供、营养及状态有关。适应性变化与损伤性变化是多数疾病发生发展过程中的基础性病理变化。

一、适应

适应（adaptation）是指机体的细胞和由其构成的组织及器官对于内、外环境中的持续性刺激而产生的非损伤性应答反应，从而在自身代谢、功能和结构等方面达到新的平衡，耐受刺激，避免损伤，得以存活。多数情况下，适应表现为生理代谢的改变，仅部分出现形态学上表现，即病理学上的适应，表现为萎缩、肥大、增生、化生和老化，涉及细胞数目、细胞体积或细胞分化等改变。一般而言，病因去除后，大多数适应性改变可逐步恢复正常。

（一）萎缩

萎缩（atrophy）是指已发育正常的细胞、组织或器官的体积缩小。组织或器官的萎缩常常伴有实质细胞（即功能细胞）数量减少，而间质细胞（即支持和营养细胞，例如纤维细胞、血管内皮细胞等）数量不一定减少。组织器官未发生（agenesis，或称缺如、不发生）、未发育（aplasia）或发育不全（hypoplasia）不属萎缩的范畴。

1．萎缩的类型　萎缩可分为生理性萎缩和病理性萎缩。

（1）生理性萎缩（physiological atrophy）：人体的某些组织和器官随着年龄增长而自然地发生萎缩，如青春期后的胸腺萎缩、老年性的卵巢、子宫及睾丸萎缩等。

（2）病理性萎缩（pathological atrophy）：按其发生的原因分为以下类型。

1）营养不良性萎缩：可因蛋白质摄入不足、消耗过多和血液供应不足引起，又可分为全身营养不良性萎缩及局部营养不良性萎缩。全身营养不良见于因长期进食困难（如厌食症、食管癌导致食管狭窄或者梗阻）、慢性消耗性疾病（如结核病和恶性肿瘤）等，由于蛋白质等营养物质摄入不足或消耗过多，可引起全身营养不良性萎缩。在全身营养不良性萎缩时，最先发生萎缩的是脂肪组织（能量储存库），然后依次为肌肉、肝、脾和肾等内脏，最后发生萎缩的是心脏和脑，最终全身衰竭的状态称为恶病质（cachexia）。局部营养不良性萎缩，如脑动脉粥样硬化时，因血管壁增厚狭窄，脑血液供应不足而引起脑萎缩。

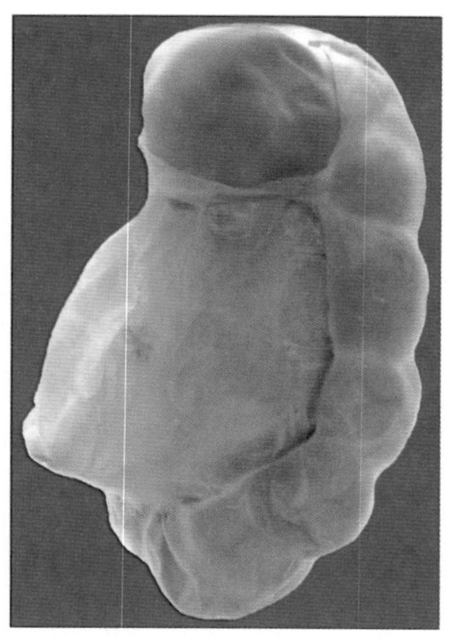

图 3-1　肾盂积水 肾压迫性萎缩

2）失用性萎缩：由于细胞、组织或器官长期工作负荷减小而引起的萎缩，如下肢骨骨折长期卧床引起的腿部肌肉萎缩。

3）去神经性萎缩：肌肉的正常功能与代谢需要神经的营养与刺激。运动神经元或轴突损伤可引起效应器萎缩，如脑或脊髓神经损伤可致肌肉萎缩。

4）压迫性萎缩：因器官或组织长期受压所致，其机制是受压器官、组织和细胞缺血、缺氧。如尿路梗阻时肾盂积水，压迫肾实质导致的萎缩（图 3-1）。

5）内分泌性萎缩：由于内分泌器官功能下降引起相应靶器官萎缩。如炎症、血液循环障碍、肿瘤等引起的垂体前叶功能低下时，可导致甲状腺、肾上腺、性腺等靶器官萎缩及功能下降。

6）老化和损伤性萎缩：大脑和心脏老化时常发生萎缩。此外，病毒和细菌引起的慢性炎症也是萎缩的常见原因，如慢性胃炎和慢性肠炎时分别可引起胃黏膜萎缩和小肠黏膜绒

Note

毛的萎缩。

2. 萎缩的病理变化 通常情况下，萎缩的器官在肉眼上体积减小，重量减轻，色泽加深。镜下，萎缩器官的实质细胞体积变小和（或）数量减少。间质内的纤维结缔组织和脂肪组织可以增生。如果间质增生明显，可形成假性肥大。

萎缩的细胞蛋白合成减少，分解增加，细胞器大量退化。电镜下，可见到萎缩细胞内自噬泡增加，未被彻底消化的细胞器碎片被富含磷脂的膜包被，形成残体（residual body），即为光镜下的脂褐素（lipofuscin），多见于萎缩的心肌细胞和肝细胞及肾上腺皮质网状带细胞的胞质中。

3. 萎缩的影响和结局 萎缩的细胞、器官或组织功能下降并通过减少细胞体积、数量和降低代谢，使之与营养、激素、生长因子的刺激及神经支配之间达到新的平衡。但萎缩是一种可逆性变化，轻度萎缩在病因去除后有可能恢复正常体积及功能；持续萎缩的细胞则逐渐死亡而消失（凋亡）。

框 3-3 萎缩的发生机制

细胞萎缩是蛋白质合成减少和蛋白质降解增加共同作用的结果。蛋白质合成减少是因为代谢活性降低。细胞蛋白质的降解主要通过泛素 - 蛋白酶体途径进行。营养缺乏和废弃可能会激活泛素连接酶，它将小肽泛素的多个拷贝连接到细胞蛋白上，并靶向它们在蛋白质组中降解。这一途径也被认为对各种代谢紊乱条件下的加速蛋白水解负责，包括与癌症相关的恶病质。

（二）肥大

由于功能增加、合成代谢旺盛，使细胞、组织或器官体积增大，称为肥大（hypertrophy）。组织、器官的肥大通常是实质细胞体积增大导致，但也可伴实质细胞数量的增加。

1. 肥大的类型 在性质上，肥大可分为生理性肥大和病理性肥大。在原因上，肥大若因器官和组织负荷过大导致，则称为代偿性肥大（compensatory hypertrophy）或功能性肥大；若因内分泌激素过多作用于效应器所致，则称为内分泌性肥大（endocrine hypertrophy）或激素性肥大。

（1）生理性肥大：①内分泌性肥大：妊娠期子宫肥大是由于雌、孕激素刺激，导致子宫平滑肌细胞肥大，同时伴细胞数量增多（图 3-2）。②代偿性肥大：需求旺盛、负荷增加是主要原因，如长跑运动员下肢骨骼肌的增粗肥大。

（2）病理性肥大：①内分泌性肥大：功能性垂体腺瘤可引起相应内分泌腺实质细胞肥大。如垂体嗜碱性细胞腺瘤分泌促肾上腺激素增加，导致肾上腺皮质细胞肥大。②代偿性肥大：通常是由于器官负荷的过度增加所致。例如，高血压时心脏后负荷增加，引起左室心肌肥大。器官肥大也可因同类器官缺如或者功能丧失后的反应，如一侧肾切除或者广泛损伤，对侧肾可发生代偿性肥大。

2. 肥大的病理变化 肥大的细胞体积增大，核增大深染。肥大组织与器官体积均匀增大。肥大的细胞蛋白合成活跃，细胞器（如线粒体、微丝、内质网、高尔基复合体及溶酶体）含量增加，细胞功能增强。

3. 肥大的影响和结局 代偿性肥大是有限度的，失代偿时，会产生脏器组织功能不足。如高血压晚期，左心室负荷过大，心肌肥大失代偿后可发展为左心衰竭。

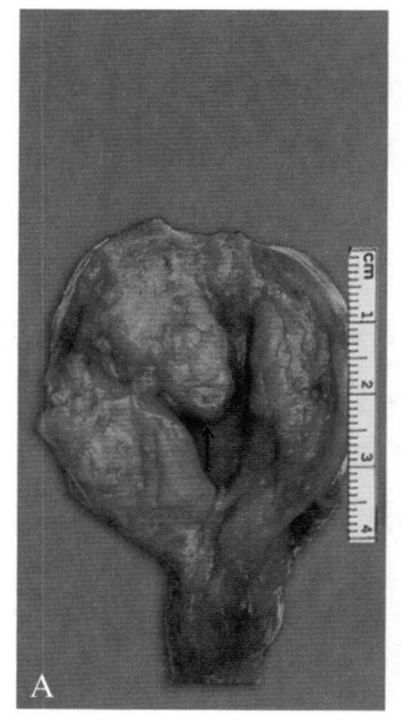
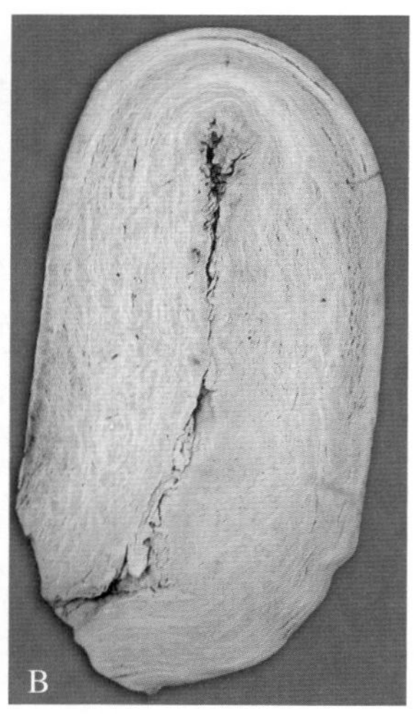

图 3-2 子宫
A．正常生育期子宫，子宫内膜息肉（箭头所示）；B．妊娠子宫

框 3-4 心肌肥大及失代偿机制

驱动心肌肥大的机制至少涉及两种类型的信号：机械触发因素，如拉伸及细胞表面受体的活化。①心肌的机械性伸展，通过伸展受体（stretch receptor）刺激细胞内 RNA、蛋白质等的合成增加；②应对血流动力学压力反应时，心肌细胞及心肌间质细胞产生的生长因子和血管活性因子如肾上腺素等，可与心肌细胞表面受体结合并使之活化，从而刺激细胞合成更多的蛋白质和肌丝，导致心肌体积增大，心肌细胞收缩力增加，满足工作需求。这其中还可能存在从成人到胎儿或新生儿收缩蛋白的交换。例如，在肌肉肥大过程中，α- 肌球蛋白重链被胎儿 β- 肌球蛋白重链取代，这会产生更慢、更经济的收缩。

无论肥大的原因是什么，都有一个极限。超过这个极限，肌肉量的增加就无法再弥补增加的负担。心肌纤维会发生退行性变化，其中最重要的是肌原纤维收缩元件的断裂和丢失，细胞功能显著受损。这与细胞内线粒体提供 ATP 或生物合成收缩蛋白或其他细胞骨架元件的能力有限相关。肥大的心肌细胞发生退行性变化的最终结果是心室扩张和心力衰竭。

（三）增生

组织或器官的实质细胞数量增多称为增生（hyperplasia）。细胞数量的增加是通过有丝分裂来实现的。因此，实质细胞分裂能力较强的器官或组织（例如肝、乳腺）常发生细胞增生。

1．增生的类型 增生根据其性质，可分为生理性增生和病理性增生两种。根据其原因，可分为代偿性增生（或称功能性增生）和内分泌性增生（或称激素性增生）。

（1）生理性增生：①代偿性增生：如部分肝被切除后残存肝细胞的增生。在高海拔地区空气氧含量低的情况下，机体骨髓红细胞增生。②内分泌性增生：如正常女性青春期乳房小叶上皮的增生以及月经周期中子宫内膜腺体的增生。

（2）病理性增生：①代偿性增生：如慢性炎症细胞刺激下，皮肤及脏器被覆细胞的增生。②内分泌性增生：常为激素过多或生长因子过多导致。如雌激素过多引起的子宫内膜增生过长，会导致功能性子宫出血。

除实质细胞外，增生也是间质细胞的适应性反应，如在创伤修复及炎症反应中的毛细血管和成纤维细胞的增生。实质细胞与间质细胞同时增生的情况也不少见，如雄激素代谢产物双氢睾酮可使男性前列腺腺体及间质纤维组织增生，雌激素分泌过多导致女性乳腺末梢导管、腺泡上皮及间质纤维组织增生。

2. 增生的病理变化　增生组织或器官的细胞数量增多，细胞体积正常或稍增大，核略增大，可见双核。细胞增生可为弥漫性或局限性，分别表现为增生组织或器官均匀弥漫性增大，或者在组织或器官中形成单发或多发性增生结节。

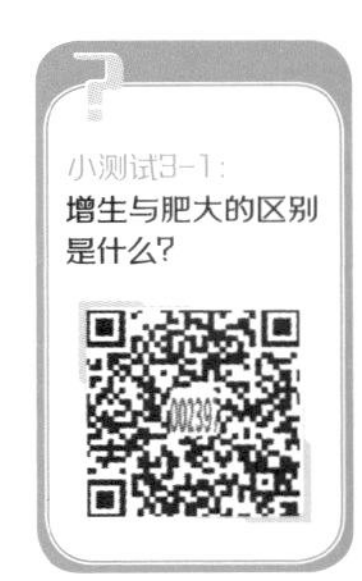

3. 增生的影响与结局　无论是生理性还是病理性增生，去除刺激后，增生通常可停止，这种特点与肿瘤性增生有本质的区别。但某些持续性的病理性增生可发展为肿瘤，如雌激素长期作用下的乳腺增生症患者，部分可发展为乳腺癌。

4. 肥大与增生的关系　肥大与增生常相伴发生。一般来说，增殖能力较强的细胞，主要表现为增生，如乳腺；增殖能力较弱的细胞，主要表现为肥大，如子宫平滑肌；而无增殖能力的细胞，只能表现为肥大，如心肌。

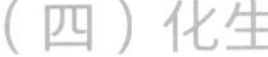

（四）化生

为适应内外环境变化，一种分化成熟的细胞类型被另一种分化成熟的细胞类型所取代的过程，称为化生（metaplasia）。化生不是两种成熟细胞之间的直接转变，而是正常组织中的干细胞或结缔组织中未分化的间叶组织通过增生转变，即发生重编程（reprogramming）的结果，是这些细胞循新的方向分化的结果。

1. 化生的类型　化生一般只发生在分裂增殖能力活跃的细胞类型中，而且往往发生在同源细胞之间，即两种上皮细胞之间的化生或不同的间叶组织之间的化生。

（1）上皮组织的化生

1）鳞状上皮化生：简称鳞化，最为常见。如慢性宫颈炎时，子宫颈管的柱状上皮化生成鳞状上皮（图 3-3）；慢性支气管炎时，支气管的假复层纤毛柱状上皮化生成鳞状上皮。

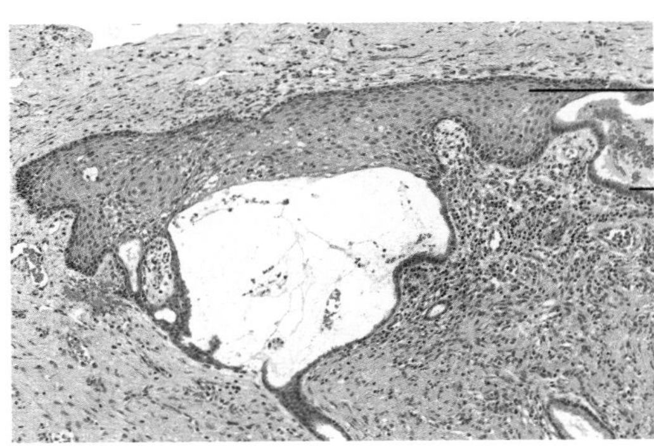

图 3-3　宫颈管腺体部分柱状上皮被化生的鳞状上皮取代

2）柱状上皮化生：腺上皮的化生也较常见。慢性胃炎时，胃黏膜上皮可转化为小肠或大肠黏膜上皮，称为肠上皮化生（简称肠化）；若胃窦、胃体部腺体由幽门腺所取代，则称为假幽门腺化生。慢性反流性食管炎时，食管下段鳞状上皮也可化生为胃型或肠型柱状上皮。慢性宫颈炎时，宫颈鳞状上皮被宫颈管黏膜柱状上皮取代，形成肉眼所见的子宫颈糜烂样改变。

（2）间叶组织的化生：间叶组织受到损伤或不良刺激时，其幼稚的成纤维细胞可转变为成骨细胞或成软骨细胞，分别称为骨化生或软骨化生。

2. 化生的意义　化生是对不良环境的一种适应性改变，在一定程度上增强了对慢性刺激的抵御能力，但同时丧失了原有组织的功能。例如，长期吸烟会刺激呼吸道纤毛柱状上皮发生鳞状上皮化生，减弱了黏膜自净能力。上皮组织的化生在原因消除后可恢复，但骨或软骨化生不可逆。而且若引发化生的因素持续存在，则可能引起细胞恶性转化，如支气管鳞状上皮化生和胃黏膜肠上皮化生，分别与肺鳞状细胞癌和胃腺癌的发生有一定的关系。就这个意义而言，某些化生属于多步骤肿瘤细胞演进相关的癌前病变。

3．上皮 - 间质转化　上皮 - 间质转化（epithelial-mesenchymal transition，EMT）是指上皮细胞通过特定程序转化为具有间质细胞表型的生物学过程。EMT 的特征是上皮细胞表型逐渐丧失，如 E- 钙黏蛋白和细胞骨架蛋白角蛋白表达减少，而获得间质细胞表型，如波形蛋白、纤维连接蛋白和 N- 钙黏蛋白表达增多。EMT 在胚胎发育、组织重建、慢性炎症、组织纤维化疾病和肿瘤侵袭转移等过程中发挥重要作用。

（五）老化

随年龄增长，机体各器官系统均发生生理功能和组织结构的退行性改变，统称为老化（aging）或衰老（senescence）。细胞老化也称细胞衰老，是指细胞持久性丧失增殖能力，但仍然保持存活的状态，使细胞对压力的反应能力减弱，易引起损伤及死亡的发生。老化细胞形态上可出现细胞质和线粒体的空泡化、内质网减少、高尔基复合体扭曲、脂褐素沉积、核不规则和核异常分叶等形态改变。在代谢和功能方面表现为线粒体氧化磷酸化的弱化、核酸和蛋白质（结构蛋白质、酶、细胞受体和转录因子等）合成减少，摄取营养物质能力降低，DNA 损伤修复能力下降等。

二、细胞和组织损伤的原因和机制

（一）细胞和组织损伤的原因

细胞与组织损伤的原因多样，可大致分为：①缺氧及缺血，是引起损伤最常见、最主要的因素，可能为血管性疾病或血栓形成导致的血供下降或者中断；或心肺功能障碍或衰竭导致的血氧合不足；以及贫血、CO 中毒引起的血液携氧能力降低或丧失。②生物因素，主要包括病毒、细菌、立克次体、真菌、寄生虫等，不同病原生物引起损伤的机制不同。③化学性因素，包括强酸、强碱等无机毒物；有机磷、氰化物等有机毒物以及蛇毒、毒蕈等生物毒素。内源性物质，如细胞坏死的分解产物，尿素、自由基等代谢产物以及药物等均可引起损伤。④物理性因素，包括高温、低温、机械性、电流和射线等因素。⑤免疫性因素，免疫反应都会引发炎症反应，而炎症反应往往是细胞和组织损伤的原因。⑥营养失衡，糖类、蛋白质、脂肪、维生素及微量元素等不足或过度均可造成细胞和组织的损伤。⑦遗传性缺陷，包括先天畸形、染色体病、单基因遗传病和多基因遗传病等。遗传缺陷可导致细胞损伤，因为缺乏功能蛋白，如先天性代谢酶的缺乏，或受损 DNA 以及错误折叠蛋白质的积累，两者都会引发细胞死亡。⑧神经内分泌因素，原发性高血压、消化性溃疡甚至某些肿瘤的发生与迷走神经长期过度兴奋有关。甲状腺功能亢进时，机体细胞和组织对感染、中毒的敏感性增强；糖尿病使全身尤其皮下组织易发生细菌感染。

（二）细胞和组织损伤的机制

1．ATP 的缺乏或耗竭　ATP 中的高能磷酸键断裂供能是生命活动所必需的。ATP 的耗竭或减少见于缺血、缺氧和中毒等情况下，使得细胞的生命活动出现障碍。

2．活性氧类物质的损伤　自由基（free radical）和活性氧类物质（reactive oxygen species，ROS）可以是细胞正常代谢的内源性产物，也可由外源性因素产生，它们通过破坏细胞膜的完整性、损伤 DNA、促进含硫蛋白质交联并直接导致多肽断裂等机制，引起细胞和组织的损伤。

3．细胞内 Ca^{2+} 稳态的失衡　正常细胞内的 Ca^{2+} 与细胞内钙转运蛋白结合，主要贮存在线粒体和内质网中，从而使细胞浆内 Ca^{2+} 维持在小于 0.1 μmol/L 的低水平，而细胞外是 1.3 mmol/L 的高水平。缺氧和毒素可使细胞膜通透性增加，Ca^{2+} 由细胞外进入细胞浆内，线粒体和内质网内的 Ca^{2+} 也释放到细胞浆内，细胞浆内 Ca^{2+} 增加，激活细胞内依赖 Ca^{2+} 的磷脂酶、蛋白酶、ATP 酶和核酸内切酶，引起细胞膜、蛋白质、ATP 的耗竭以及染色质的断裂而损伤细胞。细胞内 Ca^{2+} 浓度与细胞结构特别是线粒体的损伤程度呈正相关，细胞内高游离 Ca^{2+} 是细胞死亡的潜在介导者。

4．线粒体的不可复性损伤　线粒体是细胞内氧化磷酸化和 ATP 产生的主要场所，还参与细胞生长分化、信息传递等过程。各种有害因子（如缺氧、毒素）对细胞线粒体的直接或间接损伤，早期引起线粒体内膜的高传导性通道形成，使线粒体膜的通透性增高。如损伤因素持续，严重影响线粒体维持质子运动的功能和氧化磷酸化时，细胞色素 C 漏入细胞浆内，启动凋亡机制，引起细胞死亡。

5．膜完整性破坏　细胞膜损伤是细胞损伤的重要方式。机械力的直接作用、缺血缺氧、细菌毒素、酶性溶解和活性氧类物质等，都可破坏细胞膜结构的完整性和通透性，影响细胞膜的物质转运、信息传递、免疫应答等功能。早期表现为选择性膜通透性丧失，最终导致明显的细胞膜结构的破坏，而这往往是细胞早期不可逆性损伤的关键环节。

6．遗传变异　遗传变异（genetic variation）可以是先天遗传或者胚胎发生后获得，而后者与化学物质、药物、病毒、射线等损伤核内 DNA、诱发基因突变和染色体畸变相关。遗传变异可通过多种机制引发细胞损伤：①细胞生命所需蛋白质合成低下；②阻止核分裂进程；③合成异常生长调节蛋白；④引发先天性或者后天性酶合成障碍，使细胞缺乏重要的代谢机制。

三、可逆性损伤 / 变性

尽管各种伤害性刺激通过不同的生化机制损伤细胞，但它们都诱导一系列形态和结构的改变。在大多数类型的细胞中，可逆性损伤是细胞损伤的一个阶段，在该阶段，细胞和细胞内细胞器通常会肿胀，它们因质膜中能量依赖性离子泵的故障而吸收水分，导致不能维持离子和流体的稳态。在某些形式的损伤中，由于代谢障碍，在细胞内或细胞外基质中出现异常物质或原有正常物质异常蓄积的现象，称为变性（degeneration），如脂肪变等，通常伴有细胞功能的低下。造成这些正常或者异常物质蓄积的原因是物质产生过多或者产生速度过快，细胞组织缺乏相应的代谢、清除和转运利用机制，使其在细胞器、细胞质、细胞核或者细胞外基质中积聚。去除病因后，细胞水肿和脂肪变性等可恢复正常，因此是非致死性、可逆性损伤。

（一）细胞水肿

细胞内水和钠离子的过多聚集，称为细胞水肿（cellular swelling），又称水变性（hydropic degeneration），是细胞损伤中最早出现的改变，也是最常见的细胞变性，多见于心、肝和肾等器官的实质细胞。主要是由于缺氧、感染和中毒等因素，损伤了细胞内的线粒体，ATP 生成减少，细胞膜 Na^+-K^+ 泵功能障碍，导致细胞内 Na^+ 和水增多。

肉眼观，病变器官体积增大，重量增加，边缘圆钝、包膜紧张，切面外翻，颜色苍白、无光泽。镜下观，细胞肿大，胞浆淡染，胞质内布满红染细小颗粒（图 3-4），这些颗粒是肿胀的线粒体、内质网等细胞器；严重时整个细胞膨大如气球，胞质近乎透明，称气球样变。

（二）脂肪变性

所有主要类别的脂质都可以在细胞中积累，如三酰甘油、胆固醇 / 胆固醇酯和磷脂。磷脂

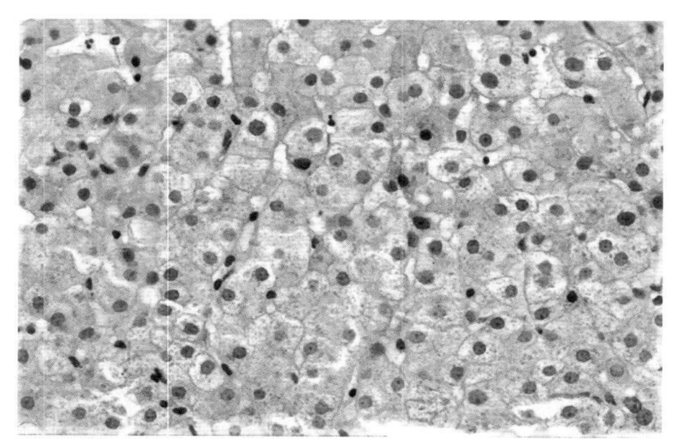

图 3-4　细胞水肿

可在损伤细胞浆中形成髓鞘样小体（myelin figures），是坏死细胞中髓鞘的组成部分。

1．中性脂肪蓄积　中性脂肪（主要是三酰甘油）蓄积于非脂肪细胞的细胞质中，称为脂肪变性（fatty degeneration），可发生于肝、心和肾等器官的实质细胞。与感染、缺氧、中毒、营养不良、酗酒及过度肥胖等相关。

肝脂肪变性最为常见。肝是脂质代谢的主要场所，脂质代谢的任何环节出现障碍，都有可能导致肝脂肪变性的发生。肝脂肪变性的主要机制包括：①肝细胞内脂肪酸过多：如高脂饮食或营养不良时加速体内脂肪组织大量分解，过多的脂肪酸经血液入肝；②脂肪酸氧化障碍：缺氧、感染等可使线粒体受损，脂肪酸氧化受阻；③脂蛋白合成障碍：营养不良、四氯化碳中毒和胆碱缺乏等使载脂蛋白、脂蛋白合成减少，不能将脂肪及时转运而在肝细胞内堆积。肉眼观，脂肪变性的肝体积增大，颜色淡黄，质较软，切面油腻感（图 3-5A）。镜下观，在石蜡切片中，脂肪被二甲苯溶解，故脂滴呈大小不等的圆形空泡，严重时可相互融合形成大空泡，细胞核被挤压到细胞一侧（图 3-5B）。苏丹Ⅲ染色（一种特殊的组织化学染色方法）可将冰冻组织的脂滴染成橘红色，以利于观察鉴别。脂肪变性在肝小叶的分布与病因有一定关系。如慢性淤血时，小叶中央区缺氧较重，因此脂肪变性首先发生在小叶中央区；有机磷中毒时，往往小叶周围区较严重；严重中毒和传染病时，肝细胞弥漫受累。轻度脂肪变性对肝细胞功能一般没有影响，病因去除后可恢复。重度脂肪变性的肝细胞可进一步发展为坏死，并可继发肝炎以及纤维组织增生，导致肝硬化。

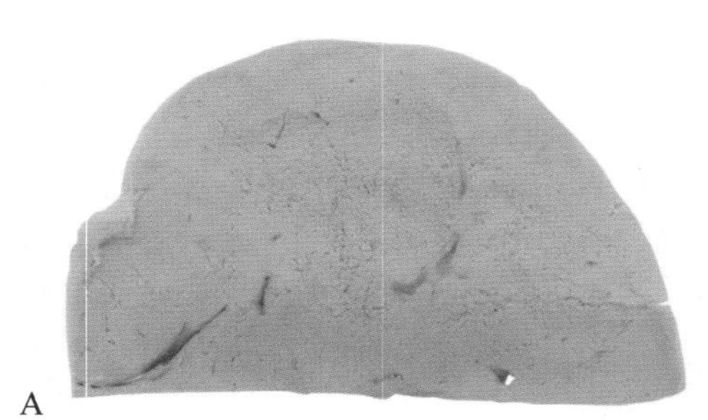

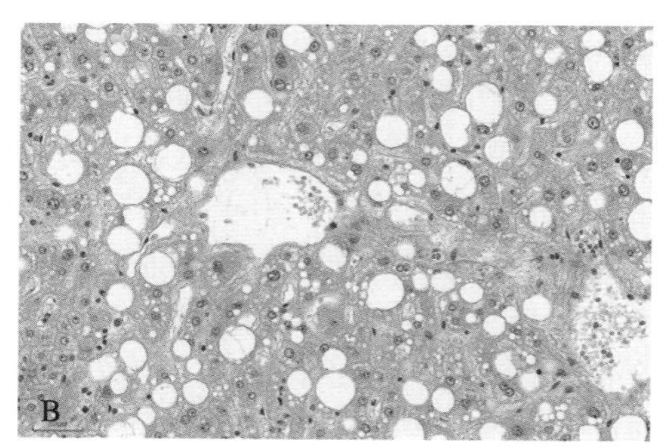

图 3-5　肝脂肪变性

A．肉眼形态改变；B．镜下改变

心肌在正常情况下，可含有少量脂滴。发生脂肪变性时，心肌细胞内脂滴含量显著增多。心肌脂肪变性多见于贫血、缺氧、磷或砷中毒、白喉或痢疾等严重感染。肉眼观，心肌脂肪变性最显著的发生部位是乳头肌和心内膜下心肌。由于心肌内动、静脉血管分布的原因，心肌各部位缺氧程度轻重不一，脂肪变性较严重区域的心肌呈黄色条纹，病变轻微区域的心肌呈暗红色，两者相间横向排列，如虎斑样外观，故称为“虎斑心”。严重的心肌脂肪变性时，例如白喉感染，心肌可呈弥漫性的脂肪变性，全部呈灰黄色，可以看不出斑纹。光镜下，脂肪变性的心肌，细胞浆中出现细小、串珠样脂肪空泡，排列于纵行的肌原纤维间。严重的心肌脂肪变性，可使心肌收缩力减弱，甚至可导致心力衰竭。

2．胆固醇和胆固醇酯蓄积　胆固醇是细胞膜的重要成分，一般不形成蓄积。但下列病理情况下，胆固醇可蓄积在细胞内，形态上表现为细胞内空泡。可见于：①动脉粥样硬化：在大动脉粥样斑块内，内膜中平滑肌细胞和巨噬细胞内充满脂质空泡，主要为胆固醇和胆固醇酯，可随细胞破裂释放至细胞外，形成胆固醇结晶。②黄色瘤：遗传性或者后天性高胆固醇血症中，巨噬细胞吞噬大量胆固醇而胞质呈泡沫状。这些细胞可成团出现在皮下结缔组织和肌腱中，形成肿瘤样肿物，称为黄色瘤。③泡沫样巨噬细胞（foamy macrophage）：坏死组织（如脑）释放的脂质可被巨噬细胞吞噬，胞浆呈泡沫状。此类泡沫样细胞也可出现在慢性胆囊炎黏膜固有层中，称为胆固醇沉积症或者胆固醇息肉。④尼曼 - 皮克病：C 型尼曼 - 皮克病（Niemann-Pick disease，type C）时，因胆固醇转运有关的酶突变可导致各个脏器细胞均出现胆固醇的蓄积。

（三）玻璃样变性

玻璃样变性（hyaline degeneration）又称透明变性，是指细胞内或细胞外基质中出现均质、半透明的玻璃样物质蓄积，这些蓄积物本质为蛋白质，在 HE 染色切片中呈均质红染状。玻璃样变是一种形态学的描述，其发生原因、机制、功能意义和化学成分在不同组织不同。

1．细胞内玻璃样变性　通常为细胞质内均匀红染的圆形小体。常见于如下病理状况：①肾小球肾炎时，近曲小管上皮细胞重吸收蛋白尿中的蛋白质，在细胞浆内形成玻璃样变性的圆形小体。②慢性炎症时，局部浸润的浆细胞质内常可见到圆形、红染的半透明小体，本质为内质网中蓄积的免疫球蛋白，称为拉塞尔小体（Russell body）。③酒精性肝病时，细胞质中间丝前角蛋白变性，形成马洛里小体（Mallorybody）。

2．结缔组织玻璃样变性　常见于瘢痕组织、动脉粥样硬化的纤维斑块、纤维化的肾小球等，是胶原纤维老化的表现。肉眼观，呈灰白色，半透明样，质硬韧。镜下观，纤维细胞明显减少，胶原纤维增粗并融合成均质红染结构。

3．血管壁玻璃样变性　常见于缓进型高血压、糖尿病时的肾、脑和脾等的细动脉。血浆蛋白渗入血管壁，在血管内膜下沉积，血管壁增厚，管腔狭窄甚至闭塞，弹性下降，易发生破裂、出血，又称小动脉硬化（arteriolosclerosis）（图 3-6）。

（四）黏液样变性

组织间质内出现黏多糖（葡萄糖胺聚糖、透明质酸等）和蛋白质的蓄积，称为黏液样变性（mucoid degeneration）。肉眼观，组织肿胀，切面灰白透明，似胶冻状。光镜下，病变部位间质疏松，充以淡蓝色胶状物，其中散在一些多角形或星芒状的纤维细胞（图 3-7）。

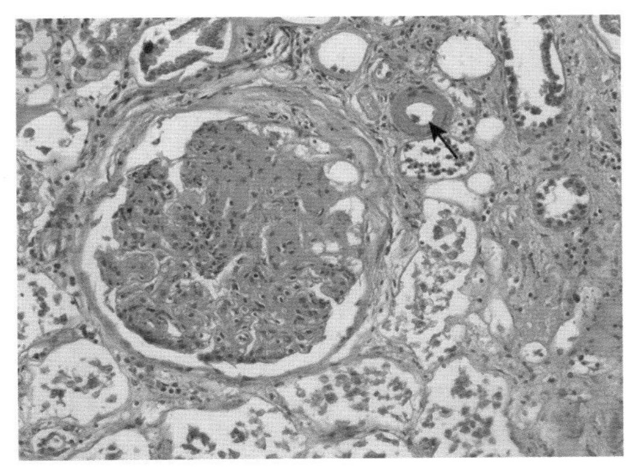

图 3-6　肾小球入球小动脉玻璃样变性（箭头所示）

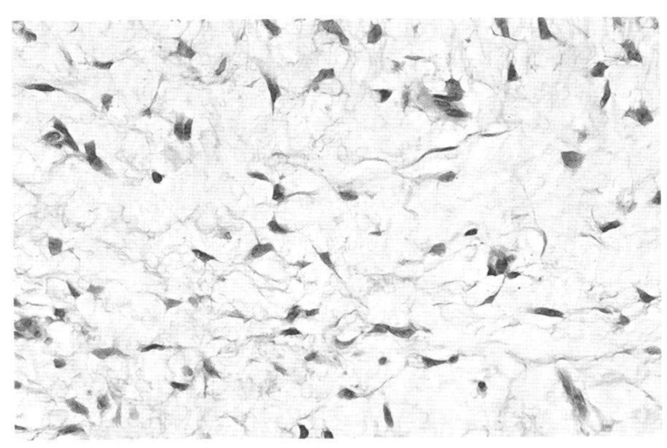

图 3-7　黏液样变性

黏液样变性常见于纤维瘤和平滑肌瘤等间叶性肿瘤，也可见于急性风湿病的病灶及动脉粥样硬化斑块。甲状腺功能减退时，全身真皮及皮下组织的基质中有类黏液及水分潴留，称为黏液性水肿（myxedema）。这是透明质酸酶活性受抑制，含透明质酸的黏液样物质蓄积所导致。

（五）淀粉样变性

组织内有淀粉样物质沉积称为淀粉样变性（amyloid degeneration），亦称淀粉样物质沉着症（amyloidosis）。由于淀粉样物质遇碘时可被染成棕褐色，再加硫酸后呈蓝色，与淀粉遇碘时的反应相似，故称为淀粉样变性。淀粉样蛋白来自免疫球蛋白轻链、肽类激素、降钙素前体蛋白和血清淀粉样蛋白等。淀粉样蛋白的多肽链可分为 α 链和 β 链，因机体不含能消化大分子的 β 折叠结构的酶，故淀粉样沉积物主要为 β 折叠蛋白及其前体物质。此外，沉积物中还包含黏多糖（如硫酸肝素）等非淀粉样物质。

淀粉样物质常浸润于细胞间或沉积在小血管的基底膜下，或者沿组织内网状纤维支架分布。病变为灰白色，质地较硬，富有弹性。光镜下，HE 切片中，淀粉样物质呈淡伊红染色、云雾状、无结构物质（图 3-8）。刚果红染色（一种特殊的组织化学染色方法）为橘红色，在偏光显微镜下呈苹果绿色，具有双折光性。电镜下，淀粉样物质为纤细、无分支的丝状结构。

（六）病理性色素沉着

色素（pigment）是指机体组织中有颜色的物质。有些色素是正常组织内存在的，如黑色素；有些色素是疾病状态下出现的，称为病理性色素。根据来源不同，这些色素可分为内源性和外源性两类。内源性色素主要由机体细胞本身合成，如含铁血黄素、胆色素、脂褐素和黑色素等；外源性色素主要来自体外，如炭末、文身的色素等。常见病理性色素沉着的特征列于表 3-1。

1. 含铁血黄素（hemosiderin） 是由血红蛋白被巨噬细胞溶酶体分解所产生的铁蛋白微粒组成的聚集体，系 Fe^{3+} 与蛋白质结合形成，可存留在巨噬细胞中，或者随巨噬细胞崩解而沉积于细胞外。镜下其呈棕黄色或褐色的粗细不一的颗粒，可被普鲁士蓝（一种特殊的组织化学染色方法）染成蓝色。含铁血黄素的存在表明有红细胞的破坏或含铁物质的剩余。

局部出血或慢性淤血区，可见含铁血黄素沉着。如慢性肺淤血时，漏入肺泡腔内的红细胞被巨噬细胞吞噬后，形成含铁血黄素。由于这种吞噬大量含铁血黄素的巨噬细胞常出现在左心衰竭患者的肺中，故此细胞又称心力衰竭细胞（heart failure cell）（图 3-9）。

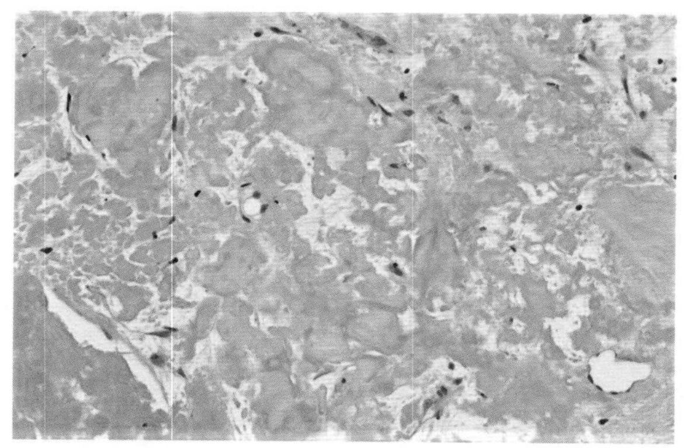

图 3-8 淀粉样变性

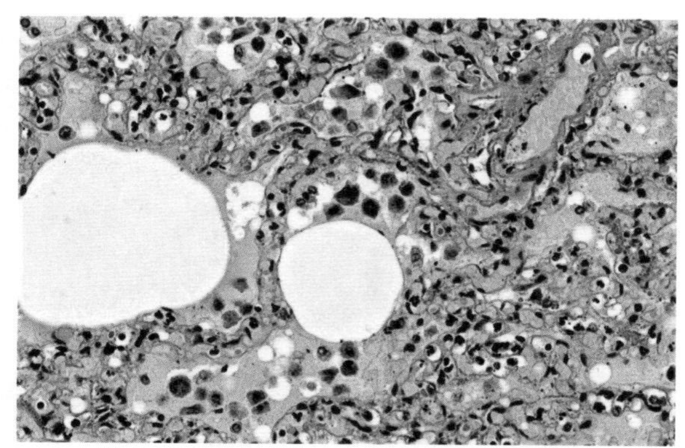

图 3-9 含铁血黄素沉积
肺泡腔内可见吞噬含铁血黄素的巨噬细胞，即心力衰竭细胞

全身性含铁血黄素沉积（hemosiderosis）见于铁摄入过多、溶血性贫血、铁利用障碍以及反复多次输血的患者，含铁血黄素常沉积于肝、脾、淋巴结和骨髓等器官组织内，并可导致肝纤维化、心力衰竭和糖尿病。

Note

2．脂褐素　是细胞内自噬溶酶体中未被溶酶体酶消化的细胞器碎片形成的一种不溶性的黄褐色残存小体（图 3-10）。多见于老年人及一些慢性消耗性疾病患者萎缩的心、肝和肾细胞内，故又有消耗性色素之称。

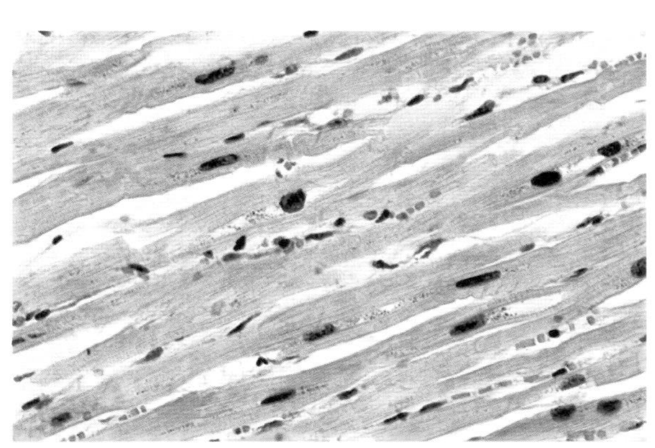

图 3-10　心肌细胞脂褐素沉积

表 3-1　常见病理性色素沉着的特征

色素类型	病因、发病机制	病变性质	组织形态	好发部位
含铁血黄素	红细胞破坏、铁摄入过多、铁利用障碍	巨噬细胞吞噬红细胞，降解血红蛋白，Fe^{3+} 与蛋白质结合形成铁蛋白聚集体	细胞内或细胞外基质中出现棕黄色或褐色颗粒，粗细不一，有折光性	陈旧性出血、溶血性疾病
脂褐素	自由基对细胞器膜结构的脂质过氧化所致	细胞自噬溶酶体内未被消化的细胞器碎片残体	核周或核两端黄褐色颗粒，均匀细小，有折光性	老年人、营养耗竭性患者的心肌细胞、肝细胞、神经细胞
黑色素	黑色素合成增多	过量的黑色素沉着	细胞内黑褐色细颗粒，粗细不一，无折光性	局部性：慢性炎症、色素痣、黑色素瘤、基底细胞癌 全身性：肾上腺皮质功能减退
胆红素	胆红素代谢障碍、出血、溶血	胆汁中的主要色素，源于血红蛋白，但不含铁	细胞内、胆道系统内或组织间粗糙的金色颗粒粗细形状不一，金黄色至橘红色颗粒，有折光性	皮肤、黏膜、肝

（七）病理性钙化

钙盐在骨和牙齿以外的组织沉积，称为病理性钙化，主要是磷酸钙和碳酸钙，是多种疾病的伴随性改变。在 HE 染色片中，钙化灶呈蓝色颗粒状或片块状。①营养不良性钙化：指钙盐沉积于局部变性、坏死组织或其他异物内，此时机体钙磷代谢正常。如结核坏死灶、血栓、动脉粥样硬化斑块（图 3-11）、玻璃样变性的结缔组织和寄生虫卵等病灶内出现的钙化，可能与局部碱性磷酸酶增多有关。②转移性钙化：指由于机体钙、磷代谢障碍（高血钙），钙盐沉积在正常组织（例如肾小管、肺泡和胃黏膜等）。多见于甲状旁腺功能亢进、骨肿瘤、维生素 D 摄入过多等情况下。

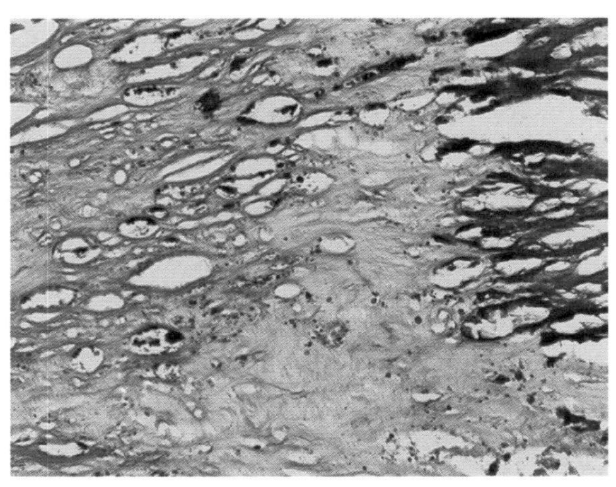

图 3-11　动脉粥样斑块中可见片状、颗粒状钙盐沉积

常见可逆性损伤变性的特征概括总结于表 3-2。

表 3-2　常见可逆性损伤的特征

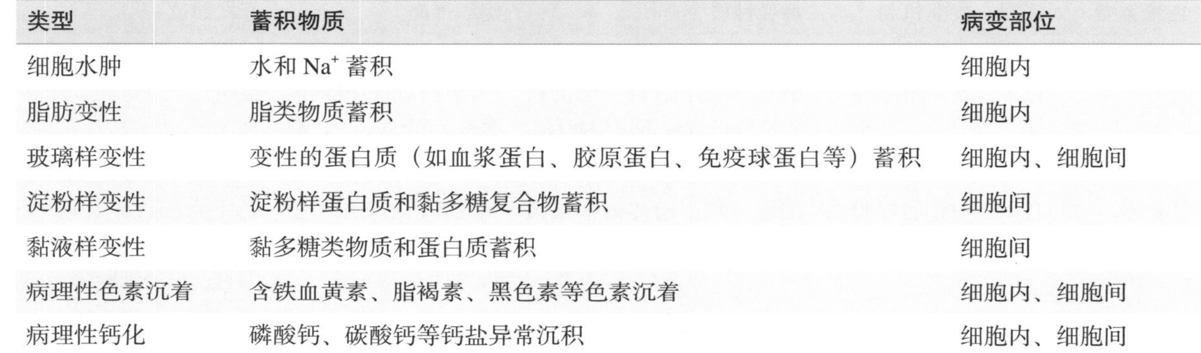

类型	蓄积物质	病变部位
细胞水肿	水和 Na^+ 蓄积	细胞内
脂肪变性	脂类物质蓄积	细胞内
玻璃样变性	变性的蛋白质（如血浆蛋白、胶原蛋白、免疫球蛋白等）蓄积	细胞内、细胞间
淀粉样变性	淀粉样蛋白质和黏多糖复合物蓄积	细胞间
黏液样变性	黏多糖类物质和蛋白质蓄积	细胞间
病理性色素沉着	含铁血黄素、脂褐素、黑色素等色素沉着	细胞内、细胞间
病理性钙化	磷酸钙、碳酸钙等钙盐异常沉积	细胞内、细胞间

小测试3-2
细胞肿胀与脂肪变性的区别是什么?

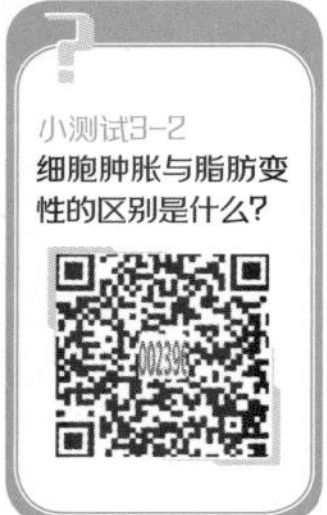

四、不可逆性损伤 / 细胞死亡

细胞遭受强烈病理性刺激时发生的不可逆性损伤，即细胞死亡（cell death）。细胞死亡依其发生机制的不同，可分为意外性细胞死亡（accidental cell death）和调节性细胞死亡（regulated cell death，RCD）。意外性细胞死亡是指外环境极端的生物性、物理性、化学性或者机械性损伤引起细胞质膜的损伤而导致的瞬间的、不可控的细胞死亡，多数为坏死。调节性细胞死亡受精细的机制调控，可通过基因操作或者药物干预而加速或延缓过程，目前认为凋亡、焦亡及自噬引起的死亡均属于调节性死亡。

（一）坏死

坏死（necrosis）是以酶溶性变化为特点的活体内局部组织、细胞的死亡。坏死的组织和细胞代谢停止，功能丧失。坏死的组织和细胞可被自身溶酶体酶消化或由坏死引发的急性炎症中浸润的中性粒细胞产生的蛋白水解酶消化。

1．坏死的基本病变　组织坏死早期不易辨认，其肉眼形态变化通常要在细胞死亡后数小时才出现。坏死细胞可出现细胞核、细胞浆和细胞外基质的改变。

（1）细胞核变化：细胞核的变化是细胞坏死的标志。表现为：①核固缩（pyknosis）：染色质

Note

浓缩，细胞核体积缩小，染色变深；②核碎裂（karyorrhexis）：核膜破裂，核崩解为小碎片散在于胞浆中；③核溶解（karyolysis）：染色质中的 DNA 和核蛋白被细胞内的 DNA 酶和蛋白酶溶解，最终核完全溶解消失（图 3-12）。

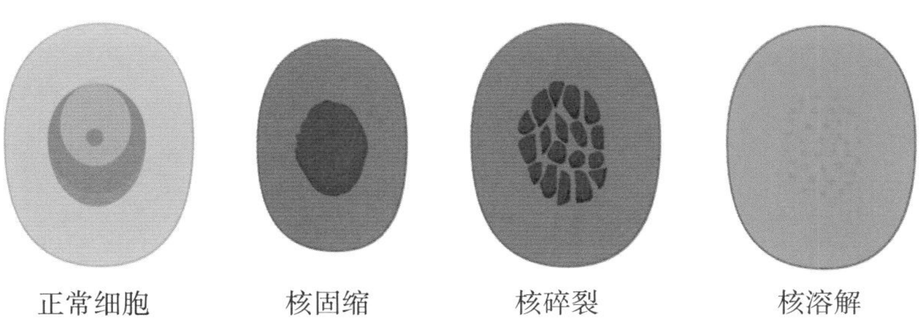

图 3-12 坏死细胞核的变化

（2）细胞质变化：胞质中 RNA、核糖体物质丢失，蛋白变性，导致嗜酸性增强，与伊红染料亲和力增加而被红染，胞质内细胞器崩解呈颗粒状。随后，细胞膜破裂，整个细胞溶解、消失。

（3）细胞外基质变化：实质细胞坏死后，细胞外基质也随之崩解或液化，最终与死亡细胞融合成一片模糊、红染、无结构的颗粒状物质。

由于坏死时细胞膜通透性增加，细胞内具有组织特异性的酶，如乳酸脱氢酶、琥珀酸脱氢酶、谷草转氨酶、谷丙转氨酶、淀粉酶及其同工酶被释放入血，造成血液中相应酶活性的升高，因此可分别作为临床诊断某些细胞（如肝、心肌、胰腺细胞）坏死的参考指标。并且这些酶类的升高在坏死早期即可被检出，有助于临床及时做出诊断。

2．坏死的类型 坏死组织又称失活组织，外观颜色污浊，无光泽；失去正常弹性；失去正常血液供应而温度较低；摸不到血管搏动；针刺或清创切开时无新鲜血液流出；失去正常感觉（温度、痛觉）和运动功能。由于酶分解作用或者蛋白质变性所占比例不同，坏死组织呈现不同的类型。

（1）凝固性坏死：坏死区蛋白质变性凝固且溶酶体酶水解作用较弱时，坏死组织凝集成灰白色或黄白色、干燥、质实状态，称为凝固性坏死（coagulative necrosis）。肉眼观，坏死组织质实干燥，与周围健康组织界限清楚，多见于心、脾、肾等器官的缺血性坏死（图 3-13）。镜下观，坏死区细胞微细结构消失，但组织轮廓仍可保存一段时间。

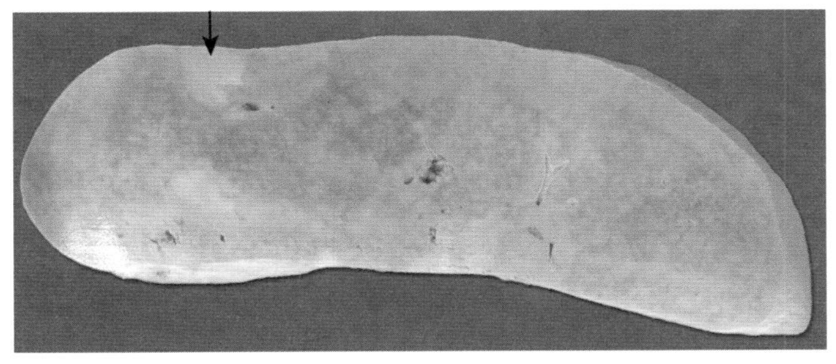

图 3-13 脾凝固性坏死（箭头所指的三角形病灶）

（2）液化性坏死：在坏死组织中可凝固的蛋白质成分少，或坏死细胞本身及浸润的中性粒细胞释放大量水解酶，或组织富含水分和磷脂，则细胞组织坏死后易发生溶解呈液态，称为液化性坏死（liquefactive necrosis）。脑组织富含水分和磷脂，且可凝固蛋白质较少，其发生的坏死为液化性坏死（图 3-14），又称脑软化（encephalomalacia）。化脓菌感染时，浸润的中性粒细胞释放大量水解酶，引起炎性组织的液化性坏死及脓肿（abscess）形成。

（3）纤维素样坏死（fibrinoid necrosis）：是发生在结缔组织和小血管壁的一类坏死，常见于某些变态反应性疾病中，如风湿病、系统性红斑狼疮、急进型高血压等。镜下，坏死组织呈细丝状、颗粒状、小条块状无结构的红染物质，似纤维素（图 3-15）。

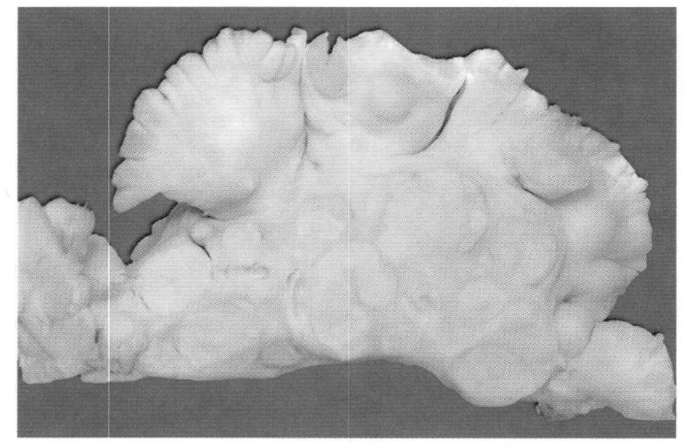
图 3-14　输卵管结核干酪样坏死

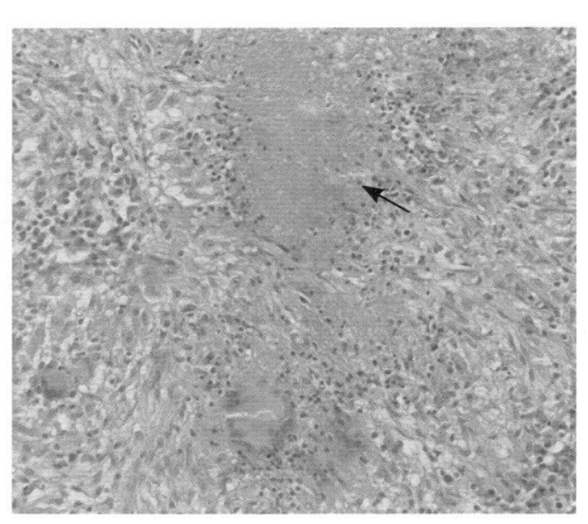
图 3-15　干酪样坏死（箭头所示）

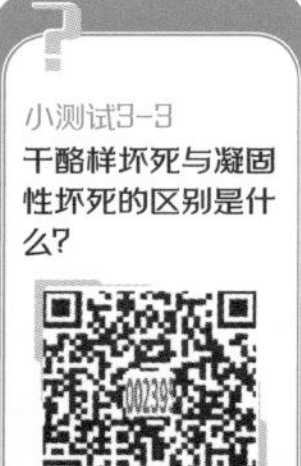
小测试3-3
干酪样坏死与凝固性坏死的区别是什么?

（4）干酪样坏死（caseous necrosis）：是凝固性坏死的特殊类型，多见于结核病。肉眼观，坏死组织因含较多脂质而呈微黄色，质松软，细腻，状似奶酪而得名（图 3-16）。镜下观，坏死组织完全崩解，原有组织的轮廓消失，呈现一片红染、无结构的颗粒状物（图 3-17）。

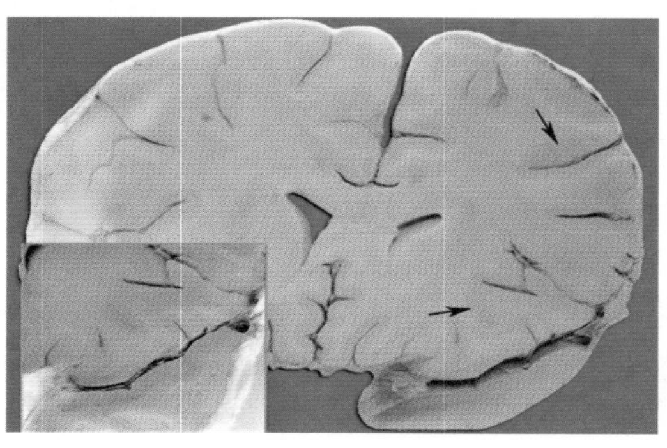
图 3-16　乙型脑炎，大脑皮质内可见多发的针尖大小的液化性坏死灶

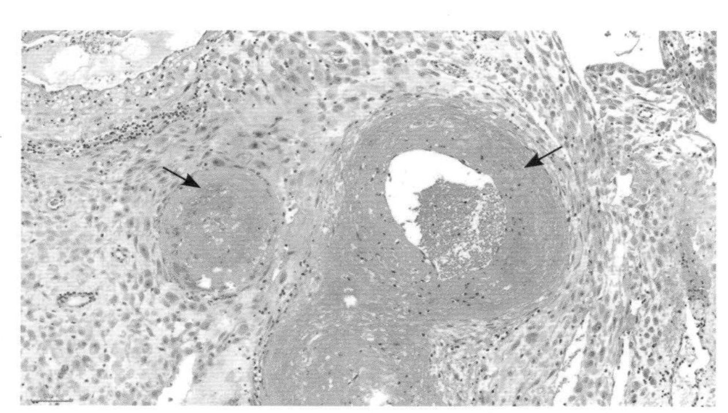
图 3-17　肾血管纤维素样坏死（箭头所示）

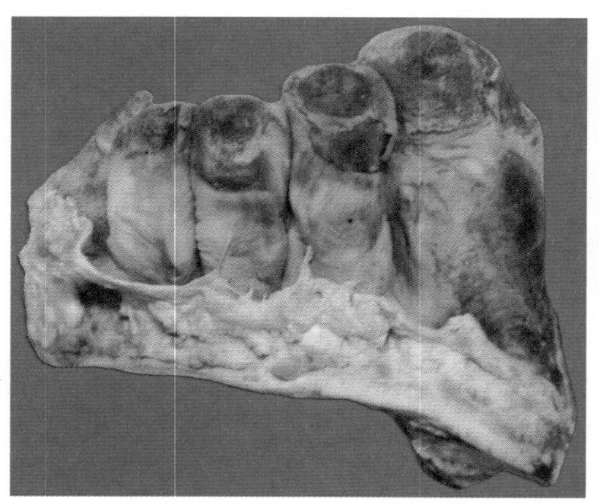
图 3-18　足干性坏疽

（5）脂肪坏死：急性胰腺炎时，胰腺组织释放脂肪酶而分解周围脂肪组织；乳房创伤时，脂肪细胞破裂；可分别引起酶解性或创伤性脂肪坏死（fat necrosis），也属于液化性坏死范畴。脂肪坏死释放的脂肪酸和钙离子结合，形成肉眼可见的灰白色钙皂。

（6）坏疽：较大范围的组织坏死并继发腐败菌感染，称为坏疽（gangrene）。坏疽组织肉眼观呈黑色或暗绿色，主要是由于腐败菌分解坏死组织产生的 H_2S，与血红蛋白分解产生的 Fe^{2+} 结合形成硫化铁所致（图 3-18）。坏疽可分为干性坏疽、湿性坏疽和气性坏疽三种类型（表 3-3）。

表 3-3　干性坏疽、湿性坏疽与气性坏疽的区别

坏疽类型	好发部位	发病条件	病变特点	对机体的影响	实例
干性坏疽	四肢末端	动脉受阻，静脉回流畅通	干固皱缩，呈黑褐色，边界清楚	病变局限，中毒症状轻	动脉粥样硬化、血栓闭塞性脉管炎和冻伤造成的肢端坏疽
湿性坏疽	多见于与空气相通的内脏	动脉受阻，静脉回流受阻	明显肿胀，呈污黑色，恶臭，边界不清	感染重，全身中毒症状重	肠坏疽、坏疽性阑尾炎、坏疽性胆囊炎
气性坏疽	多见于深达肌肉的开放性创伤	合并产气芽孢梭菌等感染	病变处有捻发音	全身中毒症状严重	自然灾害或战争造成的臀、腿深部肌肉开放性创伤

3．坏死的结局

（1）溶解吸收：小范围坏死灶，可被中性粒细胞和坏死细胞释放的各种水解酶溶解液化，由淋巴管或血管吸收；不能吸收的碎片，则由巨噬细胞吞噬清除。

（2）分离排出：坏死灶较大而不能完全被溶解吸收时，中性粒细胞释放的水解酶可将坏死组织边缘溶解，使坏死组织与健康组织分离，通过自然途径排出体外。不同部位的坏死，其坏死组织排出的途径不同，结局也不同。皮肤、黏膜坏死脱落形成的浅表缺损称糜烂（erosion），较深的缺损称溃疡（ulcer）。肺、肾等实质器官的组织坏死液化后可由气管、输尿管等自然管道排出，残留的空腔称为空洞（cavity）。位置较深的坏死可在组织液化后自行穿破皮肤、黏膜或周围组织，排出坏死物，形成只有一个开口的病理性盲管，称窦道（sinus）；有两个以上开口的病理性管道称为瘘管（fistula）。

（3）机化、包裹：坏死灶较大难以被溶解吸收或分离排出时，由新生的肉芽组织取代的过程称为机化（organization）。若坏死灶太大，不能完全被机化，则由纤维结缔组织将其包绕，称为包裹（encapsulation）。

（4）钙化：长时间存在的坏死灶内可有钙盐沉积，形成营养不良性钙化。

（二）凋亡

体内、外因素触发活体内局部组织中单个细胞程序性死亡的过程，称为凋亡（apoptosis）。凋亡是细胞主动性死亡方式，在形态及发生机制上有别于坏死。形态上，凋亡细胞皱缩，细胞质浓缩，嗜酸性增强与周围活细胞之间的细胞连接减弱（图 3-19）；细胞核染色质凝聚成为团块或者集结于核膜边缘，之后碎裂成片。最终，细胞膜内陷或者胞质出芽脱落，形成含核碎片和（或）细胞器成分、有胞膜包被、红染、圆形或卵圆形的凋亡小体。与坏死不同的是，凋亡细胞既不引起周围炎症反应，也不诱发增生修复反应。

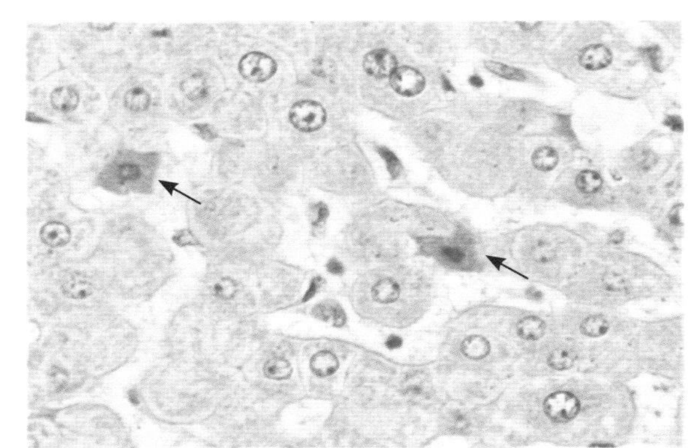

图 3-19　肝细胞凋亡（箭头所示）

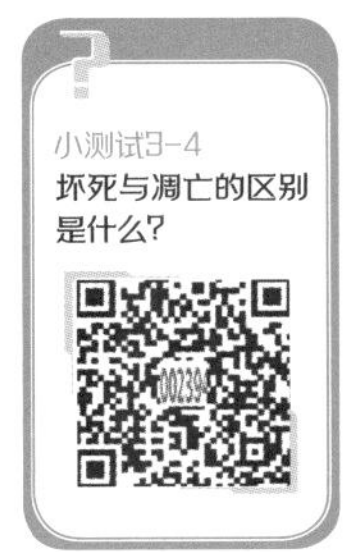

机制上，凋亡的发生可由细胞外因素与细胞表面死亡受体结合，将信号通路传入细胞内（此为外源性通路，又称死亡受体通路），或线粒体通透性改变释放促凋亡分子如细胞色素 C（此为内源性通路，又称线粒体通路），引起细胞内以酶原形式存在的天冬氨酸蛋白酶（caspase，凋亡蛋白酶）被活化，裂解细胞内蛋白，破坏细胞骨架和核骨架；继而激活 Ca^{2+}/Mg^{2+} 依赖的核酸内切酶（endonuclease），后者可降解 DNA，产生 180 ～ 200 bp 的降解产物，因而可以在琼脂糖凝胶电泳中呈现相对特征性的梯状带（DNA ladder）。

细胞凋亡具有重要的生理功能：①在胚胎发育过程中发挥重要作用；②机体成熟细胞新旧交替、自我更新过程中，衰老细胞发生凋亡；③激素依赖性生理退化，萎缩组织发生凋亡；④清除衰老和突变的细胞，防止肿瘤发生。

人体多种疾病均与细胞的增殖与凋亡失衡有关。凋亡不足或缺乏可以使相关细胞寿命延长，引起疾病，例如肿瘤和自身免疫性疾病。凋亡过度与神经变性疾病等密切相关，例如帕金森病、阿尔茨海默病都伴有大量的神经细胞凋亡。

坏死与凋亡是常见的死亡形式，两者既有区别也有联系。例如，轻度缺氧通常引发细胞萎缩及凋亡，而重度缺氧则诱发细胞坏死。

需要指出的是，随研究进展，程序性死亡的类型不断增加，最近提出了能引起细胞死亡的坏死性凋亡（necroptosis）、细胞焦亡（pyroptosis）、铁死亡（ferroptosis）、铜死亡（cuproptosis）及细胞自噬（autophagy）等概念。

五、损伤的修复

机体对组织和细胞损伤后形成的缺损进行修补和恢复的过程，称为修复（repair）。修复后可完全或部分恢复原有组织的结构和功能。参与修复的是各种细胞及细胞外基质。修复有两种形式：①组织缺损处由周围的同种细胞分裂增生来完成修复的过程，称为再生（regeneration）；如果完全恢复了原组织的结构与功能，则称为完全再生。②由纤维结缔组织来修复称为纤维性修复，以后形成瘢痕，也称为瘢痕修复。

（一）再生

1．再生的类型　再生分为生理性再生和病理性再生。

（1）生理性再生：在生理情况下，一些细胞和组织不断老化、凋亡，由新生的同种细胞不断补充，以保持原有的结构和功能，维持组织、器官的完整性和稳定性，称为生理性再生。如表皮细胞约 28 天更新一次；红细胞约 120 天更新一次；胃、肠黏膜上皮老化脱落后 1 ～ 2 天可完成修复。

（2）病理性再生：是指在疾病状态下，细胞和组织坏死或缺损后发生的再生。如果损伤程度较轻，损伤的细胞又有较强的再生能力，则损伤可完全修复，恢复组织器官的结构完整性和功能；如果损伤严重，范围大，组织的再生可与纤维性修复伴随发生。如胃黏膜轻度糜烂后，仅通过胃腺底部残留的基底细胞再生即可达到完全修复受损胃黏膜的目的；而当胃溃疡发生后，仅通过邻近的残留细胞再生，不能完全填补缺损，则还需进行纤维性修复，以实现修复的目的。

2．调控细胞再生的因素　多种因素参与细胞的再生。

（1）组织细胞的再生能力：按再生能力的强弱，将人体细胞分为三类。①不稳定（持续分裂）细胞：再生能力最强。这类细胞在生理状态下也不断增殖，以代替衰亡的细胞，如表皮细胞、呼吸道、消化道和生殖道管腔的被覆上皮细胞、淋巴造血细胞等。干细胞丰富是这类组织不断更新的必要条件。②稳定细胞：此类细胞在生理状态下增殖不明显，但受损伤后表现出较强的增殖能力。如肝、胰、唾液腺、内分泌腺、肾小管上皮细胞、成纤维细胞、内皮细胞和骨细胞等。平滑肌细胞和软骨细胞属于稳定细胞，但一般情况下其再生能力较弱。③永久性细胞：这类细胞再生能力极弱或几乎没有再生能力。如神经细胞、骨骼肌细胞及心肌细胞，损伤后通过纤维性修复形成瘢痕。

（2）干细胞分化成熟：干细胞具有两个重要特性——不对称复制和自我更新能力。不对称复制意味着当干细胞分裂时，一个子细胞进入分化途径并产生成熟细胞，而另一个子细胞仍然是未分化的干细胞，保持自我更新能力。自我更新使组织内长期维持这部分干细胞功能群体。干细胞从根本上分为胚胎干细胞和成体干细胞。胚胎干细胞可被诱导形成所有三个胚层的特化细胞。成体干细胞，也称为组织干细胞，仅能分化产生组织或器官特化细胞，机体内多种分化成熟的组织中存在成体干细胞。成体干细胞的复制、自我更新和分化与成熟，以及成熟细胞的死亡之间存在稳态平衡，从而维持新陈代谢和修复的正常进行。

（3）生长因子：是刺激特定细胞存活和增殖的蛋白质，也可能促进迁移、分化和其他细胞反应。许多参与修复的生长因子是由巨噬细胞和淋巴细胞产生，这些巨噬细胞和淋巴细胞被募集到损伤部位或在该部位被激活，作为炎症过程的一部分。部分生长因子是由实质细胞或基质（结缔组织）细胞损伤后产生。大多数生长因子通过与特定细胞表面受体结合并触发细胞中的生化信号发挥作用。信号转导可能直接发生在产生该因子的同一细胞中（自分泌信号转导），也可在相邻细胞之间（旁分泌信号转导）或远距离发生（内分泌信号转导）。生长因子通过与特定受体结合并影响基因的表达来诱导细胞增殖，这些基因的产物通常具有以下几种功能：促进细胞进入细胞周期；缓解细胞周期进程的障碍（从而促进复制）；防止细胞凋亡；增强细胞蛋白的合成，为有丝分裂做准备。其中许多基因被称为原癌基因，因为它们的突变会导致癌症的无限制细胞增殖特征（致癌）。

（4）细胞外基质：组织修复不仅取决于生长因子的活性，还取决于细胞和细胞外基质（extracellular matrix，ECM）成分之间的相互作用。细胞外基质有三种基本成分：①纤维结构蛋白，如胶原蛋白和弹性蛋白，可增加强度和回弹性；②水合凝胶，如蛋白多糖和透明质酸，具有弹性和润滑作用；③黏附分子，如整合素和钙黏蛋白等，将基质元件彼此连接并与细胞黏附。细胞外基质可提供细胞生长的支架，维持细胞的极性，形成调控细胞增殖、分化的重要微环境。

3．各种组织的再生过程

（1）上皮组织的再生：被覆上皮和腺上皮容易受损，且再生能力强。鳞状上皮缺损后，由创面边缘或底部的基底层细胞（即干细胞）分裂增生，先形成单层上皮，再增生分化为鳞状上皮。腺上皮的再生根据损伤情况不同而异，如果腺体的基底膜完整，可由残存细胞分裂补充，产生立方形新生上皮细胞，之后转变成成熟腺上皮状态，再生后可完全恢复原来腺体的结构和功能。如果腺体基底膜遭严重破坏，则难以完全再生，虽然周围的正常腺细胞可以适当再生补充，但再生的细胞难以恢复原来的腺体结构，加上纤维性修复的参与，腺体的功能一定程度受损。

（2）血管的再生：毛细血管多以出芽的方式再生（图 3-20）。首先，受损处内皮细胞分裂增生形成突起的幼芽；随后，内皮细胞增生并向外移动形成一条实心细胞索；在血流的冲击下，逐渐出现管腔，形成毛细血管，彼此吻合后形成毛细血管网；为适应功能的需要，新生的毛细血管还会进行后续的改建，可形成小静脉或小动脉。大血管断裂后需手术吻合，吻合处两侧内皮细胞分裂增生并相互连接，恢复内膜结构，血管壁平滑肌则由纤维性修复形成瘢痕。

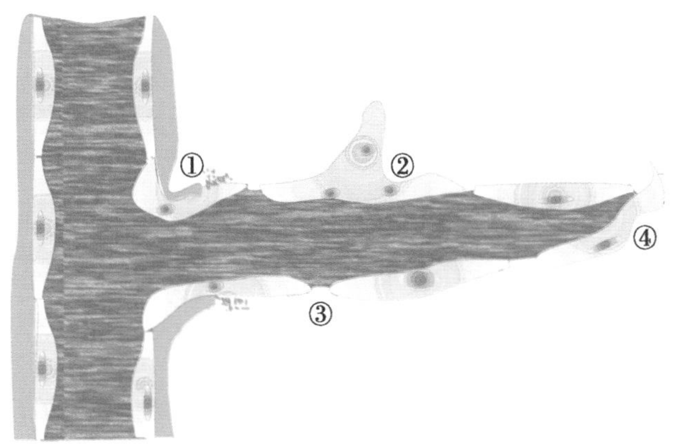

图 3-20　毛细血管再生模式图

①基底膜降解；②内皮细胞增生；③细胞通透性增加；④内皮细胞趋化

（3）纤维组织的再生：纤维组织损伤后，静止状态的纤维细胞转变为成纤维细胞，未分化的间叶细胞也可分化为成纤维细胞。成纤维细胞有很强的合成胶原蛋白的功能，当其停止分裂后，在细胞周围形成胶原纤维，自身则成熟为纤维细胞。

（4）神经纤维的再生：神经纤维断裂后，如果与其相连的神经细胞仍存活，且断端距离较近（相距小于 2.5 cm），断端无感染或异物，神经纤维可以完全再生。断端远侧轴突及髓鞘先崩解、吸收；然后，近端轴突逐渐向远端生长，髓鞘细胞再生，髓鞘包裹再生轴突，完成修复。此过程常需数月以上才能完成。若因断端相距太远（大于 2.5 cm），或者两断端之间有感染、异物或者失去远端，再生的轴突不能达到远端，而与增生的结缔组织混杂形成创伤性神经瘤，患者常出现顽固性疼痛。

（二）纤维性修复

组织缺损不能由同种细胞完全再生性修复时，则通过肉芽组织增生来实现修复的过程，称为纤维性修复，也称瘢痕性修复。

1．肉芽组织（granulation tissue）　是由新生的毛细血管和增生的成纤维细胞构成的结缔组织，常伴有炎性细胞浸润。肉芽组织长入坏死区域或损伤部位的过程称为机化（organization）。

（1）形态结构：肉眼观，颜色鲜红，颗粒状，柔软湿润，触之易出血，形似鲜嫩的肉芽。镜下观，新生的毛细血管多垂直于创面生长，在毛细血管间有大量增生的成纤维细胞及数量不等的中性粒细胞、巨噬细胞和淋巴细胞等炎性细胞浸润（图 3-21A）。

（2）功能：①抗感染、保护创面：肉芽组织中的中性粒细胞和巨噬细胞可吞噬细菌及部分组织碎片，将坏死组织溶解吸收。②填补伤口及其他组织缺损。③机化或包裹坏死组织、血栓、炎性渗出物及其他异物。

肉芽组织最终转变为瘢痕组织，表现为成纤维细胞合成大量胶原纤维后逐渐转变为纤维细胞；多数毛细血管闭塞，数量减少，部分改建为小动脉和小静脉；炎性细胞随创伤愈合慢慢减少或消失。

2．瘢痕组织　是肉芽组织在改建过程中形成的成熟纤维结缔组织。

（1）形态结构：肉眼观，颜色灰白色，半透明状，质地硬韧，弹性较差。镜下观，瘢痕组织由大量平行或交错排列的胶原纤维束组成，后期胶原纤维束发生玻璃样变性，呈均质红染，其间有少量纤维细胞（图 3-21B）。

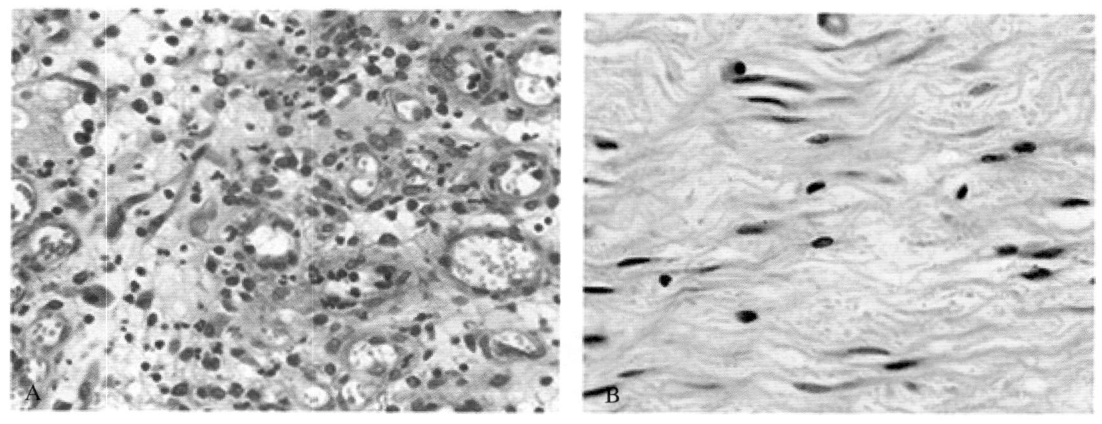

图 3-21　肉芽组织（A）与瘢痕组织（B）

（2）对机体的影响：瘢痕组织对机体既有利也有弊。有利影响包括填补并紧密连接创伤缺损和保持组织器官完整性；其中玻璃样变性的胶原纤维抗拉力作用增强，可使愈合的伤口更加牢固。瘢痕组织的不利影响包括：瘢痕收缩，会影响受累组织的功能，例如，发生在关节附近可引起关节活动受限，十二指肠溃疡瘢痕收缩可致幽门梗阻；瘢痕粘连，器官之间或器官与体腔壁之间瘢痕性粘连可影响器官功能；瘢痕疙瘩，瘢痕体质的患者可形成突出于皮肤表面的瘢痕疙瘩。

（三）创伤愈合

创伤愈合是指机体在外力作用下组织离断或缺损后的愈合过程，包括各种组织再生、肉芽组织增生及瘢痕形成等过程。

1．皮肤创伤愈合的基本过程　以手术切口的愈合为例，皮肤创伤愈合的基本过程如下。

（1）伤口早期变化：创伤部位出血、坏死，伤口中的血液和渗出物很快凝固形成凝块，干燥后形成血痂皮，覆盖在伤口表面起暂时保护创口的作用。创伤周围的存活组织充血、水肿，炎症细胞逐渐趋化动员至伤口周围，其中，中性粒细胞的渗出速度最快。

（2）伤口收缩：第 2 ～ 3 天开始，在伤口边缘成纤维细胞的牵拉作用下，伤口迅速缩小，其意义在于缩小创面。

（3）肉芽组织增生和瘢痕形成：第 3 天，肉芽组织开始生长逐渐填平伤口。第 5 ～ 6 天起，成纤维细胞产生胶原纤维。伤后约 1 个月，瘢痕完全形成。

（4）表皮再生：24 小时内，伤口边缘的皮肤基底层细胞开始增生，在痂皮下面由伤口周围向中心迁移，当这些细胞彼此相遇则停止迁移，并迅速分化成熟形成鳞状上皮。若伤口过大，再生上皮难以覆盖，则需要植皮。

皮肤一期愈合与二期愈合的区别见表 3-4。

表 3-4　皮肤一期愈合与二期愈合的区别

	一期愈合	二期愈合
创口条件	缺损少、创缘齐、无感染、对合好	缺损大、创缘不齐、无法对合或伴有感染
愈合过程	24 ～ 48 小时，表皮再生 72 小时，肉芽组织填满创口 5 ～ 7 天，两侧胶原纤维连接，临床愈合，可拆线 2 周后，瘢痕开始形成，创面变白 1 个月后，切口处表皮结构基本正常 数月后，一条白线状瘢痕	坏死组织多，炎症反应明显；待坏死组织清除、感染控制后，再生才能开始 伤口大，收缩明显，需大量肉芽组织填平创口 愈合时间长，形成瘢痕大
结局	线状瘢痕，较小	瘢痕较大

2．骨折愈合　骨骼的完整性或连续性的中断称为骨折。骨细胞虽为稳定细胞，但再生能力很强。骨折经过准确的复位和固定后，几个月内便可完全愈合，恢复正常结构和功能。骨折愈合过程可分为以下几个阶段（图 3-22）。

（1）血肿形成：骨组织和骨髓血管丰富，骨折时血管断裂，大量出血形成血肿，数小时后血液凝固，将骨折断端连接。同时伴炎症反应，局部红肿。

（2）纤维性骨痂形成：骨折后第 2 ～ 3 天，肉芽组织机化血肿，继而逐渐纤维化形成纤维性骨痂，此过程需 2 ～ 3 周。

（3）骨性骨痂形成：纤维性骨痂中的骨祖细胞分化为成骨细胞和成软骨细胞，并分别形成类骨组织和软骨组织。类骨组织由钙盐沉积形成骨组织，软骨组织也经骨化演变为骨组织，至此形成骨性骨痂，虽连接牢固，但比正常骨组织脆弱，此阶段需 4 ～ 8 周。

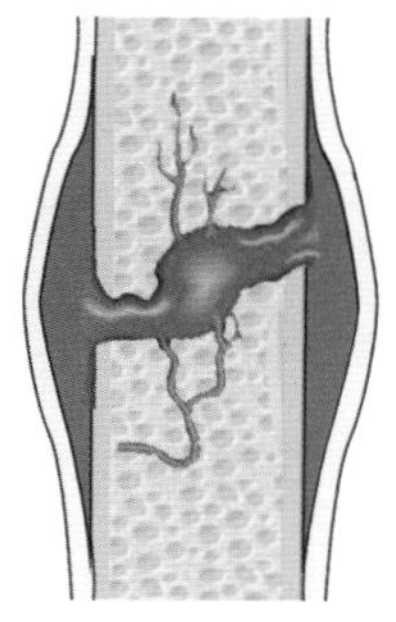

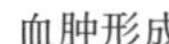

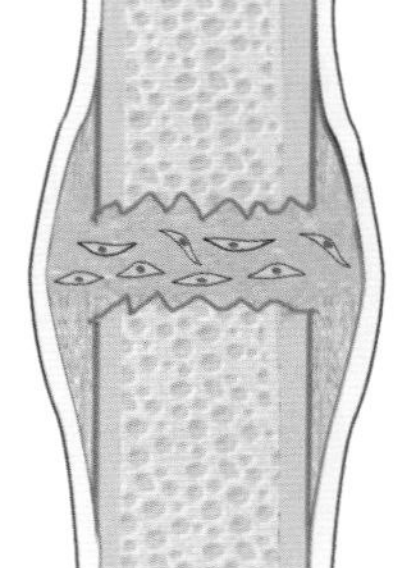

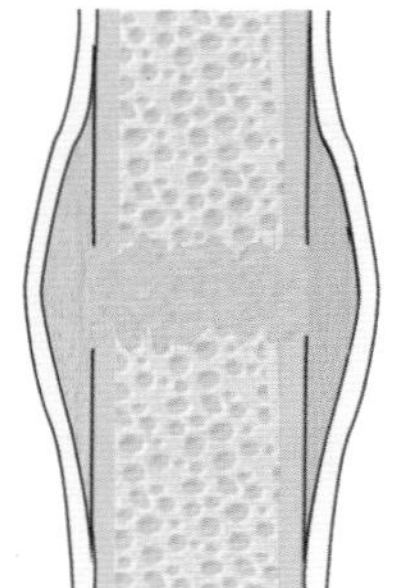

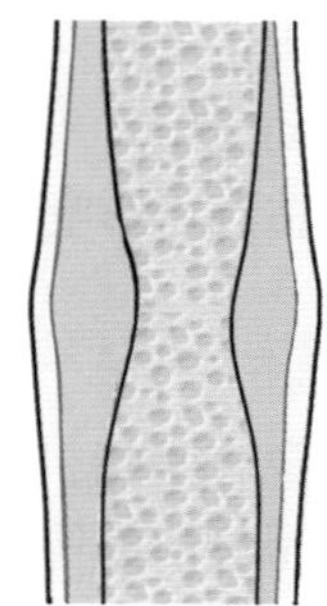

图 3-22　骨折愈合模式图

（4）骨痂改建：骨性骨痂进一步改建成为成熟的板层骨、皮质骨和骨髓腔的结构重建。改建由成骨细胞和破骨细胞的协同作用完成，此期需数月甚至数年才能完成。

3．影响愈合的因素　包括全身因素和局部因素。

（1）全身因素：①年龄因素：儿童和青少年的组织再生能力强，愈合快；老年人因血管硬化、生长因子产生减少等，愈合迟缓。②营养因素：蛋白质、维生素 C、磷、钙、锌等缺乏，可使肉芽组织及胶原形成不良，延缓伤口愈合。所以，术后患者适当补充营养，有利于伤口愈合。③药物：肾上腺皮质激素能抑制炎症反应、肉芽组织形成并加速胶原纤维分解，故在创伤愈合过程中，要尽量避免使用这类药物。

（2）局部因素：①感染与异物：局部感染严重影响伤口愈合。细菌产生的毒素和酶可造成组织坏死、基质溶解；炎症渗出物会增加伤口张力，使开始愈合的伤口裂开。对于有感染的伤口，只有在感染得到控制后，修复才能进行。此外，坏死组织及其他异物也妨碍伤口愈合，污染伤口应先行清创术，在确保没有感染的情况下缝合。②局部血液循环：血液为组织再生提供所需的氧和营养，又关系着坏死物质的吸收及局部感染的控制。因此，局部血液供应充足，创伤愈合快，反之则影响伤口愈合。③神经支配：正常的神经支配有利于伤口愈合。自主神经损伤会减少局部血流量，严重影响组织再生；局部神经性营养不良也使创伤不易愈合。因此，对于有神经损伤的伤口，应先缝合神经，清创术中也要避免伤及神经。④电离辐射：可破坏细胞，损伤血管，抑制组织再生而延缓愈合。

小　结

健康机体的细胞、组织和器官的生命活动是在体内外环境相对稳定的状态下进行的。在生理性负荷过多或过少或轻度病理刺激下，机体的细胞、组织和器官可发生适应性改变（萎缩、肥大、增生和化生）而避免损伤。如果不良因素的刺激超过了细胞和组织的适应能力，则可造成损伤。轻微的细胞和组织损伤是可逆的，消除刺激因子后可恢复正常，称为可逆性细胞损伤即变性，包括细胞水肿、脂肪变性、玻璃样变性、黏液样变性、淀粉样变性、病理性色素沉着和病理性钙化。但是，严重的细胞和组织损伤往往是不可逆的，最终引起细胞死亡，包括坏死和凋亡等。坏死的类型主要包括凝固性坏死、液化性坏死和坏疽等。机体对组织和细胞损伤后形成的缺损要进行修补，该过程称为修复。修复有再生和纤维性修复两种形式，修复后可完全或部分恢复原有组织的结构和功能。

整合思考题

1. 玻璃样变性的本质是什么？举三个以上的实例，并说明蓄积的具体物质。

2. 什么是肉芽组织？肉芽组织内可见到哪些主要成分？它们分别起到哪些作用？肉芽组织进一步的转归是什么？

整合思考题参考答案

（田新霞　刘　颖　梅　放）

第三节　炎　症

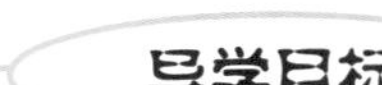

导学目标

通过本节内容的学习，学生应能够：

※ 基本目标

1. 解释炎症、炎症介质、渗出、趋化作用、脓肿、蜂窝织炎、假膜性炎和肉芽肿性炎的概念。
2. 举例说明炎症的原因、局部表现和全身反应以及基本病理变化。
3. 举例说明炎症的常见病理类型及其病变特点。
4. 分析炎症的结局。

※ 发展目标

1. 举例说明炎症的“双刃剑”作用。
2. 区分急性炎症与慢性炎症。
3. 结合炎症的发生发展和转归，总结炎症早期诊断和治疗的重要性，树立疾病诊治的整体观和全局观。

案例 3-3

女，19 岁。用水果刀削苹果皮时，不小心划破左手示指，紧急用创可贴包裹伤口。第 2 天清晨起床，她感觉伤口处有灼热、疼痛感。打开创可贴，发现伤口处红肿，触之更痛。

问题：

1. 在左手伤口处发生了什么病理变化？这种病理变化对患者伤口愈合有利还是有害？
2. 为什么伤口处出现红肿及触痛感？

案例 3-3 解析

一、炎症概述

炎症（inflammation）是一种常见且重要的基本病理过程。体表的外伤、感染以及内脏器官的绝大多数疾病，例如疖、痈、烫伤、阑尾炎、胃炎和肝炎等，都属于炎症性疾病。

（一）炎症的概念

炎症是具有血管系统的活体组织，对各种损伤因子的刺激所发生的以防御反应为主的基本病理过程。任何外源性和内源性损伤因子，只要引起组织损伤，就会引发炎症反应。炎症反应的最终目的是局限、消除致病因子，吸收和清除坏死的细胞，修复组织缺损，恢复器官功能。如果没有炎症反应，就不能清除致病因子及修复损伤，机体将无法在充满致病因子的自然环境中生存。

在通常情况下，炎症是以损伤为始、愈复为终的积极防御过程，包括如下步骤（图 3-23）：①各种损伤因子对机体的细胞、组织和器官造成损伤；②受损伤组织周围的前哨细胞，例如巨噬细胞、树突状细胞、肥大细胞等，能够识别损伤因子及组织坏死物，并产生炎症介质；③随后，炎症介质刺激血管反应，表现为损伤部位的血管扩张及通透性增加，血液循环中的液体成分、血浆蛋白及白细胞渗出到损伤部位，稀释、中和、杀伤及清除有害物质，同时，清理坏死组织，为修复做准备；④随着致炎因子的清除，炎症反应消退与终止；⑤机体修复受损伤的组织，损伤愈复。

但是，在某些情况下，炎症对机体也可引起不同程度的危害，导致组织损伤、纤维化甚至肿瘤的发生。例如，如果慢性乙型肝炎得不到有效治疗，会发展成肝硬化甚至肝癌。因此，在临床治疗炎症性疾病时，需要辩证地分析炎症的两面性，除了消灭及清除致病因子外，在某些情况下还需要控制炎症反应。

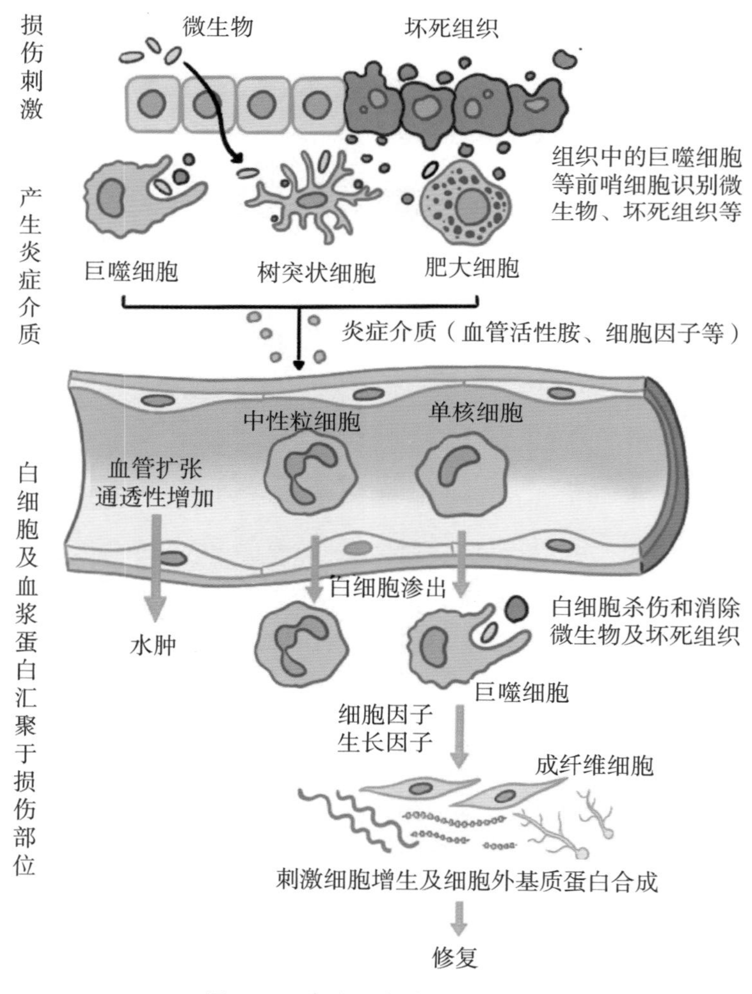

图 3-23　炎症反应过程模式图

（二）炎症的原因

能够引起组织损伤而导致炎症反应的因素统称为致炎因子。致炎因子种类繁多，包括以下几大类。

1．物理性因子　高温、低温、紫外线、电离辐射、放射线、切割、撞击和挤压等造成组织损伤后，均可引起炎症反应，属非感染性炎症。

2．化学性因子　包括外源性及内源性化学物质。外源性化学物质如强酸、强碱、甲醛、强氧化剂、某些药物等。内源性化学物质如坏死组织的分解产物、蓄积于体内的代谢产物等。

3．生物性因子　细菌、病毒、真菌、支原体、立克次体、螺旋体和寄生虫等生物因子引起的炎症，称为感染（infection），是临床上最常见和最重要的一类炎症。

4．免疫反应　Ⅰ、Ⅱ、Ⅲ、Ⅳ型超敏反应均能造成组织损伤而引起炎症。

5．组织坏死　坏死组织是潜在的致炎因子。例如，缺血引起的新鲜梗死灶可刺激炎症反应，表现为坏死灶边缘可见血管扩张、充血和中性粒细胞浸润。

6．异物　手术缝线、二氧化硅晶体以及物质碎片等残留在机体组织内，均可导致炎症反应。

（三）炎症的基本病理变化

变质、渗出和增生是炎症局部组织的三大基本病理变化。

1．变质　变质（alteration）是指炎症局部组织的变性和坏死。实质细胞和间质细胞均可发生变质，致病因子的性质和强度以及机体的反应情况决定局部组织变性和坏死的轻重程度。实质细胞可发生细胞水肿、脂肪变性甚至凝固性坏死、液化性坏死和坏疽。间质可以发生玻璃样变性、黏液变性、纤维素样坏死等。实质和间质的轻度变质通常对器官功能影响不大；严重变质可引起器官的功能障碍，甚至引起器官的急性衰竭，如急性重症肝炎可引起肝衰竭。

2．渗出　渗出（exudation）是指炎症局部组织血管内的液体成分、血浆蛋白（抗体、补体和纤维素等蛋白质）和各种炎症细胞通过血管壁进入组织间隙、体腔、体表和黏膜表面的过程。所渗出的液体和细胞成分总称为渗出物或渗出液（exudate）。以血管反应为中心的炎性渗出（包括液体渗出和白细胞渗出）是炎症的重要标志，也是炎症最具特征性的变化。

3．增生　增生（proliferation）是指炎症区域的血管内皮细胞、成纤维细胞和各种实质细胞的增生。另外，常伴有淋巴细胞及巨噬细胞的增生。

炎症随病因、受累部位、机体反应、时相等的不同而呈现不同的病理变化。变质、渗出和增生三种病理变化之间存在相互联系，可互相转化。在炎症初期，病变常常以变质和渗出为主，增生不明显。炎症后期，以增生为主，目的是修复组织缺损，恢复器官的结构和功能。

（四）炎症的局部表现和全身反应

1．炎症的局部表现　炎症局部的典型临床表现包括红、肿、热、痛和功能障碍。局部发红是由于炎症介质引发血管扩张、充血所致；局部肿胀是由于血管通透性增高，血浆和白细胞渗出所致，特别是炎性水肿；病变部位温度增高是充血及局部组织代谢增强所致；局部疼痛是炎症介质或渗出物作用于神经末梢所致；病变所累及部位的功能障碍是实质及间质细胞变质、代谢异常、机械性阻塞、压迫和疼痛所致。

框 3-5　炎症的名称来源：火上加火的炎症

在公元1世纪，罗马百科全书编纂人 Aulus Celsus 将炎症的临床表现概括为红、肿、热、痛四项基本特征，炎症英文名称为“inflammation”（燃烧），即局部组织的发热像燃烧一样。我国将该病变称为炎症，因“炎”字由两个火字构成，即火上加火。

2．炎症的全身反应

（1）发热：发热是炎症常见的临床表现，在内源性致热原（endogenous pyrogen，EP）作用下，体温调节中枢调定点上移而引起调节性体温升高，超过正常体温 0.5 ℃。发热激活物可分为微生物及其产物、非微生物发热激活物两类。细菌毒素、病毒和寄生虫等外源性致热原可刺激白细胞产生内源性致热原，例如细胞因子 IL-1α、IL-1β、TNF-α。内源性致热原刺激下丘脑体温调节中枢，后者合成前列腺素 E_2（PGE_2），导致发热。

（2）外周血白细胞变化：白细胞增多是机体防御功能的一种表现。急性炎症，特别是细菌感染时，末梢血中的白细胞数可达 15×10^9/L 以上。一般情况下，细菌感染引起中性粒细胞增多；寄生虫感染和过敏反应引起嗜酸性粒细胞增多；一些病毒感染（如腮腺炎、风疹）选择性地引起淋巴细胞增多。但多数病毒、立克次体、原虫感染和极少数细菌（如伤寒沙门菌）感染，则引起外周血白细胞计数减少。

（3）急性期反应蛋白水平增高：最常见的急性期反应蛋白包括 C 反应蛋白、纤维蛋白原和血清淀粉样蛋白 A，这些物质均在肝内合成。

（4）单核 - 巨噬细胞系统增生：主要表现为淋巴结、肝、脾肿大。巨噬细胞增生，不仅增强吞噬、消化病原体能力，单核 - 巨噬细胞还是抗原呈递细胞，可刺激 T、B 淋巴细胞增生，增强机体的免疫防御反应。

（5）实质器官的病变：炎症较严重时，心、肝、肾等器官的实质细胞可发生不同程度的变性、坏死和功能障碍。

（6）其他改变：严重的细菌感染，特别是败血症（septicemia），可引起全身血管扩张、血浆外渗、有效循环血量减少和心功能下降而发生休克，甚至引起弥散性血管内凝血（disseminated intravascular coagulation，DIC）。

炎症的临床类型

（五）炎症的分类

炎症的分类方法多种多样，依据炎症持续时间的长短，临床上将其大致分为超急性炎症、急性炎症、亚急性炎症和慢性炎症四种类型；依据炎症的基本病变性质，将其分为变质性炎、渗出性炎和增生性炎三种病理类型；依据炎症病变的程度，分为轻度炎症、中度炎症和重度炎症。

二、急性炎症

急性炎症是机体对致炎因子的刺激所发生的快速反应，以变质和渗出性病变为主。变质是损伤过程。炎症渗出是机体主动的抗损伤过程，目的是把血浆蛋白（抗体、补体和纤维素等）和白细胞运送到损伤部位，杀伤和清除致炎因子，为后续的修复打下基础。渗出是急性炎症的特征性改变，主要发生血管反应和白细胞反应。

（一）急性炎症过程中的血管反应

损伤局部小血管的反应是炎症过程中最早出现的变化，包括：①血流动力学改变，即血管管径、血流量和速度的改变；②血管通透性的增加，是炎症局部液体和蛋白质渗出的重要机制。

1．血流动力学改变　在致炎因子的作用下，受损组织处的微循环很快发生血流动力学改变，表现为血管口径和血流量的变化（图 3-24）。①细动脉短暂收缩：由神经调节和化学介质作用，持续几秒钟；②血管扩张和血流加速：细动脉、毛细血管扩张，局部血流量增加，持续数分钟至数小时，引起动脉性充血，这是炎症局部组织发红和发热的原因；③血流减慢，甚至停滞：由于毛细血管壁通透性增高，液体渗出到血管外，导致血管内红细胞浓集和血液黏稠度增加，血流阻

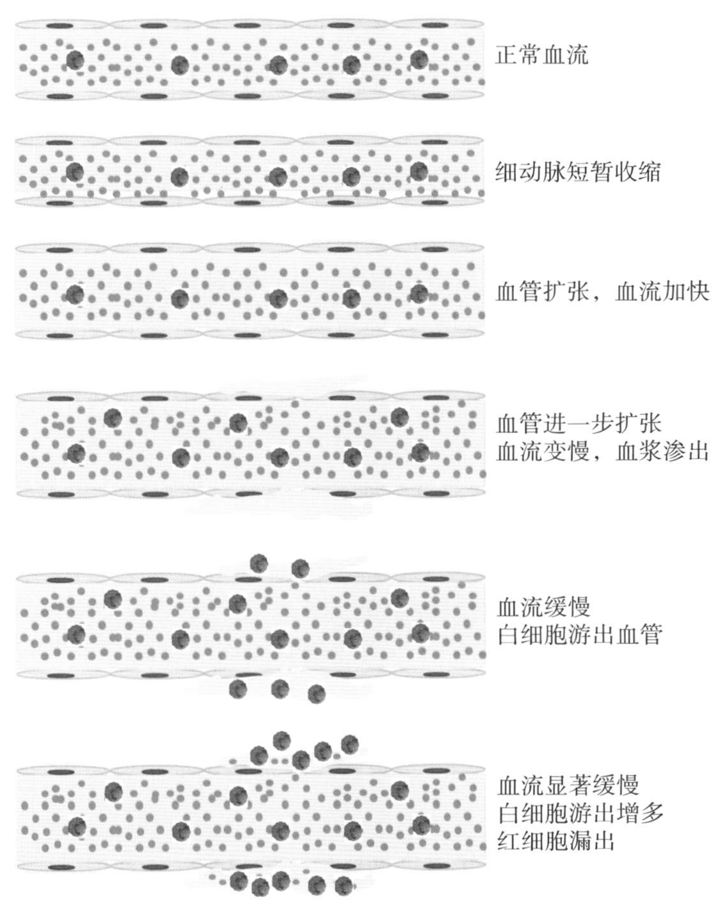

图 3-24 血流动力学变化模式图

力增大，血流变慢，在扩张的小血管内挤满红细胞，称为血流停滞（stasis）。血流速度减慢有利于白细胞从血管轴流进入边流，靠近血管壁而渗出血管。

2．血管通透性增加　毛细血管内壁被覆内皮细胞，内皮细胞间有细胞连接结构，外侧有完整的基底膜。水分和小分子物质可以在内皮间的细胞连接部分自由通过，但血浆蛋白质等大分子物质通过受限，因此内皮细胞起着半透膜的作用。

在炎症时，血管通透性增高，其机制如下：①炎症介质刺激内皮细胞收缩，内皮细胞间隙增宽；②内皮细胞穿胞作用增强：在内皮细胞的胞浆内，可见相互连接的囊泡所构成的穿胞通道，炎症时穿胞通道数量增加和直径增大，使得富含蛋白质的液体通过穿胞通道而穿越内皮细胞；③致炎因子直接引起或白细胞间接介导内皮细胞破坏，导致血管通透性升高；④新生毛细血管的内皮细胞连接发育不成熟，具有高通透性。

3．液体渗出　渗出的液体、蛋白质以及白细胞，统称为渗出物或渗出液。渗出液如果集聚在组织间隙内，则称为炎性水肿；如果集聚于浆膜腔，则称为炎性积液。

炎症区域血管壁受损程度不同，渗出液的成分不同。血管壁轻微受损时，以水分子、盐离子和小分子血浆蛋白渗出为主；血管壁严重受损时，分子量较大的球蛋白、纤维蛋白原也能渗出，甚至造成红细胞漏出。在坏死组织释放的组织因子作用下，渗出的纤维蛋白原转变为纤维蛋白（即纤维素）。

胸腹腔渗出液与漏出液的区别

通常情况下，渗出液对机体具有积极作用：①稀释毒素，减轻毒素对机体的损伤作用；②带来氧及营养物，带走代谢产物；③带来抗体和补体，可消灭病原体；④形成的纤维素网架限制病原体向周围扩散，并有利于吞噬细胞发挥吞噬作用。

然而，大量渗出液对机体是有害的。如果渗出液过多，可压迫邻近器官，影响其功能，如胸腔积液可压迫肺；另外，纤维素渗出过多，不容易完全吸收，可发生机化，引起组织粘连。

（二）急性炎症过程中的白细胞反应

白细胞在炎症反应过程中参与了一系列复杂的连续过程，主要包括：①白细胞渗出血管并聚集到感染和损伤的部位；②识别及清除感染的微生物和坏死组织；③通过释放蛋白水解酶、化学介质和氧自由基等，引起炎症周围的正常组织损伤，并可能延长炎症过程。

白细胞通过血管壁游出到血管外的过程，称为白细胞渗出。炎性细胞散布在组织间隙内的现象，称为炎性细胞浸润，其具有重要的炎症防御作用。

1. 白细胞渗出过程　白细胞通过边集、滚动、黏附、游出以及趋化作用等阶段，到达炎症病灶，在局部发挥防御作用（图 3-25）。

（1）边集：在生理情况下，流动的血液分轴流和边流，即血液中的有形成分在血管中心流动，血浆成分在血管边缘流动。在炎症过程中，随着血管通透性增高和液体渗出，血流变得缓慢甚至停滞。体积较大、移动较慢的白细胞，逐渐被体积较小而移动较快的红细胞推离血管的中心部（轴流），到达血管的边缘部，称为白细胞边集。

（2）滚动：白细胞到达血管的边缘后，与内皮细胞表面的黏附分子不断地发生结合与分离，使白细胞沿着内皮细胞表面缓慢滚动，称白细胞滚动。

（3）黏附：在正常情况下，白细胞与内皮细胞之间的黏附能力较弱。在炎症病灶处，白细胞与内皮细胞之间的黏附能力明显增强，因此，炎症病灶处的白细胞能够紧紧黏附于内皮细胞，为白细胞游出做好准备。

（4）白细胞游出：白细胞穿过血管壁进入周围组织的过程，称为白细胞游出，通常发生在毛细血管后小静脉。

（5）趋化作用：白细胞游出后，便以阿米巴运动方式，沿化学物质浓度梯度，向着化学刺激物方向做定向移动，这一现象称为趋化作用。能够吸引白细胞定向移动的化学物质称为趋化因子。最常见的外源性趋化因子如可溶性细菌产物，内源性趋化因子如白三烯、补体激活的中间产物（如 C5a）和细胞因子等。研究发现，不同的趋化因子只对某一种或几种炎性细胞有趋化作用，即趋化因子的作用具有特异性。

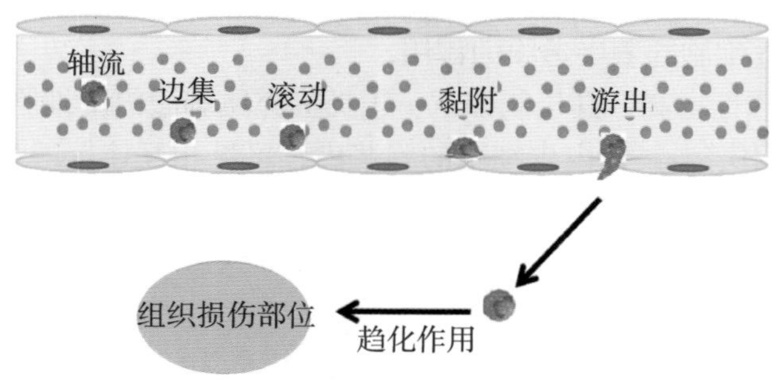

图 3-25　中性粒细胞的渗出过程模式图

2. 白细胞在炎症病灶的作用　白细胞到达炎症病灶后，吞噬病原体以及组织碎片、异物，发挥杀伤微生物和清除致炎物质的作用，该过程称为吞噬作用。具有吞噬功能的细胞主要有中性粒细胞和巨噬细胞。

Note

框 3-6　白细胞的“双刃剑”作用

一方面，白细胞通过吞噬作用发挥杀伤微生物和清除致炎物质的作用；另一方面，白细胞在吞噬过程中还可将溶酶体酶、活性氧自由基等释放到细胞外基质中，损伤正常细胞和组织，在某些情况下，甚至加重原始致炎因子的损伤作用。白细胞介导的组织损伤可见于多种疾病，例如肾小球肾炎、哮喘、移植排斥反应和肺纤维化等。

白细胞吞噬过程及吞噬细胞的种类和功能

（三）炎症的组织学分类

任何炎症都在一定程度上包含变质、渗出和增生三种基本病变。由于病因、受累器官以及机体免疫状态不同，病变组织可表现出不同的病理变化，往往以其中一种病变为主。因此，根据炎症时出现的主要组织学改变，从病理形态变化角度把炎症概括地分为变质性炎、渗出性炎和增生性炎三大类型。值得注意的是，炎症三种主要病变之间可相互转化。

1．变质性炎（alterative inflammation）　是以组织细胞变性坏死为主要病变的炎症。这种炎症常见于心脏、肝、肾和脑等实质器官，例如急性暴发型病毒性肝炎、白喉性心肌炎和乙型脑炎等。

2．渗出性炎（exudative inflammation）　是以液体和细胞渗出为主要病变的炎症。根据渗出物主要成分的不同，渗出性炎可进一步分为浆液性炎、纤维素性炎、化脓性炎和出血性炎。

（1）浆液性炎（serous inflammation）：以浆液渗出为主。多发生于浆膜、黏膜、疏松组织及皮肤等。炎性组织水肿、胸腹腔炎性积液、皮肤烫伤水疱及虫咬水疱等，都是浆液性炎的典型例子。黏膜的浆液性炎又称为浆液性卡他性炎，例如上呼吸道感染时流清涕。浆液易被吸收，但浆液渗出过多可产生压迫现象，影响器官功能，例如大量胸腔积液可引起胸闷、呼吸困难等症状。

（2）纤维素性炎（fibrinous inflammation）：以纤维蛋白原大量渗出血管，继而形成纤维蛋白（即纤维素）为其特征，好发于浆膜、黏膜和肺。发生于浆膜和肺的纤维素性炎，如果渗出的纤维素量少，其可被溶解吸收；如果大量纤维素渗出，容易发生机化粘连，甚至浆膜腔闭塞。发生于黏膜的纤维素性炎（如白喉、细菌性痢疾），渗出的纤维素、白细胞、坏死的上皮在黏膜表面形成假膜，又称为假膜性炎（图 3-26）。浆膜的纤维素性炎常见于胸膜腔和心包腔，如结核引起的纤维素性胸膜炎及心包炎。发生在心包的纤维素性炎，由于心脏搏动时心包脏层与壁层相互摩擦，使心外膜上的纤维素形成无数绒毛状物，覆盖于心脏表面，因而称为“绒毛心”。

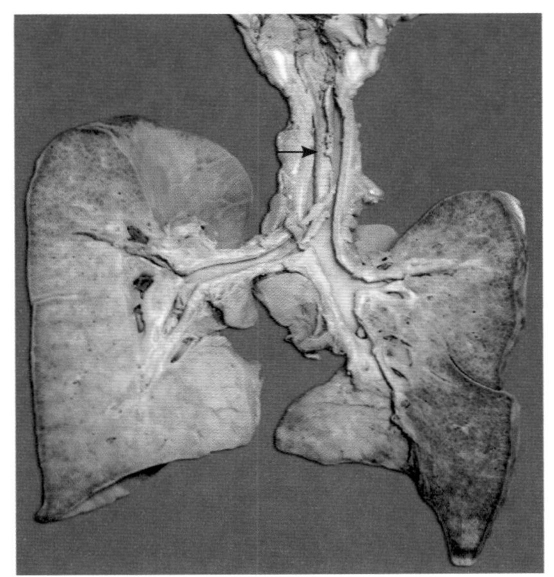

图 3-26　白喉棒状杆菌引起的纤维素性炎（箭头所示为假膜）

（3）化脓性炎（purulent inflammation）：以大量中性粒细胞渗出为特征，常伴组织坏死和脓液形成。脓液中除少数中性粒细胞具有吞噬能力外，大多数已发生变性坏死，这些变性坏死的中性粒细胞称为脓细胞。化脓性炎多由化脓菌（如葡萄球菌、链球菌、脑膜炎双球菌和大肠埃希菌）感染所致，亦可由组织坏死继发感染产生。化脓性炎可表现为脓肿、蜂窝织炎、表面化脓和积脓。

疖和痈

1）脓肿（abscess）：为局限性化脓性炎，多由金黄色葡萄球菌引起。主要特征是病变组织发生溶解性坏死，形成充满脓液的腔隙，即脓腔（图 3-27）。小脓肿可以吸收消散，较大的脓肿由于脓液过多，吸收困难，常需切开排脓。皮肤以及黏膜的化脓性炎可引起局部缺损形成溃疡，深部脓肿向表面或自然管道穿破，可形成窦道或瘘管。

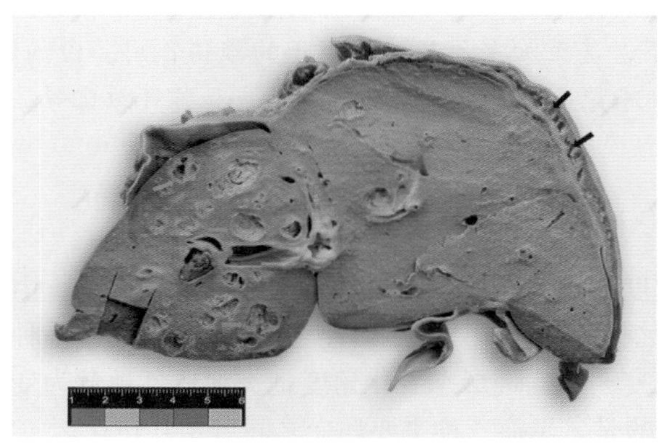

图 3-27　肝脓肿
红色箭头所示为多发脓肿灶，黑色箭头所示为膈肌下脓肿

2）蜂窝织炎（phlegmonous inflammation）：为疏松组织发生的弥漫性化脓性炎，多由溶血性链球菌引起。疏松组织内可见大量中性粒细胞弥漫浸润，原有组织不发生显著的坏死和溶解，如阑尾的蜂窝织炎。

3）表面化脓：指浆膜或黏膜组织的化脓性炎。脓液在浆膜腔或管腔内蓄积，称为积脓。黏膜的化脓性炎常见于化脓性扁桃腺炎、化脓性尿道炎及化脓性支气管炎等。胆囊和输卵管的化脓性炎可引起胆囊和输卵管积脓。化脓性脑膜炎可发生蛛网膜下腔积脓（图 3-28）。

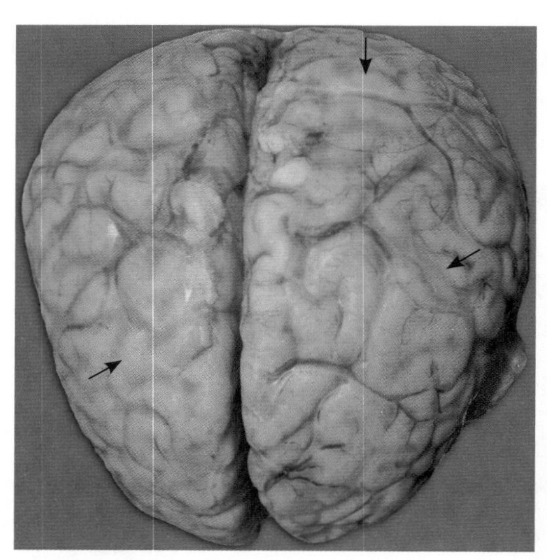

图 3-28　化脓性脑膜炎
箭头所示为蛛网膜下腔积脓

（4）出血性炎：是以渗出物中含有大量红细胞为特征的炎症，如流行性出血热、钩端螺旋体病及鼠疫等。

3．增生性炎（proliferative inflammation）　大多数急性炎症以变质和渗出为主，但也有少数急性炎症表现为以细胞增生改变为主的增生性炎。主要表现为血管内皮细胞、单核巨噬细胞和成纤维细胞增生。例如伤寒病的病变以单核巨噬细胞增生为主；链球菌感染后的急性肾小球肾炎，病变以肾小球的血管内皮细胞和系膜细胞增生为主。

（四）炎症介质

参与和介导炎症反应的化学物质，称为炎症介质（inflammatory mediator），包括细胞源性和体液源性炎症介质。炎症介质的作用包括：使血管扩张、通透性增加；吸引白细胞到达炎症部位并吞噬微生物及坏死组织；可引起炎症局部反应和全身反应，例如局部红肿、疼痛、发热；还可导致组织损伤。

1．来源于体液的炎症介质　血浆中存在着三种相互关联的系统，即激肽系统、补体系统和凝血系统 / 纤维蛋白溶解系统，它们是重要的炎症介质。当血管内皮损伤处暴露的胶原、基底膜等激活Ⅻ因子后，可以启动这些与炎症有关的三大系统。

2. 来源于细胞的炎症介质

（1）血管活性胺：包括组胺和5-羟色胺。组胺主要存在于肥大细胞和嗜碱性粒细胞的颗粒中。冷热等物理因子、Ⅰ型超敏反应、C3a和C5a等均可引起组胺释放。组胺可使小血管扩张及通透性升高，并对嗜酸性粒细胞有趋化作用。5-羟色胺又称血清素，主要存在于血小板中，可增加血管通透性。

（2）花生四烯酸代谢产物：在损伤部位的磷脂酶A2作用下，炎症受损伤细胞的花生四烯酸从质膜磷脂中释放出来。随后，花生四烯酸在环氧合酶（COX）作用下，产生前列腺素；在脂氧合酶的作用下，形成白三烯（LT）。由于不同细胞含有不同的酶，所以不同细胞产生的花生四烯酸代谢产物不同。

前列腺素可以引起血管扩张，增加血管的通透性并促进水肿发生，还可引起发热和疼痛。白三烯主要由肥大细胞、嗜碱性粒细胞释放。白三烯C4、D4、E4具有强烈的收缩气管、支气管作用，也可增加血管通透性。

（3）细胞因子：细胞因子是由多种细胞产生的多肽类物质，参与免疫反应和炎症反应。由激活的巨噬细胞、肥大细胞和内皮细胞等产生的肿瘤坏死因子（TNF）和白介素-1（IL-1），可促进骨髓向末梢血循环释放中性粒细胞，促进肝合成各种急性期反应蛋白，并可引起患者发热、嗜睡及心率加快等。

炎症介质的种类、主要来源及功能

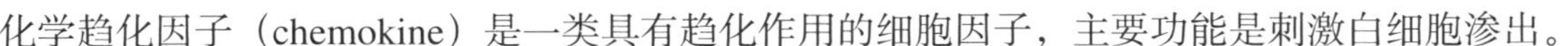

化学趋化因子（chemokine）是一类具有趋化作用的细胞因子，主要功能是刺激白细胞渗出。

（五）急性炎症的结局

大多数炎症能够愈复，少数炎症迁延不愈，极少数可蔓延扩散至全身。

1. 愈复

（1）完全愈复：在消除病因和适当治疗下，如果炎症病变处坏死组织被完全溶解吸收，缺损组织由周围同种细胞再生修复，可以完全恢复原来的组织结构和功能，称为完全愈复。

（2）不完全愈复：炎症灶坏死范围广泛，坏死组织由新生的肉芽组织修复或包裹，称为不完全愈复。

2. 转为慢性　在机体抵抗力低下或致炎因子持续存在等情况下，病变迁延，多年不愈。

3. 蔓延播散　在患者抵抗力低下或病原微生物毒力强、数量多的情况下，病原微生物可不断繁殖，向周围组织、器官蔓延，甚至向全身播散。

（1）局部蔓延：病原体经组织间隙或自然管道扩散，如肾结核可引起输尿管、膀胱和附睾结核等。炎症局部蔓延可损伤组织，形成糜烂、溃疡、瘘管、窦道或空洞。

（2）淋巴道播散：病原体经淋巴管到达局部淋巴结，引起局部淋巴结炎。如肺结核可引起肺门淋巴结结核。

（3）血道播散：病原体或毒素进入血循环，引起一系列表现。①菌血症（bacteremia）：细菌入血，但无全身中毒现象，常发生在炎症的早期阶段，肝、脾和骨髓的吞噬细胞可组成一道防线，以清除细菌；②毒血症（toxemia）：细菌毒素入血，临床上出现高热和寒战等中毒症状，同时伴有心、肝、肾等实质细胞的变性或坏死；③败血症（septicemia）：毒性强的细菌入血，大量繁殖并产生毒素，除了出现毒血症的临床表现外，还常出现皮肤和黏膜的多发性出血斑点以及脾和淋巴结肿大等；④脓毒血症（pyemia）：化脓菌引起的败血症可发展为更严重的脓毒败血症，化脓菌团（细菌栓子）随血流运行，可在全身多处组织器官中出现多发性栓塞性脓肿。

三、慢性炎症

慢性炎症是指持续数周甚至数年的炎症，连续不断的炎症反应、组织损伤和修复反应伴随发生，交替出现。慢性炎症多由急性炎症迁延而来；也可隐匿发生而无急性炎症过程；或者在急性炎症反复发作的间期存在。根据慢性炎症的形态学特点，将其分为两大类：一般慢性炎症（又称非特异性慢性炎，non-specific chronic inflammation）和肉芽肿性炎（又称特异性慢性炎）。

（一）一般慢性炎症

炎症灶内以巨噬细胞、淋巴细胞和浆细胞浸润为主，同时，成纤维细胞、毛细血管明显增生，另外，局部组织的某些实质细胞如被覆上皮、腺上皮也可以发生增生。

管道性器管的慢性炎症，由于纤维结缔组织增生常伴有瘢痕形成，可造成受累器官的管壁增厚及狭窄，如慢性输卵管炎时输卵管管壁增厚、管腔狭窄导致不孕症；实性器官或组织的慢性炎症常表现为受累器官或组织的体积增大，如慢性扁桃体炎时扁桃体肿大；在黏膜处的慢性炎症，可以由于局部黏膜上皮、腺体和肉芽组织增生以及浆细胞、淋巴细胞浸润，形成突出于黏膜表面的带蒂肿块，称为炎性息肉，例如鼻息肉和子宫颈息肉；在肺、眼眶等部位的慢性炎症，由肉芽组织、慢性炎性细胞以及增生的实质细胞和纤维结缔组织构成，影像学检查其外形与肿瘤结节相似，故称为炎性假瘤（inflammatory pseudotumor）。

（二）肉芽肿性炎

肉芽肿性炎（granulomatous inflammation）是以肉芽肿形成为病变特征的特殊慢性炎症。肉芽肿（granuloma）是指单核巨噬细胞及其衍生细胞增生，并在局部聚集形成界限清楚的结节状病灶。主要包括感染性肉芽肿和异物性肉芽肿。

1. 感染性肉芽肿　某些细菌（例如结核分枝杆菌、伤寒沙门菌、麻风分枝杆菌、梅毒螺旋体）、真菌（例如组织胞浆菌）和寄生虫（例如血吸虫）均可引起感染性肉芽肿，其中，以结核肉芽肿最常见。

典型结核肉芽肿的中心部为干酪样坏死，坏死灶周围可见大量类上皮细胞和朗汉斯巨细胞（Langhans giant cell），外围为淋巴细胞和成纤维细胞（图 3-29）。类上皮细胞由巨噬细胞衍生而来，是结核肉芽肿中最重要的成分。

肉芽肿能包围病原微生物，限制其向周围扩散，有重要的防御作用。

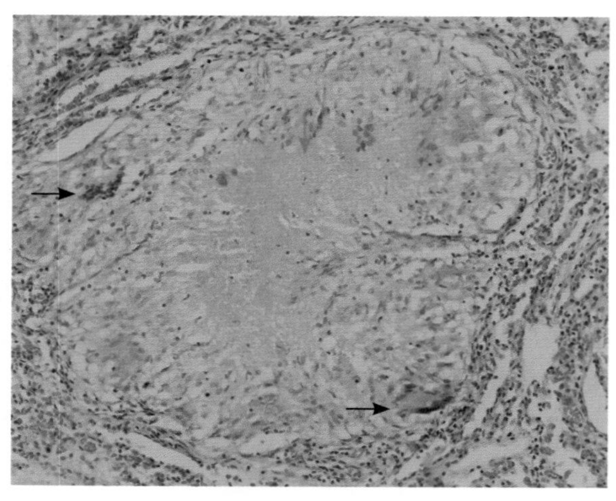

图 3-29　结核肉芽肿
红色箭头所示为干酪样坏死，黑色箭头所示为朗汉斯巨细胞

Note

2．异物性肉芽肿　外科缝线、粉尘、滑石粉和石棉等异物，可引起异物性肉芽肿，以异物巨细胞增生为主要特点。

小　结

炎症是具有血管系统的活体组织对各种损伤因子所发生的复杂防御反应。凡是能引起组织和细胞损伤的因子都能引起炎症反应。炎症的基本病理变化是变质、渗出和增生。炎症局部常出现红、肿、热、痛和功能障碍等临床表现。全身反应包括发热、外周白细胞计数增高等。急性炎症是机体对致炎因子的快速反应，主要发生血管反应和白细胞反应，目的是把白细胞和血浆蛋白（例如抗体、补体、纤维蛋白）运送到炎症病灶，杀伤和清除致炎因子。炎症根据病理学特点分为变质性炎、渗出性炎和增生性炎。渗出性炎根据渗出物主要成分的不同，进一步分为浆液性炎、纤维素性炎、化脓性炎、出血性炎。慢性炎症是指持续数周甚至数年的炎症，炎症反应、组织损伤和修复反应往往同时存在，包括一般慢性炎症和肉芽肿性炎。肉芽肿是指以巨噬细胞增生并在局部聚集形成界限清楚的结节状病灶，主要有感染性肉芽肿和异物性肉芽肿。

1．举例说明各型渗出性炎的形态学特点。
2．如何从形态变化的角度结合临床特点诊断和鉴别诊断急性炎症与慢性炎症？

整合思考题参考答案

（毛峥嵘　田新霞）

第四节　发　热

导学目标

通过本节内容的学习，学生应能够：

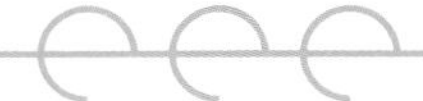

1．解释发热产生的基本原因。
2．说明发热的时相和基本代谢特点。
3．比较生理性和病理性体温升高的异同。
4．应用体温调节的生理原理解释体温升高的机制。

※ 发展目标

综合分析体温调节的生理机制，解释多种生理和病理生理情境下体温变化的调控。

案例 3-4

案例 3-4 解析

女，35 岁。腰痛、寒战、发热 1 天。患者无明确诱因出现腰痛、寒战伴高热，伴尿频、尿急，其间呕吐 2 次。自测体温最高 42 ℃，自行服用布洛芬、感冒清热颗粒等症状不缓解，腰痛为持续性钝痛，近 1 天尿混浊，来院就诊。既往确诊糖尿病 2 年，服药不规律。查体：T 41.3 ℃，P 114 次 / 分，R 20 次 / 分，BP 110/70 mmHg，身高 167 cm，体重 92 kg。双肺呼吸音清，听诊未见异常，心率 114 次 / 分，律齐，腹软，肝脾肋下未触及，肾区叩痛阳性。辅助检查：血 Hb 113 g/L，RBC 3.9×10^{12}/L，WBC 22.1×10^{12}/L，尿潜血（++++），尿白细胞（++++），镜下尿 RBC 满视野、可见大量白细胞，亚硝酸盐（+），随机血糖 16 mmol/L。该患者最可能的诊断：急性肾盂肾炎、糖尿病、肥胖。

问题：

案例中患者体温升高的原因是什么？

一、发热的原因与机制

正常生理情况下，人的体温调节系统通过调控产热和散热维持体温的相对稳定，以适应新陈代谢和正常生命活动的需要。正常成人体温维持在 37 ℃左右，一昼夜波动范围不超过 1 ℃。体温调节的高级中枢位于视前区 - 下丘脑前部（preoptic anterior hypothalamus area，POAH），边缘系统、延髓和脊髓等部位参与体温信息的整合，被认为是体温调节的次级中枢。当体温升高超过 0.5℃时，称作体温升高，可以分为生理性升高和病理性升高（图 3-30）。生理性体温升高见于剧烈运动、月经前期和心理性应激等。病理性体温升高主要包括发热（fever）和过热（hyperthermia）。发热是指在内源性致热原（endogenous pyrogen，EP）作用下，体温调节中枢调定点上移而引起调节性体温升高，超过正常体温 0.5 ℃。非调节性体温升高时，调定点并未发生移动，主要是体温调节中枢损伤所致的调节障碍，或环境高温所致的中暑使散热障碍，以及甲状腺功能亢进使产热器官功能异常等，体温调节中枢不能将体温控制在与调定点相适应的水平上，是被动性体温升高，称为过热（hyperthermia）。

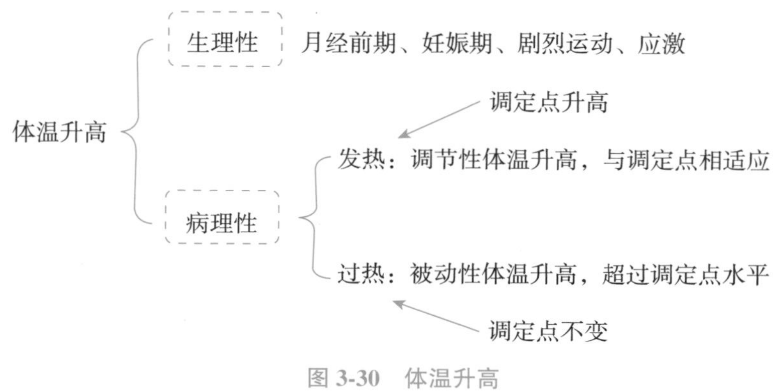

图 3-30　体温升高

能激活机体产内源性致热原细胞产生和释放内源性致热原，进而引起体温升高的物质称为发热激活物（pryogenic activator）。发热激活物可分为微生物及其产物、非微生物发热激活物两类。第一类主要由革兰氏阴性菌与内毒素、革兰氏阳性菌与外毒素和其他一些病原体组成，这种由病原微生物引起的发热也称感染性发热。第二类发热激活物包括抗原 - 抗体复合物、非传染性致炎刺激物及致热性类固醇，由其引起的发热称作非感染性发热。

机体某些细胞在发热激活物的作用下，产生和释放的能引起体温升高的物质称为内源性致热原（EP）。EP 是一组内源性、不耐热的小分子蛋白质，包括白细胞介素 -1（interleukin-1，IL-1）、肿瘤坏死因子（tumor necrosis factor，TNF）、白细胞介素 -6（interleukin-6，IL-6）、干扰素（interferon，IFN）及其他具有致热活性的细胞因子。目前公认的内源性致热原均为细胞因子，因而多数学者倾向于把内源性致热原称为致热性细胞因子（pyrogenic cytokine）。

主要的内源性致热原

所有能够产生和释放 EP 的细胞都被称为产 EP 细胞，包括单核细胞、巨噬细胞、淋巴细胞、内皮细胞和肿瘤细胞等。流感病毒或冠状病毒可激活巨噬细胞、T 淋巴细胞和内皮细胞，释放 IL-1、TNF、IFN 引起发热。EP 细胞与发热激活物如脂多糖（lipopolysaccharide，LPS）通过 LPS 结合蛋白和跨膜蛋白 Toll 样受体（Toll-like receptor，TLR）结合后，激活核转录因子 NF-κB，启动 EP 基因转录表达，合成内源性致热原。

体温调节中枢由两部分组成。①正调节中枢，位于 POAH，该区含有温度敏感神经元，即兴奋时产热的冷敏神经元和兴奋时散热的热敏神经元，对来自外周和深部温度信息起整合作用，损伤该区可导致体温调节障碍。②负调节中枢，位于中杏仁核（medial amygdaloid nucleus，MAN）和腹中隔（ventral septal area，VSA），对发热时的体温产生负向影响。当 EP 通过下丘脑终板血管器（via organum vasculosum laminae terminalis，OVLT）、刺激迷走神经或经血脑屏障进入中枢后，作用于正负调节中枢，引起发热中枢介质的释放，最终导致了调定点的上移。

发热中枢介质可分为两类：正调节介质和负调节介质。正调节介质主要有前列腺素 E_2（PGE_2）、促肾上腺皮质激素释放激素、环磷酸腺苷、中枢 Na^+/Ca^{2+} 比值和一氧化氮等。阿司匹林作为乙酰水杨酸类解热镇痛药，其作用机制是通过抑制环氧化酶活性，抑制 PGE_2 的生成，从而达到退热的目的。但是由于同时也抑制了其他具有重要功能的前列腺素的生成，所以也带来副作用。调定点上移的本质是 POAH 的热敏神经元被抑制，阈值升高，而 POAH 的冷敏神经元被兴奋。此时，机体调节体温的功能依然正常，但是在高水平中进行调节。

发热时体温很少超过 41 ℃，这种发热过程中体温上升幅度被限制在特定范围内的现象称为热限（febrile ceiling）。热限是机体自我保护功能和自稳调节机制，具有重要的生物学意义。现已证实，体内存在对抗体温升高的物质，即负调节介质，主要有精氨酸加压素（arginine vasopressin，AVP）、α- 黑素细胞刺激素（α-melanocyte-stimulating hormone，α-MSH）、膜联蛋白 A1 和白细胞介素 -10 等。精氨酸加压素即抗利尿激素（antidiuretic hormone，ADH），是一种 9 肽神经递质，由视上核与室旁核合成，投射至下丘脑腹隔区的神经末梢释放。AVP 有两类受体——V1 和 V2，对抗发热效应主要由 V1 介导，将 V1 受体拮抗剂使用到腹中隔区域会导致大鼠发热温度升高和持续时间延长。α- 黑素细胞刺激素是由腺垂体分泌的多肽激素，α-MSH 的外周或中枢给药可抑制由革兰氏阴性菌的 LPS、革兰氏阳性菌的细胞壁引起的发热。

二、发热的时相及其热代谢特点

发热可分为三个时相：体温上升期、高温持续期和体温下降期。每个时相有各自的代谢特点。发热的第一时相，中心体温开始上升，调定点升高后发放神经信号使产热增加，散热减少，产热大于散热，体温升至新的调定点水平。临床上表现为畏寒、皮肤苍白，重者有寒战，因竖毛肌收缩，皮肤可出现“鸡皮疙瘩”。增加产热的来源有：①寒战：由下丘脑发出的神经指令，经脊髓侧索下传，再经运动神经引起骨骼肌寒战，产热量迅速增加，为此期热量增加的主要方式。②棕色脂肪产热：受到 EP 刺激，棕色脂肪内的脂质快速大量分解、氧化，从而大量产热。③代谢率升高：体温每升高 1 ℃，代谢率升高 13%。此外，内源性致热原直接作用于外周组织，使代谢率升高。

当体温升高至新的调定点水平后，体温在与调定点相适应的高水平上波动，此期称为高温持续期。该期产热和散热维持在一个较高的水平平衡。临床上患者自觉酷热，皮肤颜色发红、干燥。

当发热激活物、内源性致热原及中枢发热介质消除或使用药物，调定点恢复到正常水平后，机体开始大量散热，升高的体温随之恢复到正常水平，称为体温下降期。由于热敏神经元受到刺激，促进散热，冷敏神经元受抑制，减少产热。该期的代谢特点是散热多于产热。散热方式除了血管扩张外，还伴随着明显的发汗反应。临床上表现为体温下降，皮肤潮红、出汗或大汗，严重者出现脱水、休克（图 3-31）。

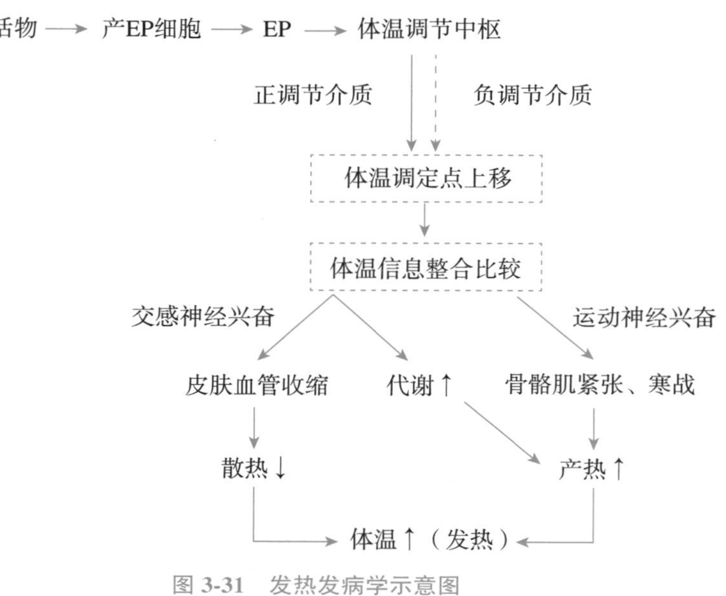

图 3-31 发热发病学示意图

框 3-7 不常见的发热类型

1. 下丘脑性发热 下丘脑是机体某些功能的重要调节中枢，如自主神经、水电解质平衡、能量调节、情感行为、内分泌功能和体温调节等。通过扩张血管释放过多能量，如局部病变可致发热，甚至高热、特高热，亦称中枢性发热。

2. 嗜铬细胞瘤发热 瘤细胞短时间分泌大量儿茶酚胺，血压急剧升高的同时可出现体温增高，有时甚至引发高热危象，因同时合并白细胞增高，易被误诊为感染性疾病。可伴发其他内分泌疾病，如甲状腺髓样癌、甲状旁腺病变等。

三、发热时机体的功能和代谢变化

发热时体温升高，内源性致热原以及体温调节效应也引起一系列代谢和功能变化。发热时由于产热的需要，能量消耗增加，对糖的需求增多，糖原分解增强，血糖升高，糖原储备减少。同时代谢率明显提高使得组织处于相对缺氧状态，血乳酸增多；分解代谢旺盛使得蛋白质消耗，出现负氮平衡。脂肪也被大量分解，血游离脂肪酸浓度升高，出现酮症，脂肪储备减少，机体消瘦。维生素尤其是水溶性 B 族维生素和维生素 C 消耗增多。在体温上升期，尿量明显减少。高热持续期，皮肤、呼吸道水分蒸发增多。体温下降期，尿量恢复，大量出汗，要注意补充水分，避免脱水。因此，对于发热尤其是长期发热患者，由于糖、脂质和蛋白质分解代谢加强，各种维生素的消耗也增多，都应注意及时补充。

发热使神经系统的兴奋性升高，可以出现烦躁、失眠、谵妄和幻觉等症状。高热惊厥多发生于幼儿。有些高热患者神经系统可被抑制，出现淡漠、嗜睡等症状，可能与 IL-1 的作用有关。随着体温的升高，窦房结受到刺激，同时交感 - 肾上腺髓质系统兴奋，使心率加快，心肌收缩力增强，心输出量增加。一方面利于向代谢旺盛的机体提供更多的氧和营养物质，另一方面，也增加了心脏负荷，可能诱发心功能不全。发热时，由于体温升高，酸性代谢产物增加，刺激呼吸中枢，使得呼吸加快加深；常伴有消化系统症状，如食欲缺乏、腹胀、便秘等，这是由于交感神经兴奋，消化液分泌减少，酶活性降低，胃肠蠕动减慢，食物淤积，消化不良所致。

适度发热可使免疫系统功能增强，提高机体抵抗力。EP 本身即是一些免疫调控因子，如 IL-1 刺激 T、B 淋巴细胞增殖和分化，增强吞噬细胞活性；IL-6 刺激 B 淋巴细胞增殖，诱导细胞毒淋巴细胞增殖，刺激急性期蛋白合成；IFN 有抗病毒、抗细菌和抗癌效应；TNF 促进淋巴细胞增殖，增强吞噬细胞活性，具有抗癌效应。持续发热可造成免疫系统功能紊乱，细胞因子的过度激活会破坏免疫功能，给机体造成损害。

发热时，大量 EP 除引起发热外，大多具有一定程度的抑制或杀灭肿瘤细胞的作用。另外，肿瘤细胞长期处于相对缺氧状态，对高温比正常细胞敏感，当体温升高到 41 ℃左右时，肿瘤细胞的生长受到抑制并可被部分灭活，因此热疗已用于肿瘤的综合治疗。

四、发热的处理原则

发热对机体是一把“双刃剑”。无论是从生物进化、临床观察还是机制上来看，一定程度的发热可以提高免疫力，有利于机体抵抗感染，清除对机体有害的致病因素。但是发热对机体也有危害，无论是体温升高本身，还是发热激活物、内源性致热原等物质的作用，都会影响机体内环境稳态，损害机体正常的生理功能。发热增大组织消耗，增加器官负担；高热引起组织受损；高热产生致畸因子，易致胎儿发育障碍；发热带来不适感，甚至导致神经系统功能障碍，如高热惊厥。

发热不是孤立的症状，多由原发病引起。因此，一旦出现发热，应积极治疗原发病，从源头阻止发热的发生与发展。除了病因学治疗外，还应考虑上述发热带来的利弊，综合考虑治疗方案。对于不过高的发热（体温＜ 40 ℃）又不伴有其他严重疾病者，可不急于解热；发热还是疾病的信号，体温变化可以反映病情和转归。特别是某些有潜在病灶的病例，若过早予以解热，便会掩盖病情，延误原发病的诊断和治疗。但对于下列情况应及时解热，即高热（＞ 40℃）、心脏病、妊娠和恶性肿瘤患者，应选择适宜的解热措施。针对发热病因，传染病的根本治疗方法是消除传染源和传染灶。当抗感染奏效时，随着传染灶（包括炎症灶）的消退而出现退热。为促进退热，解热药可与抗感染疗法合并使用。根据发热机制及现有解热药的药理作用，可针对下列三个环节采取措施以达到解热目的：①干扰或阻止 EP 的合成和释放，包括制止或减少发热激活物的产生或发挥作用；②对抗 EP 对体温调节中枢的作用；③阻断发热介质的合成。这些措施可导致上升的体温调定点下降而退热。物理降温，包括冷敷、酒精擦浴，在高温将损害中枢神经系统时使用，有助于保护大脑。

框 3-8　原因不明的发热

1961 年首次提出原因不明的发热（fever of unknown origin，FUO，也称发热待查）这一临床概念，指发热持续 3 周以上，体温多次超过 38.3 ℃，经过 1 周以上深入细致的检查仍不能确诊的一组疾病。已报道可引起 FUO 的病因超过 200 种，由于其病因繁杂，常缺乏特征性临床表现和实验室指标，成为医学上极具挑战性的问题。

小　结

发热是指在内源性致热原作用下，体温调节中枢调定点上移导致的调节性体温升高，可以分为生理性升高和病理性升高。发热可分为三个时相——体温上升期、高温持续期和体温下降期，每个时相有各自的代谢特点。发热时的体温升高、EP 以及体温调节效应可引起一系列代谢和功能变化。发热的治疗原则除了病因学治疗外，还应考虑发热带来的利弊，采取综合治疗。

整合思考题参考答案

整合思考题

1. 热射病（中暑）时患者脱离高温环境后仍高热的原因是什么？
2. 有些老年患者严重感染时体温正常的可能原因是什么？

（钱睿哲　杨吉春）

第五节　药物与药理

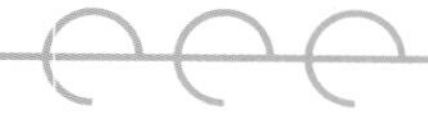
导学目标
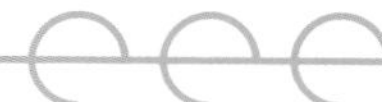

通过本节内容的学习，学生应能够：

※ 基本目标

1. 阐述药物吸收、分布、生物转化（代谢）及排泄的基本过程。
2. 说出药动学的基本概念：药物浓度 - 时间曲线、一级动力学和零级动力学过程。
3. 复述首过效应、生物利用度、血浆蛋白结合、血脑屏障、肝药酶、肝肠循环、药时曲线下面积（AUC）、表观分布容积（V_d）、半衰期（$t_{1/2}$）、稳态血药浓度（C_{ss}）的含义。
4. 描述房室模型的基本概念和分类。
5. 举例说明激动药、拮抗药，以及竞争性拮抗药和非竞争性拮抗药。
6. 分析门控离子通道受体、G 蛋白偶联受体、具有酪氨酸激酶活性的受体和细胞内受体与药物相互作用。

7. 举例说明药物（包括药物剂型、联合用药及药物相互作用）对药物效应的影响。
8. 分析机体因素如年龄、性别、遗传因素、病理状态、心理因素对药物效应的影响。
9. 列举机体（或病原体）对药物反应的影响，包括过敏反应、耐受性和快速耐受性、依赖性、成瘾性和耐药性，并复述药源性疾病的概念。

※ 发展目标

1. 分析药物被动转运和主动转运的影响因素。
2. 举例说明药物治疗作用和不良反应的类型。
3. 举例说明药物作用机制的多种类型。
4. 阐述新药研发的基本过程。

药理学与新药研究

案例 3-5

女，55 岁。因类风湿关节炎就诊。半年前出现手指关节、肘关节肿胀、疼痛及僵硬感，伴乏力、多汗。开出处方：阿司匹林 1.2 g，每日 3 次，连续服用 12 周，饭后服用，同时加用法莫替丁 20 mg，每日 3 次，口服。治疗 1 周后关节肿痛明显好转，但患者出现了恶心、呕吐、耳鸣，伴有呼吸增快。之后的症状包括躁动、发热、意识错乱甚至抽搐等水杨酸中毒症状。

案例 3-5 解析

问题：

1. 从药动学的角度分析患者服用阿司匹林后出现中毒症状的原因。
2. 如何加速水杨酸的排出？
3. 从环境的 pH 影响药物解离度的角度，分析加速水杨酸排出的机制。

一、药物体内过程和药动学

框 3-9 传统中医药与现代药理学的紧密联系

在我国，植物化学的发展使人们能够从植物药或中草药中提取有效成分并合成新药。值得一提的是，以传统中医药为指导，采用植物化学的相应技术手段结合现代药理学的实验方法，从中药中提取纯化了一系列有效成分，其中部分产物通过了进一步临床前和临床后评估，广泛应用于临床，包括抗疟药青蒿素，抗肿瘤药高三尖杉酯碱、喜树碱和紫杉醇，强心苷类药羊角拗苷、黄夹苷和铃兰毒苷，解痉药山莨菪碱，镇痛药罗通定等。其中，屠呦呦基于她在青蒿素方面的突出贡献，获得 2015 年诺贝尔生理学或医学奖。另外，我国学者原创性地将三氧化二砷应用于 M_3 型白血病患者的治疗，明确其药理作用，并进一步阐明其显著疗效。中国科学家在这些方面的卓越成果，极大推动了中药现代化进程，为“健康中国”做出突出贡献。

药物在体内的过程亦称为药物处置（drug disposition）。药物处置包括药物从给药部位进入血循环的过程，称为吸收（absorption）；药物吸收后，随着血液循环通过细胞膜屏障进入各器官、组织及细胞内的过程，称为分布（distribution）；药物在体内受各种药酶系统的作用发生化学结构变化，生成多种代谢物的过程，称为生物转化（biotransformation）或代谢（metabolism）；药物以原型或代谢物的形式排出体外的过程，称为排泄（excretion）。药物在体内的吸收、分布和排泄过程均属于药物的转运（transport）过程，在不同部位发生量的改变，只有生物转化过程属于药物发生化学结构改变，产生各种代谢物而出现质的改变。另外，生物转化和排泄两大过程主要反映药物从血液循环或体内的消失，统称为消除（elimination）。

药动学（pharmacokinetics，PK）亦称药代动力学或药物代谢动力学，它是应用动力学（kinetics）原理，研究药物在体内吸收、分布和消除过程的动态变化，并运用数学方程定量地描绘这些过程。换言之，由于药物在体内不断地转运和生物转化，致使在用药后，随着时间的推移，药物在血液循环或组织细胞内发生药物浓度的变化（时量关系）。药动学就是研究药物在体内转运和代谢的速度及其动态变化的规律。

一种药物是否能在体内很好地吸收，能否及时地分布到药物作用的靶器官组织和细胞内，以及药物是否或如何在体内进行代谢和排泄，均直接关系到药物在体内是否及什么时间能达到有效药物浓度，能维持多高浓度及维持多长时间，又关系到一种药物的药效或毒性作用出现与否、作用开始时间、作用的强度及作用维持时间。因此，药物体内过程和药效学（pharmacodynamics，PD）密切相关（图 3-32）。在临床药物治疗及新药研究过程中，均应按药物的体内过程特点及药动学的规律来选择药物制剂和制订给药方案，包括药物剂量、给药间隔时间和疗程等。

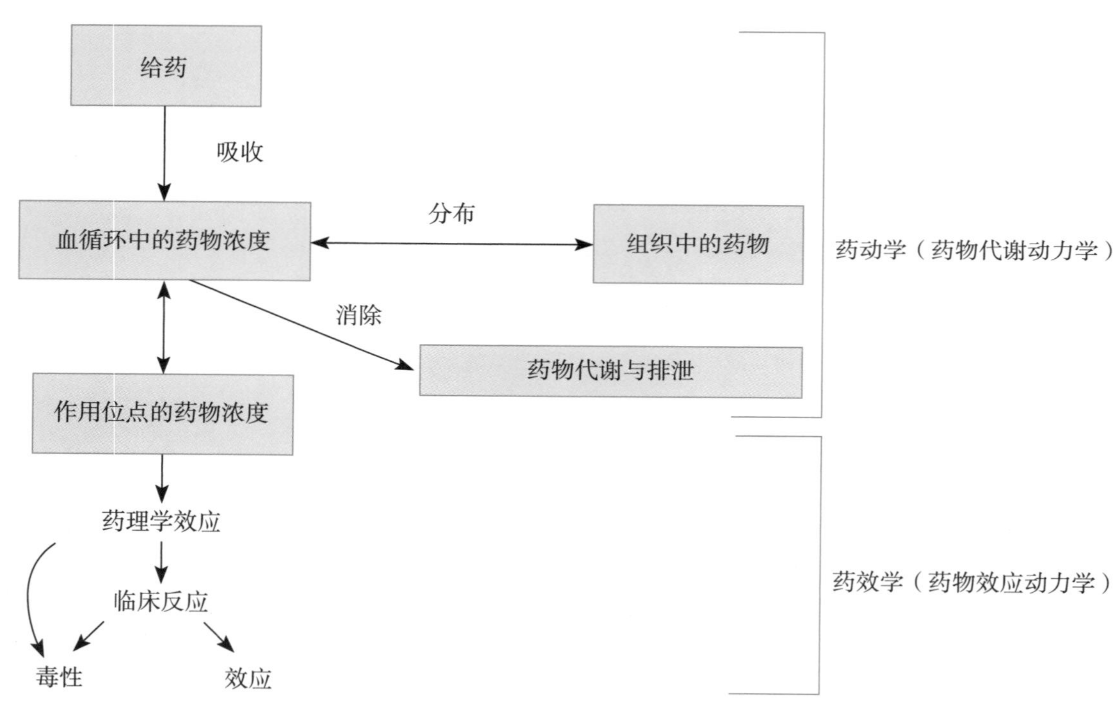

图 3-32　药物的剂量（浓度）与效应之间的关系可分别用药动学（PK）或药效学（PD）表述

（一）药物转运

药物在体内的吸收、分布和排泄均属于药物在体内通过各种生物膜（细胞膜）的运动过程，即药物的跨膜转运（transmembrane transport）或药物转运（drug transport）。

根据药物的理化性质及细胞膜结构的特点，药物在体内的跨膜转运主要有被动转运、载体转运和膜动转运三种类型（图 3-33）。

1．被动扩散　被动扩散（passive diffusion）亦称被动转运（passive transport），是指药物依

赖于细胞膜两侧的浓度差，通过细胞膜的脂质（lipids）或孔道，从高浓度一侧向低浓度一侧呈扩散性转运，故又称为顺梯度转运或下山转运。大多数药物的转运方式属于被动转运。

被动转运的特点是：

（1）其转运速度与膜两侧的浓度差成正比。当膜两侧浓度差为零时，药物转运达到动态平衡，转运停止。

（2）不消耗细胞膜能量。

（3）不需要载体参与，药物之间无竞争抑制现象、无饱和性。

（4）脂溶性（lipid solubility）强、非解离型药物（unionized drugs）分子容易透膜转运。

药物的理化性质对药物的被动转运有较大的影响，特别与药物的解离度（dissociation）密切有关。非极性药物、脂溶性强和解离度小的药物容易通过细胞膜转运。反之，极性大、脂溶性小和解离度大的药物一般不容易通过细胞膜的脂质。影响药物被动转运的理化性质因素包括：

（1）药物的解离度：大多数药物属于有机弱酸性（weak acid）或弱碱性（weak base）化合物。它们在水溶液中不像强酸或强碱那样能全部解离成解离型，而只能部分解离，故在体内常以解离型（ionized form，离子型）和非解离型（un-ionized form，分子型）两种形式存在。通常只有非解离型（解离度小）才能以简单扩散的方式通过细胞膜，而解离型（解离度大）较难通过，被限制在膜的一侧，这种现象称为离子障（ion trapping）。

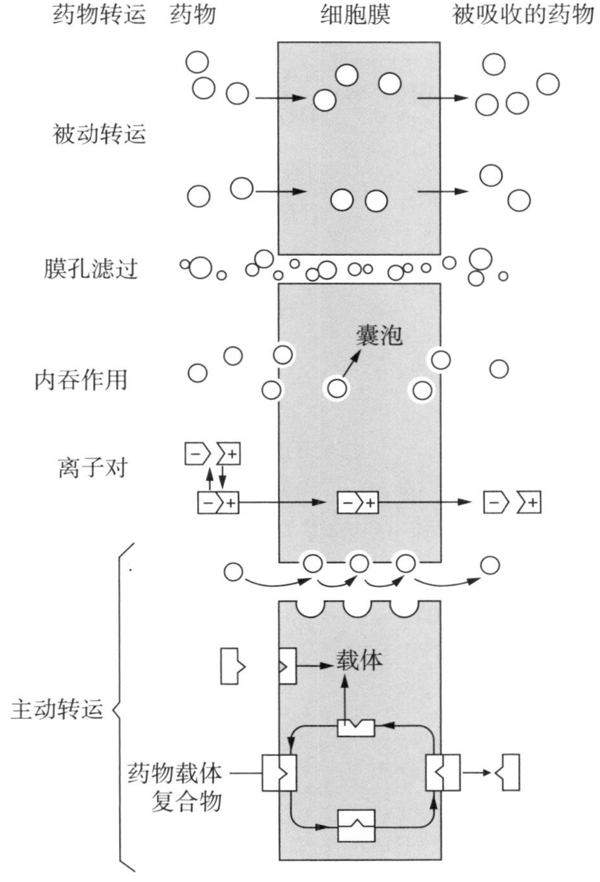

图 3-33 药物转运的途径

（2）药物的脂溶性：药物的解离度可影响药物的脂 / 水分布系数（脂溶性），即药物在有机溶媒 / 水中的溶解度。脂 / 水分布系数越大，药物在脂质生物膜中溶入越多，扩散就越快，从而影响药物被动转运的程度。

（3）药物所在环境的 pH：药物的解离度大小取决于药物所在溶液的 pH，其解离特性以 pK_a 表示。这种特性及其影响可用 Henderson-Hasselbalch 公式说明。公式中弱酸性药物为 HA，弱碱性药物为 BH，K_a 为解离常数，pK_a 是解离常数 K_a 的负对数，一般用来表示酸的强弱，pK_a 越小则酸性越强。

弱酸性药物：

$$HA \rightleftharpoons H^+ + A^-$$

$$K_a(\text{解离常数}) = \frac{[H^+][A^-]}{[HA]}$$

$$\log K_a = \log [H^+] + \log \frac{[A^-]}{[HA]}$$

$$-\log K_a = -\log [H^+] - \log \frac{[A^-]}{[HA]}$$

弱碱性药物：

$$BH^+ \rightleftharpoons H^+ + B$$

$$K_a(\text{解离常数}) = \frac{[H^+][B]}{[BH^+]}$$

$$\log K_a = \log [H^+] + \log \frac{[B]}{[BH^+]}$$

$$-\log Ka = -\log [H^+] + \log \frac{[B]}{[BH^+]}$$

因为 $-\log K_a = pK_a$，$-\log[H^+] = pH$

$$pK_a = pH - \log\frac{[A^-]}{[HA]}$$

$$pH - pK_a = \log\frac{[A^-]}{[HA]}$$

所以 $10^{pH-pKa} = \dfrac{[A^-]}{[HA]}$ 即 $\dfrac{[解离型]}{[非解离型]}$

当 $pH = pK_a$ 时，$[HA] = [A^-]$

因为 $-\log K_a = pK_a$，$-\log[H^+] = pH$

$$pK_a = pH - \log\frac{[B]}{[BH^+]} = pH + \log\frac{[BH^+]}{[B]}$$

$$pK_a - pH = \log\frac{[BH^+]}{[B]}$$

所以 $10^{pKa-pH} = \dfrac{[BH^+]}{[B]}$ 即 $\dfrac{[解离型]}{[非解离型]}$

当 $pH = pK_a$ 时，$[B] = [BH^+]$

由此可见，不论是弱酸性还是弱碱性药物的 pK_a，都是该药在溶液中 50% 解离时的 pH。各药均有其固定的 pK_a，当知道药物所在体液 pH 时，即可计算出该药物解离型和非解离型的相对比值。当 pH 和 pK_a 的差别以数学值增减时，解离型和非解离型药物的浓度差异比值相应地以指数值变化，即当药物所处体液 pH 发生微小变化时，就可明显改变药物的解离度，从而影响药物在体内的被动转运。从理论上，弱酸性药物的解离随 pH 的升高而增加，而弱碱性药物随 pH 的降低而增加（图 3-34）。

pH	胃液 1.4	血 7.4	尿 8.4
$\frac{[A^-]}{[HA]}$ (10^{pH-pK_a})	0.01 (10^{-2})	10 000 (10^4)	100 000 (10^5)
平衡	1 [HA] ⇌ [A⁻] 0.01	1 [HA] ⇌ [A⁻] 10 000	1 [HA] ⇌ [A⁻] 100 000
总量	1.01	10 001	100 001

弱酸（pK_a）= 8.4

pH	胃液 1.4	血 7.4	尿 8.4
$\frac{[BH^+]}{[B]}$ (10^{pK_a-pH})	10 000 000 (10^7)	10 (10^1)	1 (10^0)
平衡	1 [B] ⇌ [BH⁺] 10 000 000	1 [B] ⇌ [BH⁺] 10	1 [B] ⇌ [BH⁺] 1
总量	10 000 001	11	2

图 3-34　药物的酸碱度（pH）对弱酸性药物（阿司匹林）和弱碱性药物（哌替啶）在水溶性隔室（胃液、血液和尿液）中分布的影响

因此，一个 $pK_a = 3.4$ 的弱酸性药物，在 pH = 1.4 的胃液中仅解离约 1%，大量药物经被动转运由胃向血液转运。在 pH = 7.4 的血液中则可解离约 99%，大量药物呈解离型。当理论上达到平衡时，血液中的总药量应为胃内浓度的 10 000 倍，即该药物几乎全部在胃部吸收。如果同时服用抗酸药（antacid），如碳酸氢钠（sodium bicarbonate）使胃液 pH 升高，则可使该药的解离度增高，即解离型药物浓度上升，使胃中药物吸收减少。弱碱性药物则与上述情况相反，在胃液中解离多，在胃部吸收少，而在肠液碱性环境中药物解离少，药物多呈非解离型，吸收增加。

体液、组织液及尿液等的不同 pH 均可不同程度地影响弱酸性和弱碱性药物的吸收、分布和排泄过程。同时，可运用此规律，调节体液 pH 来改变药物上述三个过程，以达到提高疗效和减少不良反应的目的。

2．载体转运（carrier-mediated transport）

（1）易化扩散（facilitated diffusion）：是借助于细胞膜上某些药物载体而进行的一种被动转运。该转运的特点是顺浓度差转运，不消耗细胞能量，但是需要某些特异性载体或通道蛋白的介导，因此存在饱和现象和竞争性抑制现象。氨基酸、葡萄糖、季铵盐类药物和一些离子型药物如

Na^+、K^+、Ca^{2+} 等都采用此种转运方式。易化扩散可加快药物的转运速率，其转运速率比简单扩散要快。

（2）主动转运：主动转运（active transport）或称载体转运（carrier transport），是需要载体（carrier）及能量（energy）的跨膜运动，与膜两侧的药物浓度无关，药物可以从低浓度一侧向高浓度一侧跨细胞膜转运，故又称为逆流转运或上山转运。目前认为，载体是一种嵌入细胞膜中的蛋白、脂蛋白或糖蛋白。主动转运时，首先载体被催化激活，此过程需要消耗细胞代谢能量（由ATP供能），继而与药物结合、变构、将药物透过细胞膜，然后与药物解离，载体恢复原状（图3-33）。许多内源物（endogenous substance）和药物，如氨基酸、维生素、青霉素（penicillin）、α-甲基多巴（α-methyldopa）等均以主动转运方式透过细胞膜进行转运。主动转运载体主要存在于肾小管（renal tubule）、胆道（biliary tract）、血脑屏障（blood-brain barrier）和胃肠道（gastro-intestinal tract）。根据载体向细胞内或细胞外转运药物方向的不同，可分为以下类型。

1）摄取性转运载体蛋白：如向神经末梢囊泡内再摄取儿茶酚胺类的胺泵、心肌细胞膜上的 Na^+- K^+- ATP 酶（钠泵）、胃壁细胞膜上的 H^+ - K^+ - ATP 酶（质子泵）等。此外，在肝、肠道、肾及脑内神经元等组织分布有两种摄取性转运蛋白，分别为：①有机阴离子转运蛋白（organic anion transporter，OAT），又称为酸性药物转运载体，主要转运弱酸性药物，如帕伐他汀、非索非那定、依托普利等，或内源性激素，如胆汁酸、胆红素、甲状腺激素、前列腺素、甾体类激素等。②有机阳离子转运蛋白（organic cation transporter，OCT），又称为碱性药物转运载体，转运弱碱性药物，如胆碱、奎尼丁、普鲁卡因胺、金刚烷胺和筒箭毒碱等。

2）外排性转运载体蛋白：如 Ca^{2+}-ATP 酶（钙泵）、P 糖蛋白（P-glycoprotein，P-gp），后者又称多药耐药蛋白 1（multidrug resistance proteins 1，MDR1）、多药耐药相关蛋白（multidrug resistance related protein，MRP），以及乳腺癌耐药蛋白（breast cancer resistance protein，BCRP）等。其中，尤以 P 糖蛋白的作用最引起人们关注。P 糖蛋白转运的药物众多，包括多柔比星（阿霉素）、长春新碱、地高辛、奎尼丁、茚地那韦、环孢素 A、他克莫司、红霉素、维拉帕米、非索非那定、雷尼替丁、洛伐他汀等。P 糖蛋白广泛分布于肝细胞膜胆管面、肾近曲小管上皮细胞以及肠道黏膜上皮细胞刷状缘，可将进入细胞内的药物通过主动转运排出细胞外，对药物处置的影响表现为减少药物肠道吸收，而增加药物胆道、肾排泄。P 糖蛋白还分布于血液 - 组织屏障，影响药物的组织分布。

小测试3-5:
药物被动转运和主动转运的特点有哪些?

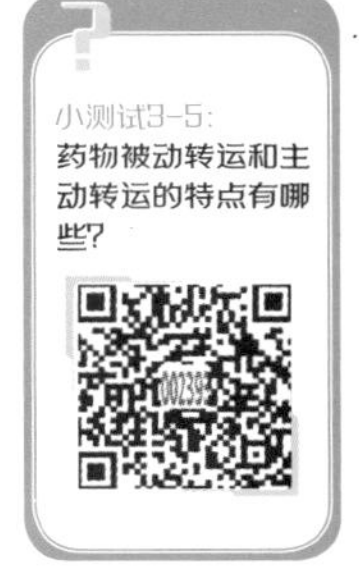

药物主动转运的特点：

1）需借助于细胞膜上的转运载体蛋白。

2）需要消耗细胞代谢能量（由 ATP 提供能量）。

3）能逆浓度差、逆电位差而转运。

4）药物之间具有竞争性抑制（competitive inhibition）。

5）具有饱和性（saturation）。

3．膜动转运　膜动转运（membrane moving transport）是指大分子物质通过细胞膜的运动而进行的跨膜转运，包括：①胞饮（pinocytosis），又称吞饮或入胞，即通过生物膜的内陷形成小胞吞噬而进入细胞内；②胞吐（exocytosis），又称胞裂外排或出胞，某些液态大分子物质可经此过程从细胞内转运到细胞外，如腺体分泌及递质的释放等。

（二）药物体内过程

药物通过各种给药途径进入体内到最终排出体外，通常需进行吸收（absorption）、分布（distribution）、代谢（metabolism）和排泄（excretion）四大过程，简称 ADME 过程，亦称为药物处置（drug disposition）过程（图 3-35）。

药物体内过程决定着或极大地影响药物在体内的血药浓度、各组织（包括靶组织细胞）中的

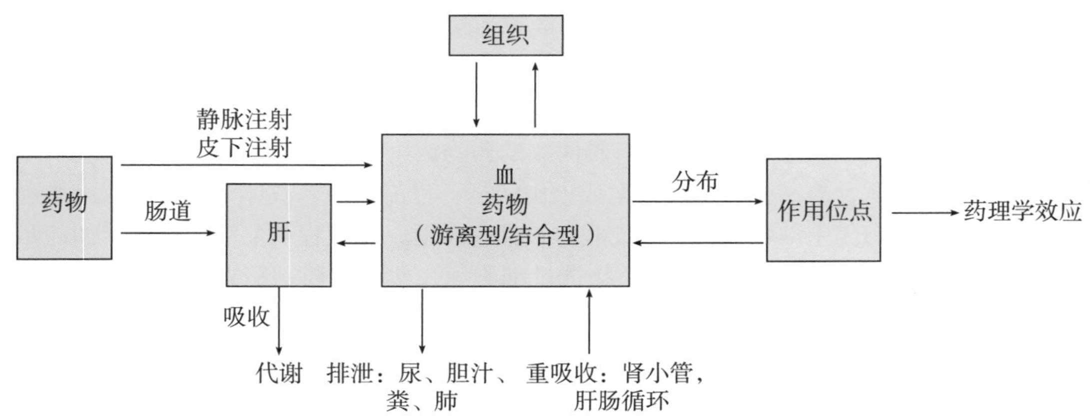

图 3-35　给药途径与药物的处置过程（ADME 过程）

药物浓度、体内药物浓度的持续时间和药物被代谢而产生的各种代谢物（具有活性或丧失活性的代谢物），从而决定着药物药理作用的起始时间、强度、作用维持时间及消失时间，甚至可能产生不可预期的药理质反应的改变。因此，药物体内过程是药理学的重要内容。

1．吸收　吸收是指药物从用药部位向血液循环转运的过程。大多数药物通过被动转运方式吸收入血，少数药物的吸收为主动转运。药物的吸收速度会直接影响药物的作用起始时间，吸收程度则影响药物的作用强弱。因此，药物吸收是药物发挥作用的重要前提。影响药物吸收的因素主要有以下几种。

（1）药物的理化性质：如上所述，药物的脂溶性、解离度和分子大小等均可决定药物的吸收速度和程度。

1）溶解性：脂溶性药物可溶于细胞膜脂质双分子层，通过简单扩散而易于被吸收。小分子水溶性药物虽然单纯经被动扩散不易被吸收，但可经膜孔滤过或载体主动转运而被吸收。而脂和水均不溶的药物则很难被吸收。

2）解离度：弱酸性或弱碱性药物在体液 pH 的影响下，以非解离型和解离型两种形式存在，通常只有非解离型才能以简单扩散的方式通过细胞膜而被吸收。弱酸性药物在酸性环境中非解离型多，容易透过生物膜而被吸收；反之，在碱性环境中解离型多，非解离型少，不易被吸收。相反，弱碱性药物在酸性环境中解离型多，不易透过生物膜，但在碱性环境中非解离型多，容易透过生物膜被吸收。

3）分子量：分子量小的水溶性药物可以自由通过细胞膜的膜孔扩散而被吸收。分子量大的水溶性药物则不易被吸收。分子量大，即使是脂溶性药物，其吸收也受限。

（2）给药途径：药物给药途径与药物吸收密切相关。常用的给药途径有口服（oral administration，per os，p.o）、舌下给药（sublingual）、直肠给药（per rectum）、皮肤或黏膜给药（percutaneous or mucosal administration，包括眼部、阴道及鼻黏膜给药）、吸入（inhalation）、肌内注射（intramuscular injection，im）、皮下注射（subcutaneous injection，sc）、静脉注射（intravenous injection，iv）、静脉滴注（intravenous drip）和鞘内注射（intrathecal injection）等。除静脉注射和静脉滴注由于药物直接进入血液循环或鞘内注射时药物直接到达中枢神经系统内，而没有吸收过程外，其他给药途径都存在不同的吸收过程。由于各组织部位毛细血管分布和血流量有所不同，各种血管外给药途径对药物的吸收速率和程度也有所不同。通常认为，其吸收速度快慢的顺序依次为：吸入、舌下、直肠或黏膜给药、肌内注射、皮下注射、口服、皮肤给药。吸收程度则依次为：吸入、舌下、直肠、肌内注射、皮下注射、口服；完整的皮肤除对少数脂溶性较大的药物或新型的药膜剂型能吸收外，多数药物均不易穿透。

各种给药途径在吸收方面均有不同的特点。

Note

1）经消化道吸收：口服是临床最常用、最方便的给药方法。大多数药物经口服给药从胃肠道吸收，主要通过简单扩散方式跨膜转运，因此药物的相对分子量越小、脂溶性越大或非解离型比值越大，越易吸收。其吸收过程是首先通过胃，胃液 pH 为 1.0 ～ 3.0，弱酸性药物可从胃中吸收，但因胃内吸收表面积小，且药物在胃内滞留的时间较短，所以许多药物在胃内的吸收有限。小肠黏膜（十二指肠、空肠和回肠）表面有大量的绒毛及微绒毛，吸收面积大，小肠有丰富的血管及淋巴管分布，血流量亦大，且肠液 pH 为 4.8 ～ 8.2，越到肠下段，pH 越高，弱酸性或弱碱性药物均易溶解吸收，因此小肠是口服药物的主要吸收部位。然后药物通过门静脉进入肝，再进入体循环，完成药物吸收过程。

首过效应（first-pass effect）或首过消除（first-pass elimination）：是指某些口服药物在通过胃肠道和肝时被肠道内细菌丛产生的酶、肠黏膜上皮细胞中的酶和肝细胞内各种药物代谢酶催化进行生物转化（代谢）生成各种代谢物，致使原型药进入体循环的药量明显减少，使口服药物的生物利用度（bioavailability，F）低下的现象。因此，存在明显首过效应的药物不宜口服给药，如利多卡因。

舌下含服或直肠给药（经肛门灌肠）可通过口腔、直肠和结肠的黏膜吸收，虽然这些部位的吸收表面积小，吸收量有限，但因血流丰富，吸收也较迅速，其吸收过程均不经过门静脉和肝，适合在胃肠道中易遭破坏或在肝中易被迅速代谢的药物，可避免首过效应，提高生物利用度，如硝酸甘油舌下含片。对于口服用药较困难的儿童、呕吐严重者或昏迷患者可采用直肠给药。但必须指出，某些前药（prodrug）本身不具有药理活性，而需在体内通过肠道或肝内代谢生成具有药理活性的代谢物才能发挥其药理作用。

2）经注射部位吸收：静脉注射或静脉滴注药物可直接进入血循环而无吸收过程，血药浓度可达最高水平。肌内注射或皮下注射时，药物先沿结缔组织扩散，然后经毛细血管和淋巴管内皮细胞进入血液循环。药物经注射部位的毛细血管壁微孔以简单扩散或滤过方式转运，故较胃肠道黏膜吸收快而完全。肌肉组织的血流量较皮下组织丰富，故肌内注射较皮下注射吸收快。水溶液吸收迅速，油剂、混悬剂或植入片剂可在局部滞留，吸收慢，故作用持久。

3）经呼吸道吸收：鼻腔黏膜、支气管及肺泡的血管较为丰富，小分子脂溶性、挥发性液体或气体药物可被迅速吸收并直接进入血液循环，从而避免首过效应。气雾剂（aerosol）为分散在载气中的微细气体或固体颗粒，颗粒直径在 10 μm 以上时大多滞留在上呼吸道，可用于鼻咽部炎症的局部治疗，2 ～ 10 μm 时可到达细支气管，小于 2 μm 时可进入肺泡，但粒径过小（如小于 0.5 μm）又可随呼气被排出。

4）经皮肤吸收：完整的皮肤吸收能力很差。脂溶性较大的药物可以通过皮肤的角质层，但对亲水性物质则因有皮脂腺的分泌物覆盖而阻滞药物透过皮肤吸收。外用药物时主要发挥局部治疗作用。近年来，有许多促皮吸收剂可与药物制成贴皮剂，经皮给药后可达到局部或全身疗效，如硝苯地平贴皮剂、硝酸甘油缓释贴皮剂等。

（3）药物剂型或药物制剂（pharmaceutical preparation）：为了适应临床用药，人们常将药物制成各种药物剂型。常用的药物剂型有固体剂型，如片剂、胶囊剂等；液体剂型，如溶液剂、注射剂等；外用剂型，如软膏剂、霜剂、滴眼剂等；以及其他各种特殊剂型，如速释、缓释和控释制剂、脂质体制剂等。它们均可不同程度地改变药物的吸收速度和程度。口服的片剂和胶囊剂在吸收之前需要在消化道内崩解，释放出药物结晶，结晶被消化液溶解后才能通过胃肠道黏膜吸收。而溶液剂不需崩解和释放过程，故溶液剂的吸收速率大于片剂和胶囊剂。缓释剂、控释剂可延缓或按一定比例在消化道释放出药物，使血药峰浓度适当降低，血药有效浓度维持时间延长，从而可减少服药次数，增加患者服药的依从性，保证药效，降低不良反应的发生率。

（4）生物利用度（bioavailability，F）：是指药物制剂给药后其中能被吸收进入体循环（血液）的药物的相对分量和速度，通常用吸收百分率表示。它可以反映不同药物剂型及在不同生理或病理条件下应用同一药物剂型可能产生不同的血药浓度，如空腹和饱食后给药，肝、肾功能不全时均可引起血药浓度改变。不同药厂生产同样的药物制剂，甚至同一药厂生产的不同批次的药物制剂，由于生产工艺及技术水平等因素的影响，可使同样的药物制剂的生物利用度发生明显的改变（图 3-36）。为了保证药物制剂的质量，往往需要进行生物利用度 / 生物等效性（bioequivalence）试验。生物等效性系指在同样试验条件下，试验制剂和对照标准制剂在药物的吸收程度和速度上没有显著的统计学差异。

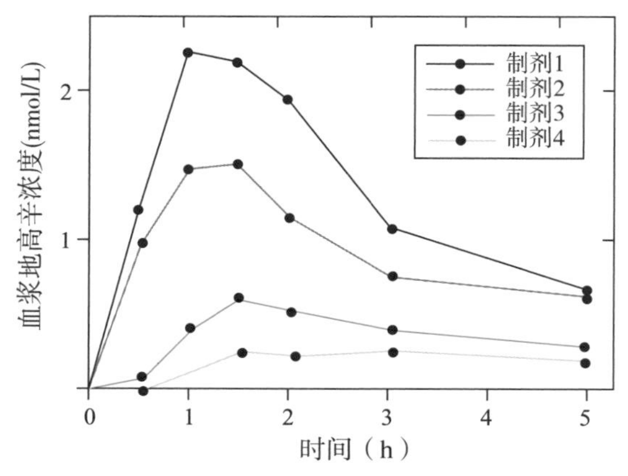

图 3-36　口服地高辛不同制剂吸收程度的差异性

四种制剂的吸收程度用四条血药浓度 - 时间曲线表示

2．分布　分布是指血液循环中的药物随着血流转运到各组织细胞间液（interstitial fluid）和细胞内液（intracellular fluid）的过程。大部分药物的分布属于被动转运，少数药物属于主动转运，使药物可较多集中于特定组织器官中而形成较高的药物浓度。

分布过程使血药浓度降低，因此分布是药物自血浆消除的方式之一（另外两种方式是代谢和排泄）。药物分布的速度和程度与药物的血药浓度及靶组织中浓度密切相关，亦与药物的药理作用和毒性密切相关。由于药物的作用取决于其在靶器官的浓度，因此分布过程就成为药物能否产生药理效应的关键，如地高辛（digoxin）必须分布至心肌细胞才能发挥其正性肌力作用（positive inotropic action）。因此，如果能检测出靶组织的药物浓度，则更能说明药物浓度和药理效应之间的相关性。影响药物分布的因素主要有以下几种。

（1）药物的理化性质和体液的 pH：药物在各器官组织分布有相对的选择性，是不均匀的。药物的分布速度和程度主要与药物的理化性质、器官组织的血流量及与组织的亲和力有关。由于各种体液的 pH 不同（血浆的 pH 为 7.4，细胞外液为 7.4，细胞内液为 7.0），可使被动转运的药物分布不均匀。如弱碱性药物在血液和细胞外液中多呈非解离型，易进入细胞内，而在细胞内液中则较多呈解离型，不易透出细胞。反之，弱酸性药物在血液和细胞外液中较多呈解离型，不易进入细胞内。如果改变血液和细胞外液的 pH，则可相应地改变药物原有的分布规律。例如，弱酸性药物苯巴比妥过量中毒时，临床常用碱性药物碳酸氢钠（sodium bicarbonate）或乳酸钠（sodium lactate）改变药物分布和促进药物排泄，作为解毒措施之一。

（2）血浆蛋白结合：药物进入血液循环后可与血浆蛋白结合成为结合型药物（bound drug），未与蛋白质结合的药物则称为游离型药物（free drug，unbound drug）。药物在血浆中主要与清蛋白（或称白蛋白，albumin）结合，某些弱碱性药物，如奎尼丁（quinidine），可与血浆中 α_1- 酸性糖蛋白（α_1-acid glycoprotein）或球蛋白（globulin）结合。药物与血浆蛋白结合的程度常用血浆中结合型药物浓度与总药物浓度的比值表示，不同的药物均有各自的血浆蛋白结合率（plasma protein binding rate），有些药物的血浆蛋白结合率可高达 99% 左右，如苯妥英（phenytoin）、华法

Note

林（warfarin）等。血浆中只有游离型药物能透过细胞膜分布到各器官组织及靶部位（受体）发挥其药理作用。结合型药物由于相对分子量增大，一般不能跨越细胞膜被转运及分布到各组织细胞中，故无药理活性，也无法被代谢或排泄。因此，药物血浆蛋白结合率的高低对药物在体内的转运过程和药理效应有很大的影响。

大多数药物与血浆蛋白呈疏松和可逆性结合。当血中游离型药物浓度下降时，结合型药物即可解离为游离型药物，两者处于动态平衡状态。由于血浆蛋白结合率高的药物在体内消除较慢，可使作用维持时间延长，所以，可将药物与血浆蛋白结合视为药物在体内的一种暂时性的贮存形式。由于结合型药物（大分子化合物）一般不能转运及分布到各组织细胞中，难以透过血脑屏障和肾小球细胞膜而影响药物分布和排泄，使药物的药理作用持续时间延长及不表现药物对中枢神经系统的作用。

由于血浆中蛋白质含量及与药物结合的部位均有一定限量（capacity-limited protein binding），药物和血浆蛋白的结合具有饱和性（saturation）。当血药浓度过高，一旦血浆蛋白结合达到饱和时，如继续增加用药剂量，则可使血中游离药物浓度明显增加，而引起药理效应增强甚至产生毒性作用。

如将高血浆蛋白结合率且是同一结合点的药物联合用药，药物间可在蛋白结合位点发生竞争性置换（competitive displacement），而导致其中某一药物的游离型药物浓度明显上升，使其药理作用增强或产生毒性作用。因而，药物与血浆蛋白结合是药物相互作用的重要机制之一。

另外，某些疾病，如慢性肾炎（chronic nephritis）、肝硬化（cirrhosis）及高度营养不良等会使血浆中蛋白质含量降低，药物血浆蛋白结合率下降，从而使游离型药物浓度增加，而增强药物的药理效应或毒性。

（3）体内屏障：药物在血液和器官组织之间转运可能受到生物膜的阻碍，称为屏障现象（barrier phenomenon）。主要包括以下屏障。

1）血脑屏障（blood-brain barrier，BBB）：是血液与脑细胞、血液和脑脊髓液、脑脊髓液和脑细胞之间的三层隔膜的总称，其中，脑毛细血管内皮细胞可能在屏障中起主要作用。该膜的细胞间联结紧密，且存在一层胶质细胞，能阻止许多大分子、极性大（水溶性）或解离型的药物进入脑组织，形成了一种保护脑组织的生理屏障（physiological barrier）。血脑屏障是决定药物能否进入脑组织产生中枢神经系统药理作用的关键。脑毛细血管内皮细胞膜上的P糖蛋白（P-gp）等外排性药物转运体，也可阻止某些药物透过血脑屏障，起到神经保护作用。治疗脑部疾病可选用极性低的脂溶性药物，例如抗菌药磺胺嘧啶（sulfadiazine）的血浆蛋白结合率低于磺胺噻唑（sulfathiazole），较易通过血脑屏障进入脑脊液，故可用于治疗细菌性脑脊髓膜炎，而后者则无效。但新生儿的血脑屏障发育尚不成熟，或当脑膜有炎症时，血脑屏障的通透性增加，许多药物则较易透过而进入脑组织中发挥其药理作用（图3-37）。

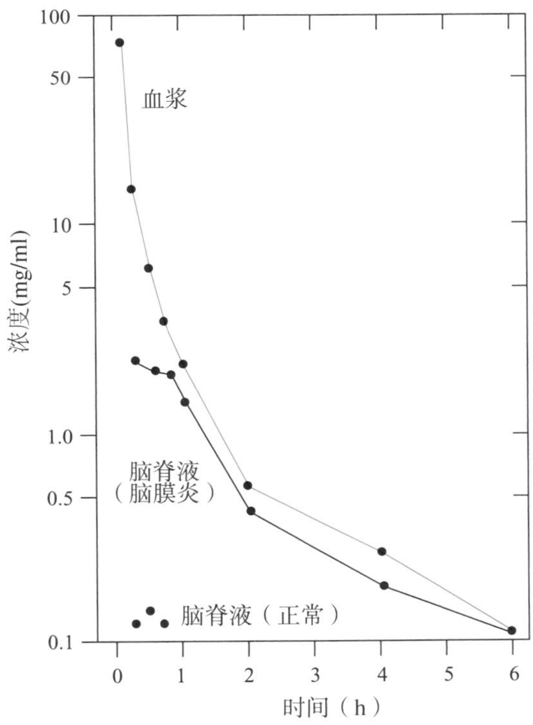

图3-37　抗生素噻烯霉素（thienamycin，25 mg/kg）经静脉给药后在血浆和脑脊液（CSF）中的浓度
正常情况下该药物无法进入兔脑脊液内，但在出血性大肠埃希菌（*Escherichia coli*）所致脑膜炎的实验动物中，药物在脑脊液中可达到与血浆中相似的浓度

2）胎盘屏障（placental barrier）：是胎盘绒毛与子宫血窦间的屏障，能将母体与胎儿的血液分开，是母亲血液流向胎儿之间的生理屏障。此屏障由数层生物膜组成，其通透性和一般生物膜无明显差别，只是到达胎盘的母体血流量少，进入胎儿循环较慢。药物通过胎盘多属被动转运，在胎盘的滋养细胞上也存在P糖蛋白，胎盘屏障也能阻止水溶性或解离型药物进入胎儿体内，但脂溶性较高的药物仍能通过胎盘屏障。因此，妊娠妇女应用药物时必须特别小心，以避免发生胎儿药物中毒或致畸的严重后果。

其他生理屏障尚有血-眼屏障（blood-eye barrier）、血-关节囊液屏障（blood-articular capsule barrier）等，使药物在眼和关节囊中难以达到有效浓度，故应采用局部直接注射给药方式以达到治疗目的。

（4）器官血流量及组织的亲和力：在人体内，以肝、肾、脑和肺等器官血流量最为丰富，药物分布迅速且可达到较高浓度。皮肤、肌肉等低血流量器官中，药物分布慢且含量较少。脂肪组织的血流量很少，但因容积很大，是脂溶性药物的巨大储库。如静脉注射高脂溶性的麻醉药硫喷妥钠，首先分布到血流量大、富含脂类的脑组织而发挥麻醉作用，随后迅速向血流量少的脂肪组织转移，麻醉作用很快消失，患者迅速苏醒，这种现象被称为药物的再分布（redistribution）。某些药物经载体蛋白主动转运，可对某些特殊组织有较高的亲和力，如碘主要集中于甲状腺，钙沉积于骨骼中，汞、砷和锑等重金属或类金属在肝、肾中分布较多，中毒时可损害这些器官。

3．药物生物转化 药物生物转化又称为药物代谢（drug metabolism），是指药物在体内经酶作用发生化学结构的改变，生成各种代谢产物，有利于排出体外的过程。机体对药物的消除主要通过两种过程：生物转化（代谢）和排泄（excretion）。药物作为外源性物质（xenobiotics），进入体内后一方面对机体产生药理作用，同时机体通过代谢途径，使药物的药理活性改变（灭活、继续保持一定活性或产生毒性作用），或转化为极性高的代谢物，最终将其消除，并排出体外。

（1）药物代谢的过程与反应方式：通常，药物在体内的代谢过程分为两个时相（phase）。

1）第Ⅰ时相反应（phase Ⅰ reaction，Ⅰ相反应）：是指在药酶催化下进行氧化（oxidation）反应、还原（reduction）或水解（hydrolysis）代谢，并产生相应代谢物的过程。大多数进入体内的药物属于极性低的脂溶性药物，Ⅰ相代谢反应通过向原型药引入极性基团，如羟基（—OH）、羧基（—COOH）、氨基（—NH_2）、巯基（—SH）等，往往可使原型药活性丧失或降低（即灭活，inactivation），并转化为极性高的水溶性代谢物，不易被肾小管等生物膜重吸收，而有利于从肾排出。少数药物可继续保留一定的药理活性或产生某种毒性作用。某些前药只有代谢后才可产生明显药理活性，则称之为活化（activation）。如抗肿瘤药物阿糖胞苷（Ara-C），进入体内后在脱氧胞苷激酶催化下，生成二或三磷酸胞苷（Ara-CDP或Ara-CTP）才具有抗肿瘤作用。因而代谢过程并不完全等于解毒过程，甚至可能生成有毒代谢物。某些水溶性高的药物在体内也可不转化代谢，以原型从肾排泄（图3-38）。

2）第Ⅱ时相反应（phase Ⅱ reaction，Ⅱ相反应）：为药物原型或其代谢物在结合酶的催化下与体内某些水溶性较大的内源性物质，如葡糖醛酸（glucuronic acid，GA）、硫酸（sulfate acid）、甘氨酸（glycine，Gly）或谷氨酰胺（glutamine，Gln）、谷胱甘肽（glutathione，GSH）等进行结合反应（conjugation reaction），或进行乙酰化（acetylation）、甲基化（methylation）结合代谢，使药物的极性增高、水溶性增加而有利于排出体外（表3-5）。

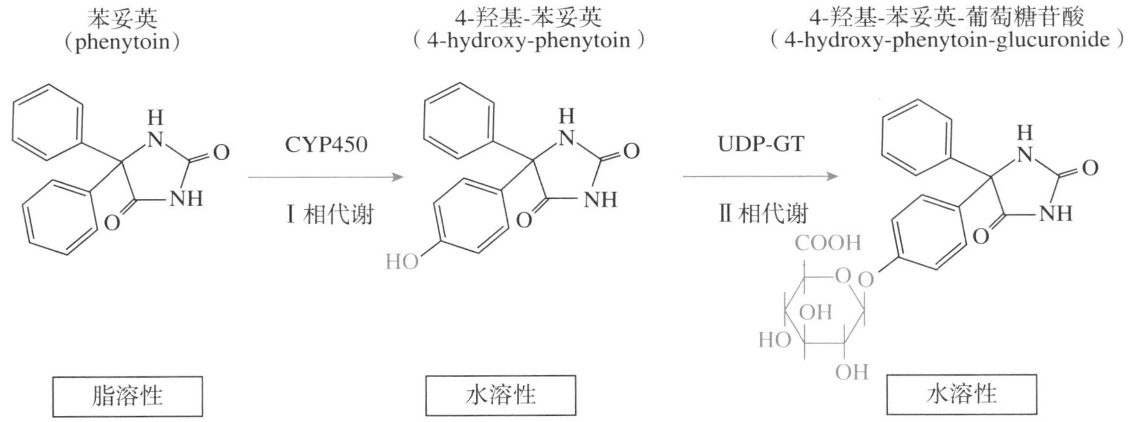

苯妥英（phenytoin）　4-羟基-苯妥英（4-hydroxy-phenytoin）　4-羟基-苯妥英-葡萄糖苷酸（4-hydroxy-phenytoin-glucuronide）

CYP450　Ⅰ相代谢　UDP-GT　Ⅱ相代谢

脂溶性　水溶性　水溶性

图 3-38　药物生物转化中的Ⅰ相代谢反应和Ⅱ相代谢反应

脂溶性的苯妥英（phenytoin）经细胞色素 P450（cytochrome P450，CYP450）催化的Ⅰ相加单氧代谢反应，生成 4- 羟基 - 苯妥英（4-hydroxy-phenytoin），使药物的极性及水溶性增大；再经尿苷二磷酸 - 葡糖醛酸转移酶（uridine diphosphate glucuronyl transferase，UDP-GT）催化的Ⅱ相结合代谢反应，生成 4- 羟基 - 苯妥英 - 葡萄糖苷酸（4-hydroxy-phenytoin–glucuronide），其水溶性进一步增大，利于排出体外（改编自：Hardman J G，Limbird L E. Goodman & Gilman's The Pharmacological Basis of Therapeutics. 12th ed. 2011）

表 3-5　药物生物转化（代谢）反应的主要类型

	反应类型	转移的化学基团	转化的药物（例证）
Ⅰ相代谢反应	1．**氧化反应**（**oxidative reaction**）		
	N- 脱烷基（*N*-dealkylation）	R_1-NCH_3-R_2 → R_1-NH-R_2	地西泮（diazepam），可待因（codeine），吗啡（morphine）
	O- 脱烷基（*O*-dealkylation）	$ROCH_3$ → ROH	可待因（codeine），吲哚美辛（indomethacin）
	脂肪族羟基化（aliphatic hydroxylation）	R → ROH	环孢素（cyclosporin）
	芳香族羟基化（aromatic hydroxylation）	Ar → ArOH	苯妥英（phenytoin），普萘洛尔（propranolol）
	N- 氧化（*N*-oxidation）	RNH_2 → RNHOH	氯苯那敏（chlorpheniramine），氨苯砜（dapsone）
		RNH → RNOH	奎尼丁（quinidine），对乙酰氨基酚（acetaminophen）
	S- 氧化（*S*-oxidation）	R_1-S-R_2 → R_1-SO-R_2	甲氰咪胍（cimetidine），氯丙嗪（chlorpromazine）
	脱氨基（deamination）	RCH_2NH_2 → RCOH + NH_2	肾上腺素（adrenaline），组胺（histamine）
	乙醇氧化（alcohol-oxidation）	R-CH_2OH → RCHO	乙醇（alcohol）
	乙醛氧化（aldehyde-oxidation）	RCHO → RCOOH	乙醇（alcohol）
	嘌呤氧化（purine-oxidation）	Ar（N）→ Ar（O）	氨茶碱（aminophylline）
	2．**还原反应**（**reduction reaction**）		
	硝基还原（nitro-reduction）	$ArNO_2$ → $ArNH_2$	氯氮平（clozapine）

续表

	反应类型	转移的化学基团	转化的药物（例证）
Ⅰ相代谢反应	乙醛还原（aldehyde-reduction）	$RCHO \rightarrow RCH_2OH$	水合氯醛（chloral hydrate）
	3．水解反应（hydrolysis reaction）		
	酯水解（ester hydrolysis）	$R_1COOR_2 \rightarrow R_1COOH + R_2OH$	普鲁卡因（procaine），阿司匹林（aspirin）
	乙酰胺水解（acetylamine hydrolysis）	$R_1CONR_2 \rightarrow R_1COOH + R_2NH_2$	利多卡因（lidocaine），普鲁卡因胺（procainamide）
Ⅱ相代谢反应	**4．结合反应（conjugation reaction）**		
	葡糖苷酸化（glucuronidation）	尿苷二磷酸葡萄糖醛酸（UDP-glucuronic acid）	对乙酰氨基酚（acetaminophen），吗啡（morphine），地西泮（diazepam）
	硫酸化（sulfation）	硫酸基	异丙肾上腺素（isoprenaline），雌酮（oestrone），对乙酰氨基酚（paracetamol）
	乙酰化（acetylation）	乙酰基（*N*-acetyltransferase）	异烟肼（isoniazid），磺胺嘧啶（sulfadiazine）
	甲基化（methylation）	甲基（methyl）	去甲肾上腺素（noradrenaline），6-巯基嘌呤（6-mercaptopurine）
	谷胱甘肽结合（glutathione conjugation）	谷胱甘肽（glutathione）	环氧化物（epoxide），有机卤化物（organic halide）

（2）药物代谢酶：药物代谢依赖于各种药物代谢酶的催化。

Ⅰ相反应的代谢酶：根据催化底物（substrate）的专一性和组织细胞定位，可将参与Ⅰ相反应的代谢酶分为非专一性酶（微粒体）和专一性酶（非微粒体）两类。

1）肝微粒体混合功能氧化酶系统（hepatic microsomal mixed function oxidase system）：能催化数百种药物的Ⅰ相代谢反应，因而属于非专一性的混合功能酶类。其中主要的酶为细胞色素P450酶系统（cytochrome P450 enzymes system，CYP450），是机体催化药物Ⅰ相代谢的主要酶系统。因酶的还原型与一氧化碳（CO）结合后生成粉红色的化合物（故名“P”），其紫外吸收光谱的主峰在450 nm波长处，故简称为CYP450、CYP或P450。该酶系是一组结合在肝细胞滑面内质网膜上的膜蛋白，微粒体是肝细胞匀浆超速离心时内质网碎片形成的微粒，故CYP450又称为肝微粒体酶（hepatic microsome enzymes）或肝药酶（hepatic drug enzymes）。

① CYP450酶系的构成：细胞色素P450酶系成员众多，是一个超家族（superfamily）。根据基因所编码蛋白质中氨基酸序列的同源程度，其成员依次分为家族（family）、亚家族（subfamily）和酶个体（individual enzyme）三级。细胞色素P450酶可缩写为CYP，其中家族以阿拉伯数字表示，亚家族以大写英文字母表示，酶个体仍以阿拉伯数字表示编序，如CYP2D6、CYP2C19、CYP3A4等。在人类肝细胞色素P450酶系中，至少有9种CYP450酶亚型与药物代谢相关（表3-6）。

表 3-6　细胞色素 P450（CYP450）药酶不同亚型的代谢底物

细胞色素 P450 酶亚型	代谢底物
CYP1A1	茶碱（theophylline）
CYP1A2	咖啡因（caffeine），对乙酰氨基酚（paracetamol），茶碱（theophylline）
CYP2B6	环磷酰胺（cyclophosphamide），美沙酮（methadone）
CYP2C8	紫杉醇（paclitaxel），瑞格列奈（repaglinide）
CYP2C9	布洛芬（ibuprofen），苯妥英（phenytoin），华法林（warfarin）
CYP2C19	奥美拉唑（omeprazole），地西泮（diazepam）
CYP2D6	可待因（codeine），异喹胍（debrisoquin），美托洛尔（metoprolol），抗抑郁药（antidepressant）
CYP2E1	乙醇（alcohol），氟烷（halothane）
CYP3A4/5	环孢素（cyclosporin），红霉素（erythromycin），洛沙坦（losartan），硝苯地平（nifedipine）

② CYP450 酶的基本功能：CYP450 酶系是通过一个电子传递循环反应来催化代谢过程。首先，药物（DH）和氧化型 CYP450（CYP450-Fe^{3+}）结合，形成一个含高价铁的复合物（DH-CYP450-Fe^{3+}）。此复合物接受从辅酶Ⅱ（NADPH-CYP450 还原酶）及细胞色素 b_5 传递来的 2 个电子（e^-），使 Fe^{3+} 还原为 Fe^{2+}，并与分子氧（O_2）结合，形成一个含二价铁的复合物（Fe^{2+}-OOH-DH）。当此复合物接受 2 个质子（H^+）时，药物被其中 1 个氧原子氧化生成羟化代谢产物（DOH），同时另一个氧原子与 2 个质子（H^+）结合产生 1 分子水（H_2O），而 CYP450 分子中的铁重新被氧化为高价铁，CYP450 酶再生恢复至初始状态（图 3-39）。

简言之，CYP450 的基本作用是从辅酶Ⅱ及细胞色素 b_5 获得 2 个电子（e^-），另外接受 1 个氧分子，将其中 1 个氧原子加到药物上形成羟基（氧化性代谢产物，DOH），另一个氧原子与 2 个质子（H^+）结合生成一个水分子（$DH + NADPH + O_2 + 2H^+ \rightarrow DOH + NADP^+ + H_2O$），故 CYP450 又称为单加氧酶。

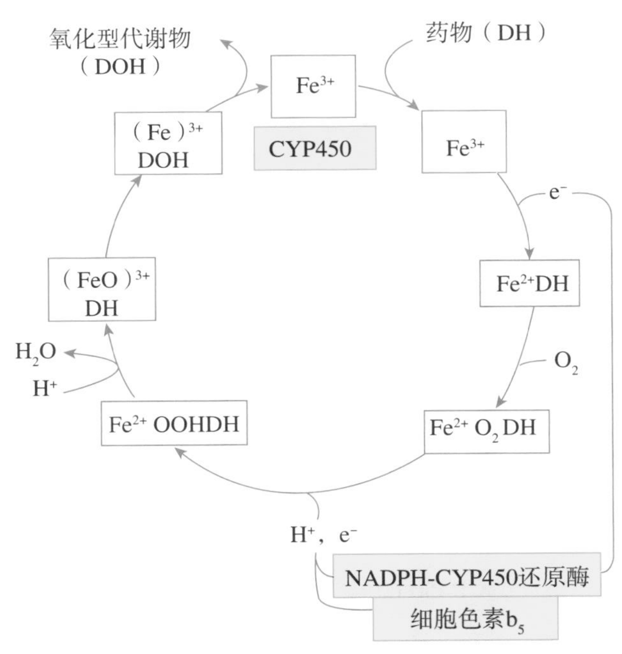

图 3-39　细胞色素 P450 酶药物氧化代谢循环机制

近年来发现CYP450酶尚存在于肝外其他组织中，如胃肠道、肾、肺、脑、胎盘、肾上腺、睾丸和卵巢等细胞的微粒体中。在微粒体酶系统中还包括还原型辅酶Ⅱ（烟酰胺腺嘌呤二核苷酸，NADPH，或NADPH-CYP450还原酶）及黄素蛋白（flavin-containing monooxygenase，FMO）等，可分别为CYP450酶系恢复活性（再生）提供所需的电子。

2）非微粒体酶系统：多为专一性催化某些特定底物的代谢酶，主要存在于肝、肾、肠和神经组织的细胞浆、线粒体、血浆和肠道菌群中。大多数药物经肝微粒体酶代谢，少数结构类似于机体内源性物质、脂溶性小、水溶性较大的药物则可经非微粒体酶系代谢，如单胺氧化酶（monoamine oxidase，MAO），可催化儿茶酚胺类（多巴胺、肾上腺素和去甲肾上腺素）、酪胺、5-羟色胺以及*N*-甲基组胺等进行脱氨氧化反应。乙酰胆碱酯酶（acetylcholinesterase，AChE）存在于胆碱能神经元、神经-肌肉接头、红细胞等组织中，可催化乙酰胆碱水解成胆碱和乙酸。乙醇（俗称酒精）也需经存在于肝、肾和肺等组织细胞中的非微粒体酶代谢消除，其中乙醇脱氢酶（alcohol dehydrogenase，ADH）可将乙醇氧化为毒性较低的乙醛，生成的乙醛作为底物进一步在乙醛脱氢酶（aldehyde dehydrogenase，ALDH）催化下，转变为无毒的乙酸经肾排出体外。

某些脂类、酰胺类及糖类的药物，可通过血浆或其他组织的水解酶（hydrolase）、酯酶（esterase）而水解。组织中广泛存在的蛋白酶（protease）能将蛋白类药物水解为多肽，而肽酶（peptidase）则可将类药物水解为氨基酸。

Ⅱ相反应的代谢酶：参与Ⅱ相代谢的酶包括磺基转移酶（sulfotransferase，SULT）、尿苷二磷酸-葡萄糖醛酸转移酶（UDP-glucuronosyltransferase，UGT）、谷胱甘肽*S*-转移酶（glutathione *S*-transferase，GST）以及*N*-乙酰转移酶（*N*-acetyltransferases，NAT）、儿茶酚氧位甲基转移酶（catechol-*O*-methyltransferase，COMT）和巯嘌呤甲基转移酶（thiopurine methyltransferase，TPMT）等。Ⅱ相代谢酶中的葡糖醛酸转移酶（UGT）、谷胱甘肽转移酶（GST）主要存在于肝微粒体内，其他参与Ⅱ相反应的酶则多数是非微粒体系统的专一性酶。

各种药物在体内的代谢过程各不相同，大多数药物都需进行一次或多次反应，生成多种中间代谢物和最终代谢物。如吗啡（morphine）既可经过Ⅰ相*N*-羟基化的氧化反应，又可与葡糖醛酸结合，发生Ⅱ相的结合反应。而Ⅱ相反应也可形成活性代谢物，如吗啡的葡糖醛酸结合代谢物具有强于母药的镇痛作用。一些含卤素的碳氢化合物与谷胱甘肽结合，能形成高度反应性代谢物而造成肾损害。有的药物在体内不被代谢，主要以原型药（母药）形式经肾排出体外，如青霉素。一般认为，机体内的药物代谢过程中Ⅰ相代谢较Ⅱ相代谢更为重要。

（3）影响代谢的因素

1）遗传因素：遗传多态性（genetic polymorphism，或称基因多态性）是指在人群中由于基因突变（gene mutation）导致该基因所编码的代谢酶活性和表达水平出现明显的个体差异（individual variation）和种族差异（ethnic variation），人群中可有强（快）代谢者与弱（慢）代谢者之分，从而在药动学及药效学上出现明显的表型（phenotype）改变。例如，*CYP2D6*基因的突变可使CYP2D6酶缺失，可造成被该酶催化的30余种药物代谢障碍，使原型药的血药浓度显著上升，药理作用明显增强，甚至出现毒性反应。

2）环境因素：环境中存在的许多化学物质也可使药酶活性增强或减弱，改变代谢速度，进而影响药物作用的强度与持续时间。

① 药酶诱导剂：凡能使药酶活性增强或加速药酶合成的药物，称为药酶诱导剂（drug enzyme inductor）。如苯巴比妥（phenobarbital）、利福平（rifampin）、苯妥英（phenytoin）、卡马西平（carbamazepine）、灰黄霉素（griseofulvin）和地塞米松（dexamethasone）等具有药酶诱导作用，可增强肝微粒体中细胞色素P450酶的活性，使相应的药物代谢加速，使血药浓度下降，药物消除加快，药物的药理作用减弱。某些药物亦可诱导催化本身的药酶活性，加强自身代谢过程，则称为自身诱导作用（autoinduction），连续用药可因自身诱导而使药效降低，如乙醇可诱导

药酶活性增高，使同时服用的苯巴比妥或甲苯磺丁脲的代谢加速。药酶诱导作用可能是药物产生耐受性的机制之一。

② 药酶抑制剂：凡能使药酶活性抑制的药物称为药酶抑制剂（drug enzyme inhibitor），如氯霉素（chloramphenicol）、西咪替丁（cimetidine）、异烟肼（isoniazid）和保泰松（penylbutazone）等，它们使药酶活性降低，代谢能力下降，相应药物的血药浓度增高，药理效应增强，作用时间延长，甚至出现毒性作用。例如，抗过敏药特非那定（terfenadine）在体内被 CYP3A4/5 催化代谢，当它和 CYP3A4/5 酶抑制剂，如红霉素（erythromycin）、环孢素（cyclosporine）和酮康唑（ketoconazole）等联合用药时，因 CYP3A4/5 酶活性被后者抑制，使特非那定代谢消除下降，血药浓度明显上升而引起心脏毒性反应。因此，药酶诱导作用和药酶抑制作用是药物相互作用的重要机制之一。

③ 机体生理与病理状态：其他环境因素，如年龄、营养状态、疾病和季节等，都可造成药酶的活性和水平明显的个体间差异性。如胎儿和新生儿肝组织发育尚未完善，微粒体中药物代谢酶活性很低，对药物的敏感性比成人高，常规剂量就可能表现出很强的毒性。老年人肝代谢药物的能力亦明显降低。代谢在不同性别之间亦有差异，如女性的 CYP2C19 及 CYP3A 酶活性可能高于男性。缺乏蛋白质、维生素 C 以及高钙或高镁饮食，可降低肝对某些药物的代谢能力。高糖类饮食可使肝代谢药物的速率降低。疾病状态也能影响肝药酶活性，如肝炎患者的葡糖醛酸结合反应和硫酸结合反应能力降低。

4．排泄　排泄是指作为外源性物质（xenobiotics）的药物，以其原型或代谢产物的形式通过各种途径（排泄器官或外分泌器官）排出体外的过程。大多数药物的排泄过程属于被动转运，少数药物则为主动转运过程。排泄是药物自机体消除的重要方式之一。药物的排泄途径包括：经肾从尿中排出、自肠道随粪便排出、从胆汁排出、气体及挥发性药物经肺随呼气排出。另外，尚可自乳腺、唾液腺、汗腺及泪腺等腺体排泄。

各种药物不仅具有各自的排泄途经，其排泄速度和程度亦各不相同。因此，可根据药物排泄的规律，选择药物和剂量、给药间隔时间和疗程。例如抗生素链霉素（streptomycin），主要（>99%）通过肾排出体外，尿液中的药物浓度为血药浓度的 100 倍，故注射链霉素治疗泌尿系统感染疗效较佳。另外，链霉素为弱碱性药物，如同时联用碳酸氢钠使尿液碱化，则可促使药物在肾小管重吸收，提高药物浓度和疗效。

（1）肾排泄：肾是药物及其代谢产物最重要的排泄器官，对肾排泄能产生影响的过程有肾小球滤过、肾小管分泌和肾小管重吸收。

1）肾小球滤过（glomerular filtration）：肾小球毛细血管的基膜孔径较大，滤过压较高，通透性较大。药物的滤过速度受肾小球滤过率及药物分子大小（与血浆蛋白结合程度）的影响。除与血浆蛋白结合的药物外，绝大多数游离型药物及其代谢产物的相对分子质量小于 20 000，故较易通过肾小球滤过到肾小管内。新生儿、老年人及肾病等病理生理条件下，或药物与血浆蛋白结合程度高，均可使肾小球滤过药量减少。

2）肾小管分泌（tubular secretion）：肾小管分泌属于药物主动转运过程。肾近曲小管（proximal tubule）中存在弱酸性和弱碱性药物的独立、相对非选择性载体系统（independent and relative non-selective carrier system）。酸性药物转运载体（transport carrier of acidic drug，OAT）主要转运内源性有机酸，如尿酸（uric acid）和弱酸性药物，如青霉素、水杨酸（salicylic acid）和呋塞米（furosemide）等。有机碱性药物转运载体（transport carrier of organic base）主要转运碱性药物，如吗啡（morphine）、多巴胺（dopamine）、哌替啶（pethidine）或内源性弱碱性物质，如胆碱或肌酐等。例如青霉素，其血浆蛋白结合率约为 80%，如果药物仅通过肾小球滤过，则只能缓慢排泄。但事实上青霉素可迅速地从尿中排出体外，其消除半衰期约为 1 小时。已证实，青霉素主要通过肾小管近端的主动分泌而排出体外。由于这些转运体的特异性不高，当分泌机制相同的两药合用时，可发生竞争性抑制。如弱酸性药物青霉素与丙磺舒（probenecid）经同一转运体分泌，后者通过主动转运载体的竞争作用，可抑制青霉素的肾小管排泌，使药物自尿中排出减少，血药浓度升高，而增强其抗菌作用。

3）肾小管重吸收（reabsorption）：药物通过肾小球滤过后，经肾小管重吸收，将剩余的药物随尿液排出体外，此排泄过程属被动转运。药物和代谢物经肾小球滤过，在肾小管内由于滤液浓缩，使管腔内药物浓度高于血药浓度，药物就可由肾小管腔向血浆转运（即重吸收），随尿液排出的药物量减少。脂溶性大、极性小、非解离型的药物及其代谢产物可在肾小管上皮细胞内经简单扩散而被动重吸收入血。反之，如药物在肾小管内不存在重吸收过程，大量药物则随着尿液迅速排出体外。

如果改变肾小管腔内原尿的 pH，则可改变药物解离型和非解离型的比例，使药物重吸收程度改变，这样可加速或延缓药物的排泄速度，增加或减小药物排泄的程度。如碱化尿液可使酸性药物在尿中解离度增大，或酸化尿液使碱性药物解离度增大，均可使药物的脂溶性降低，在肾小管中难以被重吸收，从而加速药物的排泄。如镇静催眠药苯巴比妥为弱酸性药物，在酸性尿液（pH < 7）中药物排泄较为缓慢，但在碱性尿液（pH 7.8 ～ 8.0）中药物的排泄速度明显加速，排泄量增加。临床上经常采用调节尿液 pH 的方法，作为解救药物中毒的有效措施之一。如服用碳酸氢钠碱化尿液后，可抑制弱酸性药物苯巴比妥经肾小管重吸收，促进其排泄，达到解毒的目的。反之，弱碱性药苯丙胺（amphetamine）在碱性尿中排泄较缓慢，但在酸性尿（pH 5）时，药物排泄明显增速，同时，反映在血药浓度和药物效应上均发生相应的改变（图 3-40）。

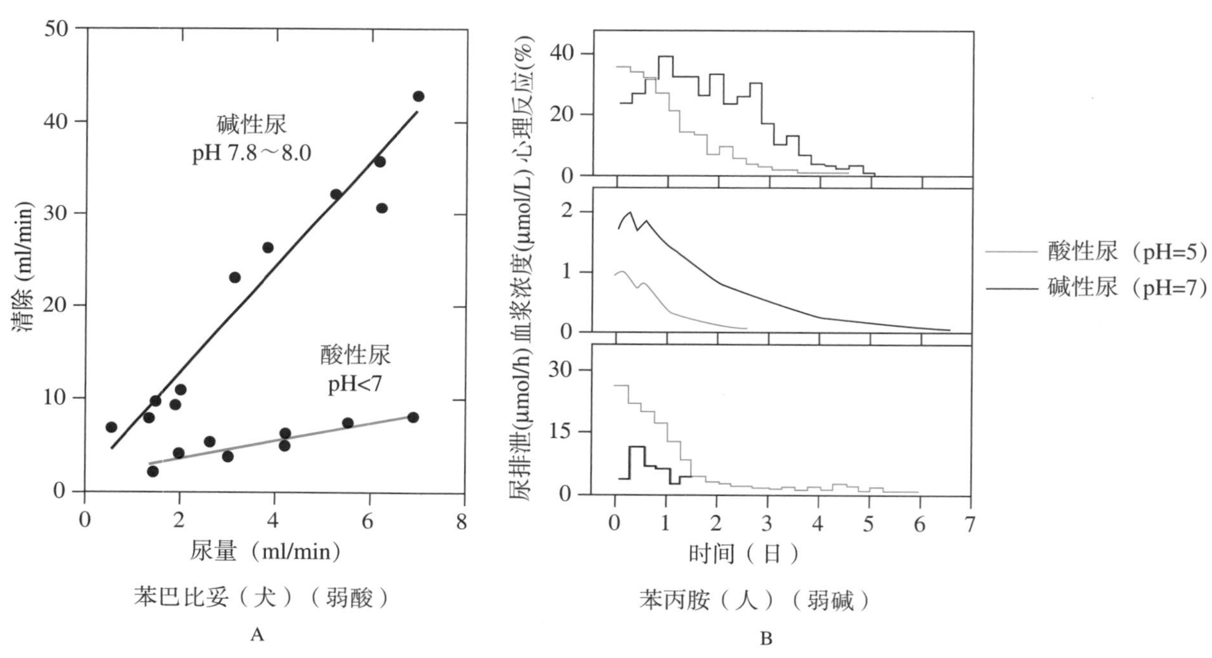

图 3-40　尿液 pH 对药物排泄的影响

A．碱化尿液可使苯巴比妥（phenobarbitone）自犬尿中的清除量增加约 5 倍；B．酸化尿液可使苯丙胺（amphetamine）自人尿中的清除率增加，降低药物的血浆浓度及对受试者精神状态的影响

因疾病造成肾功能不全时可影响药物经肾排泄，使血药浓度升高，当重复给药时可引起药物蓄积作用而导致蓄积性中毒。此时应适当地减少剂量或延长给药间隔时间及缩短给药疗程，特别是主要经肾排泄和治疗安全范围狭窄的药物更要谨慎应用，如强心苷类药物（cardiac glycosides）地高辛（digoxin）等均宜根据肾功能情况——肌酐清除率（creatinine clearance）来调整给药方案。

（2）胆汁排泄：胆汁排泄是药物的另一个重要排泄途径。药物在肝内经结合代谢后，可生成极性大、水溶性高的代谢产物，如与葡糖醛酸结合的代谢物，可从胆道随胆汁排至十二指肠，然后随粪便排出体外。分布于胆管上皮细胞的外排性转运体（如 MRP2）在促进药物的胆汁排泄中也起到了重要的作用。某些药物，如红霉素、利福平、头孢地嗪（cefodizime）、头孢曲松（ceftriaxone）等大量从胆道排泌，并在胆汁中浓缩，在胆道内形成较高的药物浓度，而有利于肝胆系统感染的治疗。

随着胆汁排至十二指肠的、极性大的结合型代谢物（如与葡糖醛酸、硫酸、甘氨酸等结合），在肠道菌群的作用下，在小肠部位被相应的水解酶催化水解释出原型药，可再次经肠黏膜上皮细胞吸收入血，此过程称为肝肠循环（enterohepatic circulation）。具有肝肠循环的药物，其血药浓度较为持久，消除半衰期（half life of elimination）较长。可进行肝肠循环的药物有洋地黄毒苷、地高辛等强心苷类药物，考来烯胺可与强心苷类形成复合物，阻断其肝肠循环，在强心苷中毒时可促进药物的排泄而解毒。

（3）肠道排泄：自肠道随粪便排泄的药物包括以下几种。①未被吸收入血的口服药物；②随胆汁排泄进入肠道的药物；③由肠黏膜主动分泌排泄的进入肠道的药物。小肠黏膜上皮细胞膜上的药物转运体（如 P 糖蛋白）可将其底物药物自细胞内主动分泌排泄到肠道，降低药物的口服生物利用度，但也可起到解毒作用。

（4）乳腺排泄：某些药物可从乳腺排泌，随乳汁排出，转入乳儿体内。如哺乳期妇女服抗甲状腺药物甲巯咪唑（methimazole）时，乳儿的甲状腺功能同样可被抑制。药物自乳腺排泄属于被动转运。乳汁偏酸性，一些弱碱性药物如吗啡、阿托品等易经乳汁排泄，故哺乳期妇女用药应慎重，以避免对乳儿产生不良影响。

（5）其他排泄途径：有些药物尚可通过唾液腺从唾液中排泄，如苯妥英钠，由于其血药浓度和唾液中游离型药物浓度相平行（二者为 10 ∶ 1 之比），唾液中的药物浓度可反映血浆中的药物浓度。鉴于唾液样本易于采集，故可以测定唾液中的药物浓度进行临床治疗药物监测（therapeutic drug monitoring，TDM）。肺是某些气体或挥发性药物的主要排泄途径，如吸入性麻醉药（inhalational anesthetics）氟烷（halothane）。而通过检测呼出气体中的乙醇含量，还可作为诊断酒后驾车的快速而简便的方法。

（三）药动学的基本概念

药动学（pharmacokinetics）又称药物代谢动力学、药代动力学。由于药物进入体内后不断地被转运和代谢，使药物浓度随时产生变化，因此药动学研究的中心问题是药物在体内转运和代谢的动力学规律，即研究药物吸收入血、分布和自血中消除的速率，并按其规律将机体模拟为数学模型（mathematical model）——房室模型（compartment model）和非房室模型（non-compartment model）等。然后计算出一系列反映药物在体内吸收、分布和消除规律的药动学参数（pharmacokinetic parameter）。这些参数对临床合理用药、设计或调整给药方案（dosage regimen），包括给药剂量、给药途径及给药间隔时间等均具有重要的指导意义。

1. 药物浓度 - 时间曲线 大多数药物的药理效应常与作用于靶细胞的药物浓度成正比，但在完整的机体，特别是人体，很难或不可能直接测定组织细胞中的药物浓度。鉴于血中药物浓度和靶组织中的浓度常常保持动态平衡（kinetic balance）的关系，因此可以借助血药浓度来反映组织中的药物量。大量研究表明，药物效应和血药浓度通常相关。临床的药物疗效和不良反应与血药浓度之间的关系远比与剂量的关系更加密切。

应用药物后，由于药物在体内的吸收、分布和消除，使体内药量或药物的血药浓度随着时间的推移而发生变化，这种变化可以药物浓度（或对数浓度）为纵坐标、以时间为横坐标作图，即为药物浓度 - 时间曲线（drug concentration-time curve），简称药时曲线或时量曲线（图 3-41）。

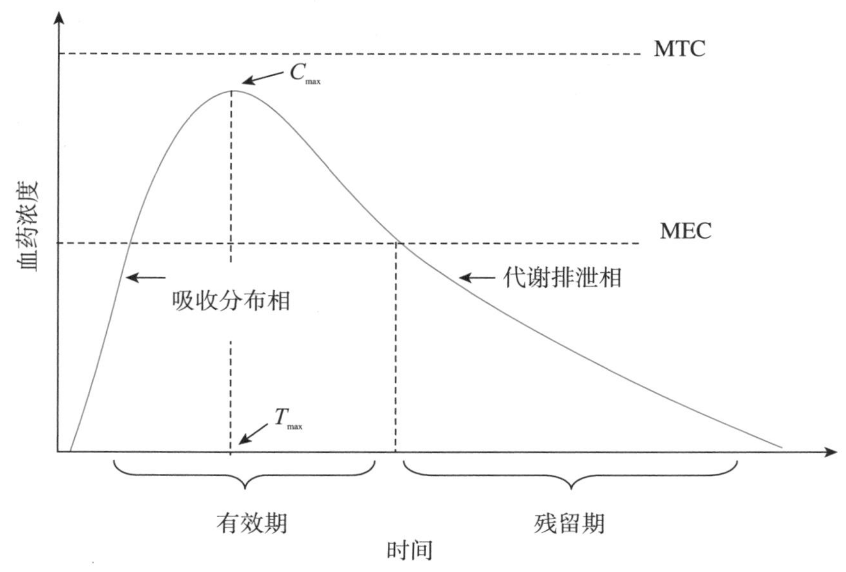

图 3-41 血浆药物浓度 - 时间曲线

C_{max}：药物峰浓度；T_{max}：药物峰时间；MEC：最低有效浓度（minimum effective concentration）；MTC：最小中毒浓度（minimum toxicity concentration）

单次血管外给药后的药时曲线可直观地表示药物在体内的动态变化过程和主要药动学参数（图 3-41）。其中，药时曲线的上升段主要为吸收和分布过程（吸收分布相），但此时消除过程已经开始（静脉注射给药由于药物直接进入血液循环，故无吸收过程）。给药后达到的最高血药浓度称为峰浓度（peak concentration，C_{max}），此时药物的吸收速率与消除速率相等。从给药至达到峰值浓度的时间称为峰时间（peak time，T_{max}）。而曲线下降段主要为药物的消除过程（代谢排泄相）。血药浓度下降一半所需的时间称为血浆消除半衰期（elimination half-life，$t_{1/2}$）。血药浓度在高于最低有效浓度（minimum effective concentration，MEC）而低于最小中毒浓度（minimum toxicity concentration，MTC）范围内，即自起效至失效的时间称为维持时间（maintain time）或有效期（effective period）。残留期（residual period）是指当药物浓度降至有效浓度以下，但仍未在体内完全消除的时间，此期间反复用药可导致药物蓄积中毒。

根据药时曲线，采用专用的估算药动学参数的计算机程序软件，可测算出一系列药动学参数，亦可直接采用实测值，即可了解该药物在体内吸收、分布和消除的规律和特点。

2．药物转运速率和动力学过程

（1）药物转运速率（drug transport rate）：是指血药浓度（C）或体内药量（A）随时间（t）推移的瞬时变化率（dC/dt）。药物转运的速率过程（rate process）又称为动力学过程（kinetic process），反映药物在体内空间转运速度的特点。药物接触机体后，由多种速率过程控制着各部位的药物浓度。它们决定着药物作用的起始、作用持续时间和药理效应的强度。

在药动学中，基本有两种动力学过程：一级动力学（first-order kinetics）或称线性动力学（linear kinetics）；零级动力学（zero-order kinetics）或称非线性动力学（non-linear kinetics）或饱和动力学（saturation kinetics 或 Michaelis-Menten kinetics）。药动学过程可用数学公式表示如下：

$$dC/dt = -kC^{n}$$

式中，C 为血药浓度（或体内药量），k 为速率常数。

当 $n = 1$ 时，为一级动力学过程；当 $n = 0$ 时，为零级动力学过程。

（2）一级动力学过程：是指药物在体内转运（或转化）速率与药物浓度成正比。血药浓度高时，单位时间内药物转运量多，而当药物浓度下降时，药物转运速率则按比例下降，故称为定比转运（proportionate transport）。药物的被动转运多属一级动力学，即以膜一侧的血药浓度下降速率表示被动转运速率，可用下列公式表示：

$$-\mathrm{d}C/\mathrm{d}t = KDS \cdot (C_h - C_l) / X$$

即一侧膜的药物浓度随时间的推移而下降，其速度与药物的脂 / 水分布系数（K）、药物在细胞膜中的扩散速率常数（D）、药物和细胞膜的接触面积（S）以及细胞膜两侧的浓度差（$C_h - C_l$）成正比，而与细胞膜的厚度（X）成反比。由于 K、D、S、X 均为常数，故可用 k 代之。而（$C_h - C_l$）即为 C，得下式：

$$\mathrm{d}C/\mathrm{d}t = -kC^1$$

式中，$\mathrm{d}C/\mathrm{d}t$ 为转运速率，k 为一级速率常数，C 为药物浓度，负号表示药物浓度随时间减少。将上述公式积分后得：

$$C_t = C_0 \cdot e^{-kt}$$

式中，C_t 表示在 t 时间的血药浓度，C_0 为初始药物浓度，t 为自 C_0 到 C_t 所经过的时间，k 为转运速率常数。变换为常用对数方程式：

$$\ln C_t = \ln C_0^{-kt}$$

或

$$\log C_t = \log C_0 - k / 2.303 \cdot t \ (\ln C = 2.303 \log C)$$

上述公式表示被动转运为定比转运，属一级动力学。根据上述公式描述药时曲线，将药物浓度（C）与时间（t）在普通坐标轴上作图，可得一条曲线；而将药物浓度的对数（$\log C$）与时间（t）作图，可得一条直线，其斜率为 $-k / 2.303$，故一级动力学也称为线性动力学过程，大多数药物转运均属一级动力学消除（图 3-42）。

一级消除动力学的药物血浆半衰期（$t_{1/2}$）为恒定值，不随血药浓度（C）的高低而变化。此时由于血药浓度尚未超出机体消除能力的极限，单次给药时，约经 5 个半衰期，药物在体内消除完毕。如按相同剂量、相同间隔时间给药，约经过 5 个半衰期可达到稳态血药浓度。

（3）零级动力学过程：是指体内药物浓度变化速率与药物浓度无关，按恒定速度转运，即在单位时间内消除的药量恒定不变，故称为恒速转运（constant rate transport）或定量转运（constant amount transport）。

此时药物在体内的转运速率与药物浓度的零次方成正比，即 $n = 0$，可用下列公式表示：

$$\mathrm{d}C/\mathrm{d}t = -kC^0$$

将上式积分后得：

$$C_t = C_0 - kt$$

式中，C_t 表示在 t 时的血药浓度，C_0 为初始血药浓度，t 为自 C_0 到 C_t 所经过的时间，k 为零级速率常数。

根据上述公式描述药时曲线，将药物浓度（C）与时间（t）在普通坐标轴上作图可得一条直线，其斜率为 $-k$；而将药物浓度的对数（$\log C$）与时间（t）作图，则可得一条曲线，故零级动力学也称为非线性动力学（图 3-42）。

当 $C_t / C_0 = 1/2$，即体内血药浓度下降一半（或体内药量减少一半）时，$t_{1/2}$ 为药物消除半衰

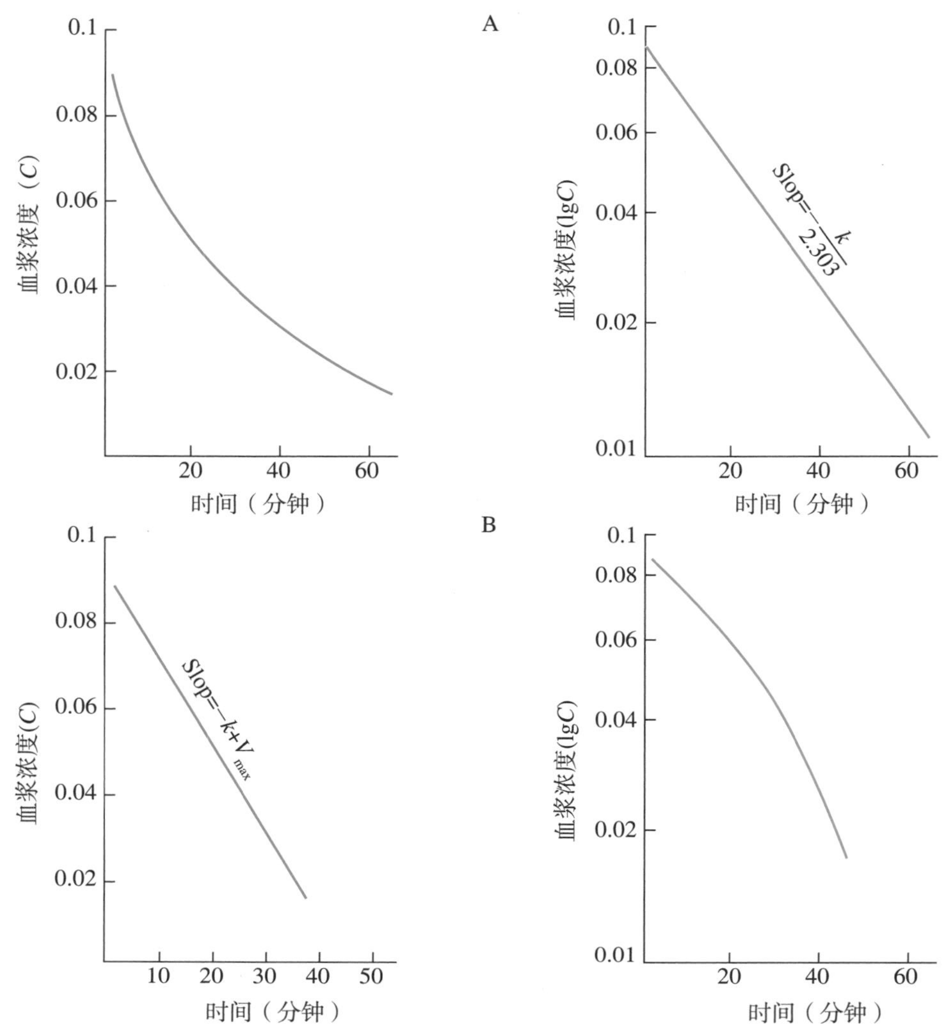

图 3-42　一级动力学（A）和零级动力学（B）的药物浓度 - 时间曲线

期（$t_{1/2}$）。按公式 $1/2\ C_0 = C_0 - k\ t_{1/2}$，得：

$$t_{1/2} = 0.5\ C_0 / k$$

可见按零级动力学消除的药物血浆半衰期 $t_{1/2}$ 不是恒定数值，而是可以随着给药量而改变，即 $t_{1/2}$ 随 C_0 下降而缩短，反之，剂量加大，半衰期可超比例延长。

零级动力学具有主动转运的特点，这是由于此类药物的转运或转化需要载体系统或酶系统的参与，如药物代谢酶、P 糖蛋白等药物转运蛋白或血浆蛋白，不仅需消耗能量，且与蛋白或酶的结合具有饱和性，当体内血药浓度过高，超出了机体消除能力的极限时，机体在单位时间内只能消除恒定数量的药物，因此零级动力学又可称为饱和动力学。按零级动力学过程消除的药物，在临床上增加剂量时应十分谨慎，否则极易发生药物中毒。

（4）米 - 曼动力学过程：一些药物可在体内表现为混合消除动力学，即一级动力学与零级动力学相互移行的转运过程。当体内药物浓度过高时，按零级动力学过程消除；而当血药浓度下降至最大消除能力以下时，则按一级动力学过程进行消除。此类药物的消除多属于主动转运，其动力学特征和酶动力学（enzyme kinetics）相似，故常用米 - 曼动力学（Michaelis-Menten kinetics）方程式进行描述：

$$-dC/dt = V_{max} \cdot C / (K_m + C)$$

式中，dC/dt 为 t 时间的药物转运速率；V_{max} 为该过程的最大转运速率；K_m 为米氏常数（即转运速率达到最大转运速率 V_{max} 一半时的药物浓度）。必须指出：

1）当 K_m 远远大于药物浓度 C（即体内药物浓度远远低于转运能力）时，分母 $K_m + C$ 中的 C 可以忽略不计，则：

$$dC/dt = -V_{max} \cdot C / K_m$$

同时，由于 V_{max} 和 K_m 都是常数，可视为一个新的常数 k，故此公式可以简化为 $V_{max}/K_m = k$，则：

$$-dC/dt = kC$$

此时药物转运属于一级动力学。

2）当药物浓度 C 远远大于 K_m（即体内药物浓度远远高于转运能力）时，分母 $K_m + C$ 中的 K_m 可以忽略不计，公式可简化为

$$-dC/dt = V_{max}$$

上式说明，当体内药物浓度过高时，机体只能以最大能力转运药物，此时药物转运属于零级动力学。药物转运的速率与药物浓度无关，整个过程以 V_{max} 的恒速进行，此时即为恒速转运或定量转运。

米 - 曼混合速率过程与零级动力学过程相似，其药时曲线在对数坐标轴作图时亦不呈直线，故亦可称为非线性动力学或饱和动力学。由于该过程的半衰期等动力学参数随剂量增加而改变，故又称剂量依赖性速率过程（图 3-42）。

完全属于零级动力学的药物甚少，大多数药物在临床治疗剂量范围内多属于一级动力学。但当增加剂量、在某些疾病，如肝、肾功能不全或和其他药物配伍用药等情况下，体内药物浓度明显增高，此时药物转运可从一级动力学转变为零级动力学或饱和动力学。

药物在体内吸收入血和药物自血中消除都与药物转运过程密切相关。根据上述药物转运动力学的特点和规律，有一级吸收动力学（first-order absorption kinetics）和零级吸收动力学（zero-order absorption kinetics）之分。根据药物从血浆中消除的规律，又有一级消除动力学（first-order elimination kinetics）、零级（非线性）消除动力学 [zero-order（non-linear）elimination kinetics]、米 - 曼动力学过程之分。它们对研究一个药物的药动学的规律具有极其重要的意义。

3. 房室模型基本概念　由于药物的体内过程是随时间而不断变化的动态过程，为预测药物在体内的动力学过程，把机体概念化为一个系统。按动力学的特点，将系统分为若干房室（compartments），其中药物转运速率相同的部位均视为同一房室。它与生理上的体液房室概念不同，是从数学角度提出的一个抽象概念。根据房室数目组成不同的房室模型，有一房室模型和多房室模型，在多室模型中以二房室模型最为常见。因药物可进、出房室，故称为开放性房室系统。

（1）一房室开放模型（one-compartment open model）：即药物进入机体后迅速均匀地分布到机体各部位，并达到动力平衡，同时进行药物消除，从而使血药浓度下降，其下降的速率始终一致（消除速率常数为 K_e），此时药动学过程达到平衡。单次静脉注射给药后，药时曲线（对数浓度）表现为一条下行直线，其斜率为 $-K_e/2.303$，即药时曲线呈单指数衰减。因此，可将机体视为单一的、开放的房室。该药物在体内的动力学属于一房室开放模型（图 3-43）。

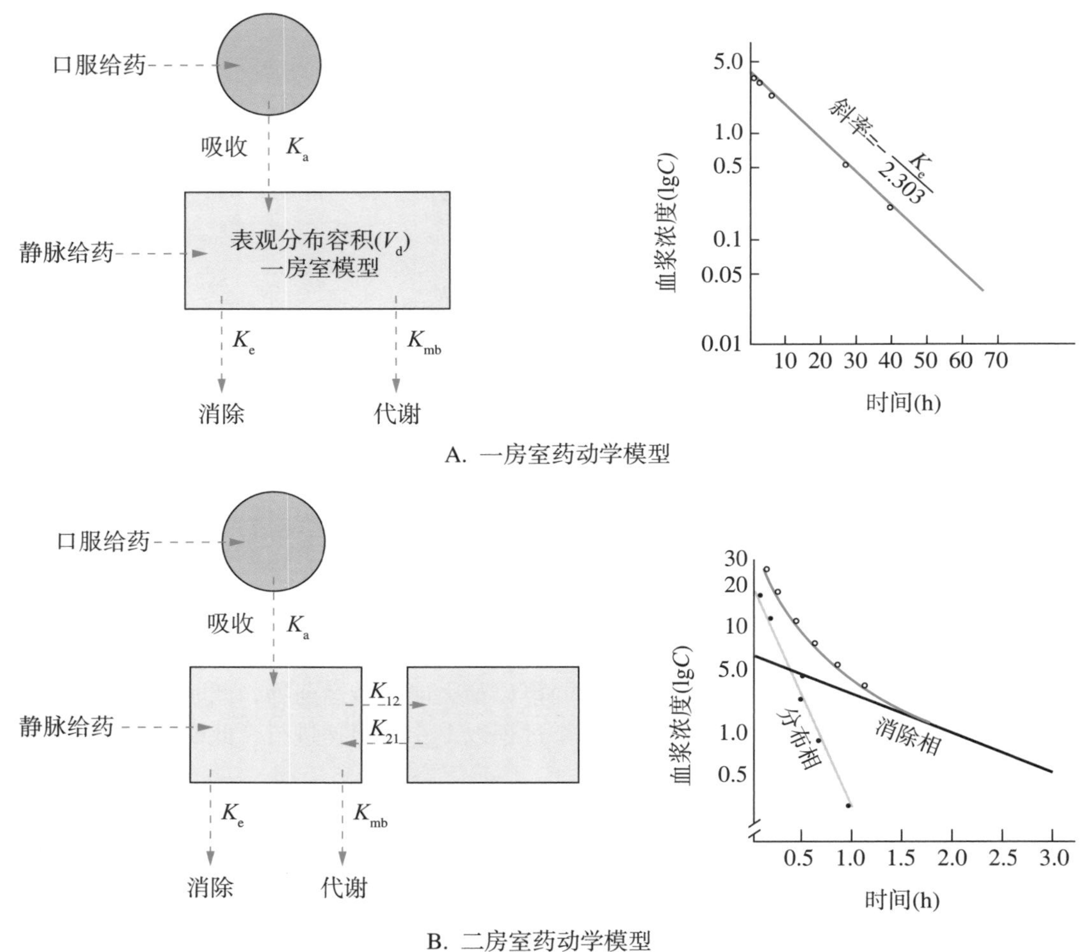

图 3-43　药物的一房室药动学模型（A）和二房室药动学模型（B）

（2）二房室开放模型（two-compartment open model）：许多药物自血液循环向全身的分布较为迅速，而在体内消除（包括代谢和排泄）的速率则较缓慢，由于药物在体内的转运速率有所不同，从而出现非线性时量曲线。通过数学计算可将该曲线分为分布相（distribution phase）和消除相（elimination phase）。这样，可把机体视为两个房室，即中央室（central compartment）和周边室（peripheral compartment）。该药物在体内动力学属于二房室开放模型。一般认为，药物经血液循环首先进入中央室，即血流丰富的组织如肝、肾、心和肺等器官，并在该室迅速均匀地分布，而后才缓慢地分布到周边室，如皮肤、脂肪、肌肉、骨骼等血流供应较少的组织。

单次静脉注射给药时，其药时曲线（对数浓度）表现为非线性双指数衰减曲线，其中，分布相（α 相）为药时曲线的初段，即血药浓度快速下降的部分，其主要反映药物自中央室向周边室的分布过程。当分布平衡后，药时曲线进入衰减相对缓慢的消除相（β 相），其主要反映药物从中央室的消除过程。药物从中央室消除的速率常数用 K_{10} 来表示，药物从中央室向周边室转运的一级速率常数用 K_{12} 表示，药物从周边室向中央室转运的一级速率常数用 K_{21} 表示（图 3-43）。由于二房室开放模型能较好地描述许多药物在人体内的动力学过程，因此，由此模型数学处理的药动学参数能较客观地阐明药物进入和离开机体的动力学规律。

由于各组织中药物的分布和消除速率常数多有不同，特别是脑、骨骼、脂肪等对药物的转运能力差异很大，故某些药物转运到周边室的速率过程还有明显快慢之分。此时药 - 时曲线呈三指数甚至多指数衰减，需要用更为复杂的三房室或多房室开放性模型（multi-compartment open model）进行模拟。

较为复杂的二房室或多房室模型的药动学计算需要特殊处理，临床应用较为不便，实际运算也存在诸多困难，因此，近年来已逐渐放弃房室模型，转而采用适用于所有药物的非房室模型（non-compartment model）或称统计矩（statistical moment）方法来解决实际问题。除此以外，尚有生理药动学模型（physiological pharmacokinetic model）以及药动学和药效学结合模型（PK-PD combined model）等。由于这些计算过程相当复杂，目前一般采用专用的药动学计算机程序软件，如国外的 WinNonlin、NONMEM，以及国内的 3P87、3P97、DAS、PCP 等对药动学模型参数进行处理。

4．药动学参数　根据药时曲线，人们可采用房室模型或非房室模型进行数学处理，估算药物在体内吸收、分布和消除的各项药动学参数，以反映药物在体内的动力学规律和特点。其常用的主要药动学参数如下。

（1）峰浓度（peak concentration，C_{max}）：系指给药后最高血药浓度。峰时间（peak time，T_{max}）：系指给药后达到最高血药浓度的时间。它们可根据药时曲线估算或直接采用实测值。

（2）速率常数（rate constant）：是描述速率过程的重要动力学参数，依照速率常数大小可以定量地比较药物转运速度的快慢。速率常数越大，药物转运越快。速率常数通常以时间的倒数为单位，如 min^{-1} 或 h^{-1}。

常用的速率常数有：吸收速率常数（K_a）、消除速率常数（K_e）、生物转化速率常数（K_b）以及总消除速率常数（K）等。在二房室模型中，药物从中央室消除的速率常数用 K_{10} 来表示，药物从中央室向周边室转运的一级速率常数用 K_{12} 表示，药物从周边室向中央室转运的一级速率常数用 K_{21} 表示。

总消除速率常数（K）可反映体内药物总消除情况，包括经肾排泄、胆汁排泄、生物转化以及从体内消除的其他可能的途径。因此，K 为各个过程的消除速率常数之和。

（3）药时曲线下面积（area under the drug concentration time curve，AUC）：是指以时间（t）为横坐标，血药浓度（C 或对数浓度）为纵坐标作图，所得药时曲线与时间轴围成的面积。AUC 与吸收后进入血液循环的药量成正比，反映进入体循环药物的总量。从给药开始到给药 t 时的曲线下面积用 $AUC_{0\to t}$ 表示；从给药开始到无穷大时间（$t=\infty$）的曲线下面积用 $AUC_{0\to\infty}$ 表示。

AUC 是计算生物利用度的基础数值，其单位为 μg (ng) / (ml · h)。通常采用较为简便的梯形法计算，也可采用积分法求得。

1）梯形法：即将药时曲线下面积分做若干（n）等高梯形，分别计算各个梯形面积累加而成。其公式为：

$$AUC = (C_n - C_{n+1}) \times (t_{n+1} - t_n) / 2$$

梯形法不论对何种房室模型及何种途径给药均适用。但本法只能求算测定血药浓度的时间范围内的 $AUC_{0\to t}$。

2）积分法：AUC 是血药浓度（C）随时间（t）变化的积分值。即：

$$AUC = \int_{t_2}^{t_1} C_t \cdot dt = \int_{t_2}^{t_1} C_0 \cdot e^{-K_e t} \cdot dt$$

当药时曲线下面积按足够小的时间间隔（dt）划分时，可视作若干矩形，每个矩形的面积分别为 $C \cdot dt$，药动学中积分法求算的 AUC，均表示曲线随时间无限外延，直至体内药量完全消除时的面积。

当 t_1 为 0，t_2 为 ∞ 时：

$$AUC = \int_0^\infty C_0 \cdot dt \text{ 或 } AUC = C_0/K_e$$

式中，C_0 为初始血药浓度，K_e 是消除速率常数。此方法仅适用于单室模型、一级消除动力学单次静脉注射给药的情况。

（4）生物利用度（bioavailability，F）：是指药物吸收进入血液循环的速度和相对数量。

$$F\,(\%) = A / D \times 100\,\%$$

式中，A 为体内药量，D 为给药剂量。生物利用度可分为绝对生物利用度和相对生物利用度，通常采用药时曲线下面积（AUC）参数来计算 F（%），以评价在体内的药物量。计算公式分别如下：

绝对生物利用度：$F\,(\%) = \text{AUC}\,(\text{血管外给药}) / \text{AUC}\,(\text{静脉给药}) \times 100\,\%$

相对生物利用度：$F\,(\%) = \text{AUC}\,(\text{受试制剂}) / \text{AUC}\,(\text{参比制剂}) \times 100\,\%$

生物利用度是评价肝首过消除效应和药物制剂质量的一个重要指标。血管内给药（如静脉注射）后因药物全部直接进入血液循环，故生物利用度为100%；而血管外给药（如口服、肌内注射、舌下、吸入等）则因肠上皮细胞转运、肝首过消除效应或其他细胞膜屏障等因素，生物利用度一般小于100%。绝对生物利用度可用以评价同一种药物不同给药途径的吸收情况，而相对生物利用度可用以评价药物制剂之间、生产厂家之间、批号之间的吸收情况是否相近或相同。

生物等效性（bioequivalence）是指两个药学性质等同的药品，即含有同一有效成分，而且剂型、剂量和给药途径均相同，其生物利用度无显著的统计学差异。

（5）表观分布容积（apparent volume of distribution，V_d）：是指理论上或计算所得体内药物量与血药浓度的比值，表示药物均匀分布应占有的体液总容积，其单位用 L 或 L/kg 表示。由于各组织中的药物浓度各不相同，即药物在体内并不是均匀地分布，V_d 仅说明体内药物按血浆相同浓度分布所需的体液总容积。所以，V_d 不是药物在体内真正占有的体液容积，故称为表观分布容积。V_d 的计算公式：

$$V_d = A\,(\text{mg}) / C\,(\text{mg/L})$$

式中，A 为体内总药量，C 为血浆与组织间达到平衡时的血药浓度。

根据 V_d 可以推知药物在体内的分布或与组织结合的程度，如一个 70 kg 体重的人，V_d 为 5 L 时，此值与血浆容量相似，表示药物基本分布于血浆中；V_d 为 10 ～ 20 L 时，此值与细胞外液的容量相近，表示药物主要分布于细胞外液中；V_d 为 40 L 时，此值与细胞内、外液的容量相近，表示药物分布于全身体液中；若 V_d 过大（> 100 L），则表示药物主要集中于某器官或组织中。

一般来说，V_d 值越大，则药物排泄越慢，在体内存留时间越长；反之，V_d 值越小，则药物排泄越快，在体内存留时间越短。因此，可根据 V_d 值从血浆药物浓度计算出体内药物总量，或求得为达到某血药浓度所需的剂量。

（6）半衰期（half life，$t_{1/2}$）：根据药物的体内过程，半衰期有吸收半衰期（half life of absorption，$t_{1/2ka}$）、分布半衰期（half life of distribution，$t_{1/2\alpha}$）和消除半衰期（half life of elimination，$t_{1/2ke}$）。其中以消除半衰期最为重要，它是指血浆中药物浓度下降一半所需要的时间。消除半衰期是表示药物在体内消除的重要药动学参数。绝大多数药物的消除过程属于一级消除动力学，因此，其半衰期值是固定的，不受血药浓度高低的影响，它和药物消除速率常数（k_e）的关系为：

$$t_{1/2} = 0.693 / K_e \text{ 或 } K_e = 0.693 / t_{1/2}$$

式中，K_e 为药物消除速率常数，$t_{1/2}$ 为一恒定值，不受血药浓度高低的影响，只取决于 K_e 的大小。

如果某药的消除属于零级消除动力学，其消除 $t_{1/2}$ 则随着血药浓度高低而改变，它与消除速率常数（K）的关系为：

$$t_{1/2}=0.5 \cdot C_0/K_0 \text{ 或 } t_{1/2}=0.5 \cdot C_0/V_{max}$$

式中，K_0 为零级消除速率常数，C_0 为初始血药浓度，V_{max} 为最大消除速率。因此 $t_{1/2}$ 不是一个固定的数值，随初始血药浓度而变化。零级消除动力学的血浆消除 $t_{1/2}$ 与初始血药浓度成正比，即药物剂量越大，初始血药浓度越高，其消除 $t_{1/2}$ 越长。血浆半衰期（$t_{1/2}$）是临床制定合理的给药方案时需考虑的重要依据：

1）反映药物消除快慢和间接反映肝肾功能，确定和调整给药剂量：药物的消除 $t_{1/2}$ 可反映药物在体内消除的规律，这有助于了解药物在体内逗留的时间、蓄积的程度及消除速度和程度，特别对于多次给药，以及在疾病情况下，如何调整给药方案均具有重要的意义。

2）确定给药间隔：一般略等于或接近该药的 $t_{1/2}$。

3）预测连续给药达到稳态浓度（或称坪值）的时间：属于一级消除动力学的药物，一次给药后，经过 5 ～ 7 个半衰期，药物基本已从血中消除。如每隔一个 $t_{1/2}$ 用药一次，则经过 5 ～ 7 个 $t_{1/2}$ 后，血药浓度可达稳定状态，即为稳态浓度（steady state concentration，C_{ss}）（表 3-7）。

表 3-7　单次和多次给药后消除半衰期（$t_{1/2}$）与药物在体内的消除或蓄积的相关性

$t_{1/2}$	药物的消除（%）	药物的蓄积（%）
1	$100 \times 1/2 = 50$	50
2	$100 \times (1/2)^2 = 25$	75
3	$100 \times (1/2)^3 = 12.5$	87.5
4	$100 \times (1/2)^4 = 6.25$	93.5
5	$100 \times (1/2)^5 = 3.125$	96.5
6	$100 \times (1/2)^6 = 1.56$	98.4
7	$100 \times (1/2)^7 = 0.78$	99.2

（7）清除率（clearance，CL）：是指体内各消除器官在单位时间内清除药物的血浆容积。因此，清除率表示药物从血中清除的速率，不表示被清除的药物量。其单位用 ml/min 或 L/ h（单位时间的容积）表示。CL 的计算公式为：

$$CL = V_d \cdot K_e$$

式中，V_d 为表观分布容积，K_e 为消除速率常数。

清除率是机体消除药物速率的另一种表示方法。由于大多数药物在体内主要通过肝代谢和肾排泄消除，因此，药物的总清除率（total body clearance，CL_{total}）相当于肝清除率（hepatic clearance，CL_h）和肾清除率（renal clearance，CL_r）的总和。

（8）多次给药的药时曲线和稳态浓度：根据临床治疗需要，大多数药物均需多次用药以维持有效血药浓度。若以一定时间间隔，以相同的剂量多次给药，则在给药过程中血药浓度可逐次叠加，直至血药浓度稳定在一定水平状态，此血药浓度称为稳态浓度（C_{ss}）或坪浓度（plateau concentration）。

稳态浓度时体内的药量（A_{ss}）为稳态浓度（C_{ss}）与表观分布容积（V_d）的乘积（$A_{ss}=C_{ss} \cdot V_d$）。由于多次给药时 C_{ss} 是在一定水平内起伏波动，因此稳态血药浓度是一个锯齿状的药时曲线（图 3-44），其最高值称为稳态峰浓度（$C_{ss\ max}$），其最低值称为谷浓度（$C_{ss\ min}$）。属于一级消除动力学的药物，在静脉滴注或以半衰期相近似的间隔时间多次给药时，一般经过 5 个半衰期，由于给药速度和药物消除速度两者达到平衡，可达到稳态血药浓度。

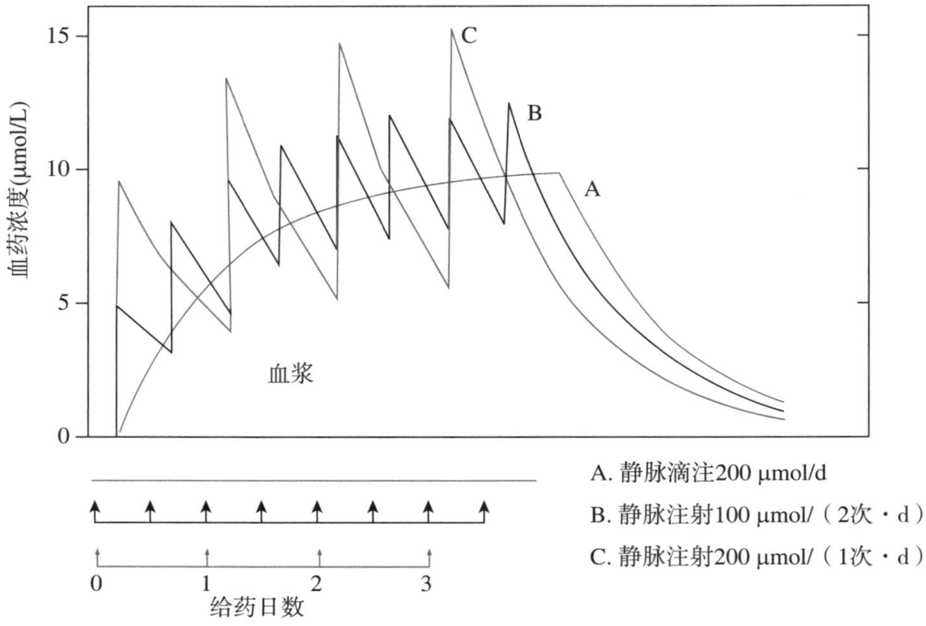

图 3-44 不同给药方式（连续给药或间隔给药）的药时曲线

A．连续 4 日静脉滴注；B．相同总给药量分 8 次给药（一日 2 次）；C．相同总给药量分 4 次给药（一日 1 次）在 2 日后达到稳态，三种给药方式均可达到同样的稳态浓度

将药时曲线下面积（AUC）除以每个剂量间隔时间（τ）所得的商称为平均稳态浓度（average steady state concentration，$C_{ss\,av}$），其计算公式为：

$$C_{ss\,av}=AUC_{0\text{-}t}/\tau \text{ 或 } C_{ss\,av}=F\cdot D/K_e\cdot\tau\cdot V_d$$

式中，F 为生物利用度，D 为给药剂量，K_e 为消除速率常数，τ 为给药的间隔时间，V_d 为表观分布容积。

必须指出，C_{ss} 不是 $C_{ss\,max}$ 和 $C_{ss\,min}$ 的平均值。C_{ss} 与给药剂量（D）成正比，而与给药间隔时间（τ）成反比。

在静脉滴注给药时，设滴注速度为 R，达到 C_{ss} 时，R 与消除速度相等，即：

$$R=A_{ss}\cdot K_e\text{（消除速率常数）}$$

$$\text{由于 } A_{ss}=C_{ss}\cdot V_d\text{，所以，}R=C_{ss}\cdot V_d\cdot K$$

$$\text{因为 } K=0.693/t_{1/2}\text{，所以 } R=C_{ss}\cdot V_d\cdot 0.693/t_{1/2}$$

在多次静脉注射时，其一次剂量为 D，给药间隔时间为 τ，其计算公式为：

$$D/\tau=C_{ss}\cdot V_d\cdot K=C_{ss}\cdot V_d\cdot 0.693/t_{1/2}$$

上述的计算公式表明了 C_{ss}、给药速度和频率、$t_{1/2}$ 及剂量之间的相互关系。即：

1）如单位时间内给药总剂量不变，而仅改变给药间隔时间，一般对达 C_{ss} 时间及血药浓度水平影响不大，而仅能改变血药浓度的波动程度。反之，延长给药间隔时间则可使峰、谷浓度波动增大。

2）如果给药间隔时间不变，而增加药物剂量时，血药浓度水平可提高，即剂量大，C_{ss} 高；

剂量小，C_{ss} 则低；但达 C_{ss} 的时间不变，仍约需要 5 个消除半衰期。

基于上述 C_{ss} 特点，临床多次给药的方法有以下几种：

1）等剂量等间隔给药法：间隔一个 $t_{1/2}$ 给药一次，经过 4 ～ 6 个 $t_{1/2}$ 后体内药物浓度接近稳态血药浓度。

2）间歇给药法：当给药间隔大于 $t_{1/2}$ 而不改变给药剂量时，曲线呈脉冲式变化，药物浓度无蓄积现象。

3）负荷剂量与维持量给药法：为使患者体内血药浓度迅速达到稳态治疗浓度（C_{ss}）以控制病情，可在首次给药时应用负荷剂量（loading dose），或称突击剂量，然后再给予维持量。如果给药间隔与该药的 $t_{1/2}$ 相近，其负荷剂量可为常规剂量的 2 倍，即所谓“首剂加倍”，如抗菌药磺胺嘧啶（sulfadiazine）。

总之，药动学研究不仅可了解药物在体内的吸收、分布和消除的规律和特点，同时通过药时曲线及药动学参数的估算，如 C_{max}、T_{max}、V_d、$t_{1/2}$ 和 AUC 等，有助于推算给药剂量和制订给药方案，为临床合理用药提供理论依据。

二、药效学

（一）药物的基本作用

1．药物作用及其基本特性　药物作用（drug action）是指药物分子对机体细胞的作用。药理效应（pharmacological effect）是指药物作用后引起的机体生理功能或生化代谢的改变。功能增强称为兴奋（stimulation）、亢进（augmentation），功能减弱称为抑制（inhibition）、麻痹（paralysis）。恢复功能紊乱称为调节（regulation）。

药物的作用的特异性（specificity）是指一类药物能与特定的靶点结合，而此靶点只对此类药物起反应。药物的作用还有其选择性（selectivity），有些药物可影响机体的多种功能，有些药物只影响少数或某种功能，前者选择性低，后者选择性高。药物作用的选择性与其结构的特异性有关。药物作用特异性强并不一定引起选择性高的药理效应，二者不一定平行。例如阿托品特异性阻断 M 胆碱受体，但其药理效应的选择性并不高，对心脏、血管、平滑肌、腺体及中枢神经功能都有影响，而且有的兴奋、有的抑制。作用特异性强及（或）效应选择性高的药物应用时针对性较强。反之，效应广泛的药物副作用较多。但效应广泛的广谱药物在多种病因或诊断未明时也有其方便之处，例如广谱抗菌药、广谱抗心律失常药等。

药物除产生急性作用外，还常引起继发性的延迟作用，它们也与治疗功效与副作用密切相关。

2．治疗效果　治疗效果（therapeutic effect）是指药物作用的结果有利于改善患者的生理、生化功能或病变过程，使患病的机体恢复正常。治疗效果可分为：

（1）对因治疗（etiological treatment）：用药目的在于消除原发致病因子，彻底治愈疾病，称为对因治疗，或称治本，如抗生素消除体内致病菌。

（2）对症治疗（symptomatic treatment）：用药目的在于改善症状称为对症治疗，或称治标。对症治疗未能根除病因，但在诊断未明或病因未明暂时无法根治的疾病却是必不可少的。在某些急危重症如高热、惊厥、休克、心力衰竭、剧痛时，严重的症状作为二级病因，可使疾病进一步恶化，如高热引起惊厥，此时对症治疗可能比对因治疗更为迫切。

（3）补充治疗（supplement therapy）：也称替代治疗（replacement therapy），用药的目的在于补充营养物质或内源性活性物质如维生素、激素、免疫活性物质的不足。虽可部分地起到对因治疗的作用，但还应寻找引起缺乏症的病因，予以治疗。

3. 不良反应　凡不符合用药目的并为患者带来不适或痛苦的反应统称为药物不良反应（drug adverse reaction，ADR）。多数不良反应是药物固有的效应，通常是可以预知的，但不能完全避免。少数较严重的不良反应是难以恢复的，称为药源性疾病（drug induced disease），例如庆大霉素引起神经性耳聋，肼屈嗪引起红斑狼疮等。

（1）副作用（side effect）：由于药理效应选择性低，涉及多个效应器官，当某一效应用作治疗目的时，其他效应就成为副作用。例如阿托品用于解除胃肠痉挛时，其引起口干、心悸、便秘等副作用。副作用是在常用剂量下发生的，一般不太严重，但难以避免。

（2）毒性反应（toxic reaction）：毒性反应是指在剂量过大或蓄积过多时发生的危害性反应，一般比较严重，但是可以预知也应该避免发生的不良反应。急性毒性反应多损害循环、呼吸及神经系统功能。慢性毒性反应多损害肝、肾、骨髓、内分泌、免疫等功能，致癌（carcinogenesis）、致畸胎（teratogenesis）、致突变（mutagenesis）反应也属于慢性毒性反应范畴。企图增加剂量或延长疗程以达到治疗目的是有限度的，过量用药是十分危险的。

（3）后遗效应（residual effect）：后遗效应是指停药后血药浓度已降至阈浓度以下时残留的药理效应，例如服用巴比妥类催眠药后，次晨出现的乏力、困倦现象；长期应用肾上腺皮质激素停药后肾上腺皮质功能低下，数月内难以恢复等。

（4）停药反应（withdrawal reaction）：指突然停药后原有疾病加剧，又称回跃反应（rebound reaction），例如长期服用可乐定降血压，停药次日血压急剧回升。

（5）继发反应（secondary reaction）：是继发于药物治疗作用而产生的一种反应，是药物作用的不良后果，也称治疗矛盾。如长期应用广谱抗生素所致的继发性耐药金黄色葡萄球菌肠炎或白念珠菌感染。

（6）变态反应（allergic reaction）：变态反应是一类免疫病理反应，也称过敏反应（hypersensitive reaction）。这是一类非常复杂的药物反应，常见于过敏体质患者。临床表现各药不同，各人也不同。反应性质与药物原有效应无关，用药理拮抗药解救无效。反应严重程度差异很大，与剂量也无关，从轻微的皮疹、发热至造血系统抑制、肝肾功能损害、休克等。可能只有一种症状，也可能多种症状同时出现。停药后反应逐渐消失，再用时可能再发。致敏物质可能是药物本身，也可能是其代谢物或药剂中的杂质。临床用药前常做皮肤过敏试验，阳性者禁用。过敏体质者使用易过敏药物时，尤应谨慎。

（7）特异质反应（idiosyncrasy）：少数特异体质患者对某些药物反应特别敏感，反应性质也与常人不同，但与药物固有药理作用基本一致，反应严重程度与剂量成比例，药理拮抗药救治可能有效。现已知此类反应与先天性遗传异常有关，例如对骨骼肌松弛药琥珀胆碱的特异质反应是由于先天性血浆胆碱酯酶缺乏所致。

案例 3-6

案例 3-6 解析

男，50 岁。头晕、头痛、烦躁、心悸症状已持续 2 年，休息后恢复正常。1 年前因上述症状加重就医，医生诊断其为原发性高血压（收缩压 165 mmHg，舒张压 100 mmHg），并开出处方：盐酸普萘洛尔合用氢氯噻嗪。患者长期服用达治疗效果后，因出现嗜睡、多梦等不良反应，而未遵医嘱自行停药，血压反跳至比治疗前水平更高。

问题：

1. 从影响药效因素分析盐酸普萘洛尔合用氢氯噻嗪的优点。
2. 从药物分布角度分析出现上述不良反应的原因。
3. 简述普萘洛尔的作用原理及停药反跳的原因。

（二）药物的量效关系

药理效应与剂量在一定范围内成比例，即剂量 - 效应关系（dose-effect relationship）。由于药理效应与血药浓度的关系较为密切，故在药理学研究中更常用浓度 - 效应关系（concentration-effect relationship）。用效应强弱为纵坐标、药物浓度为横坐标作图得直方双曲线（rectangular hyperbola）。如将药物浓度改用对数值作图则呈典型的对称 S 形曲线，这就是通常所讲的量效曲线（图 3-45）。药理效应强弱有的是连续增减的量变，称为量反应（graded response），例如血压升降的 mmHg（kPa）数、心率增减的次数、尿量增减的 ml 数等，用具体数量或最大反应的百分率表示。有些药理效应只能用全或无、阳性或阴性表示，称为质反应（all-or-none response 或 quantal response），如死亡与生存、惊厥与不惊厥等，必须用多个动物或多个实验标本以阳性率表示。如用累加阳性率与对数剂量（或浓度）作图也呈典型对称 S 形量效曲线（图 3-46）。

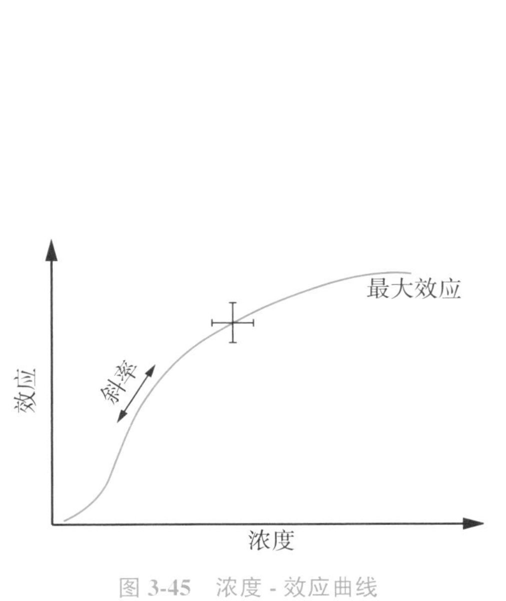

图 3-45　浓度 - 效应曲线

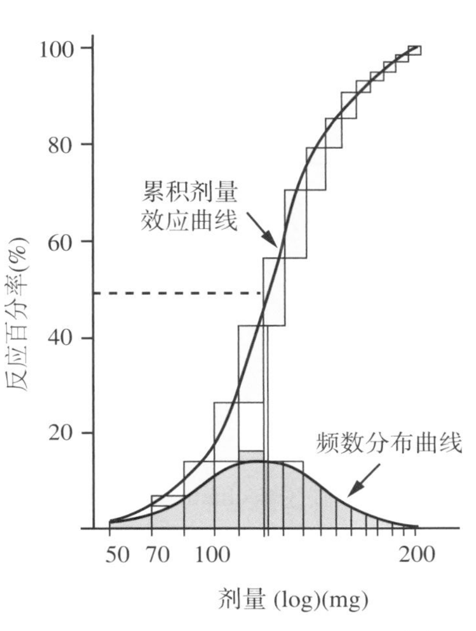

图 3-46　频数分布曲线和累积剂量 - 效应曲线

从上述两种量效曲线中可反映如下概念：最小有效浓度（minimal effective concentration），即恰能引起效应的阈浓度（threshold concentration）。如果横坐标用剂量表示，则称为最小有效剂量。半数有效量是能引起 50% 最大效应（量反应）的浓度或剂量，分别用半数有效浓度（medial effective concentration，EC_{50}）及半数有效剂量（medial effective dose，ED_{50}）表示。如果效应指标为中毒或死亡则可改用半数中毒浓度（medial toxic concentration，TC_{50}）、半数中毒剂量（medial toxic dose，TD_{50}）或半数致死剂量（medial lethal dose，LD_{50}）表示。继续增加浓度或剂量而效应量不再继续上升时，这在量反应中称为最大效应（maximal efficacy），又称效能（efficacy），反映药物的内在活性。药物效价强度（potency）是指能引起等效反应（一般采用 50% 效应量）的相对浓度或剂量，反映药物与受体的亲和力，其值越小则强度越大。药物的最大效能与效应强度的含义完全不同，二者并不平行。例如利尿药以每日排钠量为效应指标进行比较，氢氯噻嗪的效应强度大于呋塞米，而后者的最大效能大于前者（图 3-47）。药物的效能值有较大的实际意义，不区分效能与效应强度只讲某药较另一药强若干倍是易被误解的。量效曲线中段斜率（slope）较陡的提示药效较激烈，较平坦的提示药效较温和。但在质反应曲线，斜率较陡的曲线还提示实验个体差异较小。曲线上的每个具体数据常用标准差（standard deviation）表示个体差异（individual variation）。

LD_{50}/ED_{50} 的比值称为治疗指数（therapeutic index，TI），是药物安全性指标。在动物实验中常用 TI 来反映药物的安全范围（margin of safety），其值越大越安全。一般情况下，TI 大的药物较 TI 小的药物安全。但也不尽然，如图 3-48 所示，尽管药物 A 和药物 B 的 ED_{50}、LD_{50} 相等，但毒性不相等。B 药 LD 与 ED 两条量效曲线的首尾有一段重叠，即在有效剂量时，B 药已产生毒性，此时可能已有少数患者中毒，故 B 药毒性大于 A 药。可见这一安全指标并不一定可靠，故也有人以 1% 致死量（LD_1）与 99% 有效量（ED_{99}）的比值或以 5% 致死量（LD_5）与 95% 有效量（ED_{95}）的比值来衡量药物的安全性。

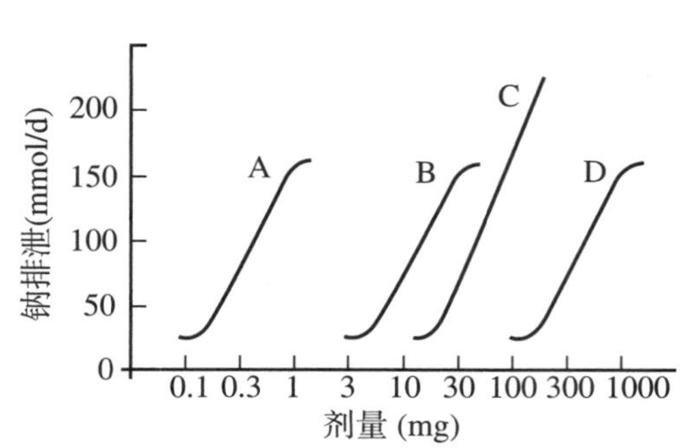

图 3-47　利尿药的效应强度和最大效能的比较
A．环戊甲噻嗪；B．氢氯噻嗪；C．呋塞米；D．氯噻嗪

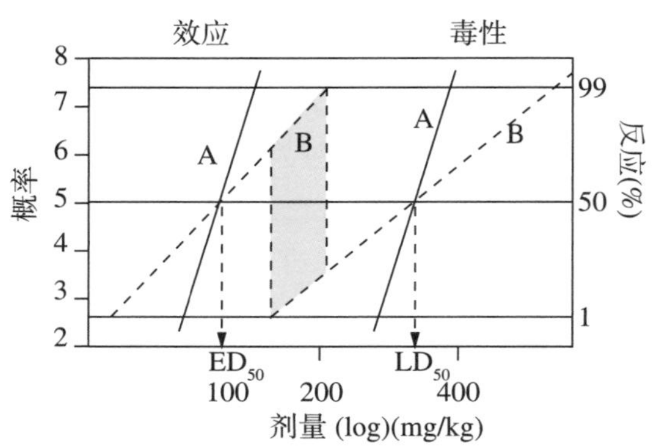

图 3-48　剂量 - 效应或毒性曲线
药物 A 和 B 的 ED_{50} 和 LD_{50} 相同，但毒性不同，药物 B 的毒性较 A 大

（三）药物作用机制

药物的作用机制（mechanism of action）或称作用原理（principle of action），是研究药理效应在何处产生作用以及如何产生的。由于药物可作用在器官、组织、细胞和分子水平，故药物的作用机制亦可见于不同水平。

1．理化反应　抗酸药中和胃酸以治疗溃疡病、甘露醇在肾小管内提升渗透压而利尿等是分别通过简单的化学反应及物理作用而产生的药理效应。

2．参与或干扰细胞代谢　补充生命代谢物质以治疗相应缺乏症的例子很多，如铁盐补血、胰岛素治疗糖尿病等。抗代谢药（antimetabolite）的化学结构与正常代谢物质非常相似，掺入代谢过程，但不能引起正常代谢的生理效果，却导致抑制或阻断代谢的后果。例如抗癌药 5- 氟尿嘧啶结构与尿嘧啶相似，掺入癌细胞 DNA 及 RNA 中干扰蛋白合成而发挥细胞毒作用。

3．影响生理物质转运　很多无机离子、代谢物、神经递质、激素在体内主动转运需要载体参与。干扰这一环节可以产生明显的药理效应。例如利尿药抑制肾小管 Na^+-K^+、Na^+-H^+ 交换而发挥排钠利尿作用。

4．对酶的影响　酶的种类很多，在体内分布极广，参与细胞的生命活动，而且极易受各种因素的影响，是药物作用的一类主要对象。多数药物能抑制酶的活性，如新斯的明竞争性抑制胆碱酯酶，具有拟胆碱作用；奥美拉唑不可逆性抑制胃黏膜 H^+-K^+-ATP 酶，抑制胃酸分泌；解磷定能使遭受有机磷酸酯抑制的胆碱酯酶复活，解救有机磷酸酯类中毒。而有些药本身就是酶，如胃蛋白酶。

5．作用于细胞膜的离子通道　细胞膜上无机离子通道控制 Na^+、Ca^{2+}、K^+、Cl^- 等离子跨膜转运，药物可以直接对其作用，而影响细胞功能，如钙通道阻滞药可阻断细胞膜的钙离子通道，降低细胞内 Ca^{2+} 浓度，而产生药理效应。

6．影响核酸代谢　核酸（DNA 及 RNA）是控制蛋白质合成及细胞分裂的生命物质。许多抗癌药是通过干扰肿瘤细胞 DNA 或 RNA 代谢过程而发挥疗效的。许多抗生素（包括喹诺酮类）也通过影响细菌核酸代谢而发挥抑菌或杀菌效应。

7．受体（详见下文）

（四）药物与受体

1．受体研究的由来 受体（receptor）这一概念由 Paul Ehrlich 在 1908 年首先提出，他指出药物必须与受体进行可逆性或非可逆性结合，方可产生作用。同时也提出了受体应具有两个基本特点：其一是特异性识别配体（ligand）或药物的能力，其二是药物 - 受体复合物可引起生物效应，即类似锁与钥匙的特异性关系。此后，许多学者对受体的特性进行了大量研究，并提出了有关受体与药物相互作用的几种假说，如占领学说（occupation theory）、速率学说（rate theory）、二态模型（two model theory）等。近 20 年来，受体的分离纯化及分子克隆技术发展，大量受体及其亚型的结构被阐明，其结果促进了药理作用机制的研究和新药的研发。

2．受体的概念和特性 受体是一类介导细胞信号转导的功能蛋白质，能识别周围环境中的某种微量化学物质并与之结合，再通过中介的信息放大系统，触发后续的生理反应或药理效应。受体分子在细胞中含量极微，1 mg 组织一般只含 10 fmol 左右。体内能与受体特异性结合的物质称为配体，也称第一信使。受体对相应的配体有极高的识别能力。受体都有其内源性配体，如神经递质、激素、自身活性物（autocoid）等。一般受体可由一个或数个亚基组成，其分子上的某些立体构型具有高度选择性，能准确地识别及结合其配体或化学结构相似的药物，被称为受点（receptor site）。受体和配体有高度亲和力，多数配体在 1 pmol/L ～ 1 nmol/L 的浓度即可引起细胞的药理效应。反应之所以如此灵敏，主要是靠后续的信号转导系统，如细胞内第二信使（second messenger）的放大、分化及整合功能。受体和配体的结合具有饱和性，即配体与受体的结合达最大值后，再增加配体浓度，结合不再增加，这可能与受体数目有限有关。受体和配体的结合还具有可逆性，即配体与受体复合物可以解离，也可被其他专一配体置换。

目前，按受体分子结构和功能不同，可分为 G 蛋白偶联受体、配体门控离子通道型受体、酶活性受体和核内受体 4 大类，每类受体又有多种亚型。表 3-8 列出一些按药理效应进行分类的受体及其亚型。

表 3-8 受体及其亚型

受体	亚型
乙酰胆碱受体	N_1，N_2，M，M_1，M_2，M_3，M_4，M_5
肾上腺素受体	α_{1A}，α_{1B}，α_{1C}，α_2，α_{2A}，α_{2B}，α_{2C}，β_1，β_2，β_3
多巴胺受体	D_1，D_2，D_3，D_4，D_5
阿片受体	μ，κ，δ，σ，ε
5- 羟色胺受体	5-HT_1，5-HT_{1A}，5-HT_{1B}，5-HT_{1C}，5-HT_{1D}，5-HT_{1E}
	5-HT_2，5-HT_{2A}，5-HT_{2B}，5-HT_{2C}，5-HT_3，5-HT_4
γ- 氨基丁酸受体	$GABA_A$，$GABA_B$，$GABA_C$
组胺受体	H_1，H_2，H_3
血管紧张素Ⅱ受体	AT_1，AT_2，AT_3

3．受体与药物的相互作用　根据质量作用定律，药物与受体的相互作用可用以下公式表达。

$$D+R=DR \rightarrow E \tag{1}$$

式中，D 代表药物（指激动药），R 代表受体，E 代表效应。

当反应达平衡时，解离常数为 K_D，可用下式表示（式中 [ ] 表示摩尔浓度）。

$$K_D=\frac{[D][R]}{[DR]} \tag{2}$$

设受体总数为 R_T，R_T 应为游离受体（R）与结合型受体 DR 之和，即 $R_T=[R]+[DR]$，代入上式则

$$K_D=\frac{[D]([R_T]-[DR])}{[DR]} \tag{3}$$

经推导得

$$\frac{[DR]}{[R_T]}=\frac{[D]}{K_D+[D]} \tag{4}$$

由于只有 DR 才发挥效应，故效应的相对强弱与 DR 相对结合量成比例，即

$$\frac{E}{E_{max}}=\frac{[DR]}{[R_T]}=\frac{[D]}{K_D+[D]} \quad \cdots (5)$$

当 $[D] \gg K_D$ 时，$\frac{[DR]}{[R_T]}=100\%$，达最大效应，即

$$[DR]_{max}=[R_T]$$

当 $\frac{[DR]}{[R_T]}=50\%$ 时，即 50% 受体与药物结合时，$K_D=[D]$。

K_D 表示药物与受体的亲和力（affinity），单位为摩尔。K_D 越大时，药物与受体的亲和力越小，即二者成反比。

如改用亲和力指数（pD_2）来表示，则 $pD_2=-\log K_D$，其值不必用摩尔单位，且与亲和力成正比。

药物与受体结合产生效应（efficacy）不仅要有亲和力，而且还要有内在活性（intrinsic activity），后者用 α 表示，通常 $0<\alpha<100\%$。故公式（5）应加入这一参数：

$$\frac{E}{E_{max}}=\alpha\frac{[DR]}{[R_T]}$$

当两个药物亲和力相等时，其效应强度取决于内在活性强弱，当内在活性相等时，则取决于亲和力大小（图 3-49）。

4．作用于受体的药物分类　根据药物与受体结合后所产生效应的不同，习惯上将作用于受体的药物分为以下几类。

（1）激动药（agonist）：为既有亲和力又有内在活性的药物，它们能与受体结合并激动受体而产生效应。依其内在活性大小又可分为完全激动药（full agonist）（$\alpha=1$）和部分激动药（partial agonist）（$\alpha<1$）。前者与受体结合具有较强的激动效应；后者仅产生较弱的激动效应，与激动

Note

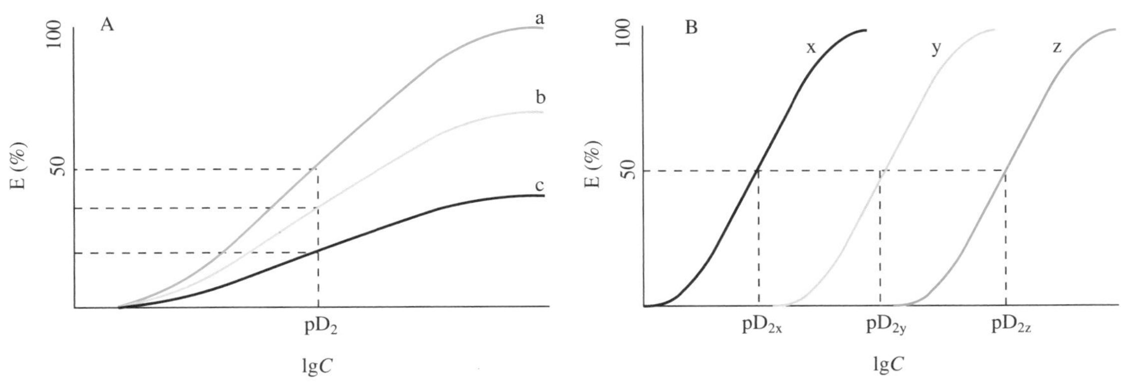

图 3-49　亲和力和内在活性对浓度 - 效应曲线的影响

A．a、b、c 三药亲和力（pD_2）相等，内在活性（E_{max}）不同；B．x、y、z 三药亲和力（pD_2）不同，内在活性（E_{max}）相同

药合用还可拮抗激动药的部分效应，如吗啡为完全激动药，而喷他佐辛则为部分激动药。

（2）拮抗药（antagonist）：能与受体结合，具有较强亲和力而无内在活性（α=0）的药物。它们本身不产生作用，但可拮抗激动药的效应，如纳洛酮和普萘洛尔均属于拮抗药。少数拮抗药以拮抗作用为主，同时尚有较弱的内在活性（$0 < \alpha < 1$），故有较弱的激动受体作用，如 β 受体阻滞药氧烯洛尔。

竞争性拮抗药（competitive antagonist）：与激动药并用时，能与激动药互相竞争同受体的结合，降低亲和力，而不降低内在活性，故可使激动药的量效曲线平行右移，但最大效应不变，这表明竞争性拮抗作用是可逆的，增加激动药的剂量，仍可使药理效应保持在原来单用时的水平。可用拮抗参数（pA_2）表示竞争性拮抗药的作用强度，其含义为：当激动药与拮抗药并用时，拮抗药使加倍浓度的激动药仅引起原浓度激动药的反应水平，此时，该拮抗药的摩尔浓度的负对数值为 pA_2。pA_2 越大，拮抗作用越强。pA_2 还可用以判断激动药的性质，如两种激动药被同一拮抗药拮抗，且二者 pA_2 相近，则说明此二激动药作用于同一受体。

非竞争性拮抗药（noncompetitive antagonist）：与激动药并用时，可使亲和力与内在活性均降低，即不仅使激动药的量效曲线右移，而且也降低其最大效应（图 3-50）。与受体结合非常牢固，产生不可逆结合的药物也能产生类似效应。

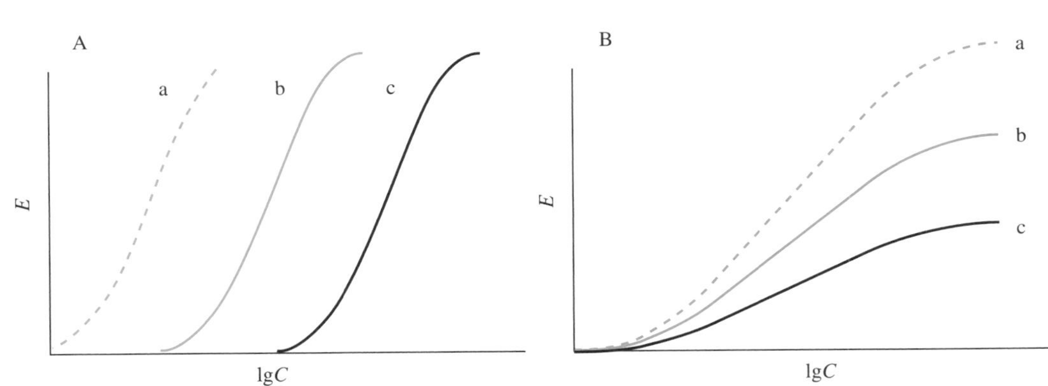

图 3-50　竞争性拮抗药（A）与非竞争性拮抗药（B）

a．激动药；b、c．激动药 + 不同浓度的拮抗药

一些活性高的药物只需与一部分受体结合就能发挥最大效能，剩余的未结合的受体称为储备

受体（spare receptor），拮抗药必须在完全占领储备受体后，才能发挥其拮抗效应。

5．受体类型　根据受体蛋白结构、信号转导过程、效应性质、受体位置等特点，受体大致可分为下列4类。

（1）门控离子通道：又称离子型受体，它们存在于快速反应细胞的膜上，由单一肽链往返4次穿透细胞膜形成1个亚单位，并由4～5个亚单位组成穿透细胞膜的离子通道，受体激动时离子通道开放，使细胞膜去极化或超极化，引起兴奋或抑制效应。最早发现的N型乙酰胆碱受体就是由5个亚单位组成的钠离子通道，包括2个α亚基以及β、γ和δ亚基各1个，其中，在α亚单位上各有1个乙酰胆碱结合点（图3-51B）与乙酰胆碱结合后，仅约1 ms钠离子通道即开放，胞外钠离子内流、细胞膜去极化、肌肉收缩。脑中γ-氨基丁酸（GABA）、甘氨酸、谷氨酸、天门冬氨酸受体均属于这一类型。

（2）G蛋白偶联受体：又称7跨膜（螺旋）受体，肾上腺素、多巴胺、5-羟色胺、乙酰胆碱（M）、阿片类、嘌呤类、前列腺素和一些多肽激素的受体是目前临床治疗药最常见的作用靶点。它们的结构非常相似，均为单一肽链形成7个α螺旋（又称跨膜区段结构）往返穿透细胞膜，N端在细胞外，C端在细胞内，这两段肽链氨基酸组成在各种受体差异很大，与其识别的配体及转导的信号各不相同有关。胞内部分有G蛋白结合区（图3-51A）。G蛋白（G-protein）是鸟苷酸结合调节蛋白的简称，存在于细胞膜内侧，由α、β、γ三个亚单位组成三聚体，静息状态时与GDP结合。相应受体激活后，GDP-α、β、γ复合物在Mg^{2+}参与下，结合的GDP与胞浆中的GTP交换，GDP-α与β、γ分离并与相应的效应器结合，同时配体与受体分离。α亚单位内在的GTP酶促使GTP水解为GDP，激活效应机制，从而恢复原来的静息状态（图3-52）。一个受体可激活多个G蛋白，一个G蛋白可以转导多个信号给效应器（effector），调节许多细胞功能。G蛋白主要分为两类，其一为兴奋性G蛋白（Gs），激活腺苷酸环化酶（AC）使cAMP减少。另一类为抑制性G蛋白（Gi），抑制AC，使cAMP减少。G蛋白还介导心钠素及NO对鸟苷酸环化酶（GC）的激活作用。此外，G蛋白对磷脂酶C、磷脂酶A2及Ca^{2+}、K^+离子通道等有重要的调节作用。

（3）具有酪氨酸激酶活性的受体：此类细胞膜上的受体由3个部分组成（图3-51C），细胞外有一段与配体的结合区，中段穿透细胞膜，胞内区段有酪氨酸激酶活性，能促其本身酪氨酸残基的自我磷酸化而增强此酶活性，再与细胞内其他底物作用，促进其酪氨酸磷酸化，激活胞内蛋白激酶，增加DNA及RNA合成，加速蛋白质合成，从而产生细胞生长分化等效应。胰岛素、胰岛素样生长因子、表皮生长因子、血小板生长因子及某些淋巴因子（lymphokine）的受体均属此类受体。

（4）细胞内受体：甾体激素和甲状腺激素受体均存在于细胞内，与相应甾体结合后形成复合物，激素受体复合物进入细胞核内与DNA结合区段结合，促进其转录及以后的某种活性蛋白产生（图3-51D）。这两种受体触发的细胞效应很慢，需若干小时。

6．细胞内信号转导与第二信使　受体在识别相应配体或药物并与之结合后，通过细胞内第二信使（second messenger），将获得的信息增强、分化、整合并传递给效应器，方能产生其特定的生理功能或药理效应。许多物质作为第二信使参与细胞内信号转导，主要有：

（1）环磷腺苷（cAMP）：cAMP是ATP经AC作用的产物。β受体、D_1受体、H_2受体等激动药通过Gs作用使AC活化，ATP水解而使细胞内cAMP增加。α受体、D_2受体、M_2受体、阿片受体等激动药通过Gi作用抑制AC，细胞内cAMP减少。cAMP被磷酸二酯酶（phosphodiesterase，PDE）水解为5′-AMP后灭活。茶碱抑制PDE而使胞内cAMP增多。cAMP能激活蛋白激酶A（PKA），使胞内许多蛋白酶磷酸化而活化，例如磷酸化酶、酯酶、糖原合成酶等活化而产生能量。钙离子通道磷酸化后激活，钙离子内流而使神经、心肌、平滑肌等兴奋。

（2）环磷鸟苷（cGMP）：cGMP是GTP经鸟苷酸环化酶（GC）作用的产物，也被PDE灭活。cGMP的作用与cAMP相反，使心脏抑制、血管舒张、肠腺分泌等。cGMP可以独立作用而

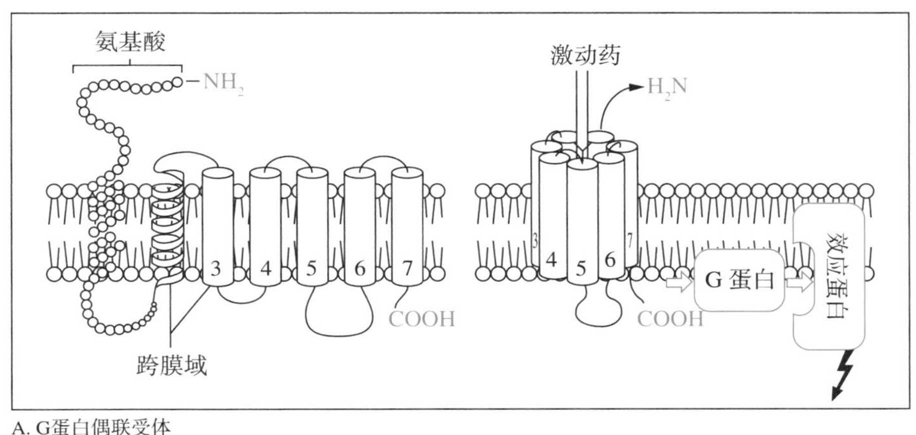

A. G蛋白偶联受体

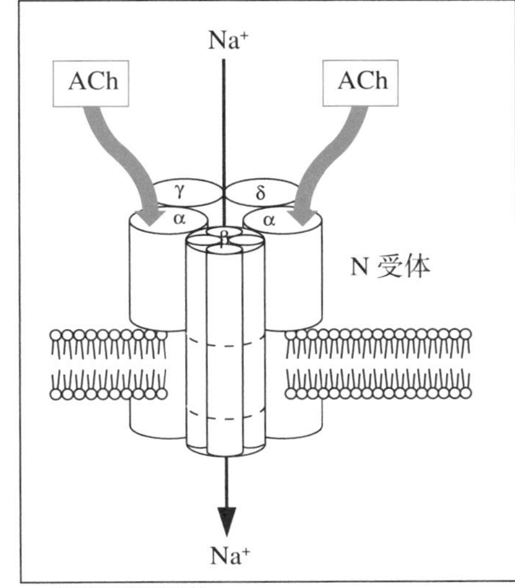

B. 离子通道型受体

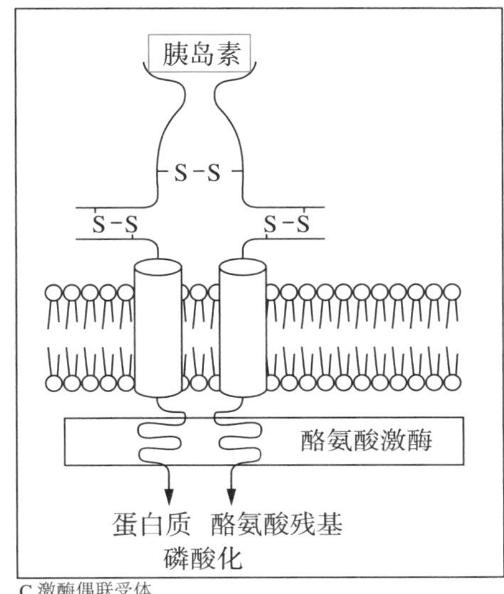

C.激酶偶联受体

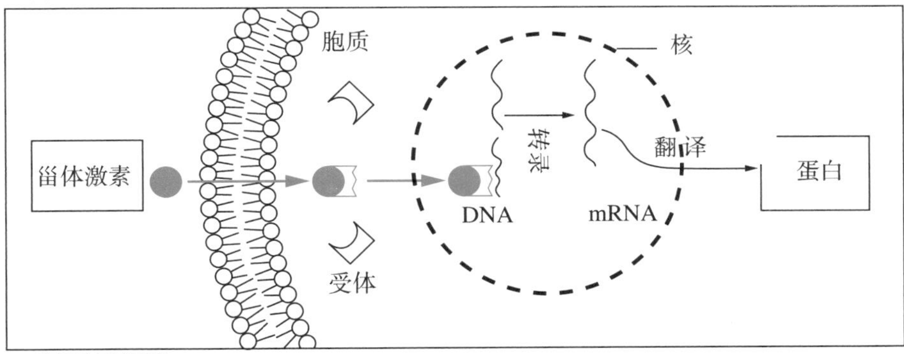

D. 基因传导型受体

图 3-51　四种受体家族示意图

不受 cAMP 制约。cGMP 可激活蛋白激酶 C（PKC）而引起各种效应。

（3）肌醇磷脂（phosphatidylinositol）：细胞膜肌醇磷脂的水解是另一类重要的受体信号转导系统。α_1、H_1、5-HT_2、M_1、M_3 等受体激动药与其受体结合后，通过 G 蛋白介导激活磷脂酶 C（PLC），PLC 使 4,5- 二磷酸肌醇磷脂（PIP_2）水解为二酰甘油（DAG）及 1,4,5- 三磷酸肌醇（IP_3）。DAG 在细胞膜上激活蛋白激酶 C（PKC），使许多靶蛋白磷酸化而产生效应，如腺体分泌，血小板聚集，中性粒细胞活化及细胞生长、代谢、分化等效应。IP_3 能促进细胞内钙池释放 Ca^{2+}，也有重要的生理意义。

（4）钙离子：细胞内 Ca^{2+} 浓度在 1 μmol/L 以下，不到血浆 Ca^{2+} 的 0.1%，对细胞功能有着重

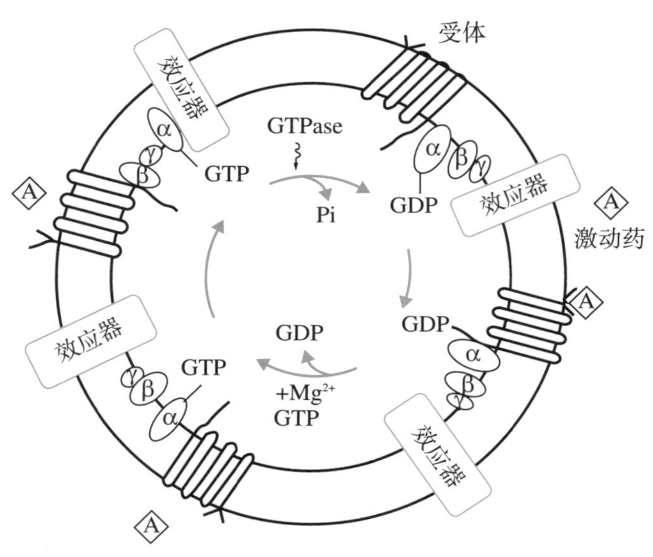

图 3-52　G 蛋白功能示意图

要的调节作用，如肌肉收缩、腺体分泌、白细胞及血小板活化等。细胞内 Ca^{2+} 可从细胞外经细胞膜上的钙离子通道流入，也可从细胞内肌浆网等钙池释放，两种途径互相促进。前者受膜电位、受体、蛋白、G 蛋白、蛋白激酶 A（PKA）等的调控，后者受 IP_3 作用而释放。细胞内 Ca^{2+} 激活蛋白激酶 C（PKC），与 DAG 有协同作用，共同促进其他信息传递蛋白及效应蛋白活化，很多药物通过对细胞内 Ca^{2+} 的影响而发挥其药理效应。

图 3-53 总结了细胞受体分类及信号转导机制。

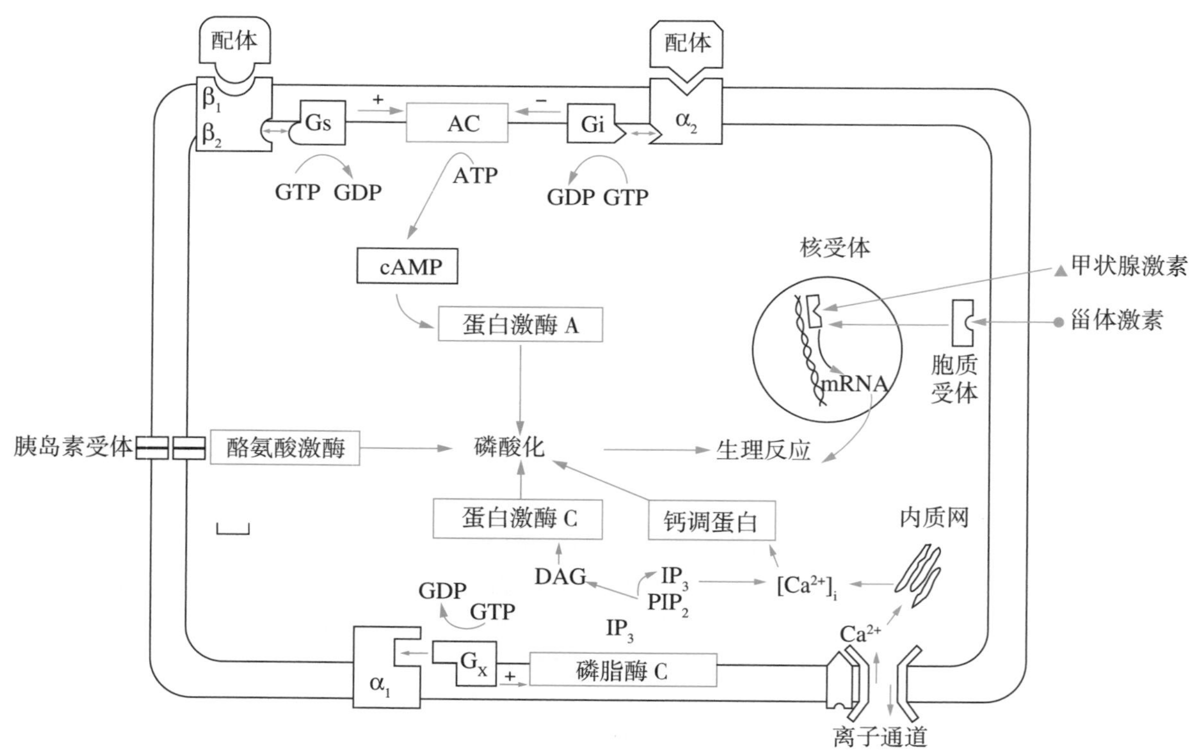

图 3-53　细胞受体分类及信号转导机制示意图

7．受体的调节 受体虽是遗传获得的固有蛋白，但并不是固定不变的，而是经常代谢转换，处于动态平衡状态，其数量、亲和力及效应经常受到各种生理及药理因素的影响。

受体的调节是维持机体内环境稳定的一个重要因素，其调节方式有脱敏和增敏两种类型。受体脱敏（receptor desensitization）是指在长期使用一种激动药后，组织或细胞对激动药的敏感性和反应性下降的现象，如长期使用 β_2 受体激动药沙丁胺醇，其支气管扩张作用减弱。受体增敏（receptor hypersensitization）是与受体脱敏相反的一种现象，可因受体激动药水平降低或长期应用拮抗药而造成。如长期应用 β 受体阻滞药普萘洛尔时，突然停药可致反跳现象，这是由于 β 受体的敏感性比正常增高所致。

若受体脱敏和增敏只涉及受体密度的变化，则分别称为向下调节（down-regulation）和向上调节（up-regulation）。

框 3-10 药理学发展前景

现代药理学正在经历一个高速发展阶段，进入一个崭新的纪元，主要体现在以下几个方面。

1．学科交叉和融合促进药理学发展 已由过去的单一学科发展成与其他学科紧密联系、相互渗透的综合学科，目前已出现许多边缘交叉的分支学科。除了传统的基于人体器官系统的分支学科，如心血管药理学、神经药理学、免疫药理学及呼吸药理学等，现已发展出药物流行病学（pharmacoepidemiology）、遗传药理学（pharmacogetics）、定量药理学（quantitative pharmacology）以及网络药理学（network pharmacology）等药理学分支学科。

2．新技术的应用加速药物开发进程 例如，通过器官芯片在体外建立的微型组织和器官模拟人体生理或病理状态，弥补现有细胞和动物模型的不足，在药物研发和精准医疗中具有良好的应用前景。

3．个体化用药与精准医疗 个体化用药即在最适时间、对最适患者给予最适药物和最适剂量。目前已广泛建立的治疗药物监测和药物基因组检测为个体化用药提供了重要的技术基础。人工智能（artificial intelligence，AI）技术为个体化用药发展带来新的契机。

三、影响药物效应的因素及合理用药原则

案例 3-7

女，21 岁。由救护车送入急诊室。急性呼吸困难，讲话不能连续成句。其母提供病史，诉患者哮喘 3 年。近期咽喉痛、流涕、哮喘加剧。近 4 天于清晨咳醒。在过去 12 小时内呼吸困难和喘息逐渐加重。日常应用沙丁胺醇吸入剂缓解症状，但近 2 天反复应用均无明显疗效。医生给予的治疗措施为持续雾化吸入沙丁胺醇 30 分钟，之后减至 2.5 mg、每 15 分钟一次。静脉注射 200 mg 可的松，之后改为 100 mg、每 6 小时一次。

案例 3-7 解析

问题：

1．沙丁胺醇为何采用雾化吸入的给药方式？

2．如果患者伴有严重的肝功能不全，能否继续采用可的松进行治疗。

3．该患者能否服用 β 受体阻滞药，如普萘洛尔、美托洛尔、比索洛尔等？

前文已讨论了药效学和药动学受疾病的种类和严重程度、病原体对药物的敏感性、药物的理化性质及联合用药等诸多因素的影响，因此相同剂量的药物在不同患者，其血药浓度和药效均有一定的差异，有时差异可能很大，甚至出现质的差异，即出现一般患者不出现的异常毒性反应。这种因人而异的药物反应称为个体差异（individual variation）。产生个体差异的原因可以存在于药物产生效应的任何一个环节，包括药物剂型、药动学、药效学及临床病理状态等因素。因此，须考虑这些因素对药物效应的影响，并及时调整用药方案，如药物及其剂量、给药途径、给药间隔时间和疗程等。了解影响药物效应的因素是合理用药的前提。

（一）药物方面的因素

1．药物剂型 药物可制成各种不同剂型，如溶液剂、糖浆剂、片剂、胶囊、颗粒剂、注射剂、气雾剂和栓剂等。由于剂型不同，给药途径亦不同。不同给药途径的药物吸收速度不同，一般速度规律是静脉注射＞吸入＞肌内注射＞皮下注射＞口服＞直肠给药＞透皮贴剂。药物不同剂型所含的药量虽然相等，即药剂当量（pharmaceutical equivalence）相同，但药效强度不尽相等。因此需要用生物当量（bioequivalence），即药物不同制剂能达到相同血药浓度的剂量比值作为比较标准。不同药物剂型，其中药物剂量不同，应用时亦应注意区分选择。如硝酸甘油常用量为静脉注射 5 ～ 10 μg，舌下含锭 0.2 ～ 0.4 mg，口服 2.5 ～ 5 mg，透皮贴剂 10 mg，剂量相差很大。近年来药剂学的发展，为临床用药提供了许多新的剂型。缓释制剂（sustained-release preparation）利用无药理活性的基质或包衣阻止药物迅速溶出以达到非恒速缓慢释放的效果。口服缓释片剂或胶囊每日 1 次可维持有效血药浓度 1 天。控释制剂（controlled-release preparation）可以控制药物按零级动力学恒速或近恒速释放，以保持恒速吸收。例如，茶碱控释胶囊每日 2 次，硝酸甘油贴皮剂每日 1 次，毛果芸香碱眼片置于结膜囊内每周 1 次，黄体酮宫内避孕器每年放置 1 次。这些新的剂型不仅保证长期疗效，也方便了患者。

2．联合用药及药物相互作用 临床常联合应用两种或两种以上药物，除达到多种治疗目的外，都是利用药物间的协同作用（synergism）以增加疗效，或利用拮抗作用（antagonism）以减少不良反应。不恰当的联合用药往往由于药物相互作用（drug interaction）而使疗效降低或出现意外的毒性反应。复方制剂虽有应用方便的特点，但方剂中的剂量比例固定，不能因人而异，较难解决个体差异问题。

（1）配伍禁忌（incompatibility）：两种或以上药物在体外配制时直接发生物理性的或化学性的相互作用而影响药物疗效或产生毒性反应称为配伍禁忌。在静脉滴注时尤应注意配伍禁忌。

（2）影响药动学的相互作用

1）吸收：空腹服药吸收快，饭后服药吸收较平稳。促进胃排空的药物如甲氧氯普胺能加速药物吸收，抑制胃排空药物如各种具有抗 M 胆碱能作用的药物能延缓药物吸收。吸收缓慢的灰黄霉素能加快胃排空，反而减少其吸收；而在胃中易被破坏的左旋多巴可减慢胃排空，反而使吸收减少。食物对药物吸收的影响总的来说不大，因此基本上没有特异性禁忌。因药物相互作用而影响吸收者不少见，如四环素与 Fe^{2+}、Ca^{2+} 等因络合而互相影响吸收。

2）血浆蛋白结合：与血浆蛋白结合率高的药物易受其他药物置换与血浆蛋白的结合而使作用加强，如双香豆素类抗凝药及口服降血糖药易受保泰松等非甾体抗炎药置换，结合型药物减少，游离型药物增加，作用增强，分别产生出血及低血糖反应。

3）肝生物转化：肝药酶诱导药如苯巴比妥、利福平、苯妥英钠和乙醇等通过诱导肝药酶活性，能增加在肝转化药物的消除而使药效减弱。肝药酶抑制药如异烟肼、氯霉素和西咪替丁等则相反，能减慢在肝转化药物的消除而使药效加强。

4）肾排泄：利用离子障原理，碱化尿液可加速酸性药物自肾排泄，减慢碱性药物自肾排泄。反之，酸化尿液可加速碱性药物排泄，减慢酸性药物排泄。水杨酸盐竞争性抑制甲氨蝶呤自肾小

Note

管的排泄而增加后者的毒性反应。

(3) 影响药效学的相互作用

1) 生理性拮抗或协同：饮酒可加重镇静催眠药的中枢抑制作用；相反，此时饮浓茶或咖啡则可减轻其中枢抑制作用。抗凝血药华法林和抗血小板药阿司匹林合用产生协同作用，可能导致出血反应。

2) 受体水平的协同与拮抗：许多抗组胺药、吩噻嗪类和三环类抗抑郁药都有M胆碱受体阻滞作用，如与M胆碱受体阻滞药阿托品合用，可能引起精神错乱、记忆紊乱等不良反应；β受体阻滞药普萘洛尔与β_2受体激动药沙丁胺醇合用可减弱后者的平喘作用。

3) 干扰神经递质的转运：三环类抗抑郁药抑制儿茶酚胺再摄取，可增加肾上腺素及其拟似药如酪胺等的升压反应，而减弱可乐定及甲基多巴的中枢性降压作用。

(二) 机体方面的因素

1. 年龄

(1) 小儿：特别是新生儿与早产儿，各种生理功能，包括自身调节功能尚未充分发育，与成年人有巨大差别，对药物的反应一般比较敏感，故对小儿临床用药尤应谨慎。新生儿体液占体重比例较大，水盐转换率较快；血浆蛋白总量较少，药物血浆蛋白结合率较低；肝、肾功能尚未充分发育，药物清除率低，在半岁以内与成人相差很多；小儿的体力与智力都处于迅速发育阶段，易受药物影响。例如新生儿肝葡糖醛酸结合能力尚未发育，应用氯霉素或吗啡将分别导致灰婴综合征及呼吸抑制。新生儿肾功能只有成人的20%，其庆大霉素的血浆半衰期长达18小时，为成人（2小时）的9倍。中枢兴奋药安非他明在儿科却用于治疗学龄儿童多动症，作用性质也有所改变。儿童服用同化激素影响长骨发育，服用四环素可使牙齿变为灰褐色。小儿用药量常按儿科用药剂量的公式计算。

(2) 老人：世界卫生组织（WHO）规定65岁以上为老年人。老年人对药物的吸收变化不大。老年人血浆蛋白量较低，体内水较少、脂肪较多，故药物血浆蛋白结合率偏低，水溶性药物分布容积较小，脂溶性药物分布容积较大。肝、肾功能随年龄增长而衰退，故药物清除率逐年下降，各种药物血浆半衰期都有程度不同的延长，例如在肝灭活的地西泮可自成人的20 ~ 24小时延长4倍。又如自肾排泄的氨基糖苷类抗生素可延长2倍以上。在药效学方面，老年人对许多药物反应特别敏感，例如中枢神经药物易致精神错乱，心血管药易致血压下降及心律失常，非甾体抗炎药易致胃肠出血，M胆碱受体阻滞药易致尿潴留、便秘及青光眼发作等。故对老年人用药亦应慎重，用药剂量应适当减少，常为成人量的1/3 ~ 1/2。此外，一些老年人由于记忆力减退，用药的依从性（compliance）较差，服用多种药物时，应详细交代服药方法。

2. 性别 性别对药物反应的差异不大。女性月经期不宜服用峻泻药和抗凝药，以免盆腔充血、月经增多。20世纪50年代末期，在西欧因孕妇服用沙利度胺（又称反应停）而生产了约1万例海豹肢畸形婴儿，引起了对孕妇用药的警惕。因此，对于已知有致畸作用的药物如锂盐、乙醇、华法林、苯妥英钠及性激素等，在妊娠早期应严格禁用。在妊娠晚期及哺乳期还应考虑药物通过胎盘及乳汁对胎儿及婴儿发育的影响。孕妇本身对药物反应也有其特殊情况需要注意，例如抗癫痫药产前宜适当增量，产前还应禁用阿司匹林及影响子宫收缩的药物。

3. 遗传异常 遗传多态性（genetic polymorphism）对药物效应的影响近年来日益受到重视，已有100余种与药物效应有关的遗传异常基因被发现。过去所谓的特异质（idiosyncrasy）不良反应多已从遗传异常表型获得解释，现在已形成一个独立的药理学分支——遗传药理学（genetic pharmacology），它是研究机体遗传因素对药物反应的影响的药理学分支学科。遗传因素对药动学的影响主要表现在对药物体内转化的异常，可分为快代谢型（extensive metabolizer，EM）及慢代谢型（poor metabolizer，PM）。前者使药物快速灭活，后者使药物灭活较慢，因此影响药物血浆浓度及效应强弱。遗传因素对药效学的影响是在不影响血药浓度的条件下，而使机体对药物的反应异常，如葡糖-6-磷酸脱氢酶（G-6-PD）缺乏者对伯氨喹、磺胺药、砜类等药物易发生溶血反应。这两种遗传异常的人群在我国都不鲜见，这些遗传异常只有在受到药物激发时方出现异常，故不是遗传性疾病。

4．病理情况　疾病的严重度固然与药物疗效有关，同时存在的其他疾病也会影响药物的疗效。肝、肾功能不足时分别影响在肝转化及自肾排泄药物的清除率，可以通过适当延长给药间隔及（或）减少剂量加以解决。神经功能抑制时，如巴比妥类药物中毒时能耐受较大剂量中枢兴奋药而不致惊厥，惊厥时却能耐受较大剂量苯巴比妥。此外，要注意患者有无影响药物疗效的潜在疾病，例如氯丙嗪诱发癫痫，非甾体抗炎药诱发或加重溃疡病，氢氯噻嗪加重糖尿病，M胆碱受体阻滞药诱发青光眼等。在用抗菌药物治疗时，白细胞缺乏、未引流的脓疮、糖尿病等都会影响疗效。

5．心理因素　患者的精神状态与药物疗效关系密切。安慰剂（placebo）是不具药理活性的剂型（如含乳糖或淀粉的片剂或含盐水的注射剂），但对于头痛、心绞痛、术后痛、感冒咳嗽、神经症等却能获得30%～50%的疗效，这就是通过心理因素取得的。安慰剂对心理因素控制的自主神经系统功能影响较大，如血压、心率、胃分泌、呕吐、性功能等。它在患者信心不足时还会引起不良反应。在新药临床研究时，采用双盲法安慰剂对照试验极其重要，可用以排除假阳性疗效或假阳性不良反应。安慰剂对任何患者都可能取得阳性效果，因此医生不可能单用安慰剂做出真病或假病（心理病）的鉴别诊断。医生的任何医疗活动，包括一言一行等服务态度都可能发挥安慰剂作用，要充分利用这一效应。但医生不应利用安慰剂去敷衍或欺骗患者，因为这样会延误疾病的诊治，并可能破坏患者对医生的信任。对于情绪不佳的患者尤应多加注意，氯丙嗪、利血平、肾上腺皮质激素及一些中枢抑制性药物在抑郁患者可能引发悲观厌世倾向，用药时应慎重。

6．机体对药物反应的变化　在连续用药一段时间后机体对药物的反应可能发生改变。

（1）致敏反应（sensitization）：产生变态反应，如前文所述。

（2）耐受性（tolerance）：连续用药后机体对药物的反应强度递减，程度较快速耐受性轻，也较慢，不致反应消失，增加剂量可保持药效不减。这种现象称作耐受性。有些药物在产生耐受性后如果停药，患者会发生主观不适感觉，需要再次连续用药。如果只是精神上想再用药，这称为习惯性（habituation），一旦停药也不致对机体形成危害。

小测试3-6：
从药物方面考虑，影响药物效应的因素有哪些？从机体方面考虑，哪些因素影响药物的效应？

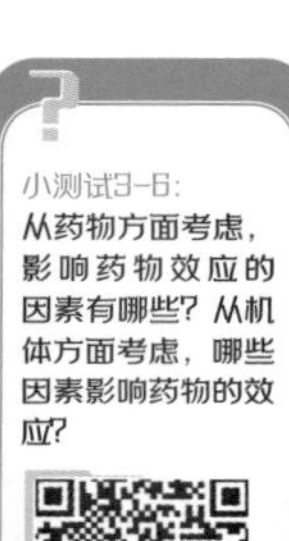

（3）依赖性（dependence）：一些称为麻醉药品（narcotics）的药物，用药时产生欣快感（euphoria），停药后会出现严重的生理功能的紊乱，称为成瘾性（addiction）。由于习惯性及成瘾性都有主观需要连续用药，故统称依赖性。药物滥用（drug abuse）是指无病情根据的大量长期的自我应用麻醉药品，是造成依赖性的原因。麻醉药品的滥用不仅对用药者危害极大，对社会危害也很大。吗啡、可卡因、印度大麻及其同类药都属于麻醉药品。苯丙胺类、巴比妥类和苯二氮䓬类等亦被列入国际管制的成瘾性精神药物。

（4）耐药性（drug resistance）：病原体及肿瘤细胞等对化学治疗药物敏感性降低称为耐药性，也称抗药性。有些细菌还可对某些抗生素产生抗药性，在抗癌化学治疗中也有类似的抗药性问题。

（5）药源性疾病（drug induced disease）：由药物引起的病理反应所导致的疾病称为药源性疾病，如长期大量应用肼屈嗪可引起红斑狼疮综合征及类风湿关节炎。

（三）合理用药原则

合理用药指用药要充分发挥药物的疗效而避免或减少可能发生的不良反应。具体原则如下。

1．明确诊断　选药不仅要针对适应证，还要考虑禁忌证。

2．根据药理学知识选药　尽量少用所谓的“撒网疗法”，即多种药物合用以防漏诊或误诊，这样不仅增加患者的经济负担，而且容易发生药物相互作用。选药时首先应考虑选用国家基本药物。

3．了解并掌握各种影响药效的因素　用药必须个体化，不能单纯公式化。

4．对因、对症治疗并重　在采用对因治疗的同时，要采用对症支持疗法。如在严重的病毒和细菌感染及癌症化学治疗时，应重视采用免疫增强剂以增强机体免疫功能。

5．及时调整用药方案　开出处方仅是治疗的开始，必须严密观察病情反应，及时调整剂量或更换治疗药物。

小　结

药物作为外源性物质自用药部位进入机体后，通过机体对药物的作用，最终离开机体的过程，称为药物的体内处置过程，包括药物的吸收、分布、生物转化（代谢）及排泄。在临床药物治疗及新药研究中，需要根据药物体内过程特点和药动学规律制订合理的给药方案。

药物作用产生药理效应，包括药物的兴奋、亢进、抑制、麻痹和调节作用，特异性和选择性作用，治疗作用和不良反应。剂量（浓度）- 效应关系曲线反映基本概念，如阈浓度、最大效应（效能）、效价强度、个体差异、半数有效量、半数致死量、治疗指数等。药物的作用机制复杂多样，其中受体机制是核心之一。受体能与药物结合，并引起生物效应，可分为门控离子通道受体、G 蛋白偶联受体、具有酪氨酸激酶活性的受体和细胞内受体。作用于受体的药物可分为激动药和拮抗药，后者又可分为竞争性拮抗药和非竞争性拮抗药。

药物剂型、药动学的相互作用、药效学的相互作用以及机体的年龄、性别、心理因素、病理状态、遗传因素等均可对药物效应产生影响。机体对药物反应的变化可引起过敏反应、耐受性（或耐药性）、快速耐受性、依赖性、成瘾性和药源性疾病等。掌握影响药物效应的因素方能合理用药。

整合思考题

1．试述药物在体内的基本过程。

2．试述一级动力学与零级动力学的特点。

3．试用受体与药物相互作用原理说明激动药、拮抗药，以及竞争性拮抗药和非竞争性拮抗药的特点。

4．药物如何与门控离子通道受体、G 蛋白偶联受体、具有酪氨酸激酶活性的受体和细胞内受体作用并产生药理效应？

5．常见的药物不良反应有哪些？

整合思考题参考答案

（陈建国　谭焕然　铁　璐）

第四章 肿 瘤

第一节 肿瘤概述

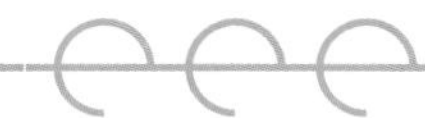
导学目标
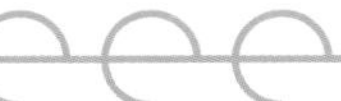

通过本节内容的学习，学生应能够：

※ 基本目标

1. 阐释癌症的发生与发展过程。
2. 阐述加深对癌症生物学过程的理解对于诊断和治疗方法的推动作用。

※ 发展目标

1. 简述癌症治疗的方法以及发展过程。
2. 从病理、遗传、免疫等方面全面描述癌症的发生发展过程，以及预防和治疗方法。

案例 4-1

案例 4-1 解析

肺癌的 5 年生存率在 1975—1977 年平均为 12.3%，在 2011—2017 年提高到 21.7%，癌症早期诊断方法与治疗方案的综合发展积极提升了肺癌的治疗效果。例如，在 1978 年仅用细胞毒类化疗药物顺铂（cisplatin）进行肺癌的药物治疗，2003 年靶向 EGFR 的抑制剂吉非替尼（gefitinib）应用于临床，2006 年血管内皮生长因子抑制剂贝伐珠单抗（bevacizumab）诞生，2011 年 ALK/ROS-1 抑制剂克唑替尼（crizotinib）出现，2015 年免疫检查点抑制剂帕普利珠单抗（pembrolizumab）发明，2020 年液体活检用于癌症早期筛查。

问题：

简述癌症患者生存率提高的原因。

癌症是缩短人类寿命、增加死亡率的主要病因之一。世界卫生组织国际癌症研究机构建立的全球癌症数据库 GLOBOCAN2020 提供了全球 185 个国家 36 种癌症的数据，结果表明 2020 年全球范围内新发的癌症病例数为 1930 万例，死亡病例数近 1000 万。最常见的癌症种类分别是乳腺癌、肺癌、结直肠癌、前列腺癌和胃癌；死亡人数最高的癌症是肺癌，其次为结直肠癌、肝癌、胃癌和乳腺癌。

伴随癌症领域在预防、早期筛查和治疗方面的显著进步，癌症患者的死亡率逐年下降，生存率逐年提升。癌症发生发展的分子、细胞和系统生物学等层面的研究不断深入，癌症的精准治疗与个体化治疗正逐步成为可能。

一、癌症的发生与发展

肿瘤细胞具有以下生物学特点：持续增殖、抵抗细胞死亡、逃脱生长抑制、无限复制、永生化、血管新生、侵袭和远处转移、逃避免疫攻击、基因组不稳定性、细胞能量代谢异常以及促癌炎症反应。促进癌症发生的危险因素包括吸烟、饮酒、紫外线照射、不健康的饮食、不运动、体重超标以及微生物感染。通过对肿瘤细胞基因组高通量测序发现，肿瘤细胞的获得性突变、促癌信号通路的持续激活是肿瘤发生发展的主要原因。根据功能分类，癌基因编码蛋白分为转录因子、染色质调控分子、生长因子、生长因子受体、信号通路介导分子和凋亡调控因子等。癌基因的异常激活由染色体重排、突变和基因扩增所引起，使得肿瘤细胞获得生长优势。例如癌基因 *RAS*（*KRAS*、*HRAS*、*NRAS*）在 12、13 和 61 位氨基酸发生突变后，RNA 编码蛋白与激酶信号通路持续激活；*BRAF* 基因（*V599E*）突变发生在 59% 的黑色素瘤、18% 的结直肠癌、14% 的肝细胞癌和 11% 的胶质瘤中，使得 BRAF 蛋白持续激活 MAPK 信号通路，细胞过度增殖、分化和存活。

一方面，肿瘤细胞通过癌基因的体细胞突变刺激生长信号。另一方面，肿瘤抑制因子的功能缺失使得肿瘤细胞避开负向调控细胞增殖的抑制信号。例如，当基因组或者代谢信号异常时，*p53* 会抑制细胞周期进程，促进细胞凋亡；而在肿瘤细胞中，*TP53* 失活则会加剧细胞过度增殖。

随着原位癌和转移癌的高通量测序数据库整合［the International Cancer Genome Consortium（ICGC），The Cancer Genome Atlas（TCGA），the Pan- Cancer Analysis of Whole Genomes Consortium of the ICGC and TCGA，and the Human Tumor Atlas Network］以及单细胞测序技术的应用，癌症基因组学研究对于认识肿瘤的异质性以及发展新的治疗方案起到了重要作用。肿瘤的异质性体现为多种细胞亚群的基因组、mRNA 与蛋白质表达、表观遗传调控以及能量代谢都不相同。同时，肿瘤微环境包含肿瘤浸润免疫细胞、成纤维细胞、细胞外基质和神经细胞，细胞间的相互作用共同调控肿瘤细胞的生长、侵袭以及治疗敏感性与耐药性。

二、癌症的筛查和早期诊断

癌症的筛查与早期诊断对于癌症的早期干预与有效控制至关重要。例如，基于人群的宫颈癌 HPV 检测、前列腺癌的特异性抗原检测、乳腺癌的钼靶和肺癌的低剂量 CT 筛查的应用。肿瘤生物标志物包括了影像学标志物、组织和细胞标志物以及液体活检标志物，这些标志物筛查的快速发展，极大地推动了癌症风险评估、筛查和辅助诊断的发展。

1. 影像学标志物　影像学生物标志物显示肿瘤解剖结构、形态、病理生理、代谢和分子功能改变，在癌症干预过程中被广泛应用。例如，用于 ACR BI-RADS 分类、临床 TNM 分级以及客观疗效评估。同样，CT、MRI、PET 和超声标志物能够助力癌症研究和抗癌药物研发，包括检测药物靶点激活和靶点抑制等。

近年来，人工智能算法应用于图像识别领域获得了巨大进展。机器学习有效地提高了临床诊断准确性、可重复性以及识别速度。其应用范畴分为识别、描述和监测三个方面。识别是指在影像中检测到潜在的异常强度信号；描述用于鉴定异常信号的边界、评估良性与恶性以及进行肿瘤分级；监测是在时间维度上跟踪异常信号的特点，用于诊断及评估治疗效果。

2．组织和细胞生物标志物　组织和细胞特异性生物标志物包括蛋白质、代谢产物、肿瘤特异性基因突变检测、染色体易位、表观遗传学改变和微 RNA 改变等。在癌症的发生、发展过程中，随着基因组、蛋白质组和代谢组等多组学测序方法的进步，通过这些方法深入剖析肿瘤细胞的异质性，推动了癌症生物学的迅速发展，并且鉴定出许多有利于筛查工作的新生物标志物。基于原位癌和转移癌的单细胞测序，为肿瘤异质性以及肿瘤微环境的研究增加了新的手段。另外，肿瘤生物标志物也可以是非宿主依赖性的。例如，在宫颈癌筛查中，检测 HPV DNA 是关键。与此同时，深度学习算法在多组学大数据整合、分析以及组织学鉴别等方面都展现出了显著的优势，为更多组织和细胞特异性生物标志物的发现提供了可靠的条件。

3．液体活检　液体活检是指在外周血中富集循环肿瘤细胞、肿瘤细胞来源的细胞游离 DNA/RNA（mRNA，长链非编码 RNA，微 RNA）以及外泌体、肿瘤相关血小板因子、蛋白质以及代谢产物等。虽然组织活检仍然是癌症诊断的金标准，但液体活检的优势是创伤小、易获得且可重复获取，因而展现出巨大的发展潜力。液体活检的技术开发依赖于第二代测序技术的蓬勃发展，其目的是在时间和空间层面检测肿瘤的生物学改变过程，实现多种癌症类型的筛查、辅助诊断以及检测抗癌药物敏感性。具体应用举例：循环肿瘤游离 DNA 的含量与联合治疗效果及疾病转移状态相关，可以用于靶向药物治疗选择，例如，非小细胞肺癌中的 *EGFR* 突变、结直肠癌中的 *KRAS* 突变；循环肿瘤细胞可以用于转移乳腺癌、前列腺癌和结直肠癌的预后判断与预测复发等。液体活检的劣势是不能展现形态学改变，且循环肿瘤细胞游离 DNA 和循环肿瘤细胞在癌症早期阶段的患者中不易被检测到。因此，在癌症筛查和早期诊断领域考虑应用多种检测方法，以提高对癌症风险、治疗效果和生存率评估的准确性。

三、癌症的治疗与靶点

传统的癌症治疗方案包括放射治疗、手术治疗以及基于细胞毒类药物的化学治疗。这些治疗方案虽然可以有效地干预癌症进程，但是也时常出现治疗相关的近期与远期不良反应以及耐药问题。针对传统治疗方案的局限性，放射治疗的发展方向在于减少对于正常组织的损伤；手术治疗的进步依赖于人工智能算法支持的机器人辅助的手术系统，有效提高可视性、灵活性以及减小创口；化疗药物的进步在于提高靶点特异性、有效性、持续性以及减少毒性。伴随着人们发现基因组改变是癌症发生发展的重要驱动力，以及对于肿瘤细胞特异靶点高通量筛选的实现，精准医学与个体化治疗模式逐步发展。同时，遗传学和细胞生物学、基因组学和蛋白质组学研究的快速发展，推动药物靶点和小分子抑制剂的开发，促进靶向治疗的发展，提高癌症患者的治疗效果。基于癌症患者的特异基因组改变而选择癌症靶向治疗始于 1990 年，例如曲妥珠单抗（Herceptin）用于治疗过表达 HER2 的乳腺癌；伊马替尼（Gleevec）靶向 BCR-ABL1 激酶，治疗慢性髓系白血病；克唑替尼与色瑞替尼治疗发生 *ALK* 基因重排的非小细胞肺癌。

以肺癌为例可以了解癌症治疗方案的演变。肺癌的病死率居所有癌症的首位，85% ～ 90% 的肺癌是非小细胞肺癌。在 20 世纪 90 年代到 21 世纪早期，患者接受同样的化疗方案，然而传统的化疗方法对于非小细胞肺癌的治疗效果并不理想。直到 2004 年，人们逐渐认识到肿瘤的组织形态学和基因组特点是治疗敏感性的重要影响因素。因此，将肺癌进行亚型分类，根据组织形态学分为腺癌和鳞癌等，根据体细胞突变分为更多分子亚型，包括 ALK、EGFR、MET、ROS1、BRAF 和 NTRK 等。这些疾病亚型在表型特征、疾病过程、药物敏感性、预后方面展现显著不同的特点。基于亚型分类的治疗方案显著提升了疾病预后。例如，针对 EGFR 和 ALK 的分子靶向抑制药物用于携带这些突变的患者可以提高治疗敏感性。然而，在治疗过程中对原癌基因的抑制剂产生耐药性是不可避免的。耐药性的产生机制包括原癌基因产生新发突变或者其他癌基因通路的激活等。例如，EGFR T790M 的继发突变影响 EGFR 与抑制剂的结合，从而产生对 EGFR 抑制剂的获得性耐药。促癌的旁路激活通路包括 HER2 与 MET 扩增，PIK3CA、BRAF 突变，NF1 缺失，AXL 上调等。针对获得性耐药，诞生了选择性地与突变蛋白不可逆地结合且起到抑制作用的第二、三代酪氨酸激酶抑制剂，用于已产生耐药的非小细胞肺癌的治疗。

目前已经获批的癌症靶向治疗药物主要是针对体细胞突变的基因编码蛋白，这些靶点调控细胞的生长、增殖与侵袭，或者抑制抗肿瘤免疫反应。肿瘤相关的内在靶点包含突变的癌基因、表观遗传调控、转录调控、信号转导和 DNA 损伤应答等。涉及肿瘤生长的外在因素靶点包括肿瘤微环境、分化状态调控、内分泌信号和微生物组学等。

1．癌基因　促进癌基因信号通路改变的生物学过程包括点突变、融合、易位、拷贝数改变、甲基化以及转录失调。染色体重排导致融合基因产生新功能，以及基因剂量改变。通过抑制促癌基因发挥作用的药物治疗效果显著。截至 2019 年，FDA 已经批准 43 个蛋白激酶抑制剂用于癌症的治疗。

同时，针对癌基因设计药物也存在挑战。例如，RAS 在 19% 的癌症中发生突变，如果能抑制 RAS 通路，将对癌症治疗方案有广泛性影响。RAS 信号通路的过度激活依赖于酪氨酸激酶本身的突变或者是 RAS 调控蛋白（NF1，SOS1，PTPN1）突变以及下游信号（BRAF，RAF1）的改变。鉴于 RAS 下游信号通路的重复性以及 RAS 本身的生化特点，抑制 RAS 信号通路较难实现。

2．抑癌因子　抑癌因子功能缺失在癌症中较为常见。例如，PTEN 突变使得磷酸酶活性丢失，PI3K 通路过度激活，通过抑制 PI3K 及下游通路可进行靶点干预；针对 *TP53* 突变的药物试图通过稳定突变蛋白的三维结构，从而恢复其正常功能。

3．DNA 损伤修复　细胞中未能修复的 DNA 损伤产生新发突变或者染色体结构改变，基因组不稳定性会进一步促进肿瘤的发生发展。调控 DNA 损伤修复的关键分子在肿瘤中的功能发生异常，可以通过这一特点进一步诱导肿瘤细胞死亡。例如，在 BRCA1、BRAC2 功能缺失的情况下，DNA 损伤修复异常，同时抑制 PARP 可以有效阻止有丝分裂。

4．代谢途径　肿瘤细胞在缺氧和缺少营养来源的条件下，通过改变自身的代谢途径以及肿瘤微环境的代谢条件，促进肿瘤细胞生存、生长、增殖与侵袭。通过抑制肿瘤细胞存活所必需的异常代谢途径，可以有效阻止肿瘤生长。具体而言，肿瘤细胞的葡萄糖代谢、氨基酸代谢和脂肪酸代谢均发生了改变。首先，肿瘤细胞的葡萄糖摄取和消耗均显著增加，使得 FDG-PET 可以有效进行肿瘤成像。其次，肿瘤细胞需要摄取或者新合成谷氨酰胺、甘氨酸、丝氨酸和天冬氨酸，而这些氨基酸代谢以及与其相关联的代谢产物在肿瘤细胞中发生异常改变，通过干预氨基酸代谢通路可以抑制肿瘤细胞生长。最后，一些肿瘤细胞含有高水平的多聚不饱和脂肪酸，脂代谢通路调控有可能改变肿瘤细胞生长。另外，异柠檬酸脱氢酶 IDH1/2 在胶质瘤、髓系肿瘤、软骨肉瘤和肝细胞癌中发生突变，其代谢中间产物 2- 羟基戊二酸（2-HG）抑制 DNA 去甲基化，造成抑癌基因失活。通过抑制 2-HG 的产生有望纠正肿瘤的表观遗传学改变。

5．细胞状态　急性髓系白血病的病因在于未成熟的髓系祖细胞永生化。在急性早幼粒细胞白血病中，98% 的患者携带 15 和 17 号染色体易位造成的 *PML-RARα* 融合基因，其编码的融合蛋白抑制细胞分化相关因子的转录，导致早幼粒细胞的发育和分化能力异常。全反式维甲酸和亚砷酸的联合应用，通过重新启动髓系细胞的分化调控网络诱导早幼粒细胞分化成熟，以及促进 PML-RARα 融合蛋白降解，加速异常的早幼粒细胞凋亡，达到有效治疗急性早幼粒细胞白血病的目的。

6．免疫疗法　癌症免疫疗法的应用进一步推动精准医疗的实现。免疫检查点是表达在免疫细胞表面并调控抗原免疫反应的蛋白，肿瘤细胞通过高表达免疫检查点结合蛋白而使得 T 细胞失去攻击能力。例如，肿瘤细胞高表达 PD-1 介导的抑制信号而避免表达其配体 PD-L1 的 T 细胞杀伤。自 2011 年靶向免疫检查点 CTLA-4 的免疫疗法应用于晚期黑色素瘤的治疗伊始，迄今已有多种靶向 CTLA-4、PD-1 和 PD-L1 的药物成功应用于多种癌症的治疗。

此外，免疫治疗还包括细胞过继免疫治疗。通过将患者自身的免疫效应细胞分离，经体外基因修饰活化并回输到机体，对肿瘤产生持久的杀伤作用。这种嵌合抗原受体（chimeric antigen receptor，CAR）修饰的细胞疗法能够产生数量足够且能识别肿瘤抗原的细胞毒细胞。CAR-T 细胞是将肿瘤相关抗原序列和 T 细胞活化序列进行基因重组，已获批应用于儿童淋巴瘤的治疗。此外，CAR-NK 细胞通过释放细胞毒因子快速杀伤肿瘤细胞，在临床试验中显现出抗肿瘤作用的诸多优势。

7. 疫苗的预防　针对已明确的感染性致病因素而开发的预防性疫苗通过预防病毒感染而降低癌症的发生率。例如，HPV 疫苗可以预防 90% HPV 相关的宫颈癌，HBV 疫苗对于预防肝癌有效。治疗性疫苗是利用肿瘤细胞相关抗原等诱导机体抗肿瘤特异性免疫应答，从而杀伤肿瘤细胞。其主要作用包括：提高免疫系统对肿瘤抗原的识别能力，增强肿瘤相关抗原的免疫原性，介导抗肿瘤免疫反应。例如，黑色素瘤细胞疫苗应用于晚期转移性黑色素瘤患者的治疗。

四、机遇与展望

精准医学时代的到来以及高通量测序技术的广泛应用，推动癌症新分子靶点的鉴定以及针对癌症亚型的靶向治疗。将组学数据应用于解析癌症的分子机制、通路以及药物敏感性和耐药性分析、评价联合治疗的效果，实现在单细胞水平上分析肿瘤细胞以及分子调控的异质性、肿瘤内部以及与肿瘤微环境之间的相互作用。通过人工智能和机器学习算法在医学领域的逐步拓展，助力快速、准确地分析影像学、基因组、蛋白质组与代谢组数据，辅助肿瘤的筛查、诊断、治疗方案以及治疗效果评估，这些手段必将不断提高癌症患者的生存率。

小　结

通过不断加深对于癌症发生发展生物学过程的理解，积极推动了癌症早期诊断与治疗方法的快速发展，癌症的精准治疗与个体化治疗正逐步成为可能，以实现患者生存率的提升。

整合思考题参考答案

整合思考题

1. 如何实现癌症的早期诊断？
2. 如何实现癌症的靶向治疗？

（罗建沅　梅　帆）

第二节 肿瘤发生发展的结构基础

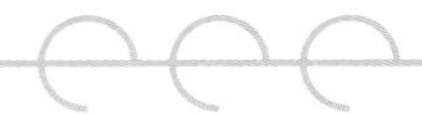
导学目标
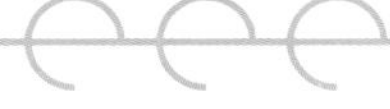

通过本节内容的学习，学生应能够：

※ 基本目标

1. 全面阐述肿瘤的定义。
2. 总结肿瘤发生发展的结构基础。
3. 总结肿瘤的命名和分类。
4. 比较良性肿瘤与恶性肿瘤的区别。
5. 比较癌与肉瘤的区别。

※ 发展目标

1. 综合运用有关肿瘤的知识去辨识不同肿瘤类型。
2. 概述常见肿瘤的筛查意义及方法。

案例 4-2

男，30 岁。肠镜发现结肠多发息肉（> 100 枚）5 年，口服舒林酸治疗控制，近 2 年因药物副作用引起胃溃疡停药，息肉逐渐长大。家族史：母亲 50 余岁时因肠癌去世，舅舅 30 岁时因结肠“息肉”行全结肠切除术。

案例 4-2 解析

问题：

1. 患者结肠多发息肉的性质是什么？
2. 患者的结肠息肉与其母亲和舅舅的疾病相关吗？其发生机制是什么？
3. 舒林酸的作用机制是什么？

肿瘤（tumor，neoplasm）是机体在各种致瘤因素的作用下，局部正常组织的细胞在基因水平上发生改变，失去对其生长的正常调控，导致细胞异常增生而形成的新生物，通常表现为肿块形成。根据肿瘤形态结构和生物学行为的不同，一般将肿瘤分为良性（benign）和恶性（malignant）肿瘤两大类。良性肿瘤（benign tumor）是指生长缓慢，没有侵袭性或者侵袭性弱，不播散到机体其他部位，对人体的危害小的一类肿瘤。而恶性肿瘤（malignant tumor）是指通常生长快，侵袭性强，可以从原发部位播散到身体其他部位，危害人类健康最严重的疾病之一，且其发病率和死亡率呈增加趋势，又称为癌症（cancer）。

肿瘤性增生（neoplastic proliferation）与机体不相适应、不协调，对机体有害。一般是克隆性的（clonal），肿瘤细胞的形态、代谢和功能均有异常，不同程度地失去了分化成熟的能力，多数情况下呈现不可逆的自主性生长（autonomous growth）。机体在生理状态下及在炎症、损伤修复时的病理状态下也常有局部组织细胞的增生，但这属于非肿瘤性增生（non-neoplastic proliferation）。这类增生属于局部组织细胞的正常更新，或因一定损伤刺激导致机体细胞发生的病理反应。非肿瘤性增生一般是机体所需的、可逆的和自限性的。增生的细胞分化成熟，并具有正常形态和功能，原因一旦消除就不再继续增生。这与肿瘤性增生有着本质区别。

2020 年，全世界新增恶性肿瘤患者约 1930 万，死亡者约 990 万。世界卫生组织预测，至 2030 年，全球每年新发恶性肿瘤病例将达到 2140 万，死亡者将达 1320 万。根据 2016 年全国肿瘤登记中心数据，我国恶性肿瘤死亡率约为 106.00/10 万，城市居民为 104.44/10 万，农村地区为 108.01/10 万；我国城市人口恶性肿瘤死因最常见的依次为肺癌、肝癌、胃癌、结直肠癌、食管癌、胰腺癌、乳腺癌、白血病、淋巴瘤、脑肿瘤；农村地区依次为肺癌、肝癌、胃癌、食管癌、结直肠癌、胰腺癌、脑肿瘤、乳腺癌、白血病和淋巴瘤。恶性肿瘤不仅给患者带来躯体和精神痛苦、威胁患者生命，还给患者与社会带来沉重的经济负担。肿瘤的诊断、治疗和预防是医学领域庞大而重要的组成部分，涉及医学中各门学科。目前肿瘤诊断技术已取得较大进步，治疗方法也日益增多，许多肿瘤的精准医疗获得显著的成效，但大多数恶性肿瘤的预后依然很差。主要原因就是人们对肿瘤病因、发生机制和生物学特性的认识尚存在不足。肿瘤发生发展机制和肿瘤的病理诊断是病理学和肿瘤学的重要内容。本章从病理学的角度介绍关于肿瘤的基本知识，包括肿瘤的形态和分类、生物学特点、肿瘤对机体的影响、肿瘤病因和发病机制等。这些知识对临床上正确诊断肿瘤、拟定恰当的治疗方案和评估预后等具有重要意义。

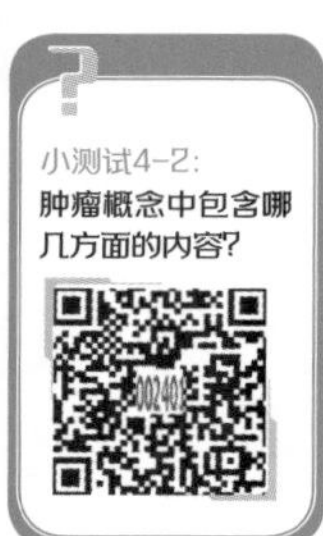

一、肿瘤的一般形态与结构

（一）肿瘤的大体形态

大体形态学观察是病理学检查的重要方面。肿瘤的大体形态多种多样。肉眼观察肿瘤时，应注意其数目、大小、形状、颜色和质地（硬度）等基本特征。这些观察有助于判断肿瘤类型和区分其良恶性。

1. 肿瘤的数目和大小 肿瘤数目不一，一位肿瘤患者通常为一个，即单发瘤（single tumor）；有时为多个，即多发瘤（multiple tumors）。多发瘤可同时或先后出现，如神经纤维瘤病（neurofibromatosis），或为单发瘤晚期转移的结果。肿瘤的大小差别很大，小者直径仅几毫米，如甲状腺十分微小的隐匿癌（occult carcinoma）。有的甚至在显微镜下才能发现，如上皮组织的原位癌（carcinoma *in situ*）。大者直径可达数十厘米，质量可达数千克乃至数十千克，如卵巢的囊腺瘤（cystadenoma）。一般来说，肿瘤的大小与肿瘤的良恶性、生长时间和发生部位有一定关系。生长于体表或较大的体腔（如腹腔）内的肿瘤可长得很大，尤其是当这些部位的良性肿瘤经过长期生长才被发现时。生长于狭小腔道（如颅腔和椎管）内的肿瘤由于较早地出现症状和体征，就诊时肿瘤一般较小。恶性肿瘤一般生长迅速，常常较快侵袭邻近重要器官并出现远处转移，较短时间内导致患者死亡，所以体积不一定都很大。但恶性肿瘤的体积越大，转移的潜能和概率一般也越大。对于某些类型的肿瘤，体积大小是判断其良恶性的重要指标之一。恶性肿瘤的体积是肿瘤分期的一项重要指标。

2. 肿瘤形状 肿瘤的形状多种多样，有息肉状（polypoid）、乳头状（papillary）、绒毛状（villous）、结节状（nodular）、分叶状（lobular）、囊状（cystic）、蕈状（fungating）、浸润性包块状（infiltrating mass）、弥漫性肥厚状（diffuse thickening）和溃疡状（ulcerative）等（图 4-1）。肿瘤形状上的差异一般与其发生部位、组织来源、生长方式和肿瘤的良恶性密切相关。

3. 肿瘤的颜色 与肿瘤组织起源、血供情况、色素多少、有无出血及坏死情况有关。良性肿瘤一般接近其起源组织的颜色，如血管瘤多呈红色或暗红色，脂肪瘤呈黄色，纤维瘤呈灰白色。恶性肿瘤的切面色泽不均一，多呈灰白或灰红色或鱼肉样，血管丰富的肿瘤可呈暗红色，坏

Note

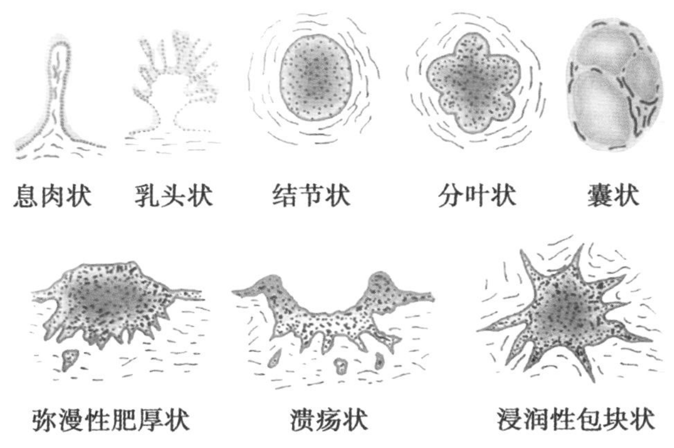

图 4-1 肿瘤的形状和生长方式示意图

死区域可呈灰黄色。有时可从肿瘤的色泽上大致推测出肿瘤的类型，如黑色素瘤多呈黑色，绿色瘤呈绿色等。

4．肿瘤的硬度 肿瘤的质地（硬度）与肿瘤的种类、瘤细胞与间质的比例及有无变性坏死等有关，不同肿瘤差别较大，如骨瘤、软骨瘤硬度大，脂肪瘤、脑星形细胞瘤质软。肿瘤内间质成分可影响肿瘤硬度，瘤细胞多于间质的肿瘤一般较软，反之则较硬；瘤组织发生坏死时变软，有钙盐沉着（钙化）或骨质形成（骨化）时则变硬。

（二）肿瘤的组织结构

肿瘤的组织形态多种多样。一般将肿瘤组织的成分分为肿瘤实质和肿瘤间质两部分（图 4-2）。观察和认识肿瘤组织结构是进行肿瘤组织病理学诊断（histopathological diagnosis）的基础。

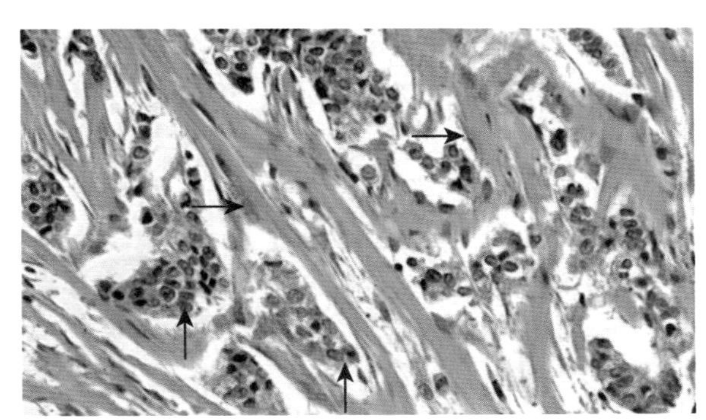

图 4-2 肿瘤的实质和间质

乳腺癌中肿瘤实质成分为小巢或条索状排列的癌细胞（↑所示），间质成分为纤维组织（→所示）

1．肿瘤的实质（parenchyma） 肿瘤实质成分是瘤组织内肿瘤细胞的总称，它是肿瘤的主要成分。肿瘤的类型和生物学性质主要是由肿瘤实质决定的。人体几乎所有组织都可以发生肿瘤，因此肿瘤实质的形态多种多样。例如，鳞状细胞癌的实质为鳞状细胞来源的癌细胞巢或条索，横纹肌肉瘤的实质为横纹肌来源的肉瘤细胞。通常根据镜下肿瘤实质细胞（肿瘤细胞）形态、组成的结构或产物来识别肿瘤的组织起源（histogenesis），判断肿瘤分化（differentiation）程度，从而进行肿瘤的分类、命名和组织学诊断，确定肿瘤的良恶性。有时需要借助电子显微镜和免疫组织化学染色对肿瘤实质细胞的组织起源进行确定。肿瘤的实质通常只有一种成分，但少数肿瘤可以含有两种甚至多种实质成分。如畸胎瘤常含有三个胚层来源的多种分化的肿瘤实质成分。

2．肿瘤的间质（mesenchyma，stroma） 肿瘤组织中实质成分以外的成分一般都属于肿瘤间质，主要由结缔组织和血管组成，还可有淋巴管。间质中可见数量不等的淋巴细胞和其他免疫细胞，是机体抗肿瘤免疫反应的表现。间质成分主要是肿瘤细胞诱导瘤周组织对肿瘤的反应而新生的，不具有肿瘤类型特异性。通常生长缓慢的肿瘤，其间质血管较少；而生长迅速的肿瘤，其间质血管和淋巴管较丰富。肿瘤间质对实质细胞起支持和营养作用，同时间质也是恶性肿瘤侵袭和转移的重要途径和条件。因此，肿瘤实质与间质之间具有相互依赖和影响的复杂关系。在肿瘤结缔组织间质中除成纤维细胞外，还有肌成纤维细胞（myofibroblast），此种细胞增生、收缩并形成胶原纤维包绕肿瘤细胞，可能对肿瘤细胞的运动和浸润过程有限制作用。同时，也可能与引起乳腺癌所致乳头回缩、食管癌及肠癌所致的管壁僵硬和狭窄等现象有关。

二、肿瘤的异型性

在胚胎学中，原始或幼稚细胞在生长发育过程中，向既定方向演变并渐趋成熟的过程称为分化。在肿瘤中，瘤细胞和组织与其分化方向的成熟细胞和组织存在一定程度的相似性，这种相似程度即肿瘤分化程度（degree of tumor differentiation）。肿瘤组织与分化方向组织的相似程度反映了肿瘤的成熟程度，即为肿瘤的分化和成熟。肿瘤组织在瘤细胞形态及组织学结构上与其分化方向的正常组织间都存在不同程度的差异，这种差异即为异型性（atypia）。异型性指的是差异性，分化讲的是相似性，二者是从相反的角度来表述同一个问题。

肿瘤异型性的大小反映了肿瘤的分化程度。异型性小，表示肿瘤与正常组织细胞相似，分化程度高（well-differentiated）；异型性大，说明它与正常组织细胞差异大，表示肿瘤分化程度低（poorly-differentiated）。异型性大小是区别肿瘤性增生和非肿瘤性增生、诊断良恶性肿瘤，以及判断恶性肿瘤的恶性程度高低和分级的主要组织学依据。恶性肿瘤常具有明显的异型性。

有时恶性肿瘤的瘤细胞分化程度很低或主要由未分化细胞（undifferentiated cell）构成，这种缺乏分化的状态称为间变（anaplasia）。瘤细胞明显间变的肿瘤称为间变性肿瘤（anaplastic neoplasm）。“间变”一词的原意是指“退性发育”或“退分化”，后者指已分化的成熟细胞和组织倒退分化，返回至原始或幼稚状态。在现代病理学中，“间变”指的是瘤细胞异型性显著，细胞呈现缺乏分化的状态。所以，“异型性显著”与“间变”是从不同角度表述肿瘤的恶性形态特征。肿瘤的异型性包括细胞的异型性和组织结构的异型性两方面。

（一）肿瘤细胞的异型性

良性肿瘤分化成熟程度较高，瘤细胞异型性小，一般都与其分化方向的正常细胞相似。恶性肿瘤分化成熟程度较低，瘤细胞常具有明显的异型性。肿瘤细胞的异型性有以下特点。

1．肿瘤细胞的多形性（pleomorphism） 恶性肿瘤细胞体积一般比相应的正常细胞大，并且大小和形态明显不一致，表现为有的瘤细胞呈圆形、卵圆形或多边形，有的呈梭形或不规则形，形状多种多样；瘤细胞的大小差异也较大，小至淋巴细胞大小，大至数十倍于正常细胞。有时可出现瘤巨细胞（tumor giant cell），瘤巨细胞内可含有单个或多个形态不一甚至怪异的细胞核；少数分化很差的恶性肿瘤，其细胞反而较相应的正常细胞小，大小也比较一致。

多形性是肿瘤细胞之间的比较，表现为瘤细胞与瘤细胞之间，或瘤细胞核与瘤细胞核之间的大小、形状和染色等存在很大的差异。

2．肿瘤细胞核的多形性

（1）肿瘤细胞核的体积增大，核的大小、数目、形状和染色均不一致；核质比增大，正常细胞的细胞核直径与细胞质直径之比（核质比）为 1 ：（4 ～ 6）；而肿瘤细胞的核质比增大，甚至可达到 1 ： 1；可为单核、双核、多核和巨核；核的形状不规则，多种多样，可为圆形、梭形或形态奇异；由于核内 DNA 增多，苏木精 - 伊红（HE）染色可见瘤细胞核着色加深，染色质呈粗颗粒状，分布不均匀，常堆积在核膜的内侧面，使核膜显得增厚；有时瘤细胞核也可呈空泡状，常染色质较多，其聚集处不易被苏木精着色。

（2）核仁明显肥大，数目也常增多（可达 3 ～ 5 个）。巨大核仁是细胞幼稚、核糖体合成旺盛的形态表现，肿瘤恶性程度愈高，其核仁也愈明显。

Note

(3) 核分裂象（mitosis）不同程度地增多，并出现病理性核分裂象（pathological mitosis），这些核分裂象完全不同于正常细胞核分裂象，表现为不对称双极性核分裂象、多极性核分裂象、顿挫性核分裂象等（图 4-3），它们对诊断恶性肿瘤具有重要的价值。

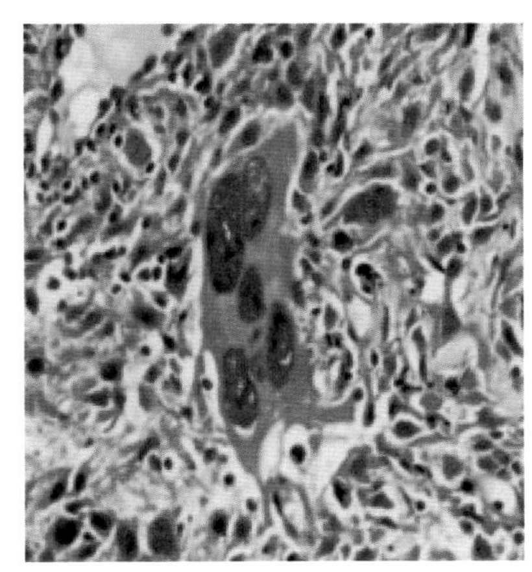
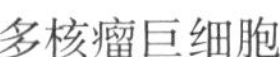
多核瘤巨细胞

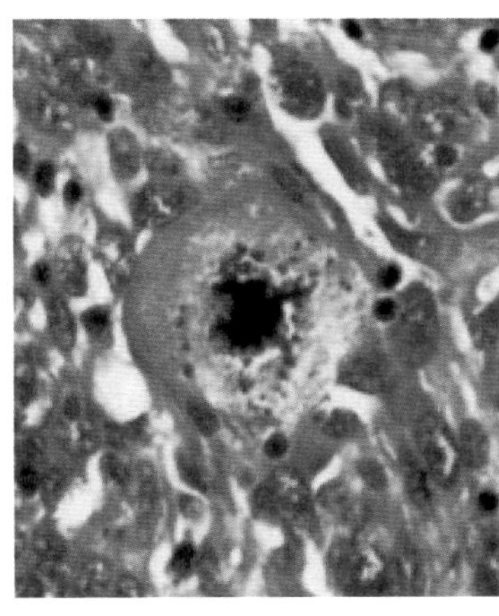
顿挫性核分裂象

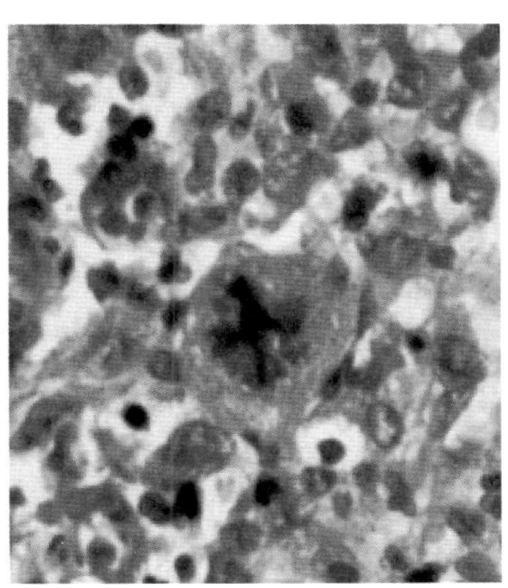
多极性核分裂象

图 4-3　病理性核分裂象

3．肿瘤细胞质的变化　由于胞质内游离的核糖体增多，大多数肿瘤细胞的胞质嗜碱性增强。有些肿瘤细胞质内可出现异常物质或发生代谢产物堆积，如黏液、糖原、脂质、角质和色素等，有些物质还可分泌到细胞外。不同组织来源的瘤细胞产生的分泌物或代谢产物亦不相同，这些物质可用组织化学或免疫组织化学染色显示出来，有助于判断肿瘤组织起源。如黑色素瘤的瘤细胞胞质或间质内可见黑色素颗粒。

上述肿瘤细胞的形态，特别是核的多形性，常为恶性肿瘤的重要特征，对于区别良恶性肿瘤以及肿瘤的鉴别诊断具有重要意义。

4．肿瘤细胞超微结构的异型性　肿瘤细胞无特异的超微结构。良性肿瘤细胞的超微结构与起源的正常细胞基本相似。恶性肿瘤细胞的超微结构有较明显的异型性，主要表现为：核大、畸形，核膜有不规则的切迹、凹陷或外凸，染色质凝集成块聚于核膜下；核仁增大、数目增多；线粒体、内质网、高尔基复合体、张力微丝和肌微丝等细胞器数目减少、发育不良、形态异常。

肿瘤细胞的超微结构可为肿瘤的病理诊断提供线索，也能为光镜下不能做出诊断的低分化肿瘤提供诊断根据，对一些肿瘤的鉴别诊断也较有参考价值。如癌和肉瘤的鉴别：癌细胞之间可见到细胞连接结构，尤其是桥粒连接；而肉瘤细胞之间看不到。神经内分泌颗粒提示为神经内分泌肿瘤，张力原纤维（tonofilament）和细胞间桥粒（desmosome）提示为鳞状细胞来源，肌微丝（myofilament）和致密体（dense body）提示平滑肌肿瘤，有些恶性黑色素瘤在光镜下不见黑色素颗粒，电镜检查到黑色素小体则支持恶性黑色素瘤的诊断。

（二）肿瘤组织结构的异型性

肿瘤组织结构的异型性主要指的是肿瘤细胞在分布、排列、极性和与间质的关系方面同正常组织之间的差异。

良性肿瘤异型性比较小，主要表现为瘤细胞的分布和排列不太规则，在一定程度上失去了起源组织正常有序的结构与层次。如纤维瘤和平滑肌瘤，其肿瘤细胞和正常细胞很相似，但是细胞的排列与正常的纤维细胞和平滑肌细胞不同，呈束状、编织状。由于良性肿瘤细胞的异型性不明显，诊断主要依据组织结构的异型性。恶性肿瘤的组织结构异型性明显，瘤细胞排列紊乱，失去了正常的排列结构、层次或极向。如纤维肉瘤，瘤细胞丰富，胶原纤维少，排列非常紊乱，与正

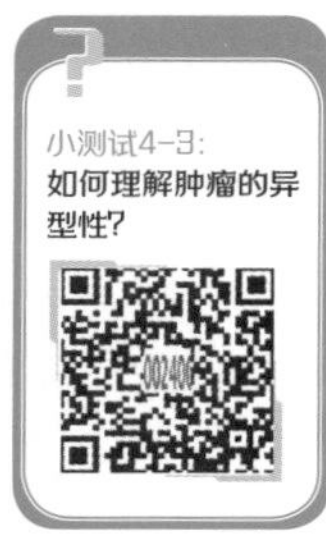

常纤维组织的结构相差较远。同时恶性肿瘤具有明显的细胞异型性，表现为明显的细胞和核的多形性、核分裂象增多及出现病理性核分裂象。

一般来说，良性肿瘤的细胞异型性不明显，多数仅有组织结构的异型性；恶性肿瘤的细胞异型性和组织结构异型性都明显。

三、肿瘤的生长与扩散

良性肿瘤只局限于机体某一局部生长，而恶性肿瘤则发生扩散。局部侵袭和远处转移是恶性肿瘤最重要的两大生物学特性，并且是其威胁患者生命的主要原因。因此，对恶性肿瘤生长和扩散中侵袭和转移特性及其机制的研究一直是肿瘤病理学的重要课题。

（一）肿瘤的生长方式

肿瘤的生长方式有三种：膨胀性生长、浸润性生长、外生性生长。这些方式与肿瘤部位、类型和良恶性有关，是肿瘤生物学行为的一部分，对机体产生不同的影响。

1．膨胀性生长（expansive growth） 这是大多数良性肿瘤的生长方式。肿瘤生长缓慢，犹如吹气球一般逐渐增大，将四周组织推开或挤压，使原有组织的实质细胞萎缩，纤维结缔组织增生，在肿瘤周围形成完整的结缔组织膜，称为包膜，因此，良性肿瘤多与周围组织分界清楚（图4-4）。肿瘤多呈结节状、分叶状。位于皮下者临床触诊时表面光滑，可以推动，易于手术切除，术后很少复发。须指出的是，个别良性肿瘤如血管瘤无包膜，并可浸润周围组织。

2．浸润性生长（infiltrating growth） 也称为侵袭性生长，为大多数恶性肿瘤的生长方式。肿瘤生长迅速，像树根长入泥土一样浸润并破坏周围正常组织，无包膜形成，与周围正常组织粘连固定、分界不清（图4-5），并可侵犯神经、淋巴管乃至血管而转移到全身。因此，呈此类生长方式的肿瘤无包膜，与邻近组织紧密连接、无明显界限。临床检查时如果肿瘤移动性差或固定，手术切除范围应适当扩大，若切除不彻底，术后易复发。手术中由病理医师对切缘组织做快速病理检查，确认有无肿瘤浸润，可帮助手术医师确定是否需要扩大切除范围，如保乳手术。

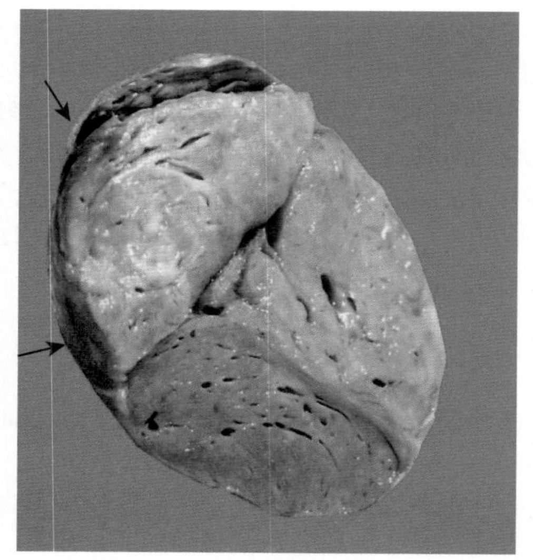
图4-4　膨胀性生长

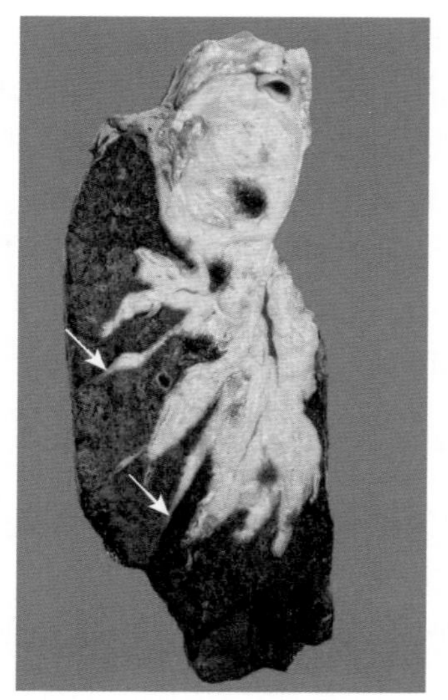
图4-5　浸润性生长

3．外生性生长（exophytic growth） 发生在体表、体腔、黏膜、空腔脏器的肿瘤常向表面生长，形成突起的乳头状、息肉状或菜花状肿物，这种生长方式称为外生性生长（图 4-6）。良、恶性肿瘤都可以呈外生性生长。值得注意的是，良性肿瘤只向表面生长，基底部无浸润；而恶性肿瘤在外生性生长的同时，伴有基底部浸润性生长，并且由于其生长迅速，血液供应不足可发生坏死；或由于继发细菌感染而坏死时，表面坏死的瘤组织可脱落形成底部高低不平、边缘隆起的恶性溃疡（火山口状溃疡）。

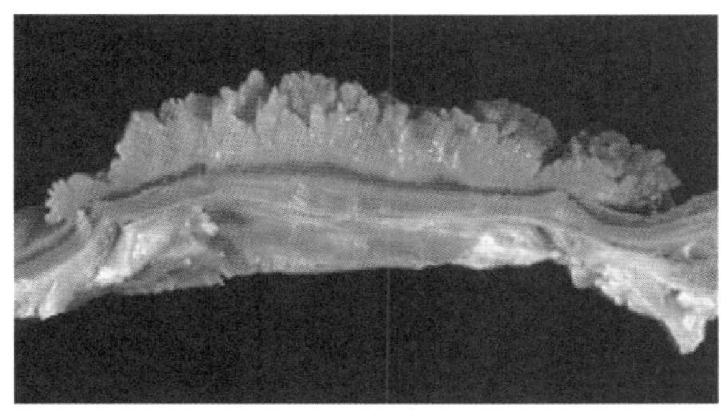

图 4-6 外生性生长

（二）肿瘤的生长速度

各种肿瘤的生长速度有极大的差异，主要取决于肿瘤组织的分化成熟程度。一般来说，分化程度高的良性肿瘤生长较慢，病程较长，达到一定的体积需要几年甚至几十年的时间。如果一个长期存在生长缓慢的良性肿瘤，短期内体积迅速增大时，应考虑两种可能：①恶变；②肿瘤继发坏死、出血、囊性变。分化程度低的恶性肿瘤生长迅速，短期内即可形成明显的肿块，并可发生广泛性播散而导致死亡。

肿瘤细胞生长分数、瘤细胞生成与凋亡速率等生长动力学因素影响肿瘤生长速度，血管新生化活跃程度也是肿瘤生长速度的重要决定因素之一。

1．肿瘤细胞生长的动力学　包括三个因素：①倍增时间（doubling time）：指瘤细胞的数量增加 1 倍所需要的时间。与正常细胞相比，多数肿瘤的整个细胞周期时间等于或超过相应的正常细胞，因此，肿瘤的生长并不是通过细胞周期的缩短来实现的，换言之，恶性肿瘤细胞的倍增时间与正常细胞相似或比正常细胞更慢。②生长分数（growth fraction）：指肿瘤细胞总数中，处于增殖期（S 期 + G2 期）的细胞所占的比例。生长分数越大，肿瘤细胞增生越快，反之，肿瘤生长较缓慢。在细胞恶性转化初期，绝大多数细胞处于分裂期，生长分数很高。随着肿瘤的持续生长，不断有瘤细胞发生分化而离开增殖阶段，使得大多数肿瘤细胞处于 G0 期。即使是生长迅速的肿瘤，如肺小细胞癌，其生长分数也只占 20% 左右。目前大多数化学抗癌药物是针对处于分裂期的细胞。因此，生长分数高的肿瘤对于化学治疗特别敏感，而生长分数低的肿瘤对化学治疗相对不敏感。③瘤细胞的生成与丢失之比：在肿瘤实质中，既有新的瘤细胞不断产生，又有瘤细胞因不断凋亡、坏死而丢失，这两者之间的平衡状态直接影响肿瘤组织的生长速度。肿瘤的生长主要取决于瘤细胞的生成大于丢失的程度。在生长分数相对较高的肿瘤（如急性白血病和肺小细胞癌），瘤细胞的生成远大于丢失，其生长速度要比生成稍大于丢失的肿瘤（如结直肠癌）快得多。恶性肿瘤的细胞生成远远大于细胞丢失，其生长速度比良性肿瘤要快得多。

2．肿瘤脉管新生化（tumor neovascularization）　实体瘤的生长和演进需要新生脉管，尤其是新生血管。研究证实，实体瘤在达到 1 ～ 2 mm 的直径和厚度时（10^7 个左右细胞），如果没有形成新生血管来供应营养，将不再增大。此前属于无血管期（avascular phase）或称血管前期（prevascular phase）。肿瘤细胞受到缺氧刺激，在缺氧诱导因子（hypoxia inducible factor，HIF）等转录因子的作用下，血管内皮生长因子（vascular endothelial growth factor，VEGF）等血管生成因子（angiogenic factor）通过自分泌和旁分泌，诱导宿主微血管内皮细胞出芽、迁移、增殖、成型，形成瘤内新生微血管，这一过程即肿瘤血管生成（tumor angiogenesis）阶段。除 VEGF 家族外，主要的血管生成因子还有成纤维细胞生长因子（fibroblast growth factor，FGF）家族、血管生成素（angiopoietin，Ang）家族、ephrins 家族，以及血小板源性生长因子（PDGF）、转化生长因子 α（TGF-α）和肿瘤坏死因子 α（TNF-α）等，它们一般是通过与各自对应的受体结合而发生作用的。瘤内浸润的炎性细胞等其他细胞也产生血管生成因子。一些趋化因子（chemokine）

及其受体在血管生成中也起重要的调控作用。肿瘤还会吸引骨髓源性内皮祖细胞（endothelial progenitor cell）“归巢”（homing）至肿瘤组织，形成微血管。一些因子及其受体促进肿瘤的淋巴管生成（lymphogenesis）。肿瘤血管新生还受内源性血管生成抑制因子（inhibitor of angiogenesis）调控。肿瘤内形成新生血管后进入血管期（vascular phase），可以为肿瘤提供更多的营养，促进其迅速生长。

3. 肿瘤的演进和异质性 ①肿瘤的演进（tumor progression）：广义的演进是指肿瘤在生长过程中，越来越趋向于持续性、自主性、分化不成熟性，即良性肿瘤逐渐变为恶性，恶性肿瘤的恶性度更高。狭义的演进指的是恶性肿瘤在生长过程中变得越来越富有侵袭性的现象，包括生长加快、浸润周围组织和远处转移等。这种生物学现象的出现与肿瘤异质性的产生有关。②肿瘤的异质性（heterogeneity）：是指构成一个恶性肿瘤组织的多种不同基因表型的瘤细胞亚群，在生化特点、增生速度、浸润和转移能力、核型、对激素的反应性、对放疗和化疗的敏感性等诸多方面存在的差异。多数肿瘤是单克隆起源的，肿瘤细胞异质性的产生可能与肿瘤干细胞的不断自我更新、分化从而产生不同克隆有关，同时，由于肿瘤细胞基因组不稳定，基因更容易突变，故在其生长过程中，不同的附加基因突变作用于不同的瘤细胞，使之逐渐产生各具特性的亚细胞克隆。机体的抗肿瘤反应可杀死那些具有较高抗原性的亚克隆，而抗原性低的亚克隆则可以逃避机体的免疫监视。由于这种选择，那些侵袭性较强、抗原性较弱的瘤细胞亚群逃避宿主的防御系统生存下来；那些需要高水平生长因子刺激的瘤细胞死亡，而那些只需要低水平生长因子刺激的瘤细胞存活，所以，中晚期恶性肿瘤是由大量善于生存、生长、浸润、转移的亚克隆的肿瘤细胞组成的，其生长非常旺盛，进展快速，治疗很困难，预后差。

（三）肿瘤的扩散

大多数良性肿瘤只在原发部位生长扩大，不向周围浸润。而恶性肿瘤具有浸润性生长的能力，不仅可以在原发部位继续生长，还能浸润、破坏邻近正常器官和组织，并通过多种途径播散到全身各处，即为肿瘤的扩散。扩散是恶性肿瘤最重要的生物学特点，其方式有两种：直接蔓延和转移。

1. 直接蔓延（direct spread） 即侵袭（invasion），肿瘤细胞沿着组织间隙、脉管壁或神经束衣不间断地浸润和破坏邻近的正常器官和组织，并继续生长，称为直接蔓延。如晚期宫颈癌可向两侧直接蔓延到宫旁组织，向前可累及膀胱，向后累及直肠。直接蔓延属于侵袭性生长，是肿瘤组织向周围正常组织的扩张性增生。

2. 转移（metastasis） 恶性肿瘤细胞从原发部位侵入淋巴管、血管或自然体腔，被带到其他部位继续生长，并形成与原发部位肿瘤相同组织学类型肿瘤的过程称为转移。原发部位的肿瘤称为原发瘤（primary tumor），所形成的新肿瘤称为转移瘤（metastatic tumor）或继发瘤（secondary tumor）。转移瘤大小不一，单个或多个，可在同一组织和器官先后形成多个，也可在不同组织和器官先后形成。直径≤ 1 mm（约 10^6 个瘤细胞）的转移瘤称为微转移（micrometastasis）。并非所有的恶性肿瘤都会发生转移，如皮肤的基底细胞癌，多在局部浸润破坏，但极少发生转移。转移是癌症特有的生物学特征，是导致 90% 以上癌症患者最终死亡的原因。

常见的转移途径有三种：淋巴道转移、血道转移、种植转移。

（1）淋巴道转移（lymphatic metastasis）：是癌最常见的转移途径。恶性肿瘤细胞侵入淋巴管形成瘤栓，随淋巴液到达局部淋巴结，首先聚集在边缘窦内，以后逐渐向皮质窦和髓窦蔓延，破坏并取代正常的淋巴结结构。如乳腺外上象限的癌首先转移到同侧的腋窝淋巴结，阴茎癌首先转移到腹股沟淋巴结等。受累的淋巴结常呈无痛性肿大，质地变硬，切面灰白。需注意的是，患者局部的淋巴结肿大，并不代表一定有癌转移，也可能是淋巴结反应性增生或炎症反应，而有转移

Note

的淋巴结不一定都有体积的肿大。

有时由于瘤组织侵出被膜而使多个淋巴结相互融合成团块。局部淋巴结发生转移后，可继续转移至淋巴循环的下一站淋巴结，最后可经胸导管进入血流，继发血道转移。淋巴道转移的途径通常与淋巴引流的方向一致，仅少数情况下有的肿瘤可以发生逆行转移（Troisier sign）或越过引流淋巴结发生跳跃式转移（skip metastasis）。在临床上最常见的癌转移淋巴结是左锁骨上淋巴结（菲尔绍淋巴结，Virchow lymph node），其原发部位多位于肺和胃肠道。乳腺癌前哨淋巴结没有癌转移，其他淋巴结出现转移癌的概率极低，可避免腋窝淋巴结清扫术。

（2）血道转移（hematogenous metastasis）：恶性肿瘤细胞侵入血管后可随血流到达远隔器官继续生长，形成转移瘤。各种恶性肿瘤均可发生，是肉瘤最常见的转移途径，多数癌在晚期才发生血道转移，但也有一些血窦丰富的癌较早即有血道转移，如绒癌、肝癌、肾癌等。此外，未分化癌、黑色素瘤也易经血道转移。肿瘤细胞一般经过瘤组织新生微血管和（或）瘤周血管（毛细血管和小静脉）侵入血路，亦可经淋巴管 - 胸导管或经淋巴 - 静脉通路入血。进入血管系统的肿瘤细胞常与纤维蛋白和血小板黏聚成团，称为瘤栓（tumor embolus）。瘤栓可阻塞于靶器官的小血管内，引起内皮细胞损伤。肿瘤细胞可自内皮损伤处或内皮之间穿出血管，侵入组织内并增殖，形成转移瘤。血道转移的途径与栓子运行途径相同，即进入体循环静脉的肿瘤细胞经右心到肺，在肺内形成转移瘤，如绒癌的肺转移；侵入门静脉系统的肿瘤细胞，首先发生肝转移，如胃癌、肠癌的肝转移等；进入肺静脉的肿瘤细胞，或肺内转移瘤通过肺毛细血管而进入肺静脉的瘤细胞，可经左心随主动脉血流到达全身各器官，常见转移到脑、骨、肾及肾上腺等处；侵入与椎静脉丛有吻合支的静脉内的瘤细胞，可引起脊椎及脑内转移，如前列腺癌的脊椎转移。血道转移可见于许多器官，但最常见的是肺，其次是肝和骨。故临床上恶性肿瘤患者应进行肺、肝、骨的影像学检查，判断其有无血道转移，以确定临床分期和治疗方案。转移瘤的形态学特点是边界相对清楚并常多发散在分布，多位于器官近被膜处（图 4-7）。位于器官表面的转移瘤，由于瘤组织中央出血、坏死而下陷，可形成“癌脐”。

（3）种植转移（implantation metastasis）：又称体腔转移。当体腔内器官的恶性肿瘤侵袭到器官表面时，肿瘤细胞可脱落，像播种一样种植在体腔内其他器官表面或体腔的浆膜，继续生长并形成多个转移瘤，这种转移方式称为种植转移。如胃癌破坏胃壁突破浆膜后，可在腹腔脏器表面形成广泛的种植转移（图 4-8）。种植转移常伴有体腔血性积液和脏器间粘连，积液内常含有恶性肿瘤细胞，临床抽取体腔积液做细胞学检查，是一种简便的诊断方法。种植转移最易发生在腹腔、胸腔，心包腔、蛛网膜下腔亦可受累。胃肠道的黏液腺癌侵及浆膜后可种植到双侧卵巢，形成 Krukenberg 瘤。

在临床病理中，对于恶性肿瘤经常需要鉴别其是原发瘤还是转移瘤。这种鉴别有时相当困难，需要病理与临床结合进行综合分析。一般来讲，转移瘤常为多发的结节，结节大小相对比较

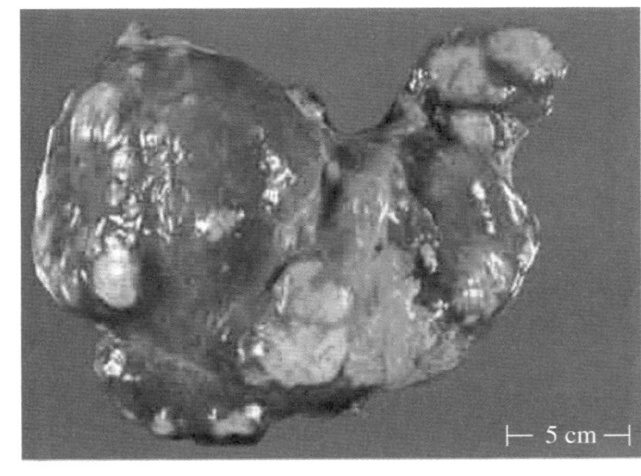

图 4-7　血道转移（肝转移性肠癌）

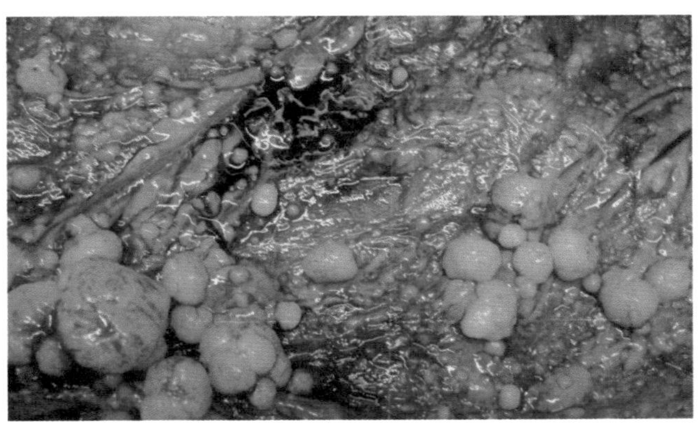

图 4-8　种植转移（胃癌网膜种植转移）

一致、边界较清楚、弥漫散在分布。

（四）恶性肿瘤侵袭和转移的机制

恶性肿瘤侵袭和转移是一系列步骤组成的连续复杂过程，详细机制目前尚未完全明了。目前认为，具有侵袭能力的亚克隆瘤细胞的出现和肿瘤内脉管新生化是肿瘤侵袭和转移的重要基础。以癌为例，侵袭和转移机制涉及癌细胞分子遗传学特性、细胞外基质改变和受累器官组织微环境等。

1．局部侵袭 正常上皮细胞之间通过各种细胞黏附分子（cell adhesion molecule，CAM），如上皮钙黏素（E-cadherin）将其彼此黏着在一起，难以相互分离。原位癌发生局部侵袭时，首先，由于细胞黏附分子介导的癌细胞间黏着力减弱，发生相互分离（detachment）。在腺癌、鳞癌及尿路上皮细胞癌中，癌细胞的上皮钙黏素表达减少，使得癌细胞彼此易于分离、迁移，进一步与基底膜附着（attachment）并突破基底膜，发生局部侵袭。其次，细胞外基质（extracellular matrix，ECM）被降解。癌细胞直接分泌蛋白溶解酶（包括Ⅳ型胶原酶、尿激酶型纤溶酶原激活物、组织蛋白酶 D 等）溶解 ECM 成分，如层粘连蛋白（laminin，LN）、纤维连接蛋白（fibronectin，FN）、蛋白多糖和Ⅳ型胶原纤维，使基底膜产生局部缺损，利于癌细胞通过；癌细胞也可诱导宿主间质细胞（如成纤维细胞、巨噬细胞）产生蛋白酶，溶解 ECM，为癌细胞的浸润、侵入和侵出血管或淋巴管创造条件。再次，癌细胞与 ECM 紧密附着。正常上皮细胞与基底膜的附着是通过上皮细胞表面的整合素（integrin）作为受体与其配体结合来实现的，如整合素 VLA-6 能与基底膜中的配体 LN 结合而使上皮细胞附着。癌细胞表面表达有更多的 LN 受体，使其更容易与基底膜黏着。此外，癌细胞高表达的多种整合素（如 VLA-5、VLA-1 等）能与 ECM 中的 FN、玻连蛋白（vitronectin）和胶原等分子结合，从而实现与 ECM 的黏着。最后，癌细胞迁移（migration），游出血管壁。癌细胞借助于自身的阿米巴样运动，通过被降解的基底膜缺损处游出。近年发现，肿瘤细胞产生的自分泌移动因子（autocrine motility factor）如肝细胞生长因子（hepatocyte growth factor）所表达的一些趋化因子受体，均可介导癌细胞的迁移，促进癌细胞的侵袭和转移。在癌细胞侵袭过程中，不断诱导脉管的新生。癌细胞不仅局部侵袭原发器官，而且还能突破被膜向邻近器官侵袭生长。

2．转移 目前认为，肿瘤远处转移主要依赖血管生成，淋巴管生成可能也有重要作用。发生血道和淋巴道转移需要一定的条件，包括瘤细胞的强侵袭力和高转移潜能，进入血道、淋巴道或体腔的瘤细胞数量足够多（在血管内形成瘤细胞栓子），以及转移部位存在合适的组织微环境等。也就是说，转移的发生需要瘤细胞和利于转移瘤细胞生长的局部组织。这就是肿瘤转移机制的所谓“种子与土壤（seeds and soils）学说”。

以癌的血道转移为例，进入血管的癌细胞能够形成新的转移灶的可能性小于 1‰。单个癌细胞绝大多数被机体的自然杀伤细胞消灭。但是被血小板凝集成团的癌细胞形成癌栓，不易被消灭，并可与栓塞处的血管内皮细胞黏着，然后以前述机制穿过血管内皮和基底膜，形成新的转移灶。由于肿瘤细胞的异质性，具有高侵袭性的癌细胞亚克隆更容易形成广泛的血行播散。正常 T 细胞表面有一种 CD44 黏附分子，可以通过识别毛细血管后静脉内皮上的透明质酸而回到特定的淋巴组织。近年来发现，癌细胞可表达 CD44 变异型分子（如 V6、V8 等），并与其转移有关。结直肠癌 CD44V6 的高表达提示其具有高转移性。肿瘤的血行转移部位和器官分布具有一定的选择性。如肺癌易转移到肾上腺和脑，甲状腺癌、肾癌和前列腺癌易转移到骨，乳腺癌常转移到肺、肝、骨、卵巢和肾上腺等。产生这种现象的原因可能有：①这些器官的微血管内皮上的配体能与进入血液循环的癌细胞表面黏附分子（如血管细胞黏附分子）特异性结合；②靶器官能够释放某些吸引癌细胞的化学趋化物质（如胰岛素样生长因子Ⅰ和Ⅱ）或趋化因子（如 CXC 类），而癌细胞高表达这些因子的功能性受体（如 CXCR4）。此外，某些组织或器官的环境不适合肿瘤的生长，可能是这些器官很少有转移的原因。如横纹肌组织中很少有肿瘤转移，可能是由于肌肉经常收缩使肿瘤细胞不易停留，或肌肉内乳酸含量过高不利于肿瘤生长。例如脾虽然血液循环丰富但转移癌少见，可能与脾是免疫器官有关。

癌的淋巴道转移机制与血行转移机制类似，但一般是癌细胞先侵袭进入淋巴管，经输入淋巴管转移至局部淋巴结，再发生向更远处的转移。

3．肿瘤侵袭和转移的分子遗传学　目前尚未发现与转移有关的特异性基因，但已知多种基因编码产物参与肿瘤细胞的侵袭和转移过程，这些基因被认为是肿瘤转移相关基因。有些编码与浸润有关的蛋白，如上皮钙黏素和金属蛋白酶组织抑制物的基因，可视为转移抑制基因。已发现一种肿瘤抑制基因——*nm23*（non-metastasis 23），其表达水平与肿瘤的侵袭和转移能力有关。实验发现，小鼠模型中 *nm23* 的表达高者具有低转移性，而 *nm23* 表达仅 1/10 者伴有高转移性。人类 *nm23* 基因定位于第 17 号染色体，而侵袭性强的肿瘤常有 *nm23* 基因丢失。例如，乳腺癌有广泛转移者 *nm23* 表达水平一般较低。一些肿瘤抑制基因在肿瘤转移中也有调控作用。

四、肿瘤的命名和分类

肿瘤的命名（nomenclature）和分类（classification）是肿瘤诊断的重要内容，对于临床实践十分重要。医护人员必须了解各种肿瘤名称的含义，正确地使用它们。一般来讲，人体的任何部位、任何组织、任何器官都可发生肿瘤，因此，肿瘤的种类繁多，命名也比较复杂。一般根据其组织起源和生物学行为来命名。

（一）肿瘤的命名原则

1．良性肿瘤的命名　良性肿瘤在其组织起源名称之后加“瘤”（-oma）字。例如，来自脂肪组织的良性肿瘤称为脂肪瘤（lipoma），来源于腺体和导管上皮的良性肿瘤称为腺瘤（adenoma），同时来源于腺体和纤维两种成分的良性肿瘤则称纤维腺瘤（fibroadenoma）。有时结合一些肿瘤形态特点命名，如来源于皮肤鳞状上皮的良性肿瘤，外观呈乳头状，称为鳞状上皮乳头状瘤或简称乳头状瘤（papilloma）；腺瘤呈乳头状生长并有囊腔形成，称为乳头状囊腺瘤（papillary cystadenoma）。

2．恶性肿瘤的命名　来源于上皮组织的恶性肿瘤统称为癌（carcinoma），命名时在其来源组织名称之后加“癌”字。例如，来源于鳞状上皮的恶性肿瘤称为鳞状细胞癌（squamous cell carcinoma），来源于腺体和导管上皮的恶性肿瘤称为腺癌（adenocarcinoma），由腺癌和鳞癌两种成分构成的癌称为腺鳞癌（adenosquamous carcinoma）。有些癌还结合其形态特点命名，如形成乳头状及囊状结构的腺癌，则称为乳头状囊腺癌（papillary cystadenocarcinoma）；由透明细胞构成的癌称为透明细胞癌（clear cell carcinoma）。未分化癌（undifferentiated carcinoma）是指形态或免疫表型可以确定为癌，但缺乏特定上皮分化特征的癌。所谓“癌症”（cancer），泛指所有的恶性肿瘤，包括癌和肉瘤。

由间叶组织（包括纤维结缔组织、脂肪、肌肉、血管、骨、软骨组织等）发生的恶性肿瘤统称为肉瘤（sarcoma）。其命名方式是在组织来源名称之后加“肉瘤”，如纤维肉瘤（fibrosarcoma）、横纹肌肉瘤（rhabdomyosarcoma）、骨肉瘤（osteosarcoma）等。呈腺泡状结构的横纹肌肉瘤可称为腺泡状横纹肌肉瘤（alveolar rhabdomyosarcoma）。

同一肿瘤中既有癌的成分，又有肉瘤成分时，称为癌肉瘤（carcinosarcoma）。癌的成分可为鳞状细胞癌、腺癌、未分化癌等；肉瘤成分可为纤维肉瘤、平滑肌肉瘤、横纹肌肉瘤、骨肉瘤、软骨肉瘤等。真正的癌肉瘤罕见，多数为呈梭形细胞的低分化癌，称为肉瘤样癌（sarcoid carcinoma)。

3．特殊命名 有少数恶性肿瘤不按上述原则命名，按长期以来的习惯冠以名称。

(1) 来源于幼稚组织的恶性肿瘤称为“母细胞瘤”(blastoma)，其中大多数为恶性，如神经母细胞瘤、髓母细胞瘤和肾母细胞瘤等，这些肿瘤多见于儿童。须指出的是，以“母细胞瘤”结尾的肿瘤不一定都是恶性肿瘤，如骨母细胞瘤、软骨母细胞瘤和脂肪母细胞瘤均为良性肿瘤。

(2) 有些恶性肿瘤，既不称为癌，也不称为肉瘤，而是在肿瘤的名称前加“恶性”两字，如恶性畸胎瘤、恶性黑色素瘤等。

(3) 以“人名”命名：如 Ewing 肉瘤、Wilms 瘤、Burkitt 淋巴瘤、Hodgkin 淋巴瘤等。

(4) 以“病”字为后缀：如白血病、鲍恩病、佩吉特病等。

(5) 以“瘤”字为后缀：如精原细胞瘤、无性细胞瘤、内胚窦瘤等。这些肿瘤虽被称为“瘤”，但实际上是恶性肿瘤，需格外注意。

(二)肿瘤的分类

肿瘤的分类方法很多，现按肿瘤的组织起源、生物学行为(良恶性)，将肿瘤分类举例如下(表 4-1)。

表 4-1 常见肿瘤的分类

组织来源	良性肿瘤	恶性肿瘤
上皮组织		
鳞状上皮		
基底细胞		基底细胞癌
腺上皮	腺瘤	腺癌
	乳头状腺瘤	乳头状腺癌
	囊腺瘤	囊腺癌
	多形性腺瘤	恶性多形性腺瘤
尿路上皮	乳头状瘤	尿路上皮癌
间叶组织		
纤维结缔组织	纤维瘤	纤维肉瘤
脂肪组织	脂肪瘤	脂肪肉瘤
平滑肌组织	平滑肌瘤	平滑肌肉瘤
横纹肌组织	横纹肌瘤	横纹肌肉瘤
血管组织	血管瘤	血管肉瘤
淋巴管组织	淋巴管瘤	淋巴管肉瘤
骨组织	骨瘤	骨肉瘤
软骨组织	软骨瘤	软骨肉瘤
滑膜组织	局限性腱鞘巨细胞瘤	滑膜肉瘤
间皮	间皮瘤(孤立性)	恶性间皮瘤
淋巴造血组织		
淋巴组织		淋巴瘤
造血组织		白血病

续表

组织来源	良性肿瘤	恶性肿瘤
神经组织		
神经鞘膜组织	神经纤维瘤	神经纤维肉瘤
神经鞘细胞	神经鞘瘤	恶性神经鞘瘤
星形胶质细胞	星形细胞瘤	间变性星形细胞瘤，胶质母细胞瘤
神经元	节细胞瘤，中枢神经细胞瘤	神经母细胞瘤，髓母细胞瘤
脑膜组织	脑膜瘤	恶性脑膜瘤
交感神经节	节细胞神经瘤	神经母细胞瘤
其他肿瘤		
黑色素细胞		黑色素瘤
胎盘滋养叶细胞	葡萄胎	绒毛膜癌
生殖细胞		精原细胞瘤
		无性细胞瘤
		胚胎性癌
性腺或胚胎剩件中全能干细胞	成熟畸胎瘤	未成熟畸胎瘤

五、肿瘤的分级和分期

肿瘤的分级和分期一般都用于恶性肿瘤。分级由病理医生确定，分期由临床医生判定。病理学上根据肿瘤组织的分化及成熟程度、异型性大小、核分裂象的多少及有无病理性核分裂象进行分级。现在多采用Ⅰ～Ⅲ级分法，Ⅰ级为高分化（well differentiated），低度恶性；Ⅱ级为中分化（moderately differentiated），中度恶性；Ⅲ级为低分化（poorly differentiated），高度恶性。不同类型的肿瘤又有不同的级别标准。如鳞状细胞癌，以肿瘤组织内是否形成角化、细胞间桥的多少及细胞异型性大小来分级。Ⅰ级：瘤组织内有大量角化珠、细胞间桥，细胞异型性相对较小，核分裂象和病理性核分裂象都比较少；Ⅲ级：肿瘤不形成角化珠和细胞间桥，细胞异型性大，核分裂象、病理性核分裂象多；Ⅱ级：介于两者之间。对某些肿瘤采用低级别（low grade）和高级别（high grade）的两级分级法。WHO 对神经系统肿瘤进行四级（Ⅰ～Ⅳ）分级法。需要注意的是，上述肿瘤级别与国际疾病分类中肿瘤部分（ICD-O）的肿瘤生物学行为代码（/0、/1、/2、/3）并非对等关系。肿瘤分级对临床治疗和判断预后有一定参考意义，但缺乏定量标准，存在较大的主观性。

肿瘤的分期方法比较多，主要是根据原发瘤的大小、浸润的深度、范围以及是否累及邻近器官、局部和远处淋巴结转移的情况、有无血道转移等进行分期。目前国际上广泛使用的是国际抗癌联盟（International Union Against Cancer，UICC）的 TNM 法。T 表示原发肿瘤，T0 表示原位癌，随着肿瘤的体积增大或浸润深度加深分别用 T1 ～ T4 来表示；N 表示淋巴结受累情况，N0 表示淋巴结无转移，随着淋巴结转移数量的增多分别用 N1 ～ N3 来表示；M 表示血道转移，M0 表示无血道转移，M1 ～ M2 表示血道转移器官数量的增加。

肿瘤的分级与分期对治疗方案的制订和预后分析具有重要的参考价值，但必须要结合肿瘤的生物学行为和患者的全身状况等综合情况来考虑，因为各种肿瘤的组织学图像和生物学行为有时并不一致，如甲状腺滤泡癌，组织学上异型性不明显，但可能已有转移。

六、肿瘤对机体的影响

肿瘤因其良恶性、大小及发生部位不同，对机体的影响也有所不同。早期或微小肿瘤，常无明显临床表现，有时在死者尸体解剖时才被发现，如微小子宫平滑肌瘤和甲状腺隐匿癌。无论是良性肿瘤还是恶性肿瘤，对机体都有害无益。良性肿瘤分化较成熟，生长缓慢，极少发生浸润和转移，故一般仅造成局部影响。恶性肿瘤分化不成熟，生长较迅速，对机体有较强的侵袭力，所以对机体的影响严重，可危及患者的生命。

（一）良性肿瘤对机体的影响较小

1．局部压迫和阻塞　其影响的大小与发生部位有密切关系。如体表的良性肿瘤，一般对机体影响不大；而发生在消化道的良性肿瘤（如突入管腔的平滑肌瘤）可引起肠梗阻或肠套叠；颅内的良性肿瘤（如脑膜瘤、星形胶质细胞瘤）压迫脑组织、阻塞脑室系统，可引起颅内压升高及相应的定位体征。

2．良性肿瘤可发生恶性变　如胃肠道腺瘤可以恶变为腺癌。

3．内分泌腺瘤可引起内分泌紊乱　如垂体腺瘤分泌过多的生长激素可引起巨人症或肢端肥大症。

4．出血和感染　如子宫黏膜下平滑肌瘤可引起阴道出血，甚至宫腔感染。

（二）恶性肿瘤对机体的影响严重

恶性肿瘤分化不成熟，生长快，破坏器官的结构，引起功能障碍，并可发生转移，因而对机体的影响严重。恶性肿瘤除可引起与上述良性肿瘤相似的局部压迫和阻塞症状外，还可引起更为严重的后果。

1．继发性改变　肿瘤可因浸润、坏死而并发出血、穿孔、病理性骨折及感染。出血是引起医生或患者警觉的信号。例如，肺癌患者的咯血，大肠癌患者的便血，鼻咽癌患者的涕血，宫颈癌患者的阴道出血，肾癌、膀胱癌患者的无痛性血尿，胃癌患者的粪便潜血等。坏死可导致自然管道之间的瘘管形成（如食管癌时发生的食管气管瘘）。胃癌、结直肠癌引起的穿孔可导致急性腹膜炎。肿瘤可压迫、浸润局部神经而引起顽固性疼痛。

2．恶病质　恶性肿瘤晚期，机体严重消瘦、无力、贫血（anemia）和全身衰竭的状态称为恶病质（cachexia），可导致患者死亡。其机制尚未完全阐明，可能由于进食减少、出血、感染、发热或因肿瘤组织坏死所产生的毒性产物等引起机体的代谢失调所致。此外，恶性肿瘤所致的顽固性疼痛、肿瘤快速生长消耗大量营养物质等，也是导致恶病质的重要因素。近年来发现，巨噬细胞产生的肿瘤坏死因子（TNF）可降低食欲和增强分解代谢，与恶病质的发病也有一定关系。恶性肿瘤晚期患者因机体免疫力低下，常并发严重肺内感染而致死。

3．恶性肿瘤细胞浸润和压迫神经　可引起顽固性疼痛。肝癌、骨肉瘤等疼痛症状出现较早、较严重。

4．异位内分泌综合征和副肿瘤综合征　有些非内分泌腺发生的肿瘤能产生或分泌激素或激素类物质，引起内分泌失调而出现相应的临床症状，称为异位内分泌综合征（ectopic endocrine syndrome）。此类肿瘤称为异位内分泌肿瘤（ectopic endocrine tumor），且大多数为恶性肿瘤，其中以癌居多，如肺癌、胃癌、肝癌、胰腺癌、结肠癌，也可见于纤维肉瘤、平滑肌肉瘤、横纹肌肉瘤和未分化肉瘤等。这类肿瘤可产生促肾上腺皮质激素（ACTH）、甲状旁腺激素（PTH）、胰岛素、抗利尿激素（ADH）、人绒毛膜促性腺激素（HCG）、促甲状腺激素（TSH）、生长激素（GH）、降钙素（calcitonin）等十多种激素，而引起相应激素过多的临床症状。由于肿瘤的产物

（包括异位激素产生）或异常免疫反应（包括交叉免疫、自身免疫和免疫复合物沉着等）或其他不明原因，引起内分泌、神经、消化、造血、骨关节、肾及皮肤等系统发生病变，出现相应临床表现，称为副肿瘤综合征（paraneoplastic syndrome）。这些表现不是由原发肿瘤或转移瘤直接引起，而是通过产生某种物质间接引起的。异位内分泌综合征属于副肿瘤综合征。此外，某些癌如胰腺癌、胃癌、乳腺癌、肺癌等，通过产生凝血物质引起游走性血栓性脉管炎（Trousseau 综合征），也属于此种综合征。关于副肿瘤综合征产生的机制至今尚无一致的解释，可能与瘤细胞内基因异常表达有关。认识此类肿瘤及相应综合征对于早期发现肿瘤和对肿瘤治疗有效性的判定具有十分重要的临床意义。

小测试4-4：
良性肿瘤与恶性肿瘤对机体的影响是什么？

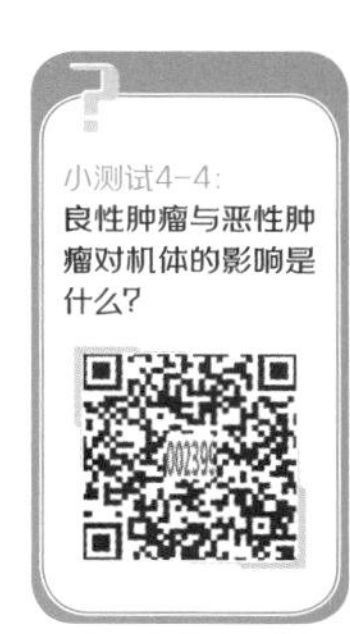

七、良性肿瘤与恶性肿瘤的区别

良性肿瘤一般对机体影响小，易于治疗，效果好。恶性肿瘤对机体的危害大，治疗措施复杂，效果不理想。如果把恶性肿瘤误诊为良性肿瘤，就会延误治疗或治疗不彻底，造成复发、转移，甚至危及生命。相反，如果把良性肿瘤误诊为恶性肿瘤，也必然造成一些不必要、不恰当的过度治疗，使患者遭受不应有的痛苦、伤害、精神和经济负担。因此，区别良性肿瘤与恶性肿瘤，对于正确的诊断和治疗具有重要的实际意义。但是目前尚未发现可以准确鉴别良、恶性肿瘤的特异性独立形态学或分子生物学指标。两者的区别主要依据病理形态学即肿瘤的异型性，并结合其生物学行为（侵袭、转移）进行综合判断和分析。现将良性肿瘤与恶性肿瘤的区别列举于表 4-2。

表 4-2 良性肿瘤与恶性肿瘤的区别

良性肿瘤		恶性肿瘤
组织分化程度	分化好，异型性小，与原有组织形态相似	分化差，异型性大，与原有组织形态不相似
核分裂象	无或稀少，不见病理性核分裂象	多见，可见病理性核分裂象
生长速度	缓慢	迅速
生长方式	膨胀性生长或外生性生长，常有膜或蒂，与周围组织界限清楚	浸润性生长或外生性生长，无包膜，与周围组织界限不清楚
继发改变	出血、坏死少见	常发生出血、坏死、溃疡形成
转移	不转移	常有转移
复发	手术后很少复发	手术后容易复发
对机体的影响	较小，主要为局部压迫或阻塞	较大，除压迫阻塞外，还可浸润和转移，引起恶病质，甚至死亡

上述各项指标，其中任一项都是相对的或有例外。许多肿瘤的生物学性质必须结合临床特征、病理形态特点、免疫标记和分子遗传学特性以综合判定。必须提出的是：首先，良性肿瘤与恶性肿瘤之间有时并无绝对界限，二者的区别是相对的。如血管瘤虽为良性肿瘤，但无包膜，常呈浸润性生长；有些肿瘤形态学上分化良好，但可发生浸润和转移，仍属恶性肿瘤，如甲状腺滤泡癌。还有些恶性肿瘤，如皮肤的基底细胞癌，核分裂象可以很多，但生长缓慢，很少发生转移。其次，有些肿瘤的组织形态介乎良、恶性之间，称为交界性肿瘤（borderline tumor）。这类肿瘤形态学上细胞生长活跃，具有一定的异型性和侵袭能力；生物学行为上表现为低度恶性（low-grade malignancy），可呈浸润性生长，伴局部复发，甚至可出现淋巴结或远处器官转移。其中，上皮来源者，多次复发后可逐渐向恶性发展，在临床上应加强随访，如卵巢交界性浆液性乳

小测试4-5:
良性肿瘤与恶性肿瘤在病理组织学上的主要区别是什么?

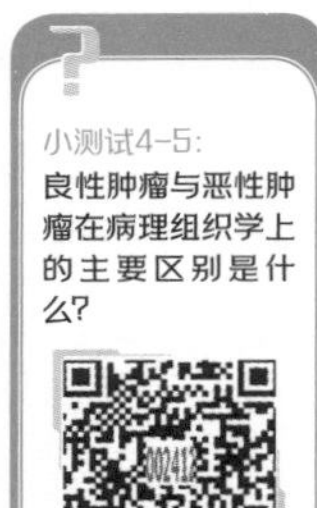

头状囊腺瘤和黏液性囊腺瘤。软组织来源者，称为中间性肿瘤，临床主要以局部破坏和反复复发为主，如韧带样型纤维瘤病。再次，肿瘤的良、恶性之间并非一成不变，有些良性肿瘤如不及时治疗，可转变为恶性肿瘤，称为恶变（malignant change）。如结肠绒毛状腺瘤有恶变倾向，在一定的条件下可逐渐向恶性发展。最后，不同的恶性肿瘤恶性程度亦各不相同，有的转移早，如鼻咽癌；有的转移晚，如子宫体腺癌；有的则很少发生转移，如基底细胞癌。而个别恶性肿瘤如黑色素瘤，有时由于机体免疫力加强等原因，可以停止生长甚至完全自然消退。儿童的神经母细胞瘤（neuroblastoma）的瘤细胞有时能发育成为成熟的神经细胞，甚至转移灶的瘤细胞也能继续分化成熟，使肿瘤停止生长而自愈。但这种情况毕竟是极少数，绝大多数恶性肿瘤不能自然逆转为良性。

八、癌前病变、非典型增生与原位癌

正确认识癌前病变、非典型增生和原位癌是肿瘤早期发现、早期诊断、早期治疗的重要环节。

（一）癌前病变

癌前病变是指某些具有较高癌变潜能的良性病变，如长期存在即有可能转变为癌。正常细胞从增生到癌变，要经过一个缓慢而渐进的演变过程，平均为 15 ～ 20 年，并非所有的癌前病变都必然转变为癌。而且大多数的癌目前并未发现明确的癌前病变。

常见的癌前病变有以下几种。

1．黏膜白斑　常发生在口腔黏膜、外阴和阴茎等处。主要病理改变是黏膜的鳞状上皮过度增生和过度角化，并出现一定的异型性。肉眼上呈白色斑块，故称白斑。如长期不治愈，则有可能转变为鳞状细胞癌。

2．慢性宫颈炎伴宫颈糜烂样改变　是女性常见的疾患。在慢性宫颈炎时，宫颈阴道部的鳞状上皮变性、坏死脱落，被来自宫颈管内膜的单层柱状上皮所取代，使该处呈粉红色或鲜红色，好像发生了黏膜上皮的缺损，称为宫颈糜烂样改变。随后，局部又可被再生的鳞状上皮所替代，称为糜烂愈复。如果上述过程反复进行，少数病例可出现宫颈上皮内病变（宫颈上皮的非典型增生），进一步发展为宫颈癌。

3．乳腺增生性纤维囊性变　本病由内分泌失调引起，常见于中年妇女，主要表现为乳腺小叶导管和腺泡上皮细胞的增生、大汗腺化生及导管囊性扩张，间质纤维组织也有增生。根据上皮增生程度的不同可分为轻、中、重度非典型增生，进而可转变为癌。

4．结直肠腺瘤　较为常见，可以单发或多发，均可发生癌变，尤其是绒毛状腺瘤和家族性腺瘤性息肉病，后者常有家族史，更易发生癌变。

5．慢性萎缩性胃炎及胃溃疡　慢性萎缩性胃炎时，胃黏膜腺体可有肠上皮化生，其中不完全性大肠型化生与肠型胃癌的发生有关。慢性胃溃疡时溃疡边缘的黏膜可不断增生，有 1% 或以下的胃溃疡可能转变为胃癌。

6．溃疡性结肠炎　是一种原因不明的炎症性肠病，癌变率决定于病程长短及病变范围，据统计，病程长达 20 年者癌变率为 10%，30 年者为 15% ～ 25%。

7．皮肤慢性溃疡　经久不愈的皮肤溃疡，特别是小腿的慢性溃疡，由于长期慢性炎症刺激，鳞状上皮反复增生，有的可发生癌变。

8．交界痣　色素痣与黑色素瘤关系较为密切，在组织学上根据细胞的分布情况，将色素痣分为交界痣、皮内痣和混合痣三种，其中成人的交界痣可以恶变为黑色素瘤。

9．肝硬化　乙型病毒性肝炎可引起肝硬化，也可以直接引起肝癌，在肝硬化，尤其是坏死后肝硬化的基础上可以发生肝癌。

（二）非典型增生

非典型增生（dysplasia，atypical hyperplasia）指的是上皮细胞的病理性增生，伴有一定程度的异型性，但还不足以诊断为癌。表现为细胞大小不等、形态多样，核大浓染、核质比增大，核分裂象增多，但一般不见病理性核分裂象。细胞密集，排列较乱，极向消失。可发生于皮肤或黏膜表面的被覆上皮，也可发生于腺上皮。根据其增生细胞的异型程度和（或）累及范围可分为轻、中、重三级。轻度和中度的非典型增生（增生的细胞分别累及上皮层的下 1/3 和 1/3 ～ 2/3 处），在病因消除后可恢复正常；而重度非典型增生则累及上皮 2/3 以上但尚未累及全层，很难逆转，容易癌变。近年来，提出了上皮内瘤变（intraepithelial neoplasia）的概念，所谓上皮内瘤变指的是上皮的非典型增生至原位癌这一系列病变的连续过程，它将轻度、中度和重度非典型增生分别称为上皮内瘤变的Ⅰ、Ⅱ、Ⅲ级，并将原位癌也列入上皮内瘤变Ⅲ级内，如宫颈上皮内瘤变（cervical intraepithelial neoplasia，CIN），新近的分类将 CIN Ⅰ级归入低级别鳞状上皮病变，CIN Ⅱ级和Ⅲ级归入高级别鳞状上皮病变。

以往常把非典型增生与异型增生作为同义词使用，近年有些学者建议，把具有明显细胞异型性和结构异型性的非典型增生称为异型增生。

（三）原位癌

小测试4-6:
癌前病变一定会转变为癌吗？所有癌是否均存在明确的癌前病变？

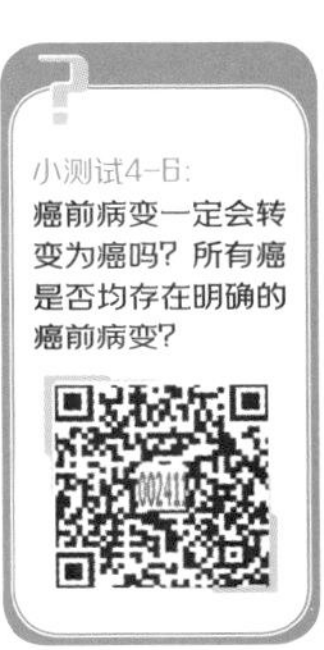

原位癌（carcinoma *in situ*）是指上皮全层均为癌细胞，但基底膜完整，无间质浸润的癌，又称为“浸润前癌”或“上皮内癌”。原位癌可以发生于皮肤、黏膜被覆上皮和腺上皮。常见的有食管原位癌、乳腺导管内癌和乳腺小叶原位癌等。临床检查和病理的肉眼观察往往见不到明显异常，或仅见到轻微糜烂、粗糙不平、稍有隆起等改变，其确诊主要靠病理组织学检查。原位癌是一种最早期的癌，不发生转移，如能早期发现和积极治疗，可防止其发展为浸润性癌，治疗效果好，可以治愈。

九、常见肿瘤举例

（一）上皮组织肿瘤

上皮组织（包括被覆上皮与腺上皮）发生的肿瘤称为上皮性肿瘤，最为常见，其中恶性上皮组织肿瘤（即癌）对人类的危害最大。人体的恶性肿瘤大部分来源于上皮组织，肿瘤细胞或多或少地保留了来源上皮的形态特征，肿瘤细胞互相连接聚集成巢，巢周围为纤维间质，二者间有清楚的界线。电镜观察，有角化倾向的细胞可见张力原纤维，分泌性上皮细胞游离面有微绒毛，细胞内与细胞间有微囊，相邻细胞之间有连接。

1. 上皮组织良性肿瘤

（1）乳头状瘤（papilloma）：是由皮肤或黏膜面的被覆上皮（包括鳞状上皮、移行上皮、柱状上皮、室管膜上皮）发生的良性肿瘤。肉眼观察，肿瘤外生性生长，形成多个乳头状、手指样或棘刺状突起，或者呈菜花状或绒毛状外观，肿瘤的根部常有蒂与正常组织相连。镜下，乳头的数目和分支多少不等，每个乳头由两部分构成，轴心为具有血管的分支状纤维结缔组织间质，表面是增生的上皮性肿瘤细胞，间质内可伴有多少不等的炎性细胞浸润。因起源部位不同，肿瘤细胞可为鳞状上皮（如皮肤、口腔、声带、阴茎、外耳道等部位）、柱状上皮（如胃、肠道）和尿路移行上皮（如膀胱、肾盂、输尿管）乳头状瘤等。其中最多见的是鳞状上皮乳头状瘤，尿路移行上

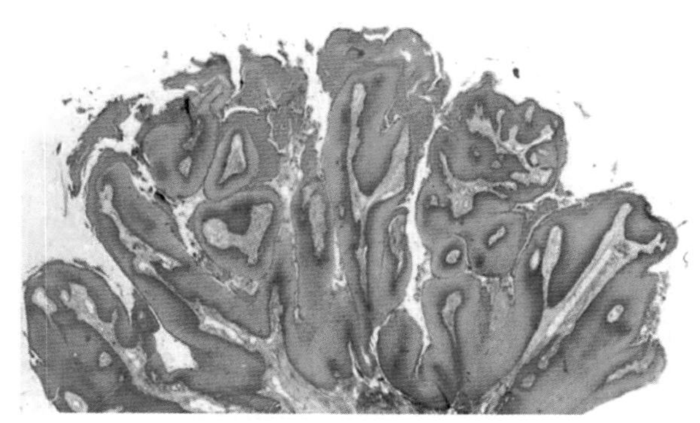

图 4-9 皮肤乳头状瘤

皮次之，柱状上皮和室管膜上皮少见。鳞状上皮乳头状瘤的上皮异型性不明显，可有细胞层次增多、正常核分裂象，表面可以发生角化，细胞极向存在，上皮与轴心之间有基底膜相隔，上皮无突破基底膜向深层浸润的现象（图 4-9）。发生在外耳道、阴茎和膀胱的乳头状瘤较易发生恶变。

（2）腺瘤（adenoma）：是由腺上皮发生的良性肿瘤，多见于甲状腺、卵巢、乳腺、唾液腺和胃肠等处。黏膜腺发生的腺瘤多呈息肉状、蕈伞状，腺器官内的腺瘤多呈结节状、有包膜，与周围正常组织分界清楚。腺瘤的腺体大小、形态较不规则，排列也比较密集。但与其起源腺体在结构上十分相似，而且具有一定的分泌功能。由具有小叶和导管结构的腺器官发生的腺瘤，既无导管形成，也往往不见小叶结构，由于不能将其分泌物排出，因而肿物多呈囊状。根据腺瘤的组成成分及形态特点，可分为囊腺瘤、纤维腺瘤、多形性腺瘤和息肉状腺瘤等类型。

1）囊腺瘤（cystadenoma）：常见于卵巢，也可发生于甲状腺、唾液腺或胰腺。由于瘤细胞分泌大量浆液或黏液，使腺腔逐渐扩大并互相融合成肉眼可见的大小不等的囊腔，所以肿瘤呈囊性。

卵巢囊腺瘤主要有浆液性囊腺瘤和黏液性囊腺瘤两种类型：①浆液性囊腺瘤（serous papillary cystadenoma）多为单房性，囊内为淡黄色清亮液体，囊内壁光滑，如腺上皮向囊腔内呈乳头状增生时，称为浆液性乳头状囊腺瘤。②黏液性囊腺瘤（mucinous cystadenoma）常为多房性，囊内壁光滑，很少有乳头，囊腔内含黏稠的黏液。浆液性乳头状囊腺瘤较易发生恶变，转化为浆液性囊腺癌（serous cystadenocarcinoma）。

2）纤维腺瘤（fibroadenoma）：多发生于乳腺组织，为女性乳腺最常见的一种良性肿瘤，尤以年轻女性多见。多为单发，也可多发，肿物大小不等（直径超过 10 cm 者称为巨大纤维腺瘤），表面光滑或呈结节状，包膜完整。切面灰白色，质较硬，半透明有黏液样感（图 4-10）。镜下，增生的乳腺腺管和纤维结缔组织共同构成肿瘤的实质。按其增生程度和排列方式不同分为管周型和管内型两种：①管周型：以腺体增生为主，纤维结缔组织围绕在腺管周围。②管内型：纤维组织增生明显，压迫腺管呈裂隙状。这种分型并无临床意义。

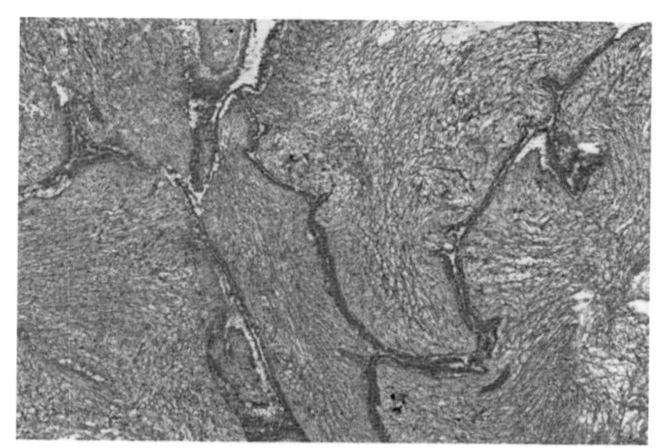

图 4-10 乳腺纤维腺瘤

3）多形性腺瘤（pleomorphic adenoma）：又称“混合瘤”（mixed tumor），好发生于唾液腺，尤其是腮腺。目前认为肿瘤来源于腮腺闰管区，其肌上皮细胞退化成为上皮性干细胞，有向腺样、黏液样、软骨样和表皮样细胞等多方向分化的能力，因而肿瘤具有多形性的特点，所以称为多形性腺瘤。肉眼观察，肿物大小不一，圆形或卵圆形，表面光滑，包膜较完整，境界清楚。镜下，肿瘤组织具有多形性，即腺管样结构、肌上皮细胞、鳞状细胞团和黏液样、软骨样组织混杂在一起。本瘤生长缓慢，但切除后较易复发，少数可发生恶变。

4）息肉状腺瘤（polypous adenoma）：又称腺瘤性息肉（adenomatous polyp），多发生于胃肠道黏膜，尤其是结肠、直肠。肿物呈息肉状或蕈伞状，有长蒂或短蒂，部分为广基或无蒂与黏膜相连，可单发或多发，大小不一。镜下，按组织结构特点分为三型：①管状腺瘤（tubular adenoma）：主要由密集分支的腺管构成，其周围为结构正常的固有膜，腺上皮细胞有程度不同的异型性，细胞层次增多。管状腺瘤可恶变。②绒毛状腺瘤（villous adenoma）：肿瘤表面呈细乳头状或绒毛状突起，绒毛的中心为固有膜支架，表面为增生的腺上皮细胞，细胞密集，核杆状、深染，形成假复层结构。绒毛状腺瘤恶变率较高。③管状 - 绒毛状腺瘤（tubulo-villous adenoma）：由管状腺瘤和绒毛状腺瘤两种成分混合构成（图 4-11），恶变率居于二者之间。家族性腺瘤性息肉病（familial adenomatous polyposis，FAP）又称结肠家族性息肉病（familial polyposis of the colon），是常染色体显性遗传病。其主要特征是大肠黏膜出现成百甚至上千个腺瘤性息肉，易癌变（图 4-12）。

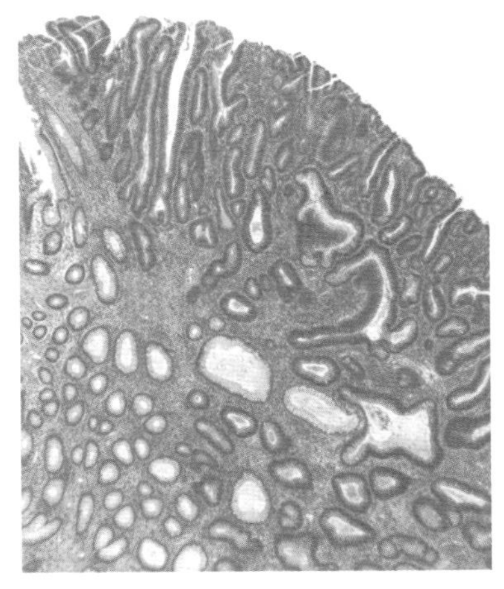

图 4-11 管状 - 绒毛状腺瘤

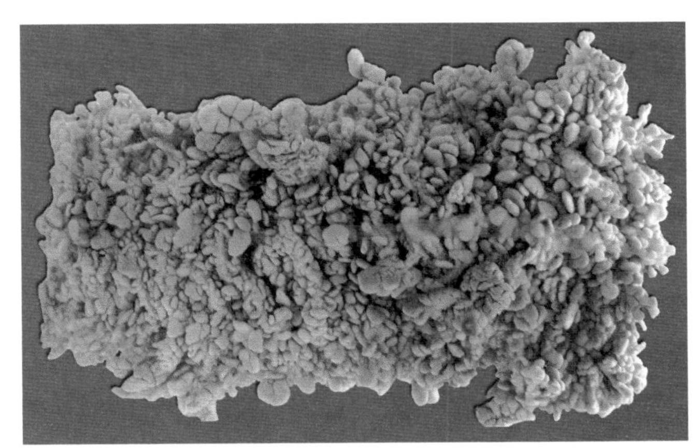

图 4-12 家族性腺瘤性息肉病

2．恶性上皮组织肿瘤 恶性上皮组织肿瘤统称为癌，多见于中老年人，是最常见的一类恶性肿瘤。肉眼观，癌以浸润性生长为主，与周围组织分界不清。发生在皮肤、黏膜表面的癌常呈息肉状、绒毛状、蕈伞状或菜花状，表面常有坏死及溃疡形成；发生在器官内的癌常为不规则的结节状、树根状或蟹足状，质地软硬不一，切面多为灰白色、质硬、较干燥。镜下，癌细胞（即实质）可呈腺管状、实体团块状或条索状等方式排列（统称为癌巢），实质与间质分界清楚。网状纤维染色见癌细胞之间多无网状纤维，网状纤维只见于癌巢的周围。低分化或未分化癌的癌细胞在间质内呈弥漫浸润性生长，与间质分界不清。可借助网状纤维染色和免疫组织化学进行鉴别，如网状纤维出现在癌巢的周围而不见于癌细胞之间；癌细胞表达上皮性标志如细胞角蛋白（cytokeratin，CK）、上皮膜抗原（epithelial membrane antigen，EMA）等。癌在早期一般多经淋巴道转移，到晚期才发生血道转移。癌的常见类型有以下几种。

（1）鳞状细胞癌（squamous cell carcinoma）：简称鳞癌，常发生在身体原有鳞状上皮被覆的

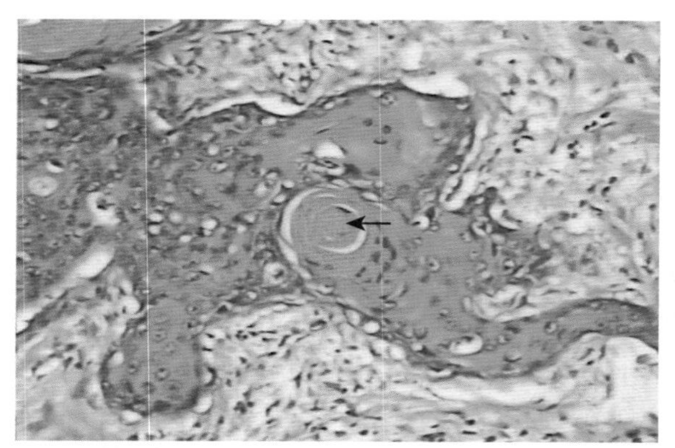
图 4-13　角化珠（箭头所示）

部位，如皮肤、口腔、唇、食管、喉、宫颈、外阴和阴茎等处；也见于正常时无鳞状上皮被覆的部位，如支气管、胆囊和肾盂等处，这些部位的柱状或移行上皮通过鳞状上皮化生、增生及非典型增生而发展成鳞癌。鳞癌肉眼上常呈菜花状、结节状或溃疡状。镜下，癌细胞突破基底膜向深层浸润，形成大小不等的团块或条索状的癌巢，癌巢之间是纤维结缔组织间质，癌巢（实质）与间质分界清楚。根据癌组织分化程度分为三级：Ⅰ级（高分化），癌巢的最外层癌细胞排列较整齐，相当于鳞状上皮基底层的细胞，其内为相当于棘细胞层的细胞，细胞间可见到明显的细胞间桥，在癌巢的中央可出现层状的角化物，称为角化珠（keratin pearl）或癌珠（图 4-13）。Ⅲ级（低分化），癌细胞有明显的异型性，可见较多的核分裂象及病理性核分裂象，无角化珠形成。Ⅱ级（中分化），介于两者之间。

（2）基底细胞癌（basal cell carcinoma）：多见于老年人的面部，如眼睑、鼻翼、颊部等，由该处表皮原始上皮芽或基底细胞发生。典型外观是在局部形成经久不愈的侵蚀性溃疡。镜下，根据癌细胞的排列方式，分为实体型、角化型、腺样型、囊肿型、色素型等类型。最常见的为实体型，癌巢为大小不一的癌细胞实体团块，向真皮和皮下组织浸润，癌细胞主要由浓染的基底细胞样的细胞构成，呈短梭形或卵圆形，细胞大小比较一致，癌巢边缘的癌细胞呈高柱状，排列似栅栏状，核分裂象多见。本癌浸润性强，破坏局部深层组织，但生长缓慢，很少发生转移，对放射治疗很敏感，临床上呈低度恶性的经过，预后较好。

（3）尿路上皮癌：分为浸润性和非浸润性尿路上皮癌两种，来自膀胱、肾盂和输尿管等处的移行上皮，是泌尿系统常见的恶性肿瘤。临床上常以无痛性血尿起病。肿物大小不等，单发或多发，分化好者外观乳头纤细而质脆，可有蒂；分化差者，肿物呈实体浸润性肿块，外观为菜花状，基底较宽无蒂，表面有坏死、出血、溃疡形成。癌细胞似尿路上皮，呈多层排列，有不同程度的分化。按癌细胞的异型性和分化程度，分为低级别（高分化）和高级别（低分化）两种。

（4）腺癌（adenocarcinoma）：是腺上皮所发生的恶性肿瘤的总称。常见于乳腺、胃肠道、肝、胆囊、甲状腺、宫颈管及子宫内膜等。根据其形态结构和分化程度，可分为管状腺癌、乳头状腺癌、黏液癌、髓样癌等。

1）管状或乳头状腺癌（tubular adenocarcinoma）：较多见于胃肠道、胆囊、子宫体等。癌细胞突破基底膜由黏膜层向深层浸润，形成大小不等、形状不一、排列不规则的腺管样结构，其癌细胞可单层，也可多层，核大小不一，核分裂象多见。根据形成腺管的多少分为高分化、中分化和低分化三种（图 4-14）。当腺癌伴有大量乳头状结构时称为乳头状癌，腺腔高度扩张呈囊状的腺癌 称为囊腺癌，伴乳头状生长的囊腺癌称为乳头状囊腺癌。

2）黏液癌（mucinous carcinoma）：常见于胃肠道。肉眼观，癌组织呈灰白色、半透明如胶冻样，又称为胶样癌（colloid carcinoma）。镜下，一种为黏液堆积在腺腔内，也可由于腺体的崩解而形成黏液湖，当癌组织中黏液成分超过 50%，则称其为黏液腺癌；另一种为黏液聚积在癌细胞内，将核挤向一侧，使该细胞呈印戒状，以这种细胞为主要成分则称为印戒细胞癌（signet-ring cell carcinoma）（图 4-15）。印戒细胞癌早期可有广泛的浸润和转移，预后不佳。

3）髓样癌（medullary carcinoma）：多发生于乳腺和甲状腺。发生于乳腺者，由低分癌细胞构成，肉眼观，肿瘤呈边界清楚的圆形肿块，质软如脑髓。镜下，经典髓样癌常具有合体细胞生长方式；没有腺管结构；间质弥漫有淋巴，浆细胞浸润，坏死稀少；瘤细胞核多形性较显著、核分裂象多见；边界呈推挤状五大特征。发生于甲状腺者，是由 C 细胞（滤泡旁细胞）构成的特殊

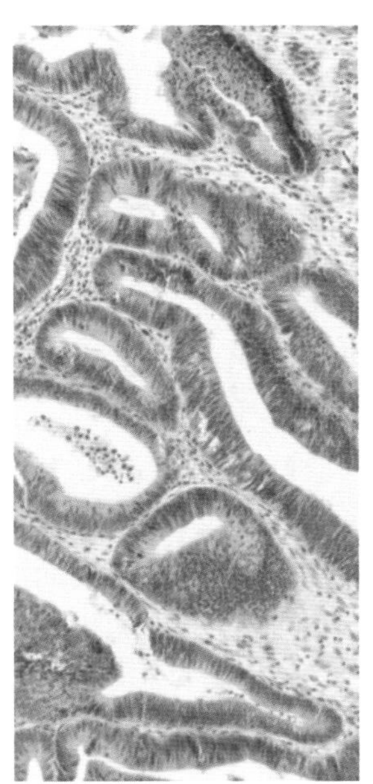
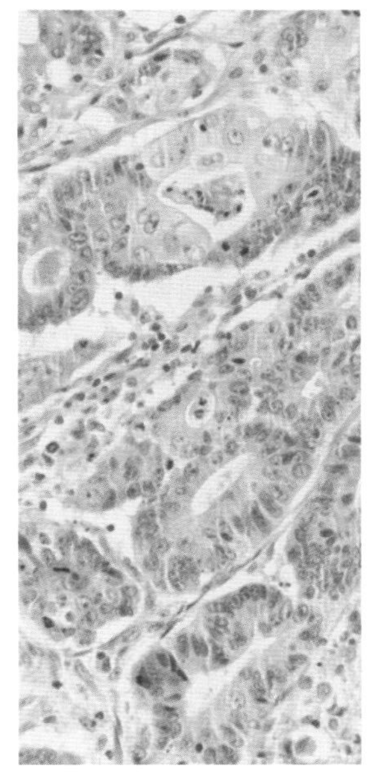
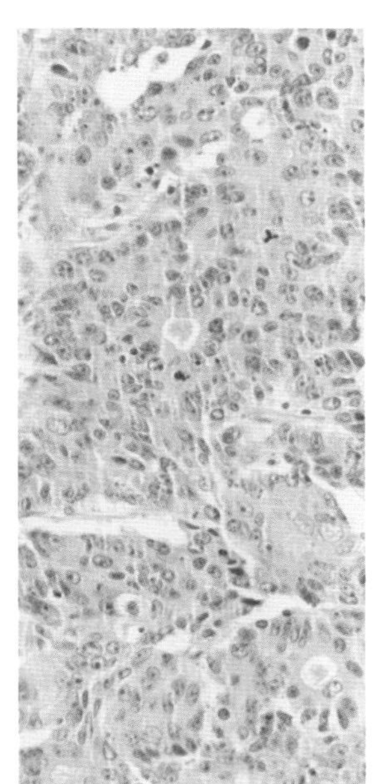

图 4-14　管状腺癌

类型恶性肿瘤，大体实性、质硬，镜下典型表现为圆形、多角形细胞实体性排列，间质为玻璃样变的纤维和血管，并伴有淀粉样物沉积。

（5）神经内分泌瘤（neuroendocrine tumor）：是一组起源于肽能神经元和神经内分泌细胞的肿瘤，可发生在全身许多器官，多见于胃肠胰、肺和内分泌器官，曾被称为类癌（carcinoid，现在仅在肺、卵巢等器官仍保留该名词）。肉眼观，肿物呈结节状、息肉状或局限性增厚，界限较清楚，切面灰白色或淡黄色。镜下，肿瘤细胞呈巢状、岛状或梁状，细胞体积小，大小较一致，立方形或多边形，核圆形较规则，细胞异型性不明显（图 4-16）。根据核分裂象的多少和（或）细胞增殖指数分为高低不同级别，高级别神经内分泌瘤核分裂象增多，可出现坏死。不论级别高低，肿瘤细胞均具有亲银和嗜银性，免疫组化染色显示嗜铬素、突触素和神经元特异性烯醇化酶等阳性。超微结构显示肿瘤细胞胞浆内充满致密神经内分泌颗粒。神经内分泌瘤具有恶性肿瘤浸润性生长的特点，除了局部浸润外，癌细胞也可侵入淋巴管、血管引起转移，但肿瘤生长缓慢，转移较少。预后与级别有关，高级别神经内分泌瘤更易发生转移，预后差。

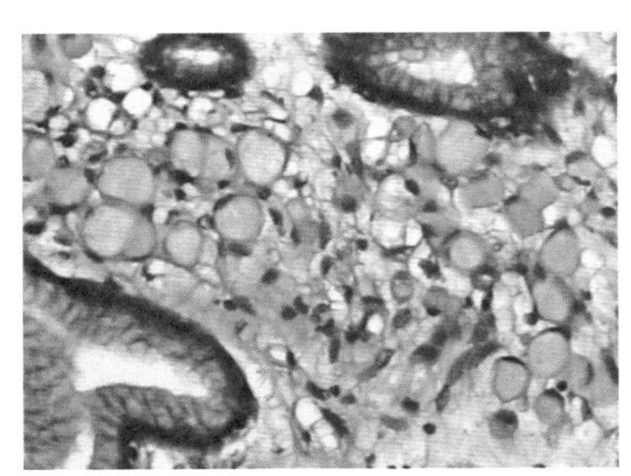

图 4-15　印戒细胞癌

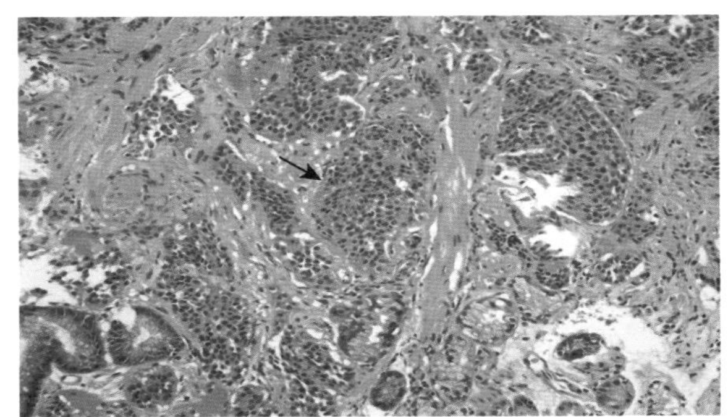

图 4-16　神经内分泌瘤

（二）间叶组织肿瘤

间叶组织指的是纤维组织、脂肪组织、骨和软骨组织、肌肉组织、血管和淋巴管、滑膜组织、间皮等。间叶组织肿瘤大部分为良性肿瘤，少部分为恶性肿瘤，可发生于任何年龄；部分肿瘤虽呈侵袭性生长、但很少转移，属于中间型或交界性肿瘤，如皮肤的隆突性纤维肉瘤、纤维瘤病等。

1. 良性间叶组织肿瘤 良性间叶组织肿瘤分化程度高，其组织结构、细胞形态、质地和颜色等均与其来源的正常组织相似。肿瘤多呈膨胀性生长，生长缓慢有包膜。其常见类型如下。

（1）纤维瘤（fibroma）：是来源于纤维组织、生长缓慢的良性肿瘤。肉眼观，肿物常有明显的包膜，切面灰白色，编织状，质地韧。镜下见肿瘤由梭形至卵圆形的成纤维细胞、纤维细胞和胶原纤维组成，瘤细胞编织状排列，不见核分裂象。发生在四肢及躯干的皮下、具有相似形态特征的肿瘤，称为真皮纤维瘤或皮肤纤维组织细胞瘤。此瘤生长缓慢，手术切除后不再复发。

（2）脂肪瘤（lipoma）：是最常见的良性间叶组织肿瘤中的一种，由成熟的脂肪细胞构成。多发生于躯干和四肢的皮下组织，最常见的部位是肩背部、颈部，腹膜后、胃肠道等也可发生。肉眼观，肿瘤大小不一，扁圆形或分叶状，单发或多发，界线清楚，包膜完整，切面淡黄色，质地柔软，似正常的脂肪组织。瘤组织由成熟的脂肪细胞组成，与正常脂肪组织的主要区别在于：肿物有包膜，被不均等的纤维组织条索分隔成大小不规则的小叶结构。若纤维组织成分较多，称为纤维脂肪瘤；若血管甚多，称为血管脂肪瘤。此瘤生长缓慢，无明显症状，手术切除后不复发，一般不恶变。

（3）血管瘤（hemangioma）：多属先天性，常见于婴儿和儿童。一般认为，胚胎期的一些血管母细胞与发育中的血管网脱离，在局部增生并形成内皮细胞条索，进一步增生而形成各种血管瘤。血管瘤可以发生在任何部位，但多见于体表皮肤，少数发生于内脏器官，如肝。按肿瘤发生部位及增生血管的形态，血管瘤可以分为很多亚型，如毛细血管瘤、海绵状血管瘤、混合型血管瘤、肉芽组织型血管瘤等，其中以毛细血管瘤和海绵状血管瘤最为多见。如海绵状血管瘤混有较多毛细血管瘤的成分，可称为混合型血管瘤。如血管瘤位于横纹肌内呈浸润性生长时，称为肌间血管瘤。

1）毛细血管瘤（capillary hemangioma）：是较常见的一种血管瘤。最常见于头面部，如口唇、眼睑部，多见于儿童。肉眼观，肿物大小不一，暗红色或蓝紫色，表面平坦或稍隆起，有清楚的边界，但无包膜。镜下，由密集的薄壁血管构成，内皮细胞扁平，分化良好，有分叶结构。

2）海绵状血管瘤（cavernous hemangioma）：是最常见的一种血管瘤。最常见于四肢、肝。肉眼观，肿物暗红色，结节状，有时切面可见海绵状或蜂窝状结构（图 4-17）。镜下，由管腔大、形状不规则、管壁厚薄不均的窦样血管构成，窦壁内衬覆扁平的血管内皮细胞，血管之间有少量纤维组织分隔。

（4）平滑肌瘤（leiomyoma）：常见于有平滑肌的部位，最多见于子宫，其次为胃肠道。皮肤、皮下组织的平滑肌瘤可能源于血管平滑肌成分。肉眼观，肿物呈结节状，单发或多发，大小不等，界线清楚，多无包膜，质硬韧，切面灰白或灰红，具有编织状或旋涡状纹理（图 4-18）。镜下，瘤组织由形态比较一致的梭形平滑肌细胞构成。细胞排列成不规则的束状或编织状，细胞

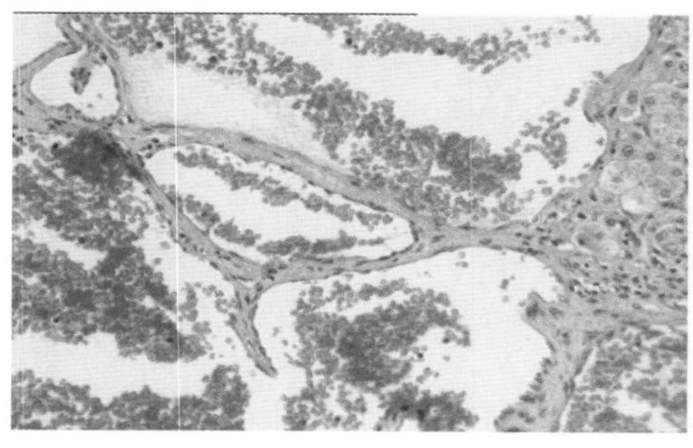

图 4-17 海绵状血管瘤

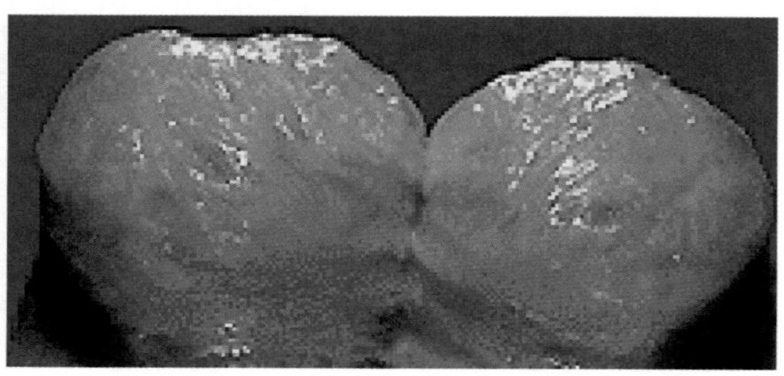

图 4-18 平滑肌瘤

Note

大小比较一致，核呈长杆状或梭形，两端钝圆，瘤细胞之间可见多少不等的纤维结缔组织。平滑肌瘤极少恶变，手术切除后一般不复发。

（5）骨样骨瘤（osteoid osteoma）：是一种成骨性良性肿瘤，好发于 10 ～ 30 岁。临床最突出的症状是剧烈的局限性疼痛，但缺乏感染的证据。最好发于股骨、胫骨、肱骨、掌骨、足骨、椎骨和腓骨。X 线典型表现为一个直径小于 2 cm 的低密度病灶，有时可见一高密度核心，周围由一圈反应性硬化骨包绕。病灶由多少不等的钙化的骨样基质构成，周边见肥大的骨母细胞。病灶周围包绕着一层厚薄不等的致密骨。

（6）骨软骨瘤（osteochondroma）：是指在骨的表面覆以软骨帽的骨性突出物，是最常见的良性骨肿瘤。由三层结构组成：表面为一薄层致密的结缔组织，即纤维膜；中层为软骨帽，由透明软骨构成；基底部为肿瘤的主体，由含有正常骨髓的成熟的骨小梁组成。骨软骨瘤多发生在 20 岁之前，发病年龄平均为 10 岁，发病部位以股骨下段、胫骨上段、肱骨上段和骨盆的干骺端最为多见，多为单发性，偶见多发性。多发性者为常染色体显性遗传性疾病。

（7）软骨瘤（chondroma）：是一种成软骨性良性肿瘤。发生部位以手足短骨最为常见，尤其是近心侧的指（趾）骨。主要有两种类型：①内生性软骨瘤（enchondroma）：起源于骨干骨松质，从此处扩展并挤压薄皮质。②皮质旁（骨膜）软骨瘤 [juxtacortical（periosteal）chondroma]：少见，起源于长骨或手足短骨的骨膜区域，可侵蚀相邻的皮质，并致其硬化。镜下，软骨瘤由成熟的透明软骨组成，呈不规则分叶状，每一小叶由疏松的纤维血管组织包绕。常见灶状黏液样变性、钙化和软骨骨化。肿瘤位于盆骨、胸骨、肋骨、四肢长骨或椎骨时易恶变；发生在指（趾）骨者极少恶变。

2．恶性间叶组织肿瘤　恶性间叶组织肿瘤统称为肉瘤。发生率比癌低，发病年龄多为青少年。肉眼观，肉瘤多呈结节状或分叶状，多无包膜，或挤压周围组织形成假包膜。质地比癌软，切面多呈灰红色、均质细腻、湿润、鱼肉状，故称为肉瘤。肉瘤易继发出血、坏死、囊性变等改变。镜下，肉瘤细胞弥漫分布，不形成细胞巢，瘤细胞与间质分界不清，网状纤维染色可见肉瘤细胞间存在网状纤维。间质的结缔组织少，但血管较丰富，故肉瘤多由血道转移。临床上常见的肉瘤有以下几种。

（1）纤维肉瘤（fibrosarcoma）：是来源于纤维组织的恶性肿瘤。多见于四肢、躯干及头颈部的深部组织。肉眼观，肿物多为单发，结节状或分叶状，质地软硬不等，体积大小不一，可有部分包膜或假包膜，肿物周边界线较清楚，切面灰红或灰白色，均匀湿润，似鱼肉状（假包膜是与包膜相对而言的，是指肿物生长很快时，压迫周围正常组织，使之萎缩形成的界线）。镜下，组织学结构不尽相同，根据瘤细胞的异型性、核分裂象的多少、有无坏死等，将纤维肉瘤分为分化好的纤维肉瘤和分化差的纤维肉瘤。

（2）脂肪肉瘤（liposarcoma）：多见于 40 岁以上的成人，极少见于青少年。发生部位与脂肪瘤不同，多见于大腿、腹膜后等深部软组织和内脏，极少从皮下脂肪组织发生。提示脂肪肉瘤极少是由脂肪瘤恶变而来，而是一开始即为恶性。组织学发生一般认为是起源于原始间充质细胞。肉眼观，肿物多呈结节状或分叶状，表面常有一层假包膜，灰白或灰红色，黏液瘤样或鱼肉样外观。镜下，瘤细胞形态多种多样，分为以下亚型。

1）高分化脂肪肉瘤：此型较少见，由成熟脂肪细胞、少数不典型的核深染间质细胞及脂肪母细胞构成，属低度恶性，易局部复发，但不易转移。

2）去分化性脂肪肉瘤：所谓去分化是指有高分化脂肪肉瘤向非脂肪源性肉瘤（大多高度恶性）的移行，去分化成分多少不等，两种成分的转变常突然发生，也可混合分布。腹膜后最常见，与多形性脂肪肉瘤相比，其临床侵袭性较弱。

3）黏液样脂肪肉瘤：由不同分化时期的脂肪母细胞、丛状毛细血管结构和黏液样基质构成。包括以前所谓的圆形细胞脂肪肉瘤。好发于四肢深部软组织，很少发生于腹膜后。易于局部复发，1/3 的病例发生远处转移。

4）多形性脂肪肉瘤：由多形性梭形细胞、圆形细胞和数量不等的多形性的脂肪母细胞构成。少见，好发于四肢，下肢比上肢多见，大多位于深部软组织，恶性程度高，易复发和转移。

5）黏液样多形性脂肪肉瘤：极其少见，常发生在儿童和青少年。组织学上由不同比例的黏液样脂肪肉瘤和多形性脂肪肉瘤成分混合构成。其发生可与利 - 弗劳梅尼（Li-Fraumeni）综合征相关，部分病例与 *RB1* 基因失活有关。

（3）横纹肌肉瘤（rhabdomyosarcoma）：是儿童和青少年软组织肉瘤的最常见类型。肿瘤由不同分化阶段的横纹肌母细胞组成。分化较高者，红染的胞浆内可见横纹结构，用磷钨酸苏木精染色更显而易见。根据肿瘤的形态和临床特点分为 4 种亚型。

1）胚胎性横纹肌肉瘤：最常见，主要发生于 15 岁以下的儿童和婴幼儿。好发于颈部、泌尿生殖道及腹膜后。肿物界线不清，灰白色，质软，常有黏液样外观。镜下，肿瘤由未分化的梭形细胞和低分化的小圆形细胞组成，与胚胎早期的幼稚横纹肌母细胞相似。发生于膀胱、鼻咽部等黏膜被覆的部位时，呈葡萄状息肉样肿物突出，故称葡萄状横纹肌肉瘤（botryoid embryonal rhabdomyosarcoma）。当出现明显大的异型细胞，细胞核深染、奇异形，并可见多极核分裂象时，称为间变性胚胎性横纹肌肉瘤。

2）腺泡状横纹肌肉瘤：可发生在任何年龄，以 10 ～ 25 岁的青少年和年轻人更常见，四肢深部肌肉是好发部位。肉眼所见与多形性横纹肌肉瘤相似。镜下特点为未分化的小圆形或卵圆形瘤细胞形成腺泡样结构，约 25% 的病例可见横纹。细胞遗传学检查，此型有特异性染色体易位 t(2;13) 或 t(1;13)。

3）多形性横纹肌肉瘤：高度恶性，几乎只发生在成人，好发于四肢的深部肌肉，特别在大腿更为多见。肿瘤位于肌肉内或肌肉间，境界较清楚，可有假包膜，体积较大，圆形或卵圆形或分叶状。镜下，由具有骨骼肌分化的奇异的多边形、圆形和梭形细胞构成，可有瘤巨细胞。不存在胚胎性和腺泡状横纹肌肉瘤成分。

4）梭形细胞 / 硬化型横纹肌肉瘤：占横纹肌肉瘤的 3% ～ 10%。最常累及头颈部，其次是四肢。各年龄段均可发生。临床上常表现为快速生长的、无痛性软组织包块。镜下，部分病例以梭形细胞增生为主，呈现交叉、鱼骨样或编席样结构，与平滑肌肉瘤或纤维肉瘤相似；部分病例出现明显的胶原化间质，甚至出现假血管样的生长方式。

各型横纹肌肉瘤均生长迅速，容易早期发生血道转移。预后与组织学类型有关，预后最好的是葡萄状肉瘤，其次是其他亚型的胚胎性横纹肌肉瘤，腺泡状和多形性横纹肌肉瘤最差。

（4）平滑肌肉瘤（leiomyosarcoma）：较多见于子宫及胃肠道，腹膜后、肠系膜、大网膜及皮下软组织等部位较少见。患者多为 40 岁以上中老年人。肉眼所见，肿物多数为结节状，浸润性生长，可有假包膜，切面灰红或灰棕色、鱼肉状，肿瘤大小与部位有关。镜下，组织学结构因肿瘤的分化程度不同而有较大差异。①分化好的平滑肌肉瘤主要由纵横交错的梭形细胞束构成，有时可显示编织状结构。瘤细胞密集，核较大，棒形，有一定程度的异型性，核分裂象较多，有时可见病理性核分裂象。②分化差的平滑肌肉瘤，细胞弥漫成片，编织状结构不明显，瘤细胞具有多形性，核大、异型、核分裂象多见，常出现病理性核分裂象。

长期以来，关于平滑肌肿瘤组织学上的良恶性问题，一直没有统一的标准，病理学上主要根据是否浸润性生长、瘤细胞的异型性大小、核分裂象的多少、是否有坏死灶，并结合肿瘤的部位、大小及临床表现等综合考虑。其中，核分裂象的多少是鉴别的重要标准。但需注意，不同部位平滑肌肉瘤的诊断标准不同。

（5）骨肉瘤（osteosarcoma）：除了淋巴造血系统恶性肿瘤之外，骨肉瘤是最常见的骨的原发性恶性肿瘤，其特点是瘤细胞直接产生骨样基质或成骨（钙化的骨样基质）。好发年龄为 11 ～ 25 岁，另一峰值年龄在 40 岁之后。男性略多于女性，男女之比为 1.5 ∶ 1。发病部位最常见于四肢长骨，尤以股骨下端、胫骨或腓骨上端，即膝关节上下方最多见，其次为肱骨上端。肿瘤大都位于干骺端，少数发生在骨干。大都始于髓腔中央，向内在骨髓腔内浸润，向外破坏骨皮质，浸润周围软组织，形成大的梭形肿块。切面瘤组织为灰红色，并有黄白色的骨质形成区、半透明的软骨形成区、灰黄色的坏死区、暗红色的出血区。瘤细胞所产生的骨组织可由骨皮质表层向外伸展，形成多数放射状排列的骨质条索与骨干纵轴垂直或斜行，似日光放射线；肿瘤上、下两端的骨皮质与被瘤组织掀起的骨外膜之间常有由骨外膜产生的、近似三角形的新生骨，称为 Codman 三角。三角形之底边为骨膜与骨干之间的瘤组织，斜边为掀起的骨膜，另一边为骨皮质。“日光放射线”与 Codman 三角在放射线检查时对骨肉瘤的诊断具有特征性，在大体标本检查时有时能见到，但不甚清楚。镜下，肿瘤细胞异型性明显，细胞大小不一，核形奇异，核大、深染，核仁明显，易见病理性核分裂象。肿瘤细胞直接形成肿瘤性骨样基质或成骨，这是诊断骨肉瘤最重要的组织学依据。骨样基质呈嗜酸性红染、毛玻璃样、形状不规则。骨肉瘤的形态学变异极为多样，骨样基质可多可少。瘤细胞可弥漫性分布，亦可呈巢状或假乳头状结构。

骨肉瘤的最早症状是局部疼痛，日渐加剧，由间断性变为持续性，经各种药物治疗无效，局部肿胀，表面静脉曲张。血清碱性磷酸酶增高，这是骨肉瘤唯一重要的实验室检查指征，对其诊断、判断预后有一定价值。骨肉瘤是高度恶性的肿瘤，生长迅速，血道转移发生早，预后差。

癌与肉瘤的区别见表 4-3。

表 4-3 癌与肉瘤的区别

	癌	肉瘤
组织来源	上皮组织	间叶组织
发病率	较高，约为肉瘤的 9 倍	较低
发病年龄	40 岁以上	多见于青少年
大体特点	质较硬、灰白色、干燥	质较软、灰红色、湿润、鱼肉状
组织学特点	癌细胞形成癌巢，癌巢与间质分界清楚	肉瘤细胞弥漫分布，瘤细胞与间质分界不清，间质内血管丰富
网状纤维	网状纤维包绕癌巢，而癌细胞之间无网状纤维	肉瘤细胞间有网状纤维，并包绕肉瘤细胞
免疫组化	上皮细胞标志物阳性，如角蛋白（keratin）、上皮细胞膜抗原（EMA）等阳性	间叶组织标志物阳性，如波形蛋白（vimentin）、结蛋白（desmin）等阳性
转移	多经淋巴道转移	多经血道转移

（三）神经外胚叶源性肿瘤

神经外胚叶源性肿瘤种类繁多，包括中枢神经系统肿瘤、周围神经系统肿瘤、APUD 系统来源的肿瘤、视网膜母细胞瘤、黑色素瘤等。

1. 视网膜母细胞瘤 视网膜母细胞瘤（retinoblastoma）是来源于视网膜胚基的恶性肿瘤。绝大多数发生在 3 岁以内的婴幼儿，6 岁以上罕见。7% 在出生时即已存在。大约 40% 的患者具有家族性，是一种常染色体显性遗传性疾病。另 60% 患者是散发的。多为单侧，双侧者占 26% ~ 30%。肉眼观，肿瘤为灰白色或黄色的结节状物，切面有明显的出血及坏死，并可见钙化。肿瘤最初在视网膜上生长，以后向周围浸润性生长。镜下，肿瘤由小圆形细胞构成，核圆形、深染，核分裂象多见，有的瘤细胞围绕一空腔呈放射状排列，形成菊形团（参见图 4-21）。转移一般不常见，如发生转移，多经血道转移至骨、肝、肺、肾等处。淋巴道转移只在眼眶软组织被累及时才发生，多转移到耳前及颈淋巴结。预后不良，多在发病后 1.5 年左右死亡。偶见自发性消退。

2．色素痣与黑色素瘤

（1）皮肤色素痣（pigmented nevus）：是来源于表皮基底层的黑色素细胞（痣细胞），为良性错构性增生性病变，但有的可恶变成为黑色素瘤。根据其在皮肤组织内发生的部位不同，可分为交界痣（即痣细胞在表皮和真皮的交界处生长，形成痣细胞巢，此型较易恶变）、皮内痣（是最常见的一种，痣细胞在真皮内呈巢状或条索状排列）和混合痣（即交界痣和皮内痣兼而有之）3种。如色素痣的色素加深，体积增大，生长加快或破溃、发炎或出血等，可能是恶变的象征。

（2）黑色素瘤（melanoma）：又称恶性黑色素瘤，是一种能产生黑色素的高度恶性肿瘤，来源于皮肤和其他组织黑色素细胞。大多见于 30 岁以上成年人，中位年龄 50 ~ 55 岁。发生于皮肤者以面、颈、肩、背部，特别是足底部和外阴及肛门等部位多见。可以一开始即为恶性，但也可由交界痣恶变而来。当黑痣色素加深、体积增大、生长加快或溃破、发炎和出血等常是恶变的征象。此瘤也可发生于黏膜和内脏器官。肉眼观，肿瘤突出或稍突出于皮肤表面，多呈黑色，与周围组织界限不清（图 4-19A）。光镜下，黑色素瘤的组织结构呈多样性，瘤细胞可呈巢状、条索状或腺泡样排列。瘤细胞可呈多边形或梭形，核大，常有粗大的嗜酸性核仁（图 4-19B）。胞质内可有黑色素颗粒。无黑色素的黑色素瘤，免疫组织化学染色 HMB-45、melanA 和 S-100 蛋白阳性有助于诊断。电镜下，瘤细胞胞质内含有少数典型的黑色素小体（melanosome）或前黑色素小体（premelanosome）。黑色素瘤的预后多数较差，早期即可出现局部和远处转移。因此，早期诊断和及时治疗十分重要。

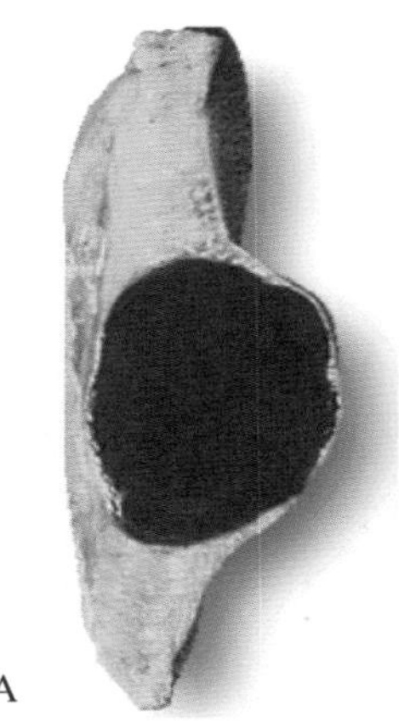

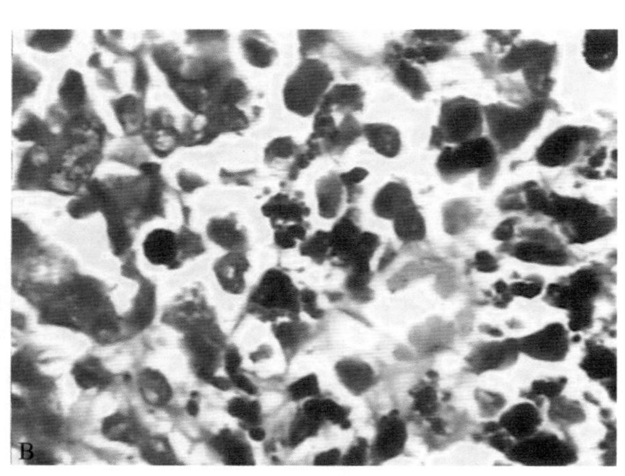

图 4-19 黑色素瘤

A．肉眼观；B．光镜下

（四）多种组织构成的肿瘤

由两种或两种以上不同类型的组织构成的肿瘤称为混合瘤。最复杂的混合瘤是畸胎瘤，由来源于多个胚层的各种类型组织混杂在一起构成，有如一个畸形的胎儿。此外，肾母细胞瘤和癌肉瘤因成分多样，也属于混合瘤。

1．畸胎瘤 畸胎瘤（teratoma）是来源于性腺或胚胎剩件中的全能细胞，多含有 2 个以上胚层的组织成分，排列结构错乱。常发生于卵巢和睾丸，偶尔可见于纵隔、骶尾部、腹膜、松果体等部位。根据其组织分化成熟程度不同，分为成熟型畸胎瘤（或良性畸胎瘤）和未成熟型畸胎瘤。前者完全由成熟组织构成，以囊性结构为主，如囊壁内衬表皮和皮肤附件，又称为皮样囊肿（dermoid cyst）（图 4-20）；后者含有数量不等的未成熟的神经组织组成的原始神经管和菊形团（图 4-21），常呈实性或部分实性。未成熟型畸胎瘤的预后主要取决于胚胎性成分的性质与数量。成熟型畸胎瘤也可以发生体细胞的基因突变而转化为恶性，其中上皮成分可以恶变为鳞状细

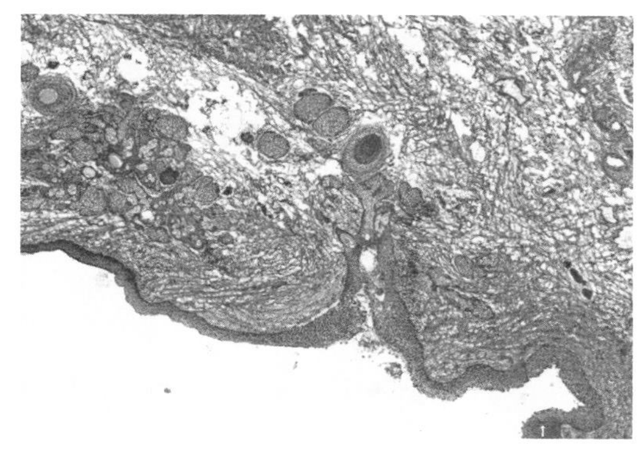
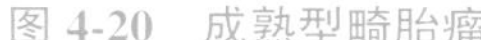

图 4-20　成熟型畸胎瘤

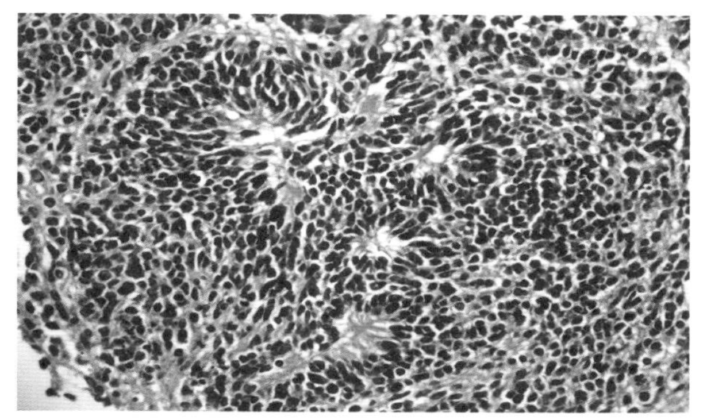

图 4-21　原始神经管（菊形团）

胞癌、类癌、腺癌等。

2．癌肉瘤　同一肿瘤中既有癌又有肉瘤成分的恶性肿瘤称为癌肉瘤（carcinosarcoma）。癌的成分可为鳞癌、腺癌或未分化癌等，肉瘤成分可为纤维肉瘤、平滑肌肉瘤、横纹肌肉瘤、骨肉瘤和软骨肉瘤等。癌和肉瘤成分可按不同比例混合，通常含癌和肉瘤成分各一种，偶尔不止一种，如腺癌与平滑肌肉瘤和骨肉瘤混合。癌肉瘤的发生有多种假说，如上皮组织和间叶组织同时恶变，多能干细胞向癌和肉瘤两种方向分化，癌细胞诱导其间质成分恶变等。有的未分化癌中癌细胞呈梭形或多形性，并出现瘤巨细胞，具有肉瘤的形态，但免疫组织化学染色见瘤细胞仅上皮细胞标志物呈阳性，不属于癌肉瘤，所以称为肉瘤样癌。

框 4-1　瘤样病变

瘤样病变（tumor like conditions）是指局部形成与真性肿瘤相似的非肿瘤性病变，临床表现为局部组织增生或形成局部肿块。瘤样病变本质为良性增生性病变、化生或囊性病变等，包括上皮异型增生、化生、组织异位、增生性炎（包括炎性假瘤、炎性息肉、肉芽肿性炎等）及囊肿。在临床上，瘤样病变需与真性肿瘤相鉴别，例如肺炎性假瘤，常易与肺癌相混淆，需术中冷冻切片行病理学检查确诊。

小　结

肿瘤是一种基因病、常见病，通常表现为肿块。根据肿瘤细胞的异型性及对机体的影响，可分为良性肿瘤和恶性肿瘤两大类。恶性肿瘤严重危害人类健康，其发生发展是一个长时间、多因素、多步骤、累及多个基因并逐渐演进的过程。部分恶性肿瘤有明确的癌前病变，正确识别、及时处理癌前病变及原位癌，是防治肿瘤进一步发展、扩散及转移的重要环节。肿瘤的名称反映着肿瘤的组织来源 / 分化方向和良恶性。因此，熟悉各种不同肿瘤的名称、好发部位、形态特征、生物学行为，对于肿瘤的诊断和治疗非常重要。现阶段，早发现、早诊断、早治疗在肿瘤防治中依然占据着重要的地位。

整合思考题

整合思考题参考答案

1．肿瘤性增生与反应性增生的区别是什么？

2．肿瘤性增生的特点有哪些？

3．男，30 岁。家族性腺瘤性息肉病（FAP）患者，行全结肠切除术，示结肠黏膜面密布腺瘤性息肉。患者术后半年复查 B 超发现腹腔肿物，术中见肿物位于小肠系膜侧，切面灰白色，质韧，局灶边界不清楚。显微镜下显示肿瘤细胞由增生的梭形细胞组成，细胞异型性不明显，免疫组化显示肿瘤细胞 β-catenin 核表达，诊断为肠系膜韧带样瘤（侵袭性纤维瘤病）。请问：患者肠系膜韧带样瘤的发生机制是什么？

（王宽松 刘翠苓 石雪迎 黄 欣）

第三节 肿瘤的分子遗传基础

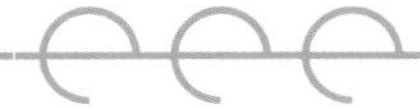
导学目标
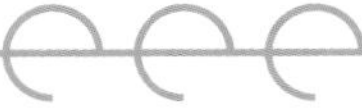

通过本节内容的学习，学生应能够：

※ 基本目标

1．概括肿瘤发生与遗传的关系。
2．概括肿瘤发生过程中的生物学特征及其分子遗传基础。
3．分析细胞周期各时相与肿瘤发生的关系。
4．概括细胞死亡与肿瘤发生的关系。
5．总结细胞分化的分子机制。

※ 发展目标

1．综合运用肿瘤遗传学相关知识，对遗传性家族性肿瘤综合征患者亲属进行初步风险评估分析。
2．分析周期调控蛋白与肿瘤发生的关系。
3．分析不同肿瘤细胞诱导分化治疗的可行性。
4．总结抑癌基因 *p53* 在癌症形成中的功能。
5．举例说明癌基因和抑癌基因在肿瘤发生中的作用。

案例 4-3

安吉丽娜·朱莉为好莱坞知名女星，于 2013 年 5 月在《纽约时报》上发表文章，表示自己接受了预防性的双侧乳腺切除术，以降低乳腺癌患病风险。朱莉在文中提到，她自身携带了由母亲遗传而来的突变的 *BRCA1* 基因，自己的母亲患癌近十年，于 56 岁时去世，而外婆和姨妈也因癌症去世。

问题：

1．肿瘤遗传学的含义是什么？

2．简述 *BRAC1* 基因突变对乳腺癌发病的影响。

案例 4-3 解析

肿瘤本质上是不受控制的细胞增殖过程。细胞增殖和凋亡过程失衡，进而导致异常的细胞累积，成为肿瘤。而当累积的细胞同时具备恶性和侵袭性，可以扩散侵入周边组织，或者通过血管、淋巴管等转移至远处，则被称为恶性肿瘤。

恶性肿瘤可分为散发性和家族聚集性，其本质是恶性的细胞增殖过程，遗传和环境影响其发生发展过程。在各种因素的直接或间接作用下，体细胞的染色体或者 DNA 发生改变，是肿瘤发生的基础。从分子遗传学、细胞遗传学、基因组学等多角度对肿瘤的发生及治疗开展研究的学科，称为肿瘤遗传学（cancer genetics）。

一、肿瘤与遗传

（一）肿瘤发生发展与遗传密切相关

癌症本身不会遗传，从家族和个体的水平看，一般认为只有大约 3% 的恶性肿瘤是遗传的，即由单基因决定。依孟德尔显性或隐性规律遗传，如遗传性儿童肿瘤视网膜母细胞瘤和成人的家族性腺瘤性结肠息肉病都是显性遗传性疾病，后者一般在 30 岁前后即开始恶化为结肠癌；再如着色性干皮病是一种隐性遗传病，患者暴露于日光的皮肤、眼结膜等部位在 10 岁前后即开始癌变。但 90% 以上的恶性肿瘤如肺癌、胃癌、食管癌、乳腺癌等系由环境因素与遗传因素相互作用所致，以散发性为主。在环境因子长期作用下，人体细胞的一些遗传物质（基因组）产生一系列改变，诱导肿瘤的发生，如癌基因的激活、抑癌基因的失活，肿瘤发生表现出易感性的特征。这些基因重排、缺失、放大和点突变等遗传物质改变是癌变和癌演进的基础。虽然这些恶性肿瘤并不都表现出家族性遗传现象，但肿瘤发生也因此表现出遗传易感性的特性，出现癌家族、家族性癌的家族聚集。因此，肿瘤的发生发展与遗传密切相关。

1．单基因遗传的肿瘤　人类恶性肿瘤中只有少数种类是按单基因方式遗传的。例如遗传性的视网膜母细胞瘤（*Rb1* 基因突变）、神经母细胞瘤（*TRK* 基因变异）、Wilms 瘤（*WT1* 基因突变）和嗜铬细胞瘤等肿瘤是以常染色体显性方式遗传的，这些单基因遗传的肿瘤的特点是发病年龄轻，而且是双侧发生或多发性的。

（1）视网膜母细胞瘤：视网膜母细胞瘤（retinoblastoma，Rb）为儿童眼内的恶性肿瘤，发病率约在 1/20 000，多在 4 岁之前发病，早期临床表现为眼底灰白色肿物，多无明显症状。Rb 为抑癌基因 *Rb1* 突变所致，若两个等位基因同时发生突变，导致疾病发生，可分为遗传型和散发型。遗传型视网膜母细胞瘤约占 40%，符合常染色体隐性遗传方式，有家族史，通常由于父母的生殖细胞发生突变，导致患儿在出生时即已有一次视网膜母细胞癌基因（*Rb1*）的突变，因此，遗传型患者常为双侧或多发肿瘤，此类患儿多为双侧发病，且发病年龄更加提前，多在 1 岁半之前。而散发型视网膜母细胞瘤则是由于患者本人 *Rb1* 基因两次体细胞突变所致，多见单侧眼球患病，发病年龄明显晚于遗传型患者，多在 2 岁之后，属于患儿自身新发突变。

（2）神经母细胞瘤

案例 4-4

案例 4-4 解析

女婴，2 岁零 2 个月。以右眼瞳孔内部变白 2 周就诊。2 周前，患儿家长发现在灯光照射下，患儿右眼瞳孔区变白，玻璃酸钠滴眼液滴眼 2 周无改善，同时右眼球逐渐突出，遂就诊于儿童医院眼科。否认吸氧史，否认先天性白内障家族史，否认视网膜母细胞瘤家族史。

查体见患儿右眼球突出眼眶，右眼睑红肿，瞳孔散大，对光反射消失，结膜充血明显，晶状体混浊，透过瞳孔区后可见玻璃体腔内有白色肿物。左眼外观正常。

眼部 B 超检查显示右眼玻璃体腔内团状异常回声，边界不清晰，伴点状高回声，左眼玻璃体腔及眼底无异常。

CT 检查显示，右眼球后部见团状软组织密度灶，内可见大片状钙化影，形态不规则，后极部眼环界线不清，左眼玻璃体腔及眼底无异常。

问题：

1．患者可能罹患哪种疾病？

2．患者需要如何治疗？

神经母细胞瘤（neuroblastoma）是一种幼龄儿童中常见的恶性胚胎瘤，起源于神经嵴。目前的研究表明，细胞膜受体 *TRK* 基因的异常与神经母细胞瘤的发生有着重要的关系。神经母细胞瘤根据 *TRK* 基因的分型分为三种类型：TRK-A 型神经母细胞瘤一般预后较好，大多数可以自然治愈。TRK-B 型神经母细胞瘤常伴有 *N-myc* 癌基因的扩增，因而恶性程度较高。TRK-C 型神经母细胞瘤预后较好。

（3）Wilms 瘤：Wilms 瘤即肾母细胞瘤（nephroblastoma），是一种婴幼儿肾的恶性胚胎性肿瘤，约占全部肾肿瘤的 6%。Wilms 瘤分为遗传型（38%）和非遗传型（62%）。遗传型 Wilms 瘤较多表现为双侧肾肿瘤，发病年龄较早，有明显的家族聚集现象。目前的研究认为，Wilms 瘤的发生具有遗传异质性，在不同的 Wilms 瘤家系或不同的 Wilms 瘤患者中，常分别涉及 *WT1*（位于 11p13）、*Witl*（位置邻近 WT1）、*WT2*（位于 11p15）和一个定位于 16q 的基因，这些基因都属于易感基因。

（4）嗜铬细胞瘤：嗜铬细胞瘤（pheochromocytoma）来源于肾上腺髓质、交感神经节或体内其他部位的嗜铬组织。嗜铬细胞瘤可散发，也可呈家族性遗传。家族性嗜铬细胞瘤（占 6%）的发病年龄多在 30 ~ 50 岁，但也可见于儿童。发病率为 1/1000，外显率较高。嗜铬细胞瘤常常伴发其他遗传病，如神经纤维瘤、多发性内分泌腺病（Sipple 综合征）、黏膜神经瘤综合征、眼小脑血管瘤病、先天性心脏病、色素失禁症等。目前的研究认为，单纯的家族性嗜铬细胞瘤中可能与 *VHL* 基因的错义突变有关。

2．癌家族和家族性癌　肿瘤虽不是遗传病，但具有倾向性，某些肿瘤在某一家族、某一民族甚至某一种族中的发病率偏高，表现为癌家族或家族性癌。

（1）癌家族：癌家族（cancer family）是指一个家族有较多成员发生一种或几种解剖部位相同的肿瘤。一个癌家族的发现往往要经过庞大的家系调查，这种调查通常历时几代，而且地域分布较广，还会存在临床记录不完善以及家属不配合等障碍，所以癌家族的发现比较困难。G 家族是医学史上第一个被医学家调查的癌家族。从 1895 年开始，经过 70 多年的五次调查，有些支系已传至第七代，在 842 名后裔中共有 95 名肿瘤患者，其中多数患结肠腺癌（48 人）和子宫内膜腺癌（18 人）。95 人中有 13 人的肿瘤为多发性，19 人的肿瘤发生于 40 岁之前；95 名患者中 72

人有双亲之一患肿瘤，男性与女性比例接近 1 ∶ 1，符合常染色体显性遗传。

（2）家族性癌：家族性癌（familial cancer）是指同一种肿瘤常见于某一家族中。如 12% ～ 25% 的结肠癌患者有肠癌家族史。许多常见肿瘤（如乳腺癌、肠癌、胃癌等）通常是散发的，但一部分患者有明显的家族史。此外，患者的一级亲属中发病率通常高于一般人群 3 ～ 4 倍。这类癌的遗传方式虽然还不很清楚，但表明一些肿瘤的家族聚集现象，或家族成员对这些肿瘤的易感性增高。如美国女演员安吉丽娜·朱莉称自己通过基因检测确定，她从母亲那遗传了突变的癌症易感基因 *BRCA1*，患乳腺癌的概率高达 87%。她选择双侧乳腺切除术，降低患癌风险。又如大名鼎鼎的拿破仑一家，其父、祖父、3 个姐妹和 4 个兄弟，以及拿破仑本人都死于胃癌。可见癌症确有家族聚集现象，一个家族中同时或先后患上某种癌的现象并不少见，这其中既有遗传因素，又有环境因素，还有共同的不良生活习惯等的影响，这些因素共同作用，诱导肿瘤的发生。

3．肿瘤发病的民族和种族聚集现象

（1）肿瘤发病的民族聚集现象：与外界隔离的少数民族往往有较多的近亲婚配，是研究人类遗传病（包括肿瘤）的群体对象之一，再加上相同的生活习性，表现出某种肿瘤的民族聚集现象。例如，美国政府在美国犹他州盐湖城的摩门人中建立了长期的肿瘤登记制度，通过对 40 000 名摩门人与非摩门人的肿瘤登记材料，发现摩门人患结肠癌、乳腺癌、宫颈癌、卵巢癌及男性胃癌较多，特别是唇癌的发病率较高。

（2）肿瘤发病的种族聚集现象：某些肿瘤在不同的人种间发病率差异很大，不同人种也有不同的好发肿瘤。鼻咽癌患者有明显的种族和家族聚集性，如发病率高的家族迁居海外，其后裔仍保持较高的发病率。如在新加坡的华人、马来人和印度人鼻咽癌发病率的比例为 13.3 ∶ 3 ∶ 0.4。移居到美国的华人鼻咽癌的发病率也比美国白种人高 34 倍。其他一些肿瘤情况类似。如黑种人很少患尤因骨瘤、睾丸癌、皮肤癌；日本妇女患乳腺癌比白种人少，但松果体瘤却比其他民族多 10 余倍。种族差异主要是遗传差异，这也证明肿瘤发病中遗传因素起着重要作用。

4．遗传性肿瘤综合征　人类 3 000 多种单基因遗传性疾病中，某些单基因遗传的综合征常和肿瘤的发生联系在一起，称为遗传性肿瘤综合征，在所有的癌症患者中占比不到 5%。该类肿瘤外显率较高，呈现单基因遗传，大部分按常染色体显性方式遗传，部分属常染色体隐性或 X 性连锁遗传。

采用家系分析和细胞遗传学与分子遗传学的研究发现，遗传性肿瘤综合征是有恶性倾向的癌前病变，具有多发性，其发病年龄比同一器官的恶性肿瘤的发病要早得多。常见的遗传性肿瘤综合征有 VHL 病、结肠息肉综合征、乳腺 / 卵巢综合征、基底细胞痣综合征、多发性内分泌腺肿瘤综合征和染色体不稳定综合征等。

（1）VHL 病：VHL 病是一种复杂的肿瘤综合征，以常染色体显性方式遗传，带有该疾病基因的个体可以一生不发病或在任意数目的靶器官发生肿瘤，在新生儿中的发病率估计是 1/36 000。VHL 病患者的死亡既可以由中枢神经系统的肿瘤引起，也可由肾转移瘤引起。

（2）结肠息肉综合征：结肠息肉综合征存在遗传异质性，均为常染色体显性遗传，以肠道息肉为主要临床特征，常见的有家族性腺瘤性息肉病（familial adenomatous polyposis，FAP）、加德纳综合征（Gardner syndrome，GS）和黑斑息肉综合征（Peutz-Jeghers syndrome）。FAP 为一种常染色体显性遗传病，为结肠和直肠多发的腺瘤性息肉，息肉癌变率较高，临床特征多为肠梗阻、黏液血便。FAP 是由于 *APC* 基因失活所导致的，杂合子患者 20 岁之前即可发病。APC 定位在 5q21，属于抑癌基因。在 *APC* 基因杂合性失活基础上，同时出现其他癌基因或抑癌基因的突变，则有可能形成结肠癌。加德纳综合征患者的息肉在结肠、胃和小肠常见。黑斑息肉综合征在消化道任何部位都可发生息肉，其中空肠是最常见的发生部位。除了息肉以外，患者口腔黏膜和手指有色素斑，女性患者容易患卵巢癌。

（3）遗传性乳腺癌 - 卵巢癌综合征：遗传性乳腺癌 - 卵巢癌综合征（hereditary breast-ovarian cancer syndrome）是常染色体显性遗传，其外显性多变。定位于 17q17S1321-D17S1325 的 *BRCA1* 基因被证实为是遗传性乳腺癌 - 卵巢癌综合征的易感基因。

（4）基底细胞痣综合征：基底细胞痣综合征（basal cell naevus syndrome）又称为痣样基底细胞癌综合征（naevoid basal cell carcinoma syndrome），按常见染色体显性方式遗传。这种疾病的临床表现为多发性基底细胞痣，青春期即可发生癌变。

（5）多发性内分泌腺肿瘤：多发性内分泌腺肿瘤（multiple endocrine neoplasia，MEN）是在同一个患者身上同时或先后出现两个或两个以上的内分泌腺体肿瘤或增生而产生的一种临床综合征，属常染色体显性遗传病，可呈家族性发病。该瘤病可分为 MEN1 和 MEN2 型。MEN1 临床表现为甲状旁腺增生导致的原发性甲状旁腺功能亢进症（primary hyperparathyroidism，PHPT）、垂体瘤和胰腺神经内分泌肿瘤（pancreatic neuroendocrine neoplasia，pNEN），此外，患者还可出现胃肠、肺及胸腺神经内分泌肿瘤和肾上腺皮质肿瘤等。MEN2 又可分为 MEN2A 和 MEN2B，MEN2A 占 MEN2 的 90% ～ 95%，可发生甲状腺髓样癌（medullary thyroid carcinoma，MTC）、嗜铬细胞瘤（pheochromocytoma，PHEO）及 PHPT；MEN2B 主要表现为 MTC 和 PHEO，可合并多发性黏膜神经瘤和类马方体型。

5．染色质不稳定综合征与肿瘤　某些疾病或综合征患者细胞内存在遗传上对肿瘤的易感因素，容易导致肿瘤的发生，主要是因为这些疾病或综合征患者的染色质不稳定性，这是患者在遗传上对肿瘤易感的因素之一。因此，染色质不稳定综合征患者是肿瘤发生的易感人群之一，常见的如布卢姆综合征（Bloom syndrome，BS）、着色性干皮病（xeroderma pigmentosum，XP）、毛细血管扩张性共济失调和范科尼（Fanconi）贫血等。

布卢姆综合征（BS）是一种不常见的以异常高的姐妹染色体互换（sister chromatid exchange，SCE）为特征的常染色体隐性遗传性综合征，多见于东欧犹太人的后裔，尤其是波兰 - 乌克兰边境的犹太人。患者临床表现包括身材矮小，发育不良，对光敏感，面部被日光照射部位可见毛细血管扩张所致红斑，智力低下。致病基因 *BLM* 定位于 15q26.1，其编码的 DNA 解旋酶在 DNA 复制及损伤修复中都起到关键作用。在 BS 患者中，DNA 修复系统缺陷，BS 患者外周血淋巴细胞染色体易断裂重排，姐妹染色单体互换较常见，染色质不稳定性增加。研究表明，BS 患者的外周血在培养中的姐妹染色单体的互换频率是正常人的 10 倍以上。此外，在 4% ～ 27% 的患者外周血的培养细胞中，可见染色体断裂、重排和染色单体型交联以及四射体（quadriradial chromosome）。这些染色体不稳定性特征是导致 BS 容易引发恶性肿瘤的基础，患者白血病或恶性肿瘤高发。

着色性干皮病（XP）患者对紫外线异常敏感，有畏光现象，皮肤暴露于阳光照射的部位，可出现色素沉着、皮肤萎缩、红斑、水疱、瘢痕等，并可伴有眼球和神经系统病变。根据致病基因的不同，XP 可被划分为 8 种类型，但不同分型间临床症状基本相同。基因突变造成患者细胞内 DNA 核苷酸切除修复系统缺陷，不能切除紫外线照射引发产生的嘧啶二聚体，进而细胞内 DNA 突变增加，易形成恶性肿瘤，以皮肤癌最常见。XP 在皮肤病灶的基础上可发生基底细胞癌或鳞状上皮癌，亦可发生黑色素瘤、纤维肉瘤及角化棘皮癌等。患者一般在儿童期发生恶性肿瘤，多死于癌的转移。

毛细血管扩张性共济失调是以小脑共济失调、眼和皮肤毛细血管扩张、伴有免疫功能缺陷和染色体异常的常染色体显性遗传性疾病。近年来在这类患者中发现了 100 多种突变，这些突变分布于 *AT* 基因的整个编码序列，绝大多数突变会造成 *AT* 基因的截短和大片段缺失，导致 AT 蛋白失活。患者容易患多种肿瘤，肿瘤发病率比正常人群高 100 多倍，其中，最常见的肿瘤是白血病和淋巴瘤。

范科尼贫血（FA）又称先天性全血细胞减少症（congenital pancytopenia），为一种进行性红细胞、白细胞及血小板减少的骨髓衰竭病，伴有先天畸形，是一种染色体隐性遗传病。染色体不稳定和染色体断裂是FA的特征性表现。FA患者的自发性染色体断裂频率较高，断裂多属于染色单体型，很少发生在着丝粒处或出现四射体。此外，有些FA患者缺少核酸外切酶，DNA修复系统虽可切开DNA单链，但不能切除由紫外线诱发的胸腺嘧啶二聚体。FA常发展成急性粒细胞白血病（AML），可发生在骨髓增生不良后期的不同阶段。一些FA患者在黏膜与皮肤的交界处可发生鳞状上皮癌。

（二）肿瘤遗传易感性

肿瘤作为一种慢性复杂性疾病，是多种环境因素和遗传因素共同作用的结果。在相同的环境暴露下，只有小部分人发生肿瘤的事实表明，不同个体对相同的环境暴露存在遗传易感性。带有不同遗传变异的个体对环境因子的易感性有所不同。有遗传易感性的个体比不具遗传易感性的个体肿瘤发病率高10～100倍。

肿瘤遗传易感性（tumor genetic susceptibility，hereditary predisposition to cancer）是指具有某些遗传缺陷即胚系突变（germline mutation）或某种基因多态性（polymorphic variant）的个体容易发生肿瘤的特性。肿瘤易感基因（tumor susceptibility gene）是指能够引起肿瘤易感性的基因。染色体畸变、基因组变异以及基因突变等，都与肿瘤遗传易感性密切相关。

1．染色体畸变与肿瘤遗传易感性　在肿瘤细胞中，染色体形态和数目的异常和肿瘤发生发展之间存在密切联系，在分化程度较低、恶性程度较高的肿瘤细胞，染色体异常情况更加普遍。染色体不稳定性也能使染色体容易发生自发或诱发的断裂与裂隙，携带这类遗传因素的人群对多种肿瘤有易感性。

（1）染色体数目异常：肿瘤细胞中可以见到染色体数目的改变，多为非整倍体，包括超二倍体（染色体数目多于46条）和亚二倍体（染色体数目少于46条），此外还可观察到亚三倍体（染色体数目低于69条）和亚四倍体（染色体数目低于92条）核型。染色体数目改变的多少与恶性程度的高低没有直接关系。某些胃癌细胞中染色体变化较少，只多出一或两条染色体，但恶性程度非常高。

（2）染色体结构异常：肿瘤细胞染色体结构异常是由于染色体重排导致的，即染色体断裂后进行异常重接，进而形成结构异常的核型。如伯基特（Burkitt）淋巴瘤异常核型、慢性粒细胞白血病（CML）异常核型和实体瘤的异常核型。

多数伯基特淋巴瘤患者的肿瘤细胞可以检测到t(8;14)(q24;q32)，细胞内8号和14号染色体长臂都发生断裂，片段易位重新连接，该异常染色体是伯基特淋巴瘤的标志染色体。慢性粒细胞白血病患者的骨髓细胞、外周血淋巴细胞中，可观察到9号和22号染色体长臂发生易位重接，22号染色体成为较小的近端着丝粒染色体，称为费城染色体，又称Ph染色体，核型为t(9;22)(q34;q11)。原癌基因*ABL*位于9q34上，易位后和22 q11上的*BCR*（断裂点丛集区breakpoint cluster region）基因形成融合基因，编码蛋白大小210 kD，具有自我激活的酪氨酸激酶活性。*BCR-ABL*融合基因的过度表达活化一系列下游的信号通路，为CML的主控基因突变。费城染色体可作为临床诊断指标。

框4-2　费城染色体

1960年，美国费城宾州大学病理系的教授Peter C. Nowell和他的学生David Hungerford发现，CML患者的22号染色体要短于正常人。后续实验证实，其并非22号染色体长臂缺失形成，而是22号和9号染色体发生了易位重接。该染色体以二人所在地费城命名，即费城染色体。

2018年有一部中国电影《我不是药神》上映，取得巨大成功，引发热议。这部电影改编自一位CML患者代购印度抗癌药的真实案例。电影中的抗癌药格列宁即对应临床上治疗CML的名药格列卫，化学名为伊马替尼，主要用于治疗费城染色体阳性的CML患者，可在体内外抑制ABL酪氨酸激酶的表达及活性，特异性地抑制BCR-ABL细胞的增殖。

白血病和淋巴瘤中的核型改变多为染色体易位，实体瘤中则多为染色体片段丢失，如肺癌细胞中，可观察到3号染色体断臂丢失，核型为del（3）（p14p23），造成该位置抑癌基因*PTPG*丢失，促使肿瘤发生；视网膜母细胞瘤的细胞中，可观察到13号染色体长臂缺失，核型为del（13）（q14），抑癌基因*RB*定位于此；在Wilms瘤的肿瘤细胞中，可观察到11号染色体短臂丢失，核型为del（11）（p13p14），抑癌基因*WT1*定位于此。这种现象称为杂合性缺失（loss of heterozygosity，LOH），是指染色体某一基因座上的等位基因之一出现缺失或突变，使同源染色体相同位置上的基因呈杂合状态。抑癌基因杂合性缺失是导致肿瘤产生的一个重要因素，通常在杂合性缺失的高频区域含有一个或多个抑癌基因，因此，抑癌基因的杂合性缺失会导致肿瘤的发生。长期的细胞遗传学研究证实，几乎所有的肿瘤细胞都存在染色体片段的非随机性丢失。

2. 基因组变异与肿瘤遗传易感性　基因组变异主要包括拷贝数变异、基因遗传重组和基因突变。基因组拷贝数变异（copy number variation，CNV）是指在人类基因组中广泛存在的，从1000 bp（kb）到数百万bp（Mb）范围内的缺失（deletion）、嵌入（insertion）、重复（duplication）或复合性多位点变异（complex multisite variant），常位于可重复序列之内或之间，如端粒、着丝点、异染色质等富含重复序列的部位，与基因突变、X染色体失活、基因重排、基因表达沉默等生物学现象密切相关。如Disklin等的报告表明，染色体1q21.1上的一个常见CNV与儿童成神经细胞瘤有关，而这一CNV内的一个转录体（成神经细胞瘤断点家族基因*NBPF23*）也参与了早期阶段的肿瘤形成。

基因遗传重组（genetic recombination）指分别来自两个亲本的基因连锁群间所产生的交换，形成两个亲本所没有的连锁群组合，产生具有重组性状的后代（重组体）。电离辐射、基因毒性剂、复制叉停止、核酸酶、减数分裂、免疫细胞V（D）J基因重排等均可引起DNA双链断裂（double-strand break，DSB）。DSB如果不能被及时而准确地修复，可以导致基因突变、基因组不稳定、细胞凋亡及癌变。

基因突变是导致不同个体对肿瘤遗传易感性的重要原因。某些基因的突变会导致癌症发生发展，被称为主控基因（driver gene），其在同一种癌症的不同患者样本中有较高的突变检出率，为决定癌症发生最主要的遗传因素。某些主控基因的突变仅存在于特定类型的肿瘤患者中，但某些突变在绝大多数肿瘤中普遍存在，如*TP53*突变。主控基因可以分为癌基因和抑癌基因两种。

（1）癌基因：癌基因（oncogene）是指其以某种形式存在时和（或）过度活跃时可刺激癌症发展的基因。它首先在病毒基因组中被发现，研究者后续在动物和人的基因组中也发现了癌基因的存在。癌基因由正常的原癌基因（proto-oncogene）突变而来，在正常细胞中，原癌基因编码蛋白可以调控细胞分裂和细胞增殖，是动物体生长发育必不可少的参与者。在发育过程中，原癌基因的表达具有时间特异性和组织特异性，在精准调控下表达各种必需蛋白质，如细胞生长因子、生长因子受体、蛋白质激酶、信号转导蛋白、核内转录因子等。生长因子与细胞表面的受体结合，激活细胞内的信号转导通路，进而调控转录因子表达，激活的转录因子“开启”细胞生长和增殖所需的基因，使正常的生命活动得以实现。在行使完相应的调控作用后，原癌基因恢复到低表达或者不表达状态，或者原癌蛋白处于失活状态，使细胞增殖分裂维持在合理范围；而在癌细胞中，原癌基因发生突变被激活成为癌基因，其编码蛋白改变，或者表达量异常，导致细胞恶性增殖和过度分裂，促进癌症的发生发展。原癌基因两个等位基因中的一方突变后，即可成为癌基因。

Note

癌基因通过产生功能或数量异常的生长控制蛋白，使细胞的生长增殖信号通路变得异常活跃。用一个简单的比喻来说，生长控制途径就像汽车的油门踏板。通道越活跃，细胞生长和分裂越快。癌基因的存在就像油门一直开启，导致细胞不断生长和分裂。一个癌细胞中可能存在一个或多个癌基因，这意味着生长增殖系统中的一个或多个组分存在异常。

激活原癌基因的突变主要分为以下几种：原癌基因本身突变、调控元件突变、基因组拷贝数增加等。以上突变均可导致原癌基因的过度表达或功能异常。原癌基因两个等位基因中的一个被激活，就可以显性的方式产生功能获得性突变。突变类型一般包括以下几种。

1）原癌基因突变：原癌基因 DNA 中发生碱基的替换、插入、缺失等，产生了密码子的改变及氨基酸替换，就有可能激活癌基因。如 *KRAS* 基因点突变，即 DNA 链中一个或者一对碱基的改变，为其最常见的激活方式。

框 4-3 原癌基因突变：*KRAS*

KRAS 基因属于 RAS 家族成员，编码一种小 GTP 酶，大小 21.6 kD，可以调控多种下游信号通路，如 MAPK、PI3K 等，提高细胞的增殖能力，促进多种细胞因子表达。在正常细胞中，*KRAS* 多处于失活状态；而在胰腺癌、肺癌、结肠癌等肿瘤组织中，可以检测到 *KRAS* 基因发生突变而被激活。*KRAS* 突变多位于第 12 号或者第 13 号氨基酸，最常见的三种突变为 G12D、G12V、G13D。突变的 *KRAS* 会持续与 GTP 结合，激活下游信号通路，促使癌症发生。

2）调控元件突变：当原癌基因序列周围被插入启动子后，基因有可能被激活。长末端重复序列（long terminal repeat，LTR）是指逆转录病毒基因组两端的含有启动子的序列，当其入侵细胞后，LTR 有可能整合到细胞原癌基因周围，使之激活成为癌基因。如鸟类白细胞增生病毒（ALV）入侵细胞后，其 LTR 可以插入原癌基因 *c-Myc* 旁，使后者被激活，蛋白表达增加 30 ～ 100 倍。

3）基因拷贝数异常增加：在 DNA 复制过程中，细胞原癌基因不断复制，其拷贝数大量增加。在细胞遗传学上，基因扩增后，可在染色体上出现相应节段的浅染区域，其螺旋化程度相对较低，称为均质染色区（HSR）。HSR 中的 DNA 片段脱离染色体后，可形成分散的成对的点状小体，称为双微体（DM）。利用荧光原位杂交技术，可以检测 DM 中 DNA 片段的来源，进而比对出扩增的癌基因。基因拷贝数增加多出现于肿瘤的进展阶段，导致相关蛋白表达异常增加，并可影响患者预后，拷贝数越多，往往预后越差。在非小细胞肺癌中，*c-Myc* 基因的扩增数目为正常细胞的 20 倍以上。

4）染色体易位：细胞内染色体发生易位或重排时，如果癌基因恰好位于断裂点周围，则有可能被激活。如在伯基特淋巴瘤患者中，75% 存在染色体 t(8;14)(q24;q32) 易位，16% 存在 t(8;22)(q24;q11) 易位，9% 存在 t(2;8)(p12;q24) 易位，这三种易位均造成了位于 8q24.1 的癌基因 *c-Myc* 激活。而在慢性粒细胞白血病患者中，95% 存在 t(9;22)(q34;q11) 易位而形成著名的费城染色体。

（2）抑癌基因：抑癌基因（tumor suppressor gene，TSG）又名抗癌基因，存在于人类正常细胞中，其缺失或失活可导致癌症。抑癌基因和普通基因一样，在同源染色体上成对存在，分别来自父母双方，当一个拷贝出现了突变后，因为另一个正常拷贝仍然具有功能，此时不会导致癌症。但是如果第二个拷贝也发生了突变，那么就有可能患上癌症，因为此时该基因已经没有了任何功能拷贝。因此，抑癌基因又被称作隐性癌基因（recessive oncogene）。

抑癌基因是一个正常的基因家族，它能编码合成抑制细胞生长和细胞分裂的蛋白，或与DNA复制、损伤修复相关的蛋白。当抑癌基因的两个等位基因同时发生突变，丧失功能后，细胞以不受控制的方式生长和分裂。抑癌基因就像汽车的制动系统，其功能的丧失就像刹车踏板不能正常工作，从而使细胞恶性增殖。

抑癌基因突变的类型包括错义突变、无义突变、插入缺失突变、染色体异常等。

抑癌基因根据其功能的不同可以分为两种：守门员和照顾者。

1）守门员（gate keeper）：指直接参与到细胞周期调控或生长调控的基因。如肿瘤抑制蛋白p53的编码基因*TP53*。

*TP53*位于17p13.1，DNA全长20 kb，包括11个外显子，mRNA长2.8 kb，其编码蛋白包含393个氨基酸，大小为53 kD。人类p53蛋白包含5个结构域：N端反式激活结构域（转录激活域）、DNA结合结构域、四聚体结合域、富含脯氨酸结构域和C端结构域。p53蛋白在哺乳动物中具有高度保守性，作为一种转录因子，可以结合到相应DNA上，调控其靶基因的表达，抑制细胞增殖，促进细胞凋亡和衰老，诱导细胞自噬。在细胞感受到应激条件，如DNA损伤时，p53蛋白可以被激活，该激活主要是通过其翻译后修饰作用实现的。p53蛋白存在多种翻译后修饰类型，如磷酸化、乙酰化、泛素化、甲基化等，可以调控其稳定性和降解过程以及激活其转录活性。

在正常非应激条件下，细胞中的p53蛋白水平很低，以避免影响细胞正常生理功能。E3泛素连接酶MDM2可以与p53相互作用，使p53泛素化，通过蛋白酶体途径降解。遗传或者环境因素作用下，p53可能会发生突变。基本上所有类型肿瘤组织中均可检测到*TP53*突变，针对其突变位点进行药物开发也成为肿瘤治疗策略之一。

p53蛋白存在多种翻译后修饰。

①泛素化：p53的赖氨酸残基可以发生泛素化修饰，进而通过蛋白酶体途径降解。许多酶类可以参与调控p53的降解过程，进而影响其蛋白稳定性和功能。如MDM2、E6等泛素连接酶可以泛素化修饰p53使其降解。

②磷酸化：p53蛋白结合MDM2的结构域内存在丝氨酸或苏氨酸残基，当细胞发生DNA损伤或者处于其他应激状态时，ATM激酶会导致该区域内氨基酸残基发生磷酸化，影响p53与MDM2的正常结合，抑制p53的降解，进而增强其蛋白稳定性和功能。同时，DNA损伤的刺激还会促进p53蛋白C端的去磷酸化，导致其和DNA结合能力增强，从而使p53蛋白功能增强。

③乙酰化：DNA损伤刺激会促使p53蛋白C端的赖氨酸残基发生乙酰化，增加与DNA的结合能力。同时，乙酰化的残基无法被泛素化修饰，使蛋白整体泛素化水平降低，进而提升p53蛋白的稳定性。除了C端的赖氨酸残基发生乙酰化，p53还有其他位点可以被乙酰化，如K120、K164、K320等，分别调节其不同功能。

2）照顾者（caretaker）：指参与修复DNA损伤、保持基因组完整性的基因，如*WRN*基因。*WRN*基因定位于8p12，含有35个外显子，其编码蛋白大小约为160 kD，属于5种RecQ解旋酶之一。WRN蛋白参与DNA复制过程，可与多个DNA复制蛋白相互作用，同时，它参与调节RNA聚合酶Ⅰ和Ⅱ的DNA转录过程，也参与p53介导的转录过程；在DNA双链断裂修复过程中，WRN可与同源重组修复和非同源重组修复两条通路中的多种蛋白相互作用，参与调控DNA修复。此外，WRN蛋白还参与维持端粒的稳定性。

*WRN*基因突变可以导致沃纳（Werner）综合征，又称为早老症，是一种常染色体隐性遗传病，多见于近亲结婚的家族中。患者通常在青春期前发育正常，青春期过后迅速衰老，由于青春期缺乏正常的生长加速而导致身材矮小，并表现出早衰的症状，如头发变白和脱落、皮肤萎缩、动脉粥样硬化、骨质疏松和白内障。患者易患癌症，平均寿命在46～54岁，主要死因为恶性肿瘤和心肌梗死。

Note

框 4-4 乳腺癌治疗靶点——*HER2*

HER2 为乳腺癌中研究比较广泛的癌基因，定位于 17q21，编码蛋白大小 185 kD，包含酪氨酸激酶结构域，属于表皮生长因子 EGFR 家族之一。HER2 蛋白与配体结合后，可以发挥酪氨酸激酶的活性，介导下游 PI3K/Akt、Ras/Raf/MAPK、STAT 等信号通路激活。

HER2 蛋白表达于胎儿期，成年后在少数组织内维持较低表达水平，但在人类恶性肿瘤如乳腺癌、卵巢癌、输卵管癌、胃癌中，*HER2* 基因可出现异常扩增和蛋白高表达，其异常表达可增加肿瘤细胞恶性程度，改变细胞对化疗药物的敏感性。

曲妥珠单抗是针对 HER2 蛋白研发的肿瘤靶向药，其商品名为赫赛汀，为 HER2 的单克隆抗体，通过特异性结合 HER2，抑制 HER2 和其他配体结合，阻断下游信号通路激活，抑制肿瘤生长侵袭，临床上主要用于治疗 HER2 阳性的转移性乳腺癌。

(3) 副控基因（passenger gene）：副控基因为发生突变后，影响肿瘤增殖侵袭能力的基因，多为肿瘤发展过程中随机突变，其突变在同一类型肿瘤的不同患者样本中检出率低。在肿瘤发展过程中，同一个肿瘤组织的不同细胞基因突变并非同时发生，细胞基因组测序也不尽相同。细胞内不同突变的差异及表观遗传的差异，激活了不同的原癌基因，使细胞进入恶性增殖中。而癌细胞基因组的不稳定性又导致其在增殖过程中不断出现新发突变，同样来源的肿瘤细胞逐渐形成不同的细胞亚系。肿瘤细胞的遗传异质性使肿瘤增殖能力、侵袭转移能力更强，分化程度更低。这些引发恶性肿瘤的主控基因突变及促进肿瘤发展的副控基因突变，是科研工作者研发抗肿瘤靶向药的重要提示。和普通化疗药物相比，肿瘤靶向药特异性好，副作用低，正逐步成为肿瘤治疗的重要方向之一。

肿瘤的发生是遗传因素和环境因素共同作用的结果，许多是在微效累加基因和某些环境因素共同作用下引发的，如鼻咽癌、脑瘤、结直肠癌、乳腺癌、胃癌、肺癌、前列腺癌、子宫颈癌等。这些肿瘤一般都具有明显的家族聚集倾向，患者的一级亲属发病率显著高于群体的发病率，并且具有明显的地区聚集性和种族差异，存在基因组不稳定性，易受理化、生物等环境因素的影响，具有癌前病变、早期癌、中晚期浸润转移癌等多阶段发病特征。易感基因可以作用于肿瘤多阶段发病的不同环节，形成功能上密切关联的易感基因群，其功能的阐明和在肿瘤不同发病阶段中作用机制的揭示可能成为研究细胞癌变机制的重要突破口。

（三）肿瘤发生的遗传机制假说

关于肿瘤发生的遗传机制，主要有染色体不平衡假说、基因突变假说以及多阶段顺序性互动机制假说等，其中基因突变假说一直占据主流和主导地位，其他假说的提出和发展均是对基因突变假说的补充和完善。

1. 染色体不平衡假说　最早把肿瘤发生的遗传机制与遗传物质联系起来的是一位德国科学家 T. Boveri。他于 1914 年通过对恶性肿瘤细胞的显微镜观察，提出了“染色体不平衡假说”，认为不对称的体细胞有丝分裂异常导致子细胞中染色体分布的不平衡，染色体含量异常是引起肿瘤的根本原因。20 世纪 70 年代，由于染色体显带技术的出现，发现恶性肿瘤细胞中染色体数目及结构畸变是肿瘤细胞的一个重要特征，有力地支持了该假说。但在 20 世纪 80 年代以前，人们还无法确定肿瘤细胞染色体的重排是肿瘤的原因还是结果。多年来肿瘤细胞遗传学的研究表明，除慢性粒细胞白血病的 Ph1 染色体等是特征性的染色体外，一般肿瘤细胞的染色体变化较大，同一种肿瘤的不同细胞系由不同的核型组成，但通过同一肿瘤细胞大量显带核型分析，仍可以看到一些结构异常染色体在某种肿瘤内出现是非随机的。

2．两次突变假说 1971 年，Knudson 以几种儿童期肿瘤为模型对肿瘤的遗传性提出了两次突变假说，或“两次打击”假说（two-hit hypothesis）。该假说认为视网膜母细胞瘤（Rb）、肾母细胞瘤（Wilms 瘤）和神经母细胞瘤等均可分为遗传型（hereditary）和散发型（sporadic）两类。遗传型肿瘤的第一次突变发生于生殖细胞，第二次突变发生于体细胞，发病年龄早，肿瘤表现为多发性或双侧性。散发型肿瘤的两次突变均发生于体细胞，肿瘤发病迟，多是单发型或单侧性。两次突变假说也可以进一步解释某些常见肿瘤（如乳腺癌、胃癌等）的遗传易感性（图 4-22）。例如 *p53* 基因生殖细胞突变是 Li-Fraumeni 肿瘤综合征的主要遗传基础，在肿瘤细胞中往往出现该位点的另一个等位基因的再次突变或丢失。

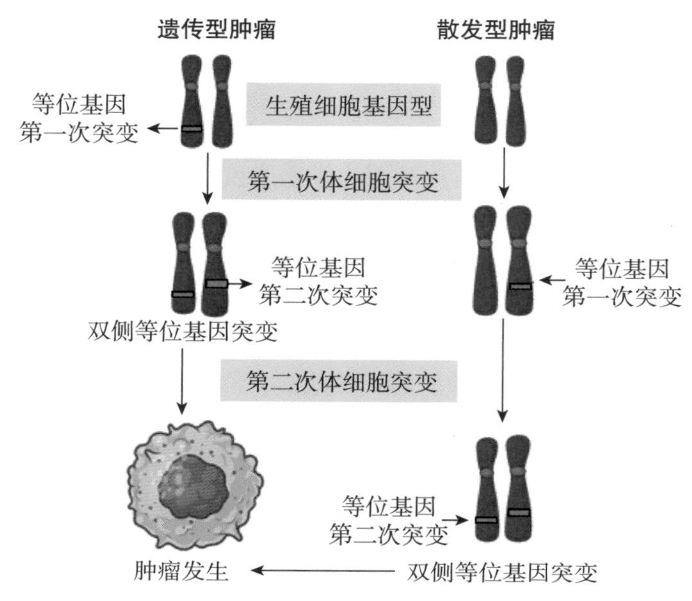

图 4-22 两次突变假说

3．基因不平衡假说 基因不平衡假说是指各种理化或生物因素导致基因位点、基因或基因群的改变，如启动子区序列插入、点突变、染色体易位与重排、基因扩增等，最终引起的癌基因激活及抑癌基因失活，使正常细胞向恶性转化。该假说本质上是两次突变学说的细化和补充。

4．生物进化学说 从进化角度分析，肿瘤是一种在特定环境和细胞间相互作用下，对基因异常自然选择的结果。这些基因异常在进化选择中对肿瘤细胞更有利，符合肿瘤组织细胞异质性的特点。进化学说从另一个角度阐述了肿瘤的发生机制，能对肿瘤组织细胞的异质性、不同个体的耐药性、肿瘤进展和转移做出比较合理的解释。

5．多步骤遗传损伤学说 目前认为肿瘤的发生与发展过程大致可分激发、促进、进展和转移等几个阶段，涉及多种肿瘤相关基因，包括癌基因和抑癌基因的变异，这些肿瘤相关基因协同作用，经过多步骤的演变。不同阶段涉及不同的癌基因的激活或抑癌基因的失活，这些基因的激活或失活在时间上具有先后顺序，在空间位置上也有一定的配合，所以肿瘤细胞表型的最终形成是这些激活的癌基因或失活的抑癌基因共同作用的结果。

二、肿瘤发生的分子生物学基础

Note

恶性肿瘤的形成是一个长期的多因素形成的分阶段的过程，要使细胞完全恶性转化，需要多个基因的转变，包括几个癌基因的突变和两个或更多抑癌基因的失活，以及凋亡调节和DNA修复基因的改变，最终表现出细胞异常增殖、分化、凋亡、癌变、转移和多药耐药等恶性表型。

（一）细胞周期与肿瘤

细胞增殖是生命得以维持和延续、种族繁衍、个体发育、机体修复的基础。细胞增殖的调控是由细胞周期（cell cycle）来实现的，包括细胞的生长和分裂。

细胞周期（cell cycle）是指一个细胞经生长和分裂形成两个细胞所经历的全过程，或者说细胞从一次分裂结束到下一次分裂结束所经历的全过程。细胞周期分为分裂期（mitosis，M期）和静止期（interphase，细胞间期），静止期又分为G1期、S期和G2期。静止期中进行遗传物质DNA的复制，也就是S期（DNA合成期）。在M期和S期之间存在的时间间隙称为G1期（gap1），也称为第一个生长期（growth phase 1）。在S期和M期之间存在的时间间隙称为G2期（gap2），也称为第二个生长期（growth phase 2）（图4-23）。细胞周期中的各个时期长短也称为时相，同种细胞之间，细胞周期时间长短相似或相同；不同细胞种类之间，细胞周期时间长短差别很大。就高等生物而言，细胞周期时间长短主要差别在G1期，而S期、G2期和M期的总时间相对恒定。

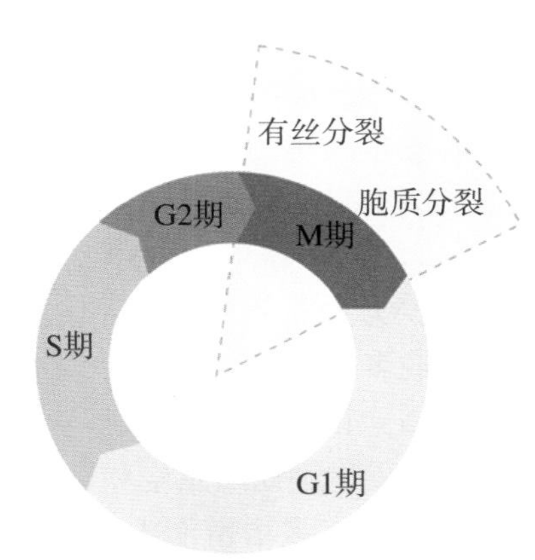

图4-23 细胞周期

1. 细胞周期各时相的特点

（1）G1期（G1 phase）：G1期是从有丝分裂完成到DNA复制前的时间，为细胞生长和DNA复制前的准备时期，合成S期所需的与DNA复制相关的酶和蛋白质。细胞在从G1期进入S期之前存在一个特定的时相位点，在高等真核细胞中，这一特定时期称为限制点（restriction point，R点）。细胞需要内在和外在因素的共同作用才能通过R点，使细胞不可逆地进入S期，开始合成DNA。

（2）S期（S phase）：真核细胞中S期主要负责DNA复制，合成组蛋白等染色质蛋白，新合成的DNA与染色质蛋白组装成核小体的染色质结构。在这时期中，DNA含量增加1倍。

（3）G2期（G2 phase）：G2期主要合成一些与M期结构和功能相关的蛋白质，为进入M期做准备。此时细胞核内DNA的含量已经增加了1倍，由G1期的$2n$变成了$4n$，即每个染色体含有4个拷贝的DNA。一些重要的细胞周期调节因子比如成熟促进因子逐渐形成并被活化，已复制的中心粒在G2期逐渐长大，并开始向细胞两极分离，为在M期形成纺锤体的两个极作准备。

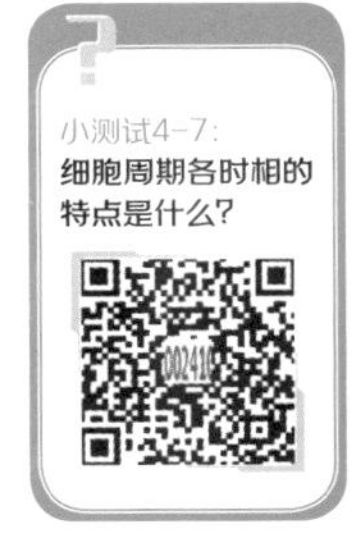

（4）M期（M phase）：M期是细胞分裂期，细胞通过分裂将染色体遗传物质平均分配到两个子细胞中。真核细胞的细胞分裂主要包括两种方式，即有丝分裂（mitosis）和减数分裂（meiosis）。体细胞一般进行有丝分裂；成熟过程中的生殖细胞进行减数分裂，也称为成熟分裂。

2. 细胞周期调控异常与肿瘤发生 细胞周期是一个高度调控的过程，受到细胞周期蛋白（cyclin）及其催化部分［细胞周期蛋白依赖激酶（CDK）］等的精密调控，不同的细胞cyclin-CDK复合物在细胞周期的特定阶段被激活并磷酸化其靶蛋白。首先，在细胞内外信号分子的刺激下，cyclin D的水平发生变化，启动DNA复制，激活CDK4和CDK6两种激酶，促进细胞分裂。cyclin D是细胞周期由G0期到G1期最早发生变化的周期蛋白，其余的细胞周期蛋白（E、A、B）按预定的时间进程变化，一旦决定进入G1晚期，这些的聚集伴随它们的快速降解，从而保证细胞周期按照单方向推进。

细胞周期每个阶段高度精确协调，保证严格的时序性。例如周期蛋白、CDK抑制剂和其他调控分子都需要适时表达和活化，并及时降解，才能保证细胞周期的正常运转。细胞周期中 G1 期存在限制点，是存在于 G1 晚期的“刹车”，是决定细胞是否分裂的时间点。细胞周期的进展在限制点之前依赖于生长信号的刺激，在通过限制点之后细胞不再受控于外部的信号，而是执行自主程序进行分裂，主要受控于 pRb 信号通路：G1 早期和中期时 pRb 低磷酸化形式抑制细胞周期进程，G1 晚期 pRb 高磷酸化形式使其失去抑制功能。Rb 基因是细胞周期的负性调控者。正常的细胞中存在具有功能的 Rb 蛋白，与 E2F 结合抑制后者的转录。而 cyclin D 水平的升高和与 CDK4/6 的结合能磷酸化 Rb 蛋白，低磷酸化的 pRb 蛋白与 cyclin E-CDK2 结合，进一步促进 Rb 的高磷酸化而失活。失活的 Rb 释放 E2F，活化 E2F 调控的 c-Myc 和 cyclin E 的表达，进一步促进 cyclin E-CDK2 形成正反馈，推动细胞周期进行。

肿瘤也被称为“细胞周期病”，几乎所有癌基因、抑癌基因的功能效应，最终都会聚到细胞周期机制上来，直接参与细胞周期的调控，或者本身就是细胞周期调控机制的主要成分。它们的突变导致了细胞周期的失控，包括细胞周期启动、运行和终止的异常，使细胞获得以增殖过多、凋亡过少为主要形式的失控性生长特征。细胞周期蛋白的过度表达，导致对 CDK 的正调节作用过强；或者 CKI 失活，导致对 CDK 负调节作用减弱，造成细胞分化缺乏和细胞过度增殖；细胞周期检查点的失职会破坏癌基因与抑癌基因的平衡，激活细胞增殖相关通路，导致细胞过度分裂，最终促进肿瘤的发生和进展。

面对具有强增殖能力的肿瘤细胞，科学家们想方设法及时阻止“跑车”的运行。目前针对 CDK 的抑制剂在治疗肿瘤方面已经获得了相当的成功。其中，细胞周期蛋白依赖性激酶 CDK4/6 已成为治疗肿瘤的重要靶点，其抑制剂帕博西尼（palbociclib）、瑞博西尼（ribociclib）和玻码西林（abemaciclib）已在临床应用，特别是针对 HR+、Her2- 的晚期转移性乳腺癌效果明显。

（1）肿瘤的细胞周期素调控异常

1）cyclin A 异常：cyclin A 是人们最早将肿瘤与细胞周期机制联系起来的细胞周期蛋白，肿瘤组织中 cyclin A 的表达显著高于非肿瘤组织。cyclin A 在非小细胞肺癌、原发性肝癌中表达水平显著高于正常组织。cyclin A 过表达与白血病的发生密切相关，在肝细胞癌的细胞中，乙肝病毒的 DNA 片段整合到 cyclin A 的基因中，使其表达和功能都发生异常。

2）cyclin D 异常：cyclin D 是细胞周期调控中的功能研究最多的周期蛋白，且在周期蛋白与肿瘤发生关系中也是研究最多的。编码 cyclin D 的 *CCND1* 基因已被公认为是一种原癌基因，其过度表达可致细胞增殖失控而恶性化。在多种肿瘤中发现 cyclin D1 基因过表达和基因扩增，包括乳腺癌、膀胱癌、甲状旁腺肿瘤、淋巴瘤、黑色素瘤 / 肺癌及细胞中心型淋巴瘤等。在 3108 例乳腺癌中，*CCND1* 基因所在区域 11q13 的扩增频率平均为 13%。头颈部鳞癌中 11q13 的扩增频率为 7% ～ 62%，其中咽下部肿瘤的扩增频率较高。在食管癌中，11q13 的平均扩增频率为 34%，cyclin D 过表达的频率平均为 46%。大约 10% 的肝癌表现为 *CCND1* 基因的扩增。在一些肝癌中，还发现乙型肝炎病毒（HBV）整合于 *CCND1* 上游 500 kb 处的序列，并伴有 11q13 的大片段扩增。

目前尚缺乏足够的证据说明仅有 cyclin D 的表达异常即可使细胞发生转化，但是 cyclin D 可协同其他一些原瘤基因转化正常细胞。cyclin D 可与 Ras 一起转化幼鼠肾细胞和大鼠胚胎成纤维细胞，与 Myc 一起诱导转基因小鼠 B 细胞淋巴瘤的发生。过度表达的 cyclin D1 也许不是建立转化基因型所必需的，但对维持起到重要作用。

3）cyclin E 异常：进入 S 期后，cyclin E/CDK2 复合物的活性降低是维持染色体稳定所必需的。cyclin E 的过表达或基因扩增在多种肿瘤中存在，并且不受细胞周期调节而持续存在。例如在肺癌、乳腺癌、卵巢癌、结肠癌、食管癌、胃癌、膀胱癌及白血病等多种肿瘤中过表达 cyclin E，与肿瘤细胞侵袭能力强、易转移、恶性度高等特性密切相关。研究发现在人乳腺上皮细胞和永生化的鼠胚胎成纤维细胞中，cyclin E 的过表达可导致染色体不稳定性；患者总 cyclin E 水平和肿瘤组织中低分子量的 cyclin E 水平高者，其死亡危险度比水平低者高 13.3 倍。

Note

4）cyclin B 异常：当有丝分裂进入后期，cyclin B/CDK1 等经过泛素化介导的蛋白降解过程使细胞得以退出 M 期。许多肿瘤细胞系当受到辐射时，其 DNA 损伤后，cyclin B/CDK1 仍然处于激活状态，使许多携带损伤 DNA 的细胞大量增殖，提示 cyclin B/CDK1 调控机制的缺陷与细胞转化有一定的关系。

（2）肿瘤细胞的周期蛋白依赖激酶异常：周期蛋白依赖激酶（CDK）的主要生物学功能是启动 DNA 的复制和诱发细胞的有丝分裂，其功能异常可能导致肿瘤的发生。在不同的肿瘤细胞中，存在着不同的 cyclin 和 CDK 的过度表达和基因重排。与肿瘤发生较为密切的 CDK4 到目前为止还没有发现存在基因突变，但在某些肿瘤细胞系中，CDK4 和 CDK6 有过度表达的现象。过度表达的 CDK4 还可使细胞对 TGF-β 的生长抑制作用失去敏感性。

（3）肿瘤细胞的 CKI 异常：CKI 能直接与 cyclin-CDK 复合物结合，抑制它们的激活，推动细胞周期进程或引起细胞周期停滞。肿瘤细胞中经常出现一系列 CDK 抑制因子（CKI）的失调，如 p21、p16、p27 和 p57 等。

1）*p21* 功能异常：*p21* 是认识最早的 CKI 之一，在细胞周期的多个环节发挥作用，被认为是潜在的抑癌基因。它的表达受抑癌基因 *p53* 的调控，几乎能抑制所有的 cyclin-CDK 复合体，如 cyclin E/CDK2、cyclin D2/CDK4、cyclin A2/CDK2 等。当 DNA 损伤时，*p53* 促进 *p21* 转录，*p21* 抑制 cyclin E/CDK2 活性，使 Rb 低磷酸化，细胞不能进入 S 期，停滞于 G1 期。因此，p53-p21-CDKs-cyclins 途径是细胞周期中针对 DNA 损伤的经典途径。*p21* 的作用是剂量依赖性的，低浓度时 *p21* 是 CDK 的稳定剂、激活剂，高浓度时则是 CDK 的抑制剂。

大多数肿瘤中未发现 *p21* 的突变，但存在多态性改变，使表达减弱。在没有 *p53* 突变的肿瘤中，*p21* 的突变率非常低。在胃癌细胞系中，由于 *p53* 基因的异常，*p21* 的 mRNA 水平很低，甚至检测不到。在 *p53* 基因无突变的乳腺癌中，分化差的肿瘤细胞其 *p21* 表达增高，而在 *p53* 基因发生突变的乳腺癌中 *p21* 表达很低，这就提示 *p21* 的表达异常可能不是其内在突变引起，而是间接受到其他因素的影响。在乳腺癌中，*p21* 表达缺失还与淋巴结转移、术后生存期短有关。

2）*p16* 功能异常：*p16* 基因是一个多肿瘤抑制基因，可与 cyclin D1 周期蛋白结合，特异性地抑制 cyclin D/CDK4 激酶的活性，磷酸化 Rb，实现 G1 期到 S 期的过渡。*p16* 基因突变和缺失是肿瘤细胞最常见的细胞周期调控异常。大约 75% 的肿瘤细胞系有 *p16* 基因纯合性缺失和突变，与细胞癌变关系十分密切。在肺癌、肝癌、胰腺癌、卵巢癌、乳腺癌中有较高频率的 *p16* 基因表达异常。哺乳动物 *p16* 家族的 *p15* 和 *p16* 在人类肿瘤中常发生突变，而 *p15* 在 TGF-β 介导的生长抑制中起重要作用，因此有人认为，*p16* 的抑瘤作用的重要性甚至超过 *p53* 和 *Rb* 基因。

3）*p27* 功能异常：*p27* 可通过抑制 CDK2 的活性而抑制细胞的生长，同时也是 cyclin E/CDK2 激酶的作用底物，其活性增高在 G1/S 时相转换中起推动作用。对 *p27* 缺陷的成纤维细胞进行血清饥饿，CDK2 不被激活。*p27* 缺失的小鼠表现为快速生长、多种器官的细胞异常增生、垂体肿瘤等表型。在许多肿瘤细胞中，*p27* 低水平表达，并且与肿瘤细胞的恶性程度和患者的高死亡率密切相关。但在人肿瘤细胞中很少发现 *p27* 基因突变和功能失活的纯合子病例标本，而 p27 蛋白某些磷酸化位点的修饰会导致其在细胞内分布改变和在肿瘤细胞中的低表达。

4）*p57* 功能异常：*p57* 是 Kip/Cip 家族成员之一，结构复杂，是一个作用广泛的 CKI，对细胞周期有负调控的作用。它是 CDK2 的抑制剂，在 G1 期和 S 期表达，抑制 DNA 的复制。在人类消化道、肺癌中，存在 *p57* 基因组印记缺失、突变失活及转录因子突变而导致表达下调，其杂合性缺失与乳腺癌等肿瘤的发生有关，在结肠癌、肝癌和卵巢癌中高表达。

（4）肿瘤细胞抑癌基因 *p53* 的突变和功能异常：细胞周期中有两处检查点，一处是在 G1/S 过渡期，防止 DNA 受损细胞进入 S 期的 DNA 复制；另一处是在 G2/M 过渡期，防止受损的 DNA 和未完成复制的 DNA 进入有丝分裂。检查点的任何一处出错，如发现不了 DNA 损伤（如 ATM 突变）、不能使细胞周期停下来（如 *p53* 突变、Cdc25A 磷酸酶表达异常）、DNA 修复错误、决定进程错误（如 *Bcl-2* 突变）等，都会导致其功能的异常，后果是遗传的不稳定性，受损细胞存活复制，细胞继续增殖，发展转化成肿瘤细胞。

p53 是抑癌基因，在所有恶性肿瘤中存在 50% 以上的突变。在细胞周期中，*p53* 主要负责 G1 和 G2/M 期校正点的监测，通过调控下游基因 *p21*，促进 *p21* 与一系列 cyclin-CDK 复合物结合，抑制相应的蛋白激酶活性，导致 cyclin-CDK 无法磷酸化 Rb，非磷酸化状态的 Rb 保持与 E2F 的结合，使 E2F 这一转录调节因子不能活化，引起 G1 期阻滞；另外，*p53* 通过调控下游基因 cyclin B1、GADD45 和 14-3-3σ，参与 G2/M 期阻滞。

在一些非整倍体或已有基因扩增的细胞，即使还没有转化为肿瘤细胞，也多有 *p53* 基因的突变，说明这一细胞内信号转导途径的缺陷导致了遗传的不稳定性。许多可以引起肿瘤的 DNA 病毒（如 SV40 和腺病毒）导致遗传不稳定性，病毒蛋白结合并灭活 *p53* 蛋白（有的还涉及 Rb），降低细胞周期检查点的功能。食管癌常有 17p 染色体的杂合性丢失（可能代表 *p53* 的丢失）。在某些细胞或特定的生理条件下，DNA 损伤引起 *p53* 表达失常，细胞遗传不稳定性增加，特别是在肿瘤形成的早期。

（5）肿瘤细胞的 Rb 功能异常：在 G1 期和 G2 期，Rb 蛋白处于非磷酸化或低磷酸化状态，与转录因子 E2F 结合成复合物形式，具有抑制细胞周期的作用。在 G1 和 G2 末期，控制该细胞周期检查点的相应 cyclin/CDK 复合物激活，使 Rb 磷酸化，磷酸化 Rb 蛋白释放与之结合的 E2F，游离的 E2F 即可促进多种基因的转录过程。因此，Rb 蛋白对细胞周期中的两个关键检查点 G1/S 和 G2/M 起到“闸门”的作用，如果 Rb 蛋白的功能状态异常，必然影响细胞周期的进程。肿瘤细胞中 *Rb* 基因的突变、缺失、高甲基化，以及病毒癌蛋白的存在，使 Rb 失去和 E2F 结合的功能，从而不能抑制细胞周期的进程，导致癌细胞无限增殖。

（二）细胞死亡与肿瘤

肿瘤是细胞分裂与细胞死亡失衡的一类疾病。一方面，肿瘤细胞过度增殖，生长失控。另一方面，肿瘤细胞凋亡机制受到抑制导致不能正常进行细胞死亡清除，因此细胞凋亡障碍在恶性肿瘤发生、发展中起关键作用。

细胞死亡分为非程序性细胞死亡（non-programmed cell death）和程序性细胞死亡（programmed cell death，PCD）。非程序性细胞死亡是被动性细胞死亡，不由细胞内在程序所控制，如坏死，是细胞在遭受到过度的理化应激（过热、低渗、机械性损伤和冻融等）时所发生的快速死亡。程序性细胞死亡是指不论由何种因素诱发（外源性刺激因素或细胞编程），细胞都受到遗传和细胞内信号途径等死亡程序控制，其启动、实施和死亡细胞的清除都受到基因的严密控制，用于清除多余细胞或被病原微生物感染的细胞、突变以及受损的具有潜在危险的细胞，对多细胞生物的发育和维持组织发生具有重要的作用，同时也是机体的防御机制之一。程序性细胞死亡主要分为凋亡、自噬性细胞死亡、类凋亡（paraptosis）、程序性坏死（programmed necrosis）、铁死亡（ferroptosis）、焦亡（pyroptosis）等。

1. 细胞凋亡与肿瘤 细胞凋亡是一种高度保守的细胞自杀程序，机体通过细胞凋亡清除多余的细胞和危险的细胞，维持自身稳态（homeostasis）。细胞凋亡程序失活可以导致自身免疫性疾病和肿瘤的发生，而过度的细胞凋亡则引起急性或慢性退行性疾病、免疫低下和不育。在细胞周期检查点功能失活（deficient of cell cycle checkpoint）的情况下，细胞凋亡受阻可以导致 DNA 损伤被带入子细胞，从而增加基因组不稳定性（genome instability），导致细胞癌变。

肿瘤细胞通常具有抵抗凋亡（apoptosis resistant）的能力。一方面，细胞凋亡是对抗肿瘤细胞增殖刺激的重要机制，当肿瘤细胞凋亡受抑时，可以使其存活期延长，获得生长优势，细胞的持续生存直接导致细胞总数增加，过度累积。另一方面，细胞在致癌物刺激下，会产生反应，启动凋亡，清除有遗传损伤的细胞。尽管凋亡受阻可能不是导致细胞恶性转化的直接原因，但因凋

Note

亡机制障碍导致的遗传损伤累积无疑会增加细胞的恶性转化倾向。癌变过程中，一方面存在促凋亡基因的失活，如 *p53* 基因的突变或表达水平的异常；另一方面存在抗凋亡基因的异常增高，如 *c-Myc*、*Bcl-2* 和 *survivin* 等表达增高。

另外，尽管引起肿瘤对放化疗不敏感的因素很多，但凋亡障碍可能是其中的主要因素之一。临床实践证明，许多化疗药物是通过诱导细胞凋亡而达到杀伤并清除肿瘤细胞的作用，凋亡受到抑制是肿瘤细胞耐药的重要原因。

抵抗凋亡与肿瘤细胞侵袭转移也关系密切，肿瘤细胞向远处器官转移的先决条件在于癌细胞能在血流中存活和侵入远处组织。通常，上皮源性细胞与胞外基质或相邻细胞脱离接触会诱发细胞死亡，这种特殊形式的程序性细胞死亡被称为“失巢凋亡”（anoikis）。对失巢凋亡的抵抗作用使从原发灶脱离的细胞能在血液循环中存活，在肿瘤扩散和转移中扮演重要的角色。

2．细胞自噬与肿瘤　细胞自噬（autophage）既是细胞的一种防御和生存机制，也是细胞死亡方式之一。自噬的本质是细胞内的膜重排，粗面内质网的无核糖体附着区脱落的双层膜将部分胞质和细胞内需降解的细胞器、蛋白质等成分包裹形成自噬体（autophagosome），并与溶酶体（lysosome）融合形成自噬溶酶体（autophagolysosome），通过蛋白水解酶降解其所包裹的内容物，以实现细胞本身的代谢需要和某些细胞器的更新。根据底物进入溶酶体内的途径不同可将自噬分为微自噬（microautophagy）、分子伴侣介导的自噬、巨自噬等。

自噬过程的机制是由一系列蛋白质控制的。mTOR 由两个复合物 mTORC1 和 mTORC2 组成，在细胞自噬中起着重要的作用。活化的 mTORC1 在自噬相关蛋白（ATG）的磷酸化中起关键作用，并导致自噬的抑制。当 mTORC1 失活时，从溶酶体膜游离，激活许多翻译后修饰，促进 ULK 和 VPS34 复合物的活化。一旦 ULK 和 VPS34 复合物被激活，自噬的执行程序被允许。E3 泛素连接酶执行的 ULK 和 BECLIN-1 活性复合物介导自噬终止。此外，由溶酶体消化产生的氨基酸重新激活 mTORC1，它能够反过来抑制自噬发生（图 4-24）。

自噬在受损细胞器和旧蛋白质的降解以及细胞稳态的维持中起主要作用。在肿瘤中，自噬是一把“双刃剑”，对肿瘤发生起着双重作用。肿瘤抑制因子受 mTOR 和 AMPK 的负调控，导致自噬的诱导和癌症发生的抑制。相反，癌基因可能被 mTOR、Ⅰ类 PI3K 和 AKT 激活，从而抑制自噬并促进癌症形成。此外，自噬通过促进干细胞的维持、诱导复发和产生对抗癌试剂的抗性来调节癌症干细胞的特性。

3．细胞程序性坏死与肿瘤　程序性坏死形态上与传统坏死相似，表现为细胞和细胞器水肿、细胞膜完整性破坏失、细胞内容物泄漏，不存在细胞核固缩，也不依赖于 caspase。与传统意义上的坏死不同，程序性坏死是一种可控的细胞死亡方式，是 caspase 依赖性机制失活情况下一种替代性的细胞死亡方式，在极度急性休克，胰腺炎，肾、脑、心肌等脏器缺血再灌注损伤，癫痫、肌肉萎缩症、阿尔茨海默病、亨廷顿舞蹈病和帕金森病等病理过程中具有重要作用。此外，病原微生物感染，例如 HIV、牛痘病毒、志贺菌和沙门菌等感染可能是通过程序性坏死引起被感染细胞死亡。目前研究比较清晰的程序性坏死方式主要有 Necroptosis 和 PARP-1 依赖性坏死。多种刺激如 TNFα、Fas 配体、TRAIL 配体、双链 RNA（dsRNA）、干扰素 γ（IFN-γ）、ATP 耗竭、缺血再灌注损伤、病原微生物等都能引起程序性坏死。

程序性坏死具有促进和抑制肿瘤生长的双重作用。在诱导凋亡失败的细胞中，程序性坏死可以作为细胞死亡的替代途径阻止肿瘤的发展，或者作为一种诱导细胞坏死的死亡方式，程序性坏死可触发炎症反应，促进肿瘤的发生和转移。如在患有黑色素瘤、胰腺癌和宫颈鳞状细胞癌的患者中，低水平的 MLKL 与总体生存率降低有关，与肿瘤预后密切相关。但在乳腺癌细胞系中，敲除 *RIPK3* 或 *MLKL* 或用 MLKL 抑制剂 Necrosulfonamide 处理可显著降低瘤细胞的致瘤性。研究发现，小鼠和人肺癌细胞能诱导内皮细胞程序性坏死，促进肿瘤细胞外逃和转移；当运用 RIPK1 抑制剂 Nec-1 处理内皮细胞或敲除内皮细胞中的 *RIPK3* 的表达时，可以减少肿瘤细胞诱导的内皮

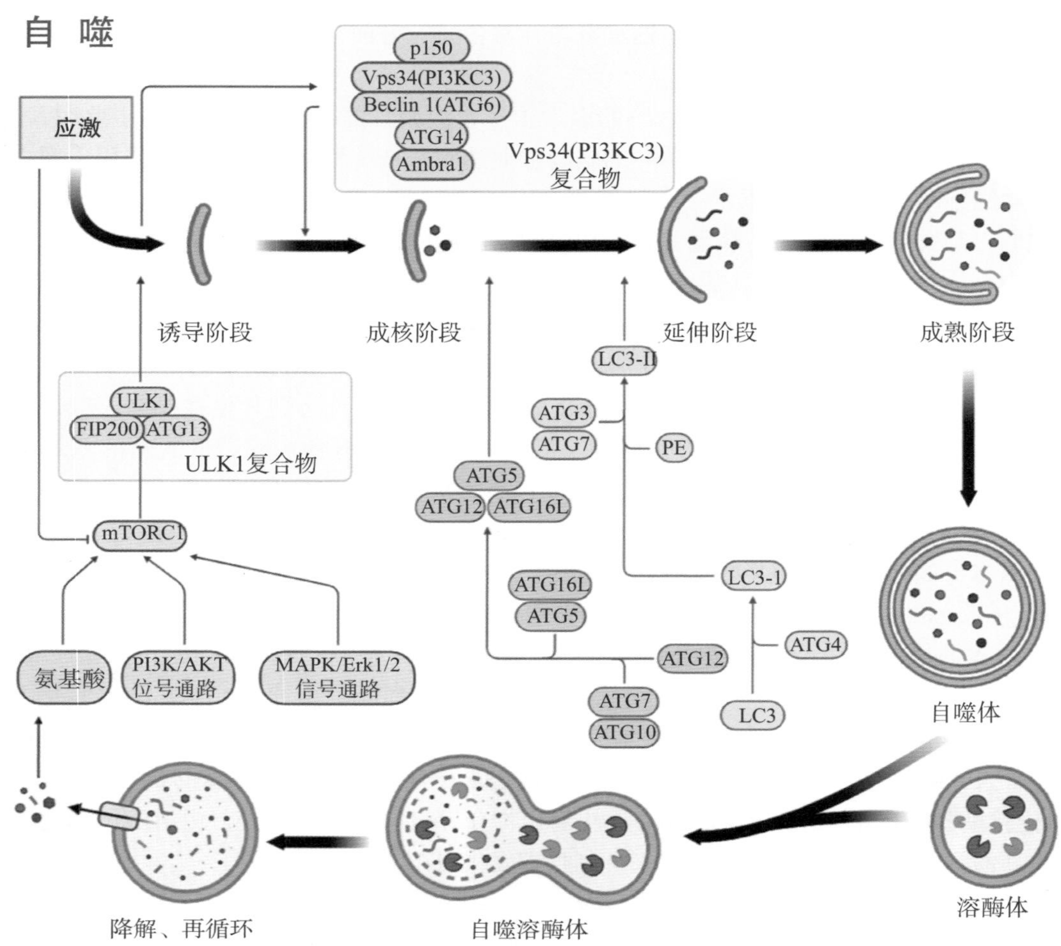

图 4-24　细胞自噬的主要分子机制

细胞程序性坏死，降低肿瘤细胞外逃和转移。程序性坏死还可以募集免疫炎性细胞，从而促进血管生成及癌细胞增殖，加速肿瘤细胞转移。

4．细胞铁死亡与肿瘤　铁死亡是近年来发现的一类新型死亡方式，主要机制是在二价铁或酯氧合酶的作用下，催化细胞膜上高表达的不饱和脂肪酸，发生脂质过氧化，从而诱导细胞死亡。主要表现在基于 GSH 消耗的 GPX4 失活或直接消除 GPX4。GPX4 酶在细胞内是唯一用于脂质体过氧化物还原的谷胱甘肽过氧化物酶（GPX），可以使得脂质过氧化的过氧键转变为羟基，失去其过氧化物的活性。其主要靶标有 System Xc- 体系（负责将 GSH 的合成原料半胱氨酸转运至胞内）、谷氨酸 - 半胱氨酸连接酶、谷胱甘肽 -*S*- 转移酶、ND 脱氢酶、半胱氨酸消耗等。

铁死亡过程中，伴随着大量的铁离子累积，同时还会出现脂质过氧化，ROS 升高，也有一些调控铁稳态和脂质过氧化代谢等方面的基因发生变化。在细胞的细微结构中，会出现比正常细胞小的线粒体，且线粒体膜皱缩，同时线粒体嵴减少或消失、外膜破碎，但细胞核形态变化不明显。铁死亡与哺乳动物退行性疾病如阿尔茨海默病、亨廷顿舞蹈病、帕金森综合征、肿瘤、脑卒中、脑出血、外伤性脑损伤等密切相关。

铁死亡过程受到多个基因的调控，主要集中在 System Xc-、GSH 代谢，调控谷胱甘肽过氧化物酶 4（GPX4）活性和 ROS 生成等方面（图 4-25）。

（1）System Xc- 调控：System Xc- 由 SLC3A2 和 SLC7A11 二聚体组成，嵌于细胞膜表面。

Note

SLC7A11 是发挥功能的主要亚基，可将半胱氨酸转运入胞，用于合成 GSH；因此，抑制 SLC7A11 表达可诱导铁死亡发生。肿瘤细胞中 SLC7A11 过度表达，抑制活性氧诱导的“铁死亡”，同时削弱 *p53* 介导的对肿瘤生长的抑制作用。

（2）GSH 和 GPX4 调控：GPX4 是铁死亡的核心调控蛋白，GPX4 能降解小分子过氧化物和某些脂质过氧化物，抑制脂质过氧化。研究发现，若细胞中 GPX4 表达下调则会对铁死亡更敏感；敲除 GPX4 即可诱导铁死亡发生；相反，若上调 GPX4 的表达，则会产生对铁死亡的耐受。

（3）ROS 调控：诱导铁死亡发生均会导致细胞内脂质 ROS 升高，从而引起细胞死亡，这也是脂质抗氧化剂可抑制铁死亡的原因。线粒体作为含铁丰富（铁是线粒体氧化呼吸链必需的离子）、ROS 产生为主的细胞器，被认为是铁死亡发生的重要场所。它既是细胞内产生 ROS 的重要场所，其脂肪酸代谢又为细胞铁死亡提供特定的脂质前体。*p53* 也能够通过 ROS 应答和铁死亡抑制肿瘤生长。

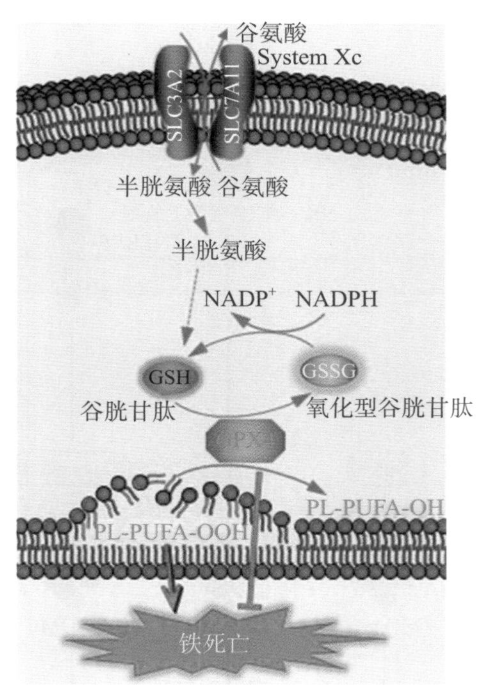

图 4-25　铁死亡主要发生机制

铁死亡本质上是一种氧化应激性死亡，尽管目前尚不清楚铁死亡在生理情况下的意义，但是铁死亡为肿瘤治疗提供了新的策略。铁死亡的发生并不依赖于 caspase，对于凋亡途径失活的肿瘤细胞，例如 Bax、Bak 缺失的肿瘤细胞，诱导铁死亡是有效的策略。越来越多的研究提示，在化疗抵抗的肿瘤细胞中，GPX4、SLC7A11 等铁死亡负调节因子存在过度表达，采用遗传学手段或上述分子的化学抑制剂处理可以引起耐药细胞发生铁死亡。如白血病耐药细胞高表达脂肪酸受体 CD36，因而可以从胞外环境中摄取大量的脂肪酸用于代谢，并且白血病细胞和 Myc 依赖性的三阴性乳腺癌细胞，都高度依赖于脂肪酸的 β 氧化。近年来的研究发现肿瘤干细胞，如卵巢癌干细胞高度依赖于不饱和脂肪酸。铁死亡的发生源于多不饱和脂肪酸的过度氧化，因此可以利用肿瘤干细胞的这种代谢偏好性来诱导铁死亡的发生，从而达到清除肿瘤干细胞的目的。

5．细胞焦亡与肿瘤　细胞焦亡（pyroptosis）又称细胞炎性坏死，是一种程序性细胞死亡，表现为细胞不断胀大直至细胞膜破裂，导致细胞内容物的释放，进而激活强烈的炎症反应。细胞焦亡是机体的一种重要的天然免疫反应，在抗击感染中发挥重要作用。

细胞焦亡主要依靠炎症小体激活 caspase 家族的部分蛋白，使其切割 gasdermin 蛋白，激活 gasdermin 蛋白，活化的 gasdermin 蛋白转位到膜上，形成孔洞，细胞肿胀，胞质外流，最终导致细胞膜破裂，细胞焦亡。细胞焦亡亦有经典通路与非经典通路之分。caspase-1 通路通过炎症小体感知危险，招募并活化 caspase-1，caspase-1 切割并激活 IL-18、IL-1β 等炎症因子，切割 GSDMD 的 N 端序列，使其结合到膜上产生膜孔，导致细胞焦亡。在非经典通路中，人源的 caspase-4/5、鼠源的 caspase-11 则可以直接与细菌的 LPS 等接触激活，然后切割 GSDMD，并间接激活 caspase-1，引发焦亡（图 4-26）。

尽管焦亡经常由细菌感染所诱发，但是越来越多的研究证据显示，即使没有细菌感染，焦亡仍然可能发生。Mammalian STE20-like kinase 1（MST1）是 Hippo 信号通路关键的激酶，具有促进细胞凋亡的作用。在胰腺癌组织中观察到 MST1 表达降低。恢复 MST1 表达抑制了胰腺癌细胞的生长、运动侵袭以及球形成能力，其机制在于 MST1 促进了 caspase-1 介导的细胞焦亡发生。研究发现二甲双胍（metformin）可以引起食管鳞状细胞癌发生 GSDMD 介导的细胞焦亡。也有

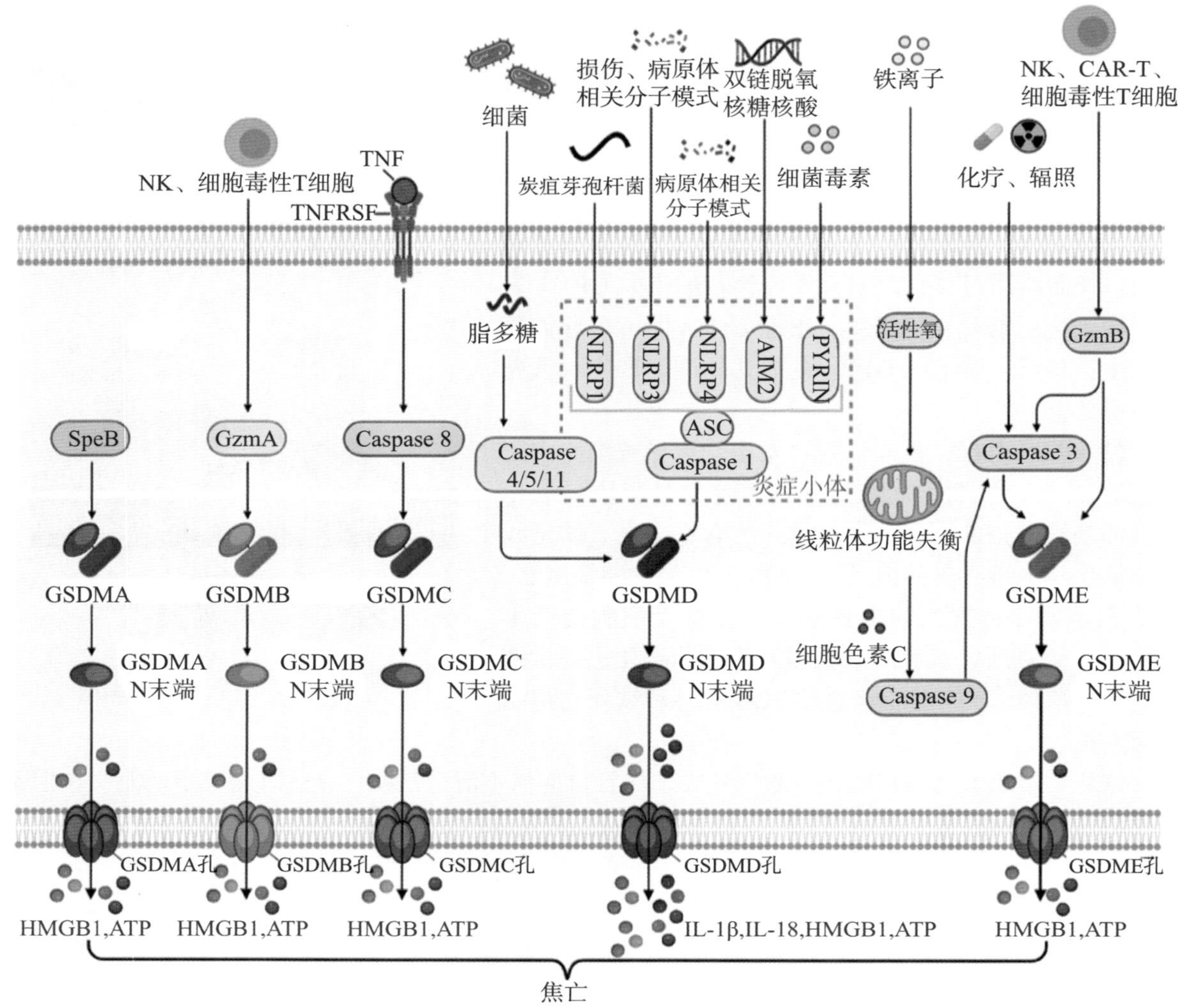

图 4-26　细胞焦亡的主要分子机制

研究提示传统的化疗药物如紫杉醇和顺铂在体外可以引起肺腺癌 A549 细胞发生 CASP3/GSDMD 依赖性焦亡。但是肿瘤治疗中化疗药物是否可以引起肿瘤细胞焦亡，从而发挥治疗效果仍不得而知。尽管焦亡在肿瘤模型中的研究尚不多，但是通过药物或遗传干预诱导细胞焦亡发生，在一定程度上为凋亡抵抗的肿瘤提供了一种新的机制。

（三）细胞分化与肿瘤

在个体发育中，同一来源的细胞通过分裂逐渐产生结构和功能上稳定性差异的过程称为细胞分化（cell differentiation）。细胞分化是一种普遍的生命现象，贯穿于高等生物个体发育的全过程，但以胚胎发生期最为明显。在这个阶段，细胞分化表现十分明显而且迅速，如哺乳动物在胚胎发育早期就形成了表皮、脑、肌肉等各种分化的组织。

1．细胞分化的性质　细胞分化的稳定性是细胞分化最显著的特点。细胞一旦受到某种刺激、开始向某一方向分化后，即使引起或诱导分化的因素不再存在，分化仍然继续进行，不会自发地逆转到未分化状态，并可将其分化特征遗传给子代细胞，如黑色素细胞在体外培养 30 多代后，仍可合成黑色素颗粒。神经元细胞和骨骼肌细胞在整个机体的生命活动中始终保持稳定的分化状态，而不能去分化和继续分裂增殖。

分化过程基本上是不可逆的，导致个体发育的不可逆性，但是在一定条件下，具有增生能力的组织中已经分化的细胞可以逆转，并回复到胚性状态，即分化细胞失去其特有的结构与功能而变成具有未分化细胞特征的过程，称为去分化（dedifferentiation），又称脱分化，因此细胞分化又是可逆的。去分化细胞可以回复到原初状态，但更多的是变为其他类型的细胞，一种类型的分化细胞转变成另一种类型的分化细胞的现象称转分化（transdifferentiation）。如水母横纹肌细胞经转分化可形成神经细胞、平滑肌细胞、上皮细胞甚至棘细胞。分化程度低的神经干细胞也可形成骨髓细胞和淋巴样细胞。转分化往往经历去分化和再分化的过程。

空间上的分化是指处于不同部位的细胞产生的差异；时间上的分化是指在不同时间内细胞所处的状态不同。单细胞生物仅有时间上的分化，多细胞生物既有时间上的分化，又有空间上的分化。由于同一个体的不同细胞所处的空间位置不同，因而形态、结构和功能都存在一定的差异，表现为空间的分化。

2．细胞分化与肿瘤发生　细胞分化对于正常生长和稳态的维持是至关重要的，而肿瘤细胞失去了稳定性的分化状态，成为去分化或低分化的细胞，并无限增生而成为肿瘤细胞。肿瘤细胞大小、形状、染色、核质比、核内染色质异常，细胞极性排列紊乱、形态单一，具有胚胎细胞特点。根据分化程度，肿瘤可以分为良性和恶性，一般分化高的肿瘤为良性，分化低的肿瘤为恶性，亦有例外。有的甚至表现出未分化的特征，恶性程度甚高，称为未分化癌。因此，可以将肿瘤细胞看作正常细胞分化机制失控的细胞，其基本特征之一是细胞的异常分化，表现为去分化、逆分化或转分化等。

肿瘤细胞的一个显著特征是都有不同程度的丧失原有分化特征的倾向，缺乏成熟的形态与完整的功能，即去分化或逆分化，或者向不成熟方向退行性发育的过程中，出现原来的组织或器官中的正常细胞所没有的特征，有些肿瘤细胞开始重新合成激素，如中枢神经系统肿瘤中可以检测出胰岛素类生长因子，乳腺癌细胞可以分泌雌二醇、睾酮等。另外，多数肿瘤细胞出现不同程度的分化特征紊乱现象，或在某些方面表现与胚胎细胞相似，如肿瘤的转移与胚胎细胞的迁移颇为相似。

恶性肿瘤的分化程度与肿瘤的预后密切相关。一般来说，高分化肿瘤的恶性程度低，一般生长较慢，预后较好，而且在治疗后不易复发；低分化肿瘤的恶性度高，预后较差；未分化肿瘤恶性程度极高，预后最差。可以说肿瘤细胞的分化程度越差，它的恶性程度就越高，肿瘤体生长较迅速，而且容易发生转移。

3．细胞分化诱导与肿瘤治疗　既然癌变的本质是因各种致癌因素导致细胞染色质DNA构象紊乱所形成的，那么根治癌症的最根本措施应该是设法矫正这种DNA构象的紊乱状态，使其恢复正常秩序，从而能够继续向成熟阶段演变，即诱导分化为正常细胞。1971年，Freind首次报道运用二甲基亚砜（DMSO）诱导小鼠红白血病细胞分化。继而人们在白血病药物研究中发现佛波醇酯（TPA）可诱导白血病KG-1、HL-60和ML-3等细胞株向单核巨噬细胞分化，急性非淋巴细胞白血病患儿的白血病细胞在体外经TPA诱导24～48小时可向单核巨噬细胞分化。20世纪80年代以来，我国学者在国际上首先开展的全反式维甲酸有效治疗急性早幼粒细胞白血病（APL）的研究，使肿瘤的诱导分化治疗策略从假说成为现实。这些研究结果表明，在某些体内外物质的作用下，恶性肿瘤细胞可以重新分化而向正常方向演变逆转，表现为形态学、生物学和生物化学方面的诸多标志向正常细胞靠近，甚至完全转变为正常细胞，这种现象称为肿瘤细胞的诱导分化或再分化，即肿瘤逆转。这些可以诱导肿瘤细胞逆转的物质称为分化诱导剂。

常见的分化诱导剂分为内源性分化诱导剂和外源性分化诱导剂。内源性分化诱导剂指肿瘤或宿主细胞所产生的具有分化诱导作用的化学物质，主要包括细胞因子类药物、类固醇激素和其他一些诱导分化剂。

具有诱导分化作用的细胞因子主要有集落刺激因子（GM-CSF、M-CSF和G-CSF）、分化诱导因子（DIF）、转化生长因子-β（TGF-β）、红细胞分化因子（EDDF）、干扰素α（IFN-α）、肿瘤坏死因子β（TNF-β）等。如TNF-α、IFN-γ和IL-6可诱导神经母细胞瘤N103株分化，且存在量效关系。固醇化合物，如糖皮质激素和1,25-二羟维生素D_3也可以使粒细胞分化。如用3种维生素D衍生物，即1,25-二羟维生素D_3、KH1060和EB1089分别处理神经母细胞瘤LA-N-5细胞系，结果发现1,25-二羟维生素D_3在浓度为24 nmol/L时对LA-N-5细胞有明显的诱导分化和抑制生长的作用，表现为神经突起延长、N-myc表达减弱、乙酰胆碱酯酶活性增强，说明KH1060和EB1089在肿瘤分化诱导方面具有良好的临床应用前景。其他一些环磷酸腺苷（cAMP）衍生物也可以作为有效的诱导分化剂，如cAMP衍生物如双丁酰cAMP（db-cAMP）和8-溴-AMP（8Br-AMP）可以诱导7721肝癌细胞的分化；瘤内注射db-cAMP可使脑恶性胶质瘤细胞明显缩小。

外源性分化诱导剂主要包括一些维生素A类或维甲酸类。维甲酸类（retinoids）是迄今研究最广泛而且临床疗效最为肯定的分化诱导剂，又名视黄酸，属维生素A类化合物，这类化合物可以促进维甲酸类与受体结合，对维甲酸受体的基因转录活性具有诱导作用。

急性早幼粒细胞白血病（acute promyelocytic leukemia，APL）在法-美-英协作组（French-American-British Cooperative Group，FAB）分型中是急性髓系白血病中的一个亚型，属于M3型，以骨髓细胞阻滞在早幼粒阶段而成为白血病细胞进而增殖和聚集为特征，在中国儿童急性髓系白血病（acute myeloid leukemia，AML）中占10%。

全反式维甲酸（all-trans retinoic acid，ATRA）是维生素A的类似物，诱导APL幼稚细胞的终端分化和凋亡，而且还可减少APL患者出血的风险。在20世纪80年代前，APL患者以AML的常规化疗方案治疗，其完全缓解率可达70%，5年无病生存率可达40%。1986年后，全反式维甲酸的引入显著地改变了APL的治疗现状，使得APL成为AML中预后最好的亚型之一。目前，全反式维甲酸联合蒽环类的化疗方案可以使儿童APL的完全缓解率达到90%～95%，5年无病生存率达到80%。

框4-5 中国科学家在国际上首先应用全反式维甲酸治疗白血病

中国血液学家王振义院士于1986年在国际上首先应用全反式维甲酸治疗急性早幼粒细胞白血病。2020年，王振义与张亭栋共同获得了未来科学大奖中的“生命科学奖”，表彰他们联合应用三氧化二砷和全反式维甲酸，将这种曾经最为凶险的白血病的5年生存率从10%提高到97%以上，成为第一个可被治愈的白血病。

APL发病的主要分子机制是由于15号染色体长臂22位的维甲酸受体（RAR）α基因及17号染色体长臂21位的早幼粒细胞白血病（promyelocytic leukemia，PML）基因相互移位，即t(15;17)(q22;q21)，形成融合基因及其编码的融合蛋白PML-RARα。PML-RARα融合蛋白具有显性抑制作用，它不仅能对抗正常RARα的功能，而且还能与野生型PML蛋白形成异二聚体，干扰其功能，进而抑制早幼粒细胞分化。正常细胞中，PML位于细胞核中被称为PML癌区（PML oncogenic domain，POD）的多蛋白复合物中，而在APL细胞中，由于PML-RARα的形成，PML从正常的定位中分离，导致正常的POD结构被破坏。在ATRA作用下，PML-RARα融合蛋白降解，PML恢复正常定位，早幼粒细胞的分化得以恢复。此外，三氧化二砷能够直接与PML和PML-RARα锌指结构域的半胱氨酸残基结合，诱导PML寡聚化和SUMO化而降解，促进分化继续进行。

（四）肿瘤转移

肿瘤转移是指恶性肿瘤细胞脱离原发肿瘤部位，通过各种途径转移到继发组织或器官，并继续增殖生长，形成与原发肿瘤性质相同的继发肿瘤的动态过程，其中包括原发肿瘤细胞的局部侵袭、内渗入血液或淋巴系统、在循环中存活［血液和（或）淋巴］、停留在远处器官、外渗、在新的环境中生存，以及转移定植等。

三氧化二砷治疗急性早幼粒细胞白血病的分子机制

肿瘤细胞向不同器官和组织的转移具有选择性，一方面是受循环系统和解剖结构的影响，当肿瘤细胞到达“异地”之后，土壤中的细胞因子、营养成分、有丝分裂原都将共同决定转移的肿瘤细胞能否最终定植下来。如乳腺癌容易继发转移到骨、肺、脑，前列腺癌转移到骨、肝、肺、脑，结肠癌转移到肝、肺、骨，胰腺癌转移到肝和肺。1889 年，英国的 Stephen Paget 医生提出了“种子和土壤”假说，认为肿瘤转移到特定器官是否成功，取决于该器官的环境是否适合肿瘤细胞的生长和增殖，也就是说肿瘤的“种子”能否在特定器官构成的“土壤”环境中发芽。该假说得到大量临床及实验研究证据的支持。1929 年，Ewing 对 Paget 的“种子和土壤”假说提出挑战，认为肿瘤播散主要受机械因素的影响，而后者主要受脉管系统解剖结构的影响。目前普遍认为，局部区域播散，如区域淋巴结转移，主要受解剖和机械因素的影响，而远处转移则具有器官特异性的特点。

肿瘤的转移是癌基因与抑癌基因参与调节的复杂过程，通过肿瘤转移相关基因的过度表达，以及一系列基因产物的参与，对肿瘤转移整个过程进行调控，涉及肿瘤细胞遗传密码、表面结构、抗原性、侵袭力、黏附能力、产生局部凝血因子或血管生成的能力、分泌代谢功能以及肿瘤细胞与宿主、肿瘤细胞与间质之间的相互关系的多步骤、多因素参与的过程（图 4-27）。

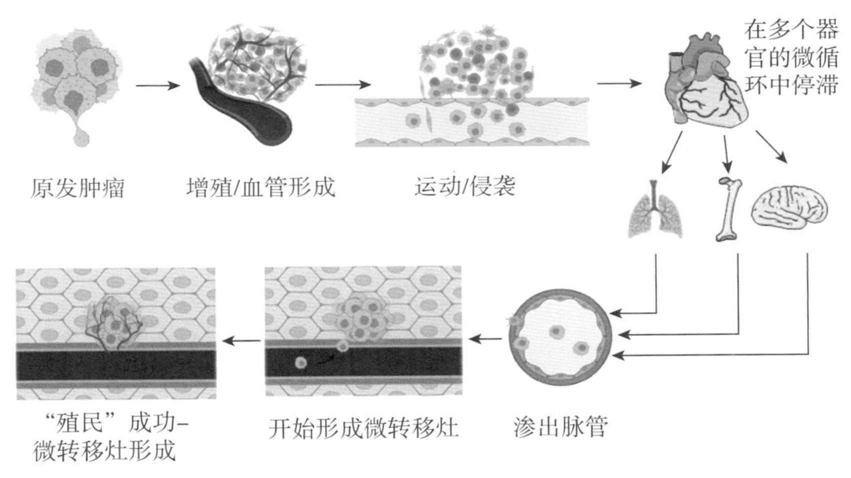

图 4-27 肿瘤侵袭 - 转移的级联过程

改编自 Weinberg R A. The biology of cancer. 2014.

1. 肿瘤干细胞与肿瘤转移 肿瘤转移过程中，不是每个肿瘤细胞都能完成全部过程而最终形成转移灶，90% 的肿瘤转移细胞在开始时能从原发灶处“逃逸”，并最终到达预转移处，却只有不到 2% 的细胞能形成微转移灶（micrometastasis），而最后能产生临床上明显的转移灶（macrometastasis）的肿瘤转移细胞仅为 0.02%，这充分说明了肿瘤转移中有一群细胞具备一定的内在特性，能在转移处的微环境中维持自我生长并大量增殖。

肿瘤干细胞（cancer stem cell）指存在于肿瘤组织中的具有无限自我更新能力并能产生不同分化程度的肿瘤细胞。肿瘤干细胞的起源是多元化的，正常干细胞的基因累积突变和表型改变、发生致癌突变的祖细胞、通过分化细胞乃至终末分化的成熟细胞的去分化、干细胞与产生致癌突变细胞的细胞融合（cell fusion）等都能引起肿瘤干细胞的产生。肿瘤干细胞在肿瘤中的含量很低，但是具有高致瘤性，对放疗和化疗不敏感，是肿瘤复发与转移的主要原因。

2．上皮 - 间质转化 上皮 - 间质转化（epithelial-mesenchymal transition，EMT）是指极化的上皮细胞通常与基底膜细胞存在交互作用，经过多种生物学变化，获得了间质细胞的表型，如较强的迁移和侵袭能力、耐受凋亡信号、产生大量的细胞外基质（ECM）成分。上皮 - 间质转化完成的特征是上皮细胞 - 基底膜接触处的基底膜被降解，间质细胞形成，能够从表皮层迁移出去。EMT 的反向过程称为间质 - 上皮转化（mesenchymal-epithelial transition，MET）。EMT 是上皮细胞获得迁移能力的有效方式，在成体中成为了占恶性肿瘤 90% 以上的上皮细胞癌浸润转移的重要途径。EMT 在乳腺癌、结肠癌、肺癌、前列腺癌、肝癌、胰腺癌等多种癌的浸润和转移中起着举足轻重的作用。

EMT 的启动依赖于几个关键的分子事件，包括一系列转录因子的激活、特异性的细胞表面分子的表达、细胞骨架蛋白的重组、ECM 降解酶的产生、特异性的 microRNA 分子的表达。这些事件所涉及的分子往往也是 EMT 过程的分子标志物（图 4-28）。

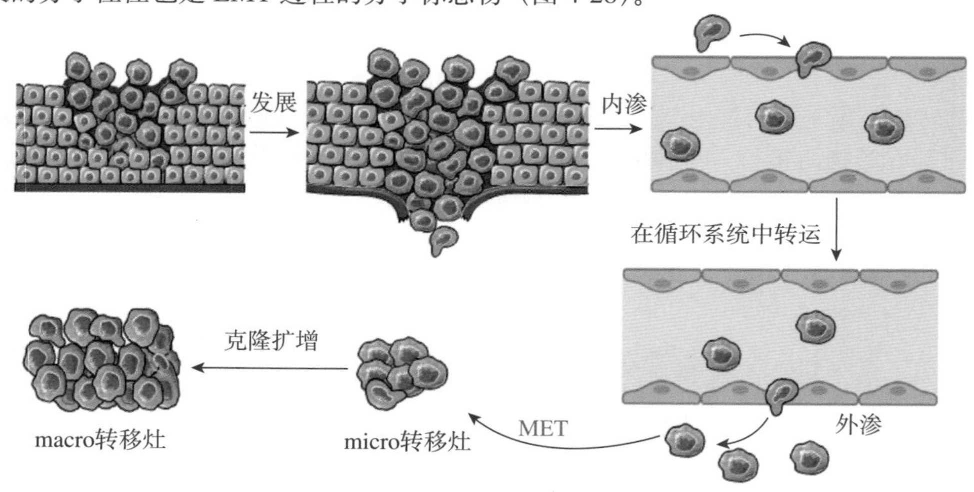

图 4-28 上皮 - 间质转化过程示意图

上皮癌细胞（粉色）经过 EMT 变成了间质细胞（红色），穿过基底膜，进入血管，再离开血管，经过 MET 变回上皮癌细胞（粉色）

改编自 Weinberg R A. The biology of cancer. 2007: 587-654.

3．血管新生与肿瘤转移 血管新生（angiogenesis）是指活体组织在微血管床上芽生出新的毛细血管的过程。肿瘤细胞团开始处于无血管生长期，肿瘤主要依赖弥散吸取养分，随着肿瘤细胞增多，开始发生缺氧、NO 增多，在这种环境刺激下，低氧诱导因子 -1（HIF-1）积累，刺激血管生成相关因子的分泌，包括血管内皮生长因子（VEGF）、血管生成素 -1（ANG-1）、成纤维细胞生长因子（FGF）、白细胞介素 8（IL-8）、基质衍生的生长因子 -1 和肿瘤坏死因子 α 等。这些因子直接或者间接活化内皮细胞，肿瘤细胞与内皮细胞的黏附使内皮细胞收缩变圆，细胞连接间出现间隙，内皮层通透性增高，肿瘤细胞得以穿过血管壁，形成转移。同时，在原发灶以及转移灶中，肿瘤细胞释放的一些因子可以活化内皮细胞，促进血管生成，使原发灶和转移灶增殖。因此，肿瘤的微血管形成是肿瘤转移过程中一个不可避免的阶段。

4．肿瘤微环境与肿瘤转移 肿瘤微环境是指在肿瘤发生过程中所处的内环境。这个内环境是相对于缺氧、酸碱度、温度等物理、化学外环境而言，一般包括一个复杂的综合系统，由一些细胞成分如内皮细胞组成的脉管系统血管和淋巴管、成纤维细胞、巨噬细胞、淋巴细胞、脂肪细胞、骨髓来源的免疫细胞以及一些非细胞成分如细胞外基质、各种膜分子、黏附分子、细胞因子、趋化因子、抗体、酶等构成。正常细胞与周围组织之间存在动态平衡，严格控制细胞增殖和死亡之间的平衡。肿瘤细胞不断地打破这个平衡，无限制增殖，建立适应自己生长的外部组织环境。

Note

肿瘤转移到远处是一个多步骤、低效率的过程。肿瘤细胞从一个适合自己生长的微环境，转移到陌生的微环境，途中还要经历循环系统（内渗、循环、外渗），这些微环境对于肿瘤细胞来说并不“友好”。从这个角度讲，微环境抑制了绝大部分肿瘤细胞的转移。肿瘤细胞远处转移需要冲破微环境的束缚，并主动去适应转移途中每个阶段的“新”的微环境。

5．细胞外基质影响肿瘤转移 原发的肿瘤灶周围有各种类型的基质细胞，如内皮细胞（血管和淋巴管的组成成分）、周细胞、成纤维细胞以及各种骨髓来源的细胞（bone marrow derived cell，BMDC，包括巨噬细胞、中性粒细胞、肥大细胞、骨髓来源的抑制细胞、间充质干细胞，多种免疫抑制性 T 细胞、B 细胞等）。这些细胞能分泌一些分子，对细胞发出刺激增殖和分化的信号以维持稳态，有助于防止细胞癌变，但是微环境有可能被某些情况所干扰，如慢性炎症。它能使组织微环境向促癌方向转变，因此细胞外基质是组织保持稳态的重要因素，也能提供一个物理平台，促进不同细胞之间的交流。

BMDC（如巨噬细胞、TE2+ 的单核细胞、中性粒细胞、肥大细胞）所分泌的细胞因子和蛋白酶（如表皮生长因子 A、PROK2、基质金属蛋白酶）可促进血管新生，并且具有促进肿瘤细胞侵袭转移的能力。

小 结

肿瘤是环境因素与遗传因素相互作用的结果，在环境因素的作用下，遗传物质的损伤和基因结构的改变以及基因表达模式的变化是细胞发生恶性转化的必要前提。除个别单基因遗传性肿瘤外，肿瘤的遗传性并非像一般遗传病那样在家系中代代相传，其子代只是继承了一种肿瘤易感性。肿瘤遗传易感性是指具有某些遗传缺陷即胚系突变，或某种基因多态性的个体容易发生肿瘤的特性。肿瘤遗传易感性反映个体遗传变异对环境致癌因素的敏感程度，往往由肿瘤易感基因的变异决定，染色体畸变、基因组变异、基因突变、基因组印记、免疫缺陷及单核苷酸多态性改变均可增加肿瘤发生的遗传易感性。

肿瘤的本质是由于细胞周期失控导致细胞的恶性增殖过程，其发生发展离不开遗传和环境的相互作用。其中，原癌基因如 *PI3K* 和 *KRAS* 等的突变激活，抑癌基因如 *p53* 和 *PTEN* 等的失活导致了肿瘤的发生。在肿瘤进展过程中又产生了新的副控基因突变，肿瘤细胞的染色体核型也会发生数目和结构变异。环境因素，如饮食习惯、化学药物、病毒和细菌感染也在某些肿瘤发生中起决定性作用。基因组和染色体的不稳定性，使肿瘤细胞间呈现异质性，因此，对肿瘤进行靶向性和个性化的早期诊断治疗，可以最大程度地降低肿瘤耐药性。此外，通过细胞分化策略诱导肿瘤细胞向正常细胞分化也为肿瘤治疗提供了一种新的思路，从多角度致力于提高患者生存期和生活质量，极大促进我国医疗卫生事业的发展。

整合思考题

1．请举例说明抑癌基因在正常细胞中所起的作用，在突变后又如何导致肿瘤发生。

2．请简述急性早幼粒细胞白血病的治疗思路。

整合思考题参考答案

（罗建沅 曾朝阳 崔 奇）

第四节 肿瘤免疫

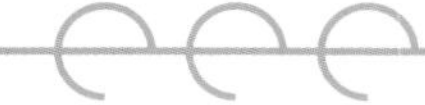
导学目标
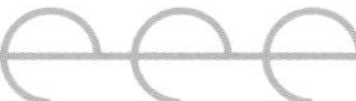

通过本节内容的学习，学生应能够：

※ **基本目标**

1. 概括肿瘤抗原的概念和分类。
2. 说出机体抗肿瘤的免疫监视机制。
3. 说出肿瘤细胞逃逸免疫监视的机制。

※ **发展目标**

总结肿瘤抗原在肿瘤防治中的应用。

案例 4-5

案例 4-5 解析

男，78 岁。2 年前开始出现排尿困难，近 2 周来加重就医。直肠指检：前列腺两侧叶增大，质地较硬，界限尚清。实验室检查：血清前列腺特异性肿瘤标志物含量为 500 μg/L（正常参考值< 4 μg/L）。前列腺穿刺活检报告为前列腺腺癌。

问题：

这种提示患者罹患前列腺癌的肿瘤标志物是什么？

多种物理、化学和生物因素均可引起正常细胞的基因突变而造成肿瘤发生。但是，机体的免疫系统具有监视和清除突变的恶性细胞的能力，可以将绝大多数恶性细胞从体内清除，保护人体不发生肿瘤。不过，在一定条件下，个别肿瘤细胞可以逃逸机体对肿瘤的免疫监视（immune surveillance）机制，发展成为肿瘤，并威胁患者的生命与健康。

一、肿瘤抗原

肿瘤抗原是指肿瘤细胞在突变过程中新出现的抗原，根据其肿瘤特异性可以分为肿瘤特异性抗原和肿瘤相关性抗原两大类。

肿瘤抗原是机体免疫系统识别和监视肿瘤细胞的主要分子标志物，其产生的机制主要涉及以下几个方面。

1. 细胞在基因突变过程中，突变的基因编码产生了新的蛋白质抗原分子，这种抗原也被称为肿瘤新生抗原（neoantigen）。在肿瘤组织中，由于肿瘤细胞基因组不稳定，经常会发生肿瘤细胞的基因突变，导致肿瘤新生抗原的产生。一般来说，在一个肿瘤组织中，基因突变常常可以达到 3000 个以上，这种肿瘤组织中出现的基因突变被称为肿瘤突变负荷（tumor mutation burden，TMB）。TMB 与肿瘤的免疫治疗预后密切相关。

Note

2．肿瘤细胞基因突变或者重排导致正常分子的结构与功能发生改变，例如抑癌基因 *TP53* 突变后不能再编码产生具有抑癌功能的 p53 野生型蛋白，从而导致肿瘤细胞的生存，但该突变抗原表位也可以成为免疫系统识别的肿瘤抗原。

3．由于肿瘤细胞的异常糖基化作用，导致蛋白的抗原性改变，而成为了肿瘤抗原。

4．肿瘤细胞抗原中的隐蔽性表位暴露而成为机体能够识别的肿瘤抗原。

5．肿瘤细胞膜表面的分子异常聚集导致分子结构改变而形成了肿瘤抗原。

6．在一些生物因素，例如病毒导致的恶性肿瘤细胞中，可以表达出病毒特异性抗原，成为肿瘤抗原。

7．在一些肿瘤细胞中，重新出现的胚胎等特殊时期或者分化阶段表达的蛋白，也可以成为机体免疫系统识别的肿瘤抗原。

（一）肿瘤特异性抗原与肿瘤相关性抗原

1．肿瘤特异性抗原（tumor specific antigen，TSA） 是指只在肿瘤细胞中表达而正常细胞不表达的抗原。在小鼠移植性肿瘤模型中，将灭活的肿瘤细胞提前接种给小鼠，可以使小鼠产生抗肿瘤特异性免疫应答，然后再将相同的活肿瘤细胞接种给小鼠，此时小鼠则可以通过移植排斥反应清除这些肿瘤细胞，而不会发生肿瘤。在这个过程中，小鼠免疫系统识别的肿瘤特异性抗原，由于其是在移植排斥反应中被发现的，因此也被称为肿瘤特异性移植抗原（tumor specific transplantation antigen，TSTA）或肿瘤排斥抗原（tumor rejection antigen，TRA）（图 4-29）。此外，人们通过灭活的肿瘤细胞免疫动物产生肿瘤特异性抗体，也可以用于鉴定肿瘤特异性抗原。然而，通过这些传统的方法，人们发现的肿瘤特异性抗原很少，主要是在 B 细胞 / 浆细胞或 T 细胞产生的特异性抗体或者 TCR 中的独特型表位等少数抗原表位。近年来，通过基因测序技术，对肿瘤组织中的基因编码分子进行研究，发现了大量的肿瘤新生抗原或新表位，为肿瘤的治疗带来了新的靶标。但是，由于大多数肿瘤基因突变产生的新生抗原的免疫原性较低，无法有效地活化机体免疫系统，因而在肿瘤组织中虽然存在着大量肿瘤基因突变（即肿瘤突变负荷，tumor mutation burden，TMB）及其编码的新生抗原，但免疫系统依然很难有效地消灭肿瘤组织细胞。

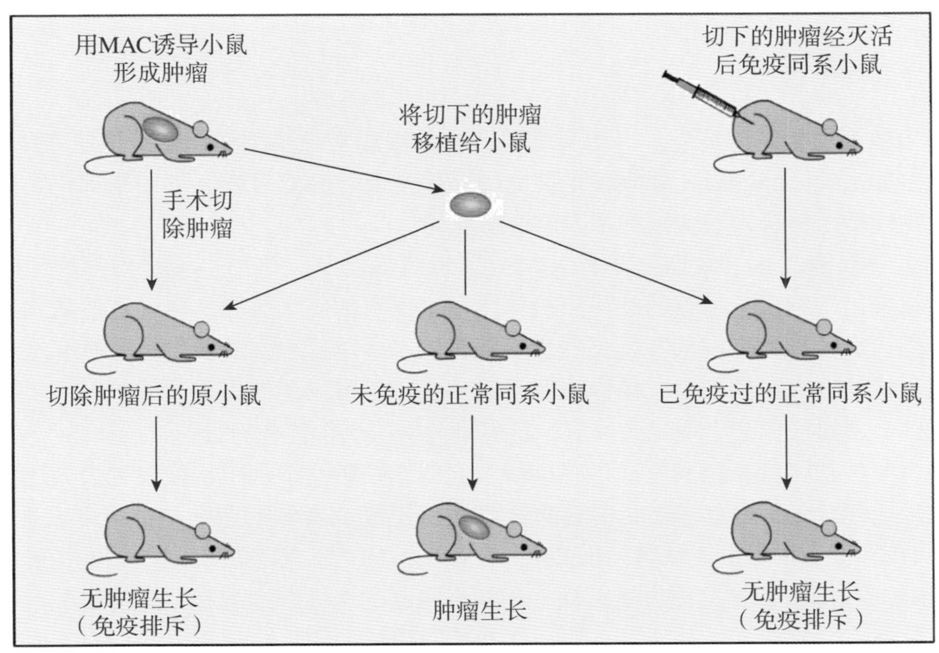

图 4-29 肿瘤排斥抗原（肿瘤特异性抗原）的作用

不过，由于肿瘤新生抗原的表达具有高度的个体化和异质性，这也大大限制了其在肿瘤诊断和治疗中的应用。另外，致瘤病毒如 EB 病毒（Epstein-Barr virus，EBV）、乙型肝炎病毒（hepatitis B virus，HBV）、人乳头瘤病毒（human papilloma virus，HPV）等形成的病毒蛋白产物也属于 TSA。

2．肿瘤相关性抗原（tumor-associated antigen，TAA） 是指在肿瘤细胞和正常组织细胞中均可表达但在肿瘤组织中高表达的抗原。在肿瘤组织中，存在着大量的肿瘤相关性抗原，这类抗原中的很多分子可以作为诊断恶性肿瘤的辅助性标志，因此也被称为肿瘤标志物。其中，胚胎抗原（fetal antigen）是一类典型的肿瘤标志物。

胚胎抗原一般是指在胚胎发育过程中或者发育的某个阶段中，在胚胎组织细胞中表达的正常抗原性分子，随着胚胎的发育过程或者发育阶段的结束，胚胎抗原会逐渐表达减少，出生后常常会消失或者仅存在极其微量的表达。当细胞发生恶变时，胚胎抗原也可能会出现重新大量合成和表达的现象。肿瘤表达的胚胎抗原可分为分泌性和膜性抗原两大类。肿瘤细胞分泌的胚胎抗原，例如肝癌细胞产生的甲胎蛋白（alpha-fetoprotein，AFP），以及肿瘤细胞表面表达但容易脱落进入血液的肿瘤胚胎抗原，如结肠癌细胞和肺腺癌细胞等恶性肿瘤细胞产生的癌胚抗原（carcinoembryonic antigen，CEA），均可以作为肿瘤标志物，用于肿瘤的辅助诊断。不过，由于 AFP 和 CEA 的免疫原性很低，且在胚胎时期与人体的免疫系统接触过，因此往往会导致宿主免疫系统对其产生免疫耐受，因此很难成为免疫系统识别和清除肿瘤细胞的靶标分子。

在机体中，还有一类特殊的肿瘤相关性抗原，正常情况下它们只在睾丸或者卵巢等生殖母细胞表达，但肿瘤细胞时经常出现在多种器官的肿瘤中，因此被称为癌 - 睾丸抗原（cancer-testis antigen，CTA）。由于这些生殖母细胞不表达 MHC 分子，因此，正常生殖母细胞不会提呈 CTA 的信号给 T 细胞识别，不会被 CTL 识别和杀伤。但是，当 CTA 在肿瘤细胞中表达时，其可以被肿瘤细胞的 MHC 分子所提呈，激活特异性的 T 细胞应答，从而能够杀伤肿瘤。目前，已经被人们发现的 CTA 家族成员超过 100 个，包括 MAGE 家族、SSX 家族和 NY-ESO-1 等。其中，MAGE-A1 和 NY-ESO-1 等 CTA 及其表位信号，已经用于临床肿瘤免疫治疗的研究中。

此外，前列腺癌细胞表达的前列腺特异性抗原（prostate-specific antigen，PSA）、黑色素瘤细胞表达的 gp100 和 MART-1、乳腺癌细胞表达的 HER-2/neu 等都是肿瘤相关性抗原，也都是良好的肿瘤标志物，可以用于恶性肿瘤的辅助诊断和判断预后。

（二）肿瘤新生抗原

由于肿瘤细胞发生基因突变，导致其编码产物的组成与结构改变，产生抗原 / 表位变化，称为肿瘤新生抗原（neoantigen）。肿瘤新生抗原的产生主要是肿瘤自发突变、物理化学因素诱导或者病毒等生物性基因整合入宿主细胞基因组所造成的。

正常的组织细胞在化学致癌物或者 X 线、紫外线辐射及冷热和机械作用等物理因素的作用下，其基因组会出现突变，并编码产生出机体内原来没有的新生抗原。由于这些致癌理化因素作用的效应是随机的，导致细胞的基因突变也是随机的，所以产生出的新生抗原具有随机性。同样的因素作用于机体，在不同的宿主体内或者不同的部位，可以诱导出不同的肿瘤新生抗原。每一种肿瘤新生抗原之间很少会出现交叉反应，具有十分鲜明的个体化特征。

在一些由于生物因素，特别是病毒感染所引起的恶性肿瘤细胞中，往往也会表达出引起肿瘤的病原体抗原。例如 EB 病毒感染后引起的 B 细胞淋巴瘤或者鼻咽癌细胞都可以表达出 EB 病毒的抗原；而 HBV 或者丙型肝炎病毒（hepatitis C virus，HCV）感染后引起的原发性肝癌细胞也可以检测到 HBV 或者 HCV 的抗原表达。同一种病毒引起的恶性肿瘤细胞，即使起源于不同的组织或者部位，也往往会表达同一种病毒抗原，这些抗原被称为病毒肿瘤相关性抗原，而病毒抗原对人体来说具有较强的抗原性，是肿瘤预防和治疗的良好靶标分子。

Note

在机体中，还有一类无法找到明显诱因而自发性产生的恶性肿瘤，这些肿瘤细胞既可能像理化因素诱导的肿瘤细胞一样具有独特的肿瘤新生抗原，也可能像病毒感染相关的肿瘤一样表达一些共同的肿瘤新生抗原。随着现代生物医学研究的进展，越来越多的肿瘤产生机制被人们所认识，特别是一些原来无法找到明显诱因的肿瘤，也逐渐通过分析找到了原因，比如是属于理化因素导致的，还是病原体感染导致的细胞恶性化，以及肿瘤细胞新生抗原表达的模式也渐渐得以匹配。

由于肿瘤组织具有非常高的异质性，肿瘤细胞的基因组也常常具有高度不稳定性，基因容易发生突变而产生新生抗原。在一个肿瘤组织中常常有上千个肿瘤基因突变，其对应的肿瘤新生抗原种类也非常丰富，这既增加了肿瘤免疫治疗可以选择的靶标范围，但同时也增加了肿瘤免疫治疗时选择靶标的难度，是肿瘤免疫治疗需要个体化和精准化的重要原因之一。

（三）肿瘤抗原研究的意义

肿瘤抗原具有肿瘤特异性或者肿瘤相对特异性，在肿瘤诊断、治疗和预防中都具有非常重要的实际应用价值。因此，对于肿瘤抗原的研究也备受医学界的关注。

肿瘤的早期诊断对于肿瘤治疗来说极为重要，越早发现肿瘤，越早采取治疗措施，肿瘤的治疗效果和预后就越好。在肿瘤发生早期，肿瘤组织体积较小，症状也不明显，通过常规的体检很难发现。肿瘤抗原是肿瘤细胞特异性的产物，是肿瘤的标志物，而且与肿瘤的来源组织和部位有关，通过对肿瘤标志物的筛查，有利于判断机体是否发生肿瘤，以及肿瘤可能来源的部位，有利于早期对肿瘤进行诊断和定位。因此，肿瘤标志物的筛查在中老年人等肿瘤高发重点人群中，已经成为体检的常规指标。一些肿瘤抗原在血中的含量与肿瘤体积大小或者肿瘤细胞的数量多少有关，通过检测这些肿瘤抗原的水平，也可以对肿瘤细胞在体内的负荷进行判断，可以用于评价肿瘤治疗的效果和推测其预后，从而帮助肿瘤治疗及时调整方案，实现最优化的肿瘤治疗方案。

肿瘤抗原在肿瘤细胞上特异性的表达，也可以使其成为免疫治疗的靶标分子，不过在临床实践中，由于肿瘤特异性抗原种类少、免疫原性低和个体特异性高等因素的制约，目前在临床肿瘤免疫治疗中的肿瘤抗原靶标分子大多为肿瘤相关性抗原。例如，在 B 细胞淋巴瘤或 B 淋巴细胞白血病中，这些恶性 B 细胞表达 CD20 分子，人们就可以使用抗 CD20 单抗（例如利妥昔单抗）进行治疗。而恶性 B 细胞表达的 CD19 分子也成为了 CAR-T 细胞治疗的重要靶标分子。针对 CD19 和 CD20 分子的免疫靶向治疗，是目前在临床应用中最为成功的肿瘤免疫疗法。但因为肿瘤相关抗原同时也会在正常组织出现，所以以其为靶点的检测与干预要关注正常组织的影响。例如 CD19 同样也表达于正常 B 细胞，以 CD19 为靶点的治疗也会影响正常 B 细胞。

小测试4–B：
肿瘤特异性抗原与肿瘤相关性抗原的不同之处是什么？

针对可以诱发肿瘤的病原体，例如 HBV 和人乳头瘤病毒（HPV）等，人们已经设计并有针对性地广泛进行了疫苗接种。通过接种这些病毒抗原的疫苗，可以大大降低原发性肝癌和宫颈癌等恶性肿瘤的发生。但是，对于那些非病毒因素导致的恶性肿瘤来说，目前还没有很好的肿瘤抗原可以用于预防性肿瘤疫苗的研究开发与制备应用。

二、机体对肿瘤的免疫监视

对突变的恶性细胞进行监视和清除，是机体免疫系统三大生理功能之一。在通常情况下，人体时时刻刻都会产生大量的突变细胞，其中也包括了具有恶性倾向的肿瘤细胞，但是这些恶性细胞都会被机体的免疫系统及时清除，而不会发生恶性化。只有在人体免疫系统的监视功能受到抑制或者发生障碍时，肿瘤细胞才可能会幸存下来，进一步生长和发展成为肿瘤。通常情况下，年龄的衰老、某些可以导致免疫功能缺陷的病原体感染或者服用免疫抑制剂，都可能导致免疫监视功能的下降，增加恶性肿瘤的发生率。

（一）机体对肿瘤的固有免疫监视机制

在机体的抗肿瘤监视过程中，固有免疫系统发挥了非常重要的作用。机体的多种固有免疫细胞，包括NK细胞、γδT细胞、巨噬细胞、中性粒细胞和嗜酸性粒细胞等都参与了抗肿瘤免疫监视反应。

在抗肿瘤固有免疫过程中，NK细胞是当之无愧的“主力军”。NK细胞可以在不依赖抗体或者补体以及适应性免疫应答细胞介导的情况下，直接通过膜性的Fas及TRAIL等死亡配体与肿瘤细胞表达的Fas受体及TRAIL受体以接触性杀伤形式，或者通过分泌颗粒酶和穿孔素等细胞毒性分子杀伤肿瘤细胞或者病毒感染的靶细胞，这个过程不需要预先的抗原致敏，也没有抗原特异性和MHC限制性，是一种通用性的即时发挥抗肿瘤作用的免疫效应细胞，是机体抗肿瘤免疫监视过程中的“第一线工作者”。不仅如此，NK细胞具有Fc受体，还可以参与抗肿瘤的抗体依赖细胞介导的细胞毒性（antibody-dependent cell-mediated cytotoxicity，ADCC）作用而杀伤肿瘤细胞。因此，NK细胞是机体抗肿瘤免疫监视效应中最重要的一类固有免疫细胞。

γδT细胞也是一种分布于全身上皮组织中、具有直接杀伤肿瘤细胞作用的免疫监视效应细胞。尽管其属于T细胞的范畴，但是γδT细胞杀伤肿瘤不受MHC的限制，能够直接识别肿瘤的抗原信号而直接发挥抗肿瘤作用。此外，γδT细胞还能产生多种细胞因子，增强机体的抗肿瘤免疫监视作用。

在全身各种组织中分布的巨噬细胞，不仅是溶解肿瘤细胞的主要效应细胞，而且也是向T细胞提呈肿瘤抗原信号的重要抗原提呈细胞。使用硅石等选择性的巨噬细胞抑制剂或者抗巨噬细胞血清清除体内的巨噬细胞，可以加速肿瘤的生长；而应用卡介苗或短小棒状杆菌等非特异性免疫激活剂激活巨噬细胞后，则能够抑制肿瘤的生长，并减少其扩散和转移。巨噬细胞杀伤肿瘤的主要机制包括以下几个方面：①巨噬细胞能够进入肿瘤组织，并被肿瘤细胞激活，产生并释放溶酶体酶，直接杀伤肿瘤细胞；②巨噬细胞是一种抗原提呈细胞，能够摄取、加工、处理和提呈肿瘤的抗原信号给T细胞，同时能够产生和分泌IL-1、IL-12等细胞因子，激活免疫应答及效应细胞，发挥抗肿瘤的免疫监视应答作用；③巨噬细胞膜上还有Fc受体，能与肿瘤细胞表面结合的抗肿瘤抗原特异性抗体结合，通过ADCC作用杀伤肿瘤细胞；④巨噬细胞被肿瘤细胞活化后，还能分泌TNF、NO等生物介质，这些介质能够活化免疫效应细胞，发挥间接的抗肿瘤作用。当应用抗体阻断TNF的作用后，巨噬细胞的抗肿瘤作用也会随之显著下降。

不过，在机体内，巨噬细胞是一个不均一的细胞群体，当巨噬细胞处于静息状态时，抗肿瘤活性作用很低，无法有效地杀伤肿瘤细胞。只有当巨噬细胞被MAF等因子活化后，才具有很好的抗肿瘤活性。在一些恶性肿瘤组织中，由于存在着抑制性的免疫微环境，处于这种环境中的巨噬细胞可能会发生向M2型巨噬细胞的分化，M2型巨噬细胞不仅不能很好地杀伤肿瘤细胞，反而会通过产生表皮生长因子（EGF）、转化生长因子（TGF-β）等物质，抑制抗肿瘤反应，促进肿瘤细胞生长和转移，成为恶性肿瘤的“保护伞”。

（二）机体适应性免疫应答系统对肿瘤细胞的监视清除机制

肿瘤抗原特异性T细胞是机体抗肿瘤免疫监视的重要组成成分，具有特异性识别和杀伤肿瘤细胞的作用，在肿瘤免疫监视过程中，具有非常高的抗肿瘤效率。其中，$CD4^+$ Th细胞主要可以识别由树突状细胞等抗原提呈细胞表面MHC Ⅱ类分子提呈的抗原信号，活化机体的抗肿瘤免疫应答。而树突状细胞等抗原提呈细胞能够摄取肿瘤细胞上脱落的肿瘤抗原，在细胞内加工处理成为肿瘤抗原肽，并将其与细胞表面的MHC Ⅱ类分子结合，提呈给$CD4^+$ Th细胞，使$CD4^+$ Th细胞活化，并产生IL-2等细胞因子，作用于$CD8^+$ T细胞，使其活化，具有杀伤肿瘤细胞的效应。

活化的$CD8^+$ T细胞则通过其表面的TCR分子，直接识别肿瘤细胞表面表达的MHC Ⅰ类分

Note

子/肿瘤抗原肽复合体，通过 Fas/FasL 介导的直接接触杀伤作用或者分泌颗粒酶和穿孔素杀伤肿瘤细胞。当肿瘤细胞被杀死后，又会释放出更多的肿瘤抗原，供抗原提呈细胞摄取并加工成 MHC/抗原肽复合体，进一步激活更多的 T 细胞，从而杀伤更多的肿瘤细胞。如此形成正反馈环路，从而可以高效而彻底地清除肿瘤细胞，这个过程也称为肿瘤免疫循环。

在直接发挥杀伤肿瘤作用的同时，T 细胞还可以产生和释放白细胞介素 2（IL-2）、IFN-γ 和 TNF 等细胞因子，激活单核巨噬细胞、NK 细胞等炎症细胞，产生抗肿瘤的炎症反应，并增强细胞毒性 T 淋巴细胞（CTL）的杀伤肿瘤作用功能，强化机体对肿瘤细胞的清除效果。这个过程对于机体发挥抗肿瘤细胞免疫监视应答和维持抗肿瘤抗原特异性的免疫记忆都是必不可少的。

在机体中，肿瘤抗原也可以诱导机体的免疫系统产生肿瘤抗原特异性抗体。这些抗体可以与肿瘤细胞表面的肿瘤抗原特异性结合而发挥抗肿瘤的体液免疫应答作用。首先，IgM 和 IgG 型的抗肿瘤特异性抗体与肿瘤细胞结合后，可以激活补体系统，通过补体的级联反应，产生膜攻击复合体，直接溶解肿瘤细胞。在此过程中，补体活化释放的一系列片段，还可以促进吞噬细胞对肿瘤细胞的调理吞噬作用，趋化固有免疫细胞进入肿瘤组织，产生抗肿瘤细胞的炎症反应（图 4-30）。

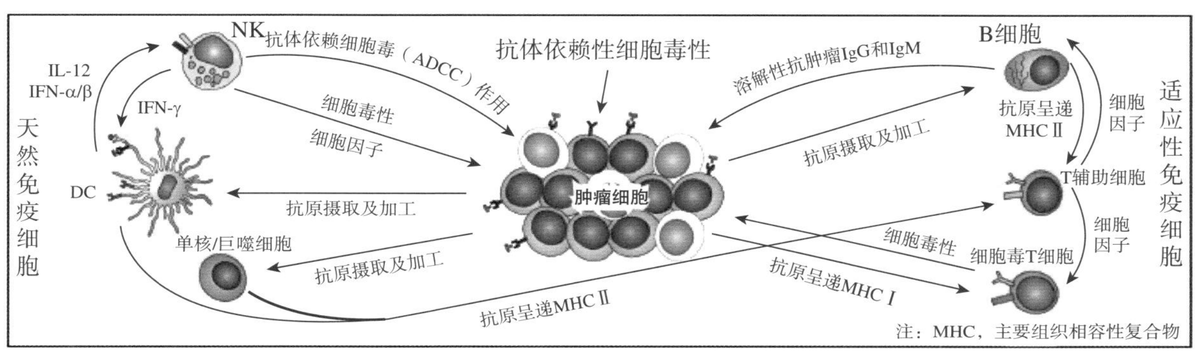

图 4-30 免疫系统抗肿瘤作用机制

IgG 型的抗肿瘤抗原特异性抗体还通过与巨噬细胞、NK 细胞、中性粒细胞等免疫效应细胞表面的 Fc 受体结合，促进这些细胞发挥 ADCC 作用而杀伤肿瘤细胞。而这些抗体还可以与吞噬细胞表面的 Fc 受体结合，发挥调理作用，促进吞噬细胞对肿瘤细胞的吞噬清除作用。

除了发挥免疫杀伤和清除作用之外，抗体还可以通过影响肿瘤细胞的生理活动而发挥抗肿瘤作用。转铁蛋白是某些肿瘤细胞的生长因子，抗转铁蛋白的抗体能够通过封闭肿瘤细胞表面转铁蛋白受体的方式，抑制肿瘤细胞的生长，发挥抗肿瘤作用。而一些肿瘤抗原特异性抗体，能够与肿瘤细胞表面的黏附分子或趋化因子受体等分子结合，从而改变肿瘤细胞的黏附和运动特性，控制肿瘤细胞的生长和转移。

不过，更多研究发现，肿瘤特异性抗体对于肿瘤的生长和发展具有两面性，在发挥抑制肿瘤生长和转移作用的同时，一些肿瘤特异性抗体不仅不能帮助机体的免疫系统杀伤和清除肿瘤细胞，反而会通过封闭肿瘤细胞表面的肿瘤特异性抗原位点，来干扰免疫系统对肿瘤细胞的识别与监视清除，成为促进肿瘤细胞生长的增强抗体（enhancing antibody）。

三、肿瘤逃逸机体免疫监视的机制

虽然机体免疫系统具有强大的监视和清除基因突变恶性细胞的能力，可以在恶性细胞形成肿瘤之前，将其从体内完全清除而不会发生恶性肿瘤；但是，在现实中，确实也会有人罹患恶性肿瘤，这主要是由于肿瘤具有免疫逃逸作用所造成的。那么，究竟是什么原因导致了肿瘤细胞的免疫逃逸呢？这主要是由于机体免疫监视功能不足以完全清除突变细胞，形成这种现象的原因是多方面的，概括起来主要有肿瘤细胞自身的因素、肿瘤微环境（tumor microenvironment）和宿主因素三大方面。

（一）肿瘤细胞因素

肿瘤细胞为了逃脱机体免疫系统的监视，可以说是用尽了"全身解数"。首先，为了避免被免疫系统识别，肿瘤细胞表达的抗原经常会发生变异，不仅因为其来自正常组织细胞，抗原与正常细胞接近，免疫原性低，容易产生免疫耐受，而且由于肿瘤基因组的不稳定，肿瘤抗原也经常发生变化。通过这种"七十二变"的肿瘤抗原表达方式，往往让免疫系统"无从下手"。同时，肿瘤细胞还可以对自己表达的抗原进行调节，也就是抗原调变（antigenic modulation）作用，从而对抗宿主免疫系统对肿瘤细胞的攻击。对于那些能够被免疫系统识别而导致肿瘤细胞损伤的抗原或抗原表位，肿瘤细胞会下调表达，使其减少或丢失，从而避免被免疫系统识别和杀伤。

除了在机体免疫系统选择压力下进行被动的适应，肿瘤细胞也会采取与免疫细胞比拼增殖速度的"赛跑"模式，来逃逸免疫系统的监视。在肿瘤负荷较高的机体中，由于肿瘤细胞的基数很大，肿瘤细胞增殖生长的速度可以轻松超越免疫细胞增殖的速度，导致机体抗肿瘤免疫监视机制无法有效地清除和减少大量生长的肿瘤细胞，这种现象被称为肿瘤细胞的"漏逸"（sneaking through）。因此，对于肿瘤负荷较大的患者，进行肿瘤细胞的减负非常重要，这往往是进行肿瘤免疫治疗的基本条件之一。如果不能使肿瘤细胞的生长速度得到控制，就难以取得免疫治疗的成功。常用的肿瘤细胞减负方法主要还是手术、放疗和化疗等传统肿瘤疗法。因此，现在越来越强调肿瘤免疫治疗是建立在肿瘤联合治疗基础上的综合疗法的组成部分。

MHC 编码的抗原是机体免疫系统对自身细胞抗原信号识别的重要分子，特别是 MHC Ⅰ类分子在人体内几乎所有的有核细胞均有表达。在细胞内新合成的蛋白质分子中，有超过 10% 的分子通过裂解为抗原肽分子，再与 MHC Ⅰ类分子结合的形式，表达在细胞表面，被 $CD8^+$ CTL 识别，用于鉴别该细胞是否存在着基因突变或者被病毒感染的状态。如果细胞的基因发生突变或者被病毒感染，那么这些细胞表面被 MHC Ⅰ类分子提呈的异常抗原肽信号，就会被 CTL 识别并会被 CTL 杀伤和清除。除了抗原信号提呈的功能之外，MHC Ⅰ类分子还是自体组织细胞的"身份证"，它们可以与 NK 细胞表面的杀伤抑制性受体结合，使 NK 细胞的杀伤抑制性受体被激活，从而中和 NK 细胞的杀伤活化信号，使正常的组织细胞不会被 NK 细胞杀伤。而如果细胞不表达 MHC Ⅰ类分子或者表达的水平低于 NK 细胞识别的阈值，这些细胞就会被 NK 细胞杀伤而清除。在肿瘤细胞的表面，一方面，MHC Ⅰ类分子的表达水平会出现降低的现象，使其无法将肿瘤特异性的抗原信号提呈给 CTL，以免被 CTL 所杀伤；另一方面，肿瘤细胞维持了一定水平的 MHC Ⅰ类分子表达，又可以避免被 NK 直接杀死。因此，肿瘤细胞低水平表达 MHC Ⅰ类分子，是肿瘤细胞免疫逃逸的重要机制。

在肿瘤细胞表面不仅缺乏 MHC 分子提呈的肿瘤抗原信号，同时肿瘤细胞大多也都不表达能够刺激 T 细胞活化的共刺激分子，使 T 细胞无法获得活化所必需的共刺激信号。在很多肿瘤细胞表面还表达 PD-1L 等免疫检查点分子，通过这些分子的作用，抑制 T 细胞的活化，促进 T 细胞的凋亡，使肿瘤细胞能够逃脱免疫系统的监视。

有些肿瘤细胞还具有适应免疫监视机制的自身"过硬"的"才艺"。它们对于免疫效应细胞所诱导的凋亡作用具有一定的抵抗性。这些肿瘤细胞往往高表达 *Bcl-2* 等抗凋亡作用基因，或者缺乏野生型 *p53* 基因的表达，在遇到免疫细胞的细胞毒性作用时，肿瘤细胞能够抵抗免疫效应细胞通过 Fas/FasL 的作用通路而发生凋亡。这种对活化 CTL 杀伤效应的抵抗力，也是肿瘤细胞逃逸免疫系统监视的一个重要作用机制。

（二）肿瘤微环境

肿瘤细胞在体内生存的过程中，往往会大量表达和分泌各种对免疫细胞具有抑制作用的细胞因子或者免疫膜分子，从而可以导致机体发生的免疫监视功能受到抑制。肿瘤细胞及肿瘤组织中的基质细胞，可以通过分泌 IL-10、TGF-β 等抑制性细胞因子或者其他具有免疫抑制作用的分子，对免疫应答激活的状态和应答过程产生抑制性作用。

在肿瘤患者体内存在的肿瘤组织可以形成适应其增殖生长的免疫抑制状态，特别是会形成具有免疫抑制氛围的肿瘤免疫微环境。在这种免疫微环境中，人体的免疫应答细胞不仅会受到抑制性细胞因子的作用而出现功能不足。同时，在肿瘤组织中，肿瘤细胞还可以表达 PD-1 等免疫检查点（immune checkpoint）分子及其配体，抑制免疫细胞的继续活化，并使免疫细胞发生耗竭，导致数量减少和功能抑制，从而导致免疫细胞的活化障碍。另外，肿瘤细胞及肿瘤基质细胞还会表达 IL-10 等细胞因子，促进调节性 T 细胞的存在，而调节性 T 细胞可以调节免疫应答的强度，导致肿瘤组织中的免疫微环境进一步失控和功能异常下降，从而有利于肿瘤细胞的生存和繁殖。

框 4-6 PD-1 分子的发现

1992 年，日本京都大学的本庶佑教授采用消减杂交法对凋亡的小鼠细胞过表达的 mRNA 文库进行研究，从中筛选到了一种可调控细胞程序性死亡的蛋白质分子。由于这个功能，他将该分子命名为程序性死亡分子 -1 (programmed cell death-1，简称 PD-1，又称 CD279)。经过在一系列包括基因敲除实验动物中进行的大量研究，本庶佑及其合作者发现，PD-1 具有抑制免疫应答的作用，可以介导肿瘤细胞的免疫逃逸作用。针对 PD-1 的抑制性抗体，在肿瘤免疫中取得了非常良好的治疗效果。

由于肿瘤微环境中存在着缺氧等恶劣的生存条件，肿瘤细胞及肿瘤基质细胞还可以通过产生 VEGF 等细胞因子促进肿瘤组织中的新生血管形成，使肿瘤细胞能够获得充足的营养和氧气供应，使肿瘤细胞得以快速生长，肿瘤也随之生长增殖。

（三）宿主因素

如前所述，机体存在着抗肿瘤的免疫监视机制，同时肿瘤细胞也具有逃逸监视的“本领”，二者相互作用结果，共同决定了肿瘤是否能够产生和生长。当宿主的免疫功能由于衰老、感染或者其他因素而显著下降，产生免疫耐受或者免疫抑制，甚至免疫缺陷时，肿瘤细胞就会“乘虚而入”，逃避开宿主免疫系统的监视，而在体内开始“野蛮”生长。此外，在一些宿主体内还可能会产生能够与肿瘤细胞表面生长因子受体结合，并模拟生长因子促进肿瘤细胞生长的增强抗体，或者能够封闭肿瘤表面肿瘤抗原表位，使肿瘤逃避免疫系统识别的封闭抗体，帮助肿瘤细胞在宿主体内形成恶性肿瘤。

随着现代生物医学研究的不断深入，肿瘤发生发展的复杂性也逐渐被人们所认知，机体免疫系统具有识别肿瘤抗原并通过免疫监视机制清除肿瘤的能力，但肿瘤细胞也可以通过一定的机制逃逸机体的免疫监视，在宿主体内形成恶性肿瘤。对于肿瘤免疫的研究和认识，有助于人类寻找防治肿瘤的有效方法，为最终战胜恶性肿瘤这一重大疾病提供良好的研究路径。

小　结

肿瘤是由于正常组织细胞基因突变，增殖失去控制所形成的新生物。在肿瘤细胞中特异性或者相对特异性表达的抗原，称为肿瘤抗原。人体免疫系统可以通过固有免疫和适应性免疫应答监视和清除恶变的肿瘤细胞。肿瘤细胞通过抗原调变、增殖漏逸、低表达共刺激分子以及产生大量的免疫抑制性因子等多种方式，逃避机体免疫系统的监视。而肿瘤微环境对抗肿瘤免疫的干扰及宿主免疫监视能力不足，也是肿瘤发生的重要免疫学因素。

整合思考题参考答案

整合思考题

1. 说出肿瘤抗原的定义及其分类，并举例说明其在肿瘤诊断和治疗中的意义。
2. 简述人体抗肿瘤免疫监视的主要组成及其免疫学机制。

（王月丹　吴　砂　初　明）

第五节　肿瘤治疗

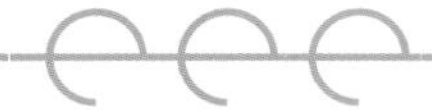
导学目标
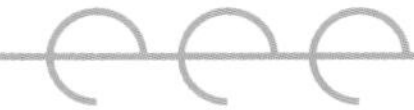

通过本节内容的学习，学生应能够：

※ 基本目标

1. 列举肿瘤外科的基本原则。
2. 复述根治性手术的定义。
3. 阐述细胞毒抗肿瘤药物的分类和作用机制。
4. 说出非细胞毒类抗肿瘤药物的类型和作用机制特点。
5. 说出放射治疗的基本原理。
6. 列举放射治疗根治的肿瘤类型。
7. 比较术前放疗和术后放疗各自的优缺点。
8. 列举肿瘤姑息放疗和急诊放疗的适应证。
9. 描述放射治疗实施流程。
10. 总结肿瘤免疫疗法的类型。
11. 概括目前靶向抗肿瘤药物中单克隆抗体有哪些及其作用机制。

※ 发展目标

1. 综合运用抗肿瘤药物相关知识分析肿瘤临床治疗方案的合理性。
2. 分析肿瘤药物治疗的可能靶点还有哪些。
3. 举例说明放射治疗在不同类型及分期的肺癌中的治疗价值。
4. 举例说明如何利用影像学手段提高放射治疗靶区勾画的准确性。
5. 说明 CAR-T 细胞的作用原理及其发展过程。

常用的肿瘤治疗手段有手术治疗、药物治疗、放射治疗及免疫治疗等。同一个肿瘤病例，可联合多种治疗手段，以期实现最佳的治疗效果。

一、手术治疗

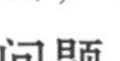

案例 4-6

男，78 岁。主因上腹疼痛伴体重下降 3 个月就诊。患者 3 个月前无明显诱因出现上腹部疼痛，为持续性钝痛，向后背部放射，疼痛逐渐加重。3 个月来食欲差，体重下降约 5 kg。既往体健，否认糖尿病病史。长期吸烟，已戒烟 2 个月。查肿瘤标记物 CA-199 明显升高。患者完善腹部增强 CT 提示，胰腺尾部乏血供病灶，直径约 3 cm，局部与脾门血管关系密切，肝未见明显异常，腹腔未见转移表现。完善胰腺增强磁共振检查提示胰腺尾部长 T1 病灶，局部与脾门血管关系密切，肝未见转移灶。经多学科团队讨论后，考虑患者胰腺癌诊断明确，有手术切除指征，决定行手术治疗，并计划术后进行辅助化疗。

问题：

该患者的手术的主要目的是什么？手术的主要原则是什么？

案例 4-6 解析

肿瘤切除术的历史可以追溯到公元前 1600 年，古代埃及已有手术切除肿瘤的记载。1300 年前，我国《晋书》也有相关记载："初，帝目有瘤疾，使医割之"。现代医学肿瘤外科始于 1809 年，McDowell 为一位女性进行了卵巢肿瘤切除。随着科学技术的进步，特别是麻醉、无菌术和止血技术的进步，在 19 世纪末 20 世纪初，肿瘤外科迎来长足的发展。以外科医生命名的手术成为了这一时代的印记，例如 Billroth-Ⅰ手术（Billroth Theodor 于 1881 年完成了胃癌手术，并进行了消化道重建）、Whipple 手术（Allen Whipple 于 1935 年报道了胰十二指肠切除及相应重建方式）等。这些外科学先驱创造了沿用至今的经典手术方式和基本原则。

随着手术技术和围术期管理的进步，手术技术的瓶颈不断突破，手术的"禁区"越来越少，肿瘤外科医生可以逐渐探索手术切除的极限，并在不断提高手术安全性的同时，进一步考虑如何减少手术创伤。1987 年，法国医生 Fililipe Mouret 完成了世界首例腹腔镜胆囊切除术，随后腹腔镜技术逐渐应用于肿瘤外科。在 21 世纪最初的 20 年里，微创技术是外科发展的主要方向之一。随着腹腔镜在不同肿瘤外科治疗中的安全性和有效性得到证实，时至今日，以腹腔镜为代表的微创理念已得到了普遍认可和广泛应用。由于对肿瘤认识的深入、治疗手段的更新和循证医学的发展，肿瘤外科医生除了关注手术的合理选择和治疗效果，也更加注重术后生活质量和器官功能的尽快恢复，从而进一步提高患者术后生存质量。

（一）肿瘤治疗方式的选择

外科手术是肿瘤治疗的重要手段，对大多数早期和可切除的实体肿瘤来说，手术仍然是首选的治疗方法。然而，手术会不可避免地带来机体损伤和死亡风险，在对选择是否手术时，一定要严格把握手术指征。对于良性肿瘤，经完整切除后，可获得治愈，但要注意手术指征的选择、手术风险的控制和脏器功能的保留。对于交界性肿瘤则应进行彻底切除，预防恶变和复发。

例如，随着影像技术的进步和广泛应用，肝良性病变在临床中越来越常见。在正常人中有 10% ～ 20% 会发现肝良性占位性病变，如肝血管瘤、肝囊肿。这些良性病变预后良好、临床多无明显症状，要严格把握手术指征，尤其要注意手术安全，避免严重的围术期并发症。胰腺良性肿瘤和交界性肿瘤的检出也越来越多，如黏液性囊腺瘤、导管黏液性乳头状肿瘤等。对这些肿瘤手术指征的选择，要综合考虑肿瘤恶变的概率和术后胰腺内外分泌功能的保留。

虽然外科手术是很多恶性肿瘤患者获得长期存活的重要措施，但是随着对肿瘤生物学行为认识的深入，单纯手术治疗的局限性也被深入地探讨。化学治疗（化疗）药物的进步和放射治疗（放疗）技术的更新，使得放化疗在肿瘤治疗中起到越来越重要的作用。因此，对于恶性肿瘤患者，应由肿瘤外科、肿瘤内科、放疗科、影像科、病理科医生等多学科医师组成多学科协作诊疗团队（multidisciplinary team，MDT），通过综合讨论制订最优化的综合治疗策略。

恶性肿瘤的分期有助于合理制订治疗方案、有效评估预后，并为疗效评价提供依据。国际抗癌联盟提出的 TNM 分期法是目前被广泛采用的肿瘤分期法。随着临床循证医学证据的更新和分子生物学研究的深入，TNM 分期不断进行更新。一般认为，恶性实体瘤 TNM 分期Ⅰ期者以手术治疗为主。Ⅱ期以局部治疗为主，行原发肿瘤切除或放疗，同时对可能存在的转移灶辅以有效的全身化疗。Ⅲ期采取综合治疗，包括手术前、术后及术中的放疗或化疗。Ⅳ期以全身治疗为主，辅以局部对症治疗。尽管 TNM 分期广泛应用于实体肿瘤，但也存在一定局限性。但是 TNM 分期仅仅考虑了肿瘤本身的因素，对于患者器官功能和全身情况缺乏考量，因此在部分肿瘤中其应用受到限制。例如肝细胞癌多使用巴塞罗那肝癌临床分期（Barcelona clinic liver cancer，BCLC）和中国肝癌临床分期（China liver cancer staging，CNLC）指导治疗。

（二）肿瘤外科治疗的基本原则

肿瘤外科治疗的主要目的是安全地切除肿瘤、延长生存期和尽可能维持生活质量，要尽量避免“可切除、不获益”的情况。1996 年，Cady Blake 教授阐述了肿瘤治疗的基本原则“肿瘤生物学是第一位的，病例选择是第二位，手术操作和技术细节是最后需要考虑的”（Biology is King；selection of cases is Queen，and the technical details of surgical procedures are the Princes and Princesses of the realm who frequently try to overthrow the powerful forces of the King or Queen，usually to no long-term avail，although with some temporary apparent victories），这一原则至今仍然是肿瘤外科治疗奉行的基本原则。

一个成功的肿瘤外科治疗方案需要综合考虑解剖学（anatomy）上的可切除性、生物学（biology）上的获益性和患者状况（condition）的耐受性，从而获得满意的治疗效果。对于恶性肿瘤，应当通过分子生物学分型、临床肿瘤分期和不同的治疗策略，筛选可通过手术治疗获益的患者进行手术。对肿瘤生物学行为差、预计不能从手术中获益的患者，应避免不必要的手术。对此类患者，特别注意避免盲目扩大手术范围，以免造成不必要的围术期风险。

（三）肿瘤外科手术操作的基本原则

1894 年，Halsted 在经典的乳腺癌根治术中，提出了肿瘤外科应遵循手术操作的基本原则。这些原则不断发展和完善，形成了“无瘤技术”的概念：在手术中要避免过分挤压肿瘤组织；对已经破溃或已经侵出浆膜的消化道肿瘤，应先用纱布覆盖、包裹；接触过肿瘤的手术器械及时更换或清理；术中应优先处理肿瘤的主要引流静脉，再结扎供应肿瘤区的动脉。这些手术细节的基本思想是防止术中肿瘤细胞的脱落种植和血行转移。

1．不切割原则　手术操作不可直接切割肿瘤组织，应在远离癌肿的正常组织中游离肿瘤，由外周正常组织向肿瘤方向解剖。

2．整块切除原则　将肿瘤病灶及其周围受累组织进行整块切除，而不应将其分别切除。

3．无瘤技术原则　无瘤技术的目的是防止手术过程中肿瘤的种植和转移。其要点为手术中的任何操作均不接触肿瘤本身及其局部转移病灶。

Note

（四）肿瘤外科的手术分类

肿瘤外科手术按其治疗目的分为预防性手术、诊断性手术、根治性手术、姑息性手术和减瘤手术等。

1. 预防性手术 主要用于治疗癌前病变，避免其发生恶变或发展成进展期癌。如隐睾症是与睾丸癌相关的危险因素，幼儿期行睾丸复位术可减少睾丸癌的发生，成人则可考虑切除隐睾。

如何预防恶性肿瘤的发生一直是医学的重要课题。我国《黄帝内经》就有“上医医未病之病，中医医欲病之病，下医医已病之病”的论述。随着对肿瘤发生发展的深入研究，对于如何预防恶性肿瘤有了更多的认识。对于部分恶变概率较大的疾病及特定肿瘤风险较高的正常人群，可通过手术预防性切除未癌变的甚至基本正常的器官或组织，达到预防严重恶性肿瘤的目的。例如家族性结肠息肉病患者在 40 岁时，约有一半将进展为结肠癌，而在 70 岁以后几乎 100% 会发展成结肠癌。对这部分患者进行预防性手术能够明显改善预后，但是过大范围的手术如全结肠切除等，也会带来手术风险和患者生活质量的降低。对于 *BRCA1* 或 *BRCA2* 基因阳性的女性，其终生罹患乳腺癌的风险高达 85%，因此在进行预防性乳房切除术前需要充分了解手术可能带来的潜在风险和获益，根据个体化的患病风险，为此类 *BRCA1/2* 突变女性患者合理选择手术或非手术的预防性策略。

2. 诊断性手术 对肿瘤的诊断是一切治疗的基础，绝大部分肿瘤的诊断依靠组织学诊断，需要有代表性的组织标本提供病理学证据。所以诊断性手术能为正确的诊断、精确的分期，进而进行恰当合理的治疗提供可靠的依据。

（1）切除活检术：指将肿瘤完整切除进行诊断。切除活检适用于较小的或位置较浅的肿瘤，既达到活检目的，也是一种治疗措施，是肿瘤活检的首选方式。例如，皮下肿物、浅表淋巴结和乳腺肿物等。

（2）切取 / 穿刺活检术：指在病变部位切取或穿刺一小块组织作组织学检查以明确诊断。切取活检术多用于病变体积较大、部位较深的肿瘤。

（3）探查术：对于用其他方法无法明确诊断，但又无法排除腹腔内恶性肿瘤的患者可考虑进行剖腹探查术。剖腹探查术可为肿瘤治疗赢得时间，并获取组织学诊断以指导进一步治疗。随着术前检查手段（新型影像学技术、新型微创穿刺活检技术）的增多和腹腔镜探查技术的推广，对肿瘤可切除性判断的准确性明显提高，传统的剖腹探查术已较少采用。

3. 根治性手术（radical surgery） 指手术切除全部肿瘤组织及肿瘤可能累及的周围组织和区域淋巴结，以求达到彻底治愈的目的。广义的根治性手术包括肿瘤切除术、广泛切除术、根治术和扩大根治术等术式。

（1）肿瘤切除术：适用于良性肿瘤，因良性肿瘤常有完整包膜，可在包膜外将肿瘤完整切除。

（2）广泛切除术：对于软组织肉瘤和一些体表高分化癌，手术在肿瘤边缘之外适当切除周围正常组织，切除范围视肿瘤类型、分化程度及所在部位而定。皮肤恶性肿瘤的切除范围应距肿瘤边缘 3 ～ 5 cm，并深达肌膜。肿瘤若来自肌肉，则需切除所涉及肌肉自起点达止点的整个肌群，恶性程度高者，需行截肢或关节离断术。

（3）根治术及扩大根治术：一般适用于容易发生区域淋巴结转移的各类肿瘤。将原发癌所在器官的部分或全部，连同区域淋巴结整块切除的手术称为肿瘤根治术。若切除的淋巴结区域扩大到常规清扫的范围以外，则称为扩大根治术。如乳腺癌根治术需切除乳腺、腋下、锁骨下淋巴结、胸大小肌及乳腺腺体周围的软组织。乳腺癌扩大根治术则还需要包括胸骨旁淋巴结清扫。

根治术只是手术方式的一种，其所谓“根治”是期望通过扩大切除范围，从而减少肿瘤的复发和转移。但根据肿瘤不同，术后仍有不同程度的复发率；反之，较小范围的切除术，也并不一定伴有更高的复发率。随着临床循证医学证据的增多和治疗手段的增加，根治性手术切除的范围和淋巴结清扫的范围也在变化。既要遵循严格的根治性手术切除范围，又不能无限制地盲目扩大手术范围，应该根据生存获益、损伤控制等因素综合考虑。

通常对于根治性手术切除的标本，如按照规定的手术切缘在显微镜下未见肿瘤残余，临床上用 RO 来表示肿瘤的完全切除。需要指出的是，不同的肿瘤、不同的学术组织对于 R0 的定义不完全相同。与 RO 手术相对应的有 R1 和 R2 手术。R1 手术表示肿瘤大体切除但有显微镜下可见的肿瘤残留（切缘阳性），而 R2 手术表示肿瘤切除但有较明显（肉眼可见）残留。

4．姑息性手术 目的是缓解患者症状、减轻痛苦、改善生存质量、延长生存期和治疗并发症进行的手术。例如，晚期胃癌行姑息性胃大部分切除术治疗胃癌出血，直肠癌行乙状结肠造口术治疗肠梗阻。需要指出的是，如果可以通过非手术治疗达到治疗肿瘤并发症的目的，应首选如内镜、介入等非手术措施。

5．减瘤手术 对肿瘤分期较晚、单纯手术无法根治的恶性肿瘤，行大部切除，术后配合化疗、放疗、生物治疗等非手术疗法，以控制残留的肿瘤细胞，称为减瘤手术。减瘤手术仅适用于原发病灶大部切除后，残余肿瘤能用其他治疗方法有效控制者，如卵巢癌、部分神经内分泌肿瘤等。

6．复发或转移灶的手术治疗 复发和转移灶的治疗比原发肿瘤更为困难，疗效也较差。复发肿瘤的治疗方案应根据病灶具体情况，以及手术、化疗、放疗对其的疗效而定。预计手术切除能获益者可考虑再次手术。如软组织肉瘤术后复发多再行扩大切除乃至关节离断术、截肢术。转移灶的手术治疗应同时考虑原发灶和转移灶的情况，根据肿瘤的生物学行为有选择地在合适的患者中进行。对于恶性程度较高的肿瘤如胰腺癌，一旦出现肝转移灶则预后极差，一般不建议对此类患者进行手术治疗。部分恶性肿瘤如结直肠癌的肝转移灶，可选择性地进行根治性手术治疗。部分恶性程度较低的肿瘤，如胰腺神经内分泌肿瘤（G1 级）的肝转移灶，由于非手术治疗也能取得满意的治疗效果，对此类转移灶进行手术切除时，要特别注意评估围术期安全，避免严重手术并发症。

小测试4-9：
35岁男性，因家族性腺瘤性息肉病行全结肠切除，该手术属于何种目的的手术？

7．重建和康复手术 提高术后生活质量也是肿瘤患者手术治疗需要注意的重要问题。外科手术方案需要考虑直接影响术后的功能重建和康复等问题。例如乳腺癌改良根治术后经腹直肌皮瓣转移乳房重建、头颈部肿瘤术后局部组织缺损修复等术式，均能提高肿瘤根治术后患者的生活质量。

外科手术是肿瘤治疗的重要一环。严格遵守肿瘤外科原则，在根治性切除的基础上提高手术安全性，降低手术创伤，促进功能恢复，是应该牢记于心的基本原则。

（王行雁　匡　铭）

二、药物治疗

案例 4–7

男，60 岁。右肺腺癌（T3N3M1c，Ⅳb 期）诊断明确，阻塞性肺炎不排除。于 2019 年行第 1 ～ 3 个疗程的 AP^+A^+ 帕博利珠单抗治疗，具体为培美曲赛 0.8 g（500 mg/m^2）iv+ 顺铂 130 mg（75 mg/m^2）iv+ 贝伐珠单抗 500 mg iv + 帕博利珠单抗 200 mg iv。

案例 4-7 解析

问题：

1．阐述患者治疗方案中各个药物的作用机制和属于哪种抗肿瘤药物。

2．分析患者可能出现的副作用。

Note

多数药物，特别是传统的细胞毒类化疗药物，常常通过影响肿瘤细胞的某一个方面，如细胞分裂和增殖，产生抑制肿瘤的作用。细胞毒类药物与手术和放疗结合仍是目前肿瘤治疗的主要手段。但是传统细胞毒类化疗药物由于针对细胞的分裂和增殖，缺乏细胞选择性，在杀伤肿瘤细胞的同时，对正常细胞也产生杀伤效应。此外，肿瘤细胞易发生耐药性，急需不断开发新的抗肿瘤药物。有效且低毒的靶向于肿瘤特定生物学功能或分子途径的新型药物在肿瘤药物治疗中具有越来越重要的地位。这些药物包括调节体内激素水平的药物、激酶小分子抑制剂和激酶单克隆抗体类靶向药物，以及免疫检查点抑制剂等。另外，一些重组生物制剂已经被确认在肿瘤治疗中有效，如干扰素、白介素 -2 等。

（一）抗肿瘤药物的药理学基础

1．抗肿瘤药物的分类 根据分子靶向抗肿瘤的作用，抗肿瘤药物可以分为细胞毒类和非细胞毒类抗肿瘤药物两大类。药理学上，根据作用机制将抗肿瘤药物分为：抑制 DNA 合成、破坏 DNA 的结构与功能、干扰转录过程和阻止 RNA 合成的药物，抑制蛋白质合成、改变机体激素平衡、小分子抑制剂和单克隆抗体类分子靶向药物，免疫检查点抑制剂和其他药物。

2．细胞周期动力学和细胞毒类抗肿瘤药物 肿瘤细胞由处于增殖期、静止期（G0 期）和无增殖活力的细胞组成。其中，处于增殖细胞期的细胞数占全部肿瘤细胞的比例称为生长比率（growth factor，GF）。细胞从一次分裂结束到下一次分裂结束称为一个细胞周期（cell cycle），包含 4 个时相，即 DNA 合成前期（G1 期）、DNA 合成期（S 期）、DNA 合成后期（G2 期）和有丝分裂期（M 期）。

细胞毒类抗肿瘤药物，也就是传统的化疗药物。根据其对细胞增殖周期或周期时相的影响，划分为细胞周期非特异性药物和细胞周期特异性药物（图 4-31）。

（1）细胞周期非特异性药物（cell cycle non-specific agent，CCNSA）：CCNSA 对处于增殖周期中的各期（G1、S、G2、M 期）细胞，或是静止期（G0 期）的细胞均有杀灭作用。如烷化剂（氮芥、环磷酰胺、噻替派）和抗癌抗生素（丝裂霉素、放线菌素 D、柔红霉素、多柔比星、博来霉素）。

（2）细胞周期特异性药物（cell cycle specific agent，CCSA）：CCSA 仅对增殖周期中的某一期有较强作用。比如作用于 S 期的药物有羟基脲、氟尿嘧啶、阿糖胞苷、甲氨蝶呤等抗代谢药，作用于 M 期的药物有长春新碱、长春碱，作用于 G2 期和 M 期的药物有紫杉醇。

3．抗肿瘤药物的作用机制 核酸（包括 DNA 和 RNA）和蛋白质是生物体的重要生命物质。凡能抑制肿瘤细胞核酸合成及蛋白质合成的药物，均能抑制肿瘤细胞的生长。

（1）抑制 DNA 合成：本类药物通过阻止 DNA 的合成，抑制细胞分裂增殖而导致肿瘤细胞死亡。根据干扰生化环节及所抑制酶的不同，可分为以下 5 类。

1）二氢叶酸还原酶抑制药：使二氢叶酸不能转变为四氢叶酸，脱氧胞苷酸合成受阻而抑制肿瘤细胞 DNA 合成，如甲氨蝶呤等。

2）胸苷酸合成酶抑制药：阻止脱氧尿苷酸甲基化，使其不能转变为脱氧胸苷酸而抑制肿瘤细胞 DNA 合成，如氟尿嘧啶等。

3）嘌呤核苷酸合成酶抑制药：阻止肌苷酸转变为腺苷酸和鸟苷酸，干扰嘌呤代谢，从而抑制肿瘤细胞 DNA 合成，如巯嘌呤等。

4）核苷酸还原酶抑制药：阻止胞苷酸转变为脱氧胞苷酸，从而抑制肿瘤细胞 DNA 合成，如羟基脲等。

5）DNA 聚合酶抑制药：影响 DNA 的合成，干扰 DNA 的复制，从而抑制肿瘤细胞 DNA 合成，如阿糖胞苷等。

（2）破坏 DNA 的结构与功能：本类药物直接与 DNA 结合，破坏 DNA 结构或干扰 DNA 功

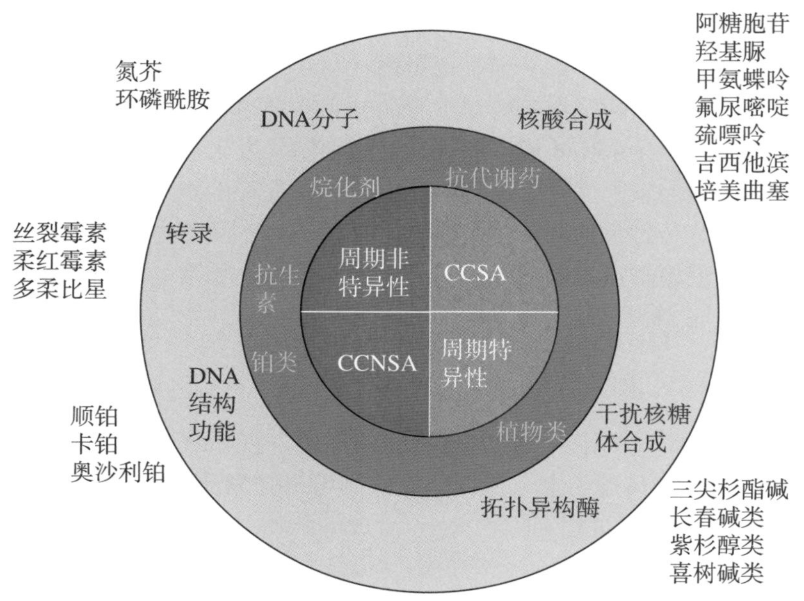

图 4-31 细胞毒类抗肿瘤药物

能，导致肿瘤细胞分裂、增殖停止而死亡，根据作用方式不同可分为以下 4 类。

1）烷化剂：抗肿瘤药烷化基团与肿瘤细胞的亲核基团反应，与 DNA 发生交叉联结而破坏 DNA，如环磷酰胺、丝裂霉素。

2）铂类配合物：顺铂产生的二价铂可与 DNA 上的碱基交叉联结而破坏 DNA。

3）破坏 DNA 结构的抗生素：多种抗肿瘤抗生素可与 DNA 链中的碱基产生交叉联结，而干扰 DNA 的模板作用，如丝裂霉素 C、博来霉素。

4）拓扑异构酶抑制剂：可特异性抑制 DNA 拓扑异构酶，使受损伤的 DNA 不能得到修复，如羟喜树碱。

（3）干扰转录过程和阻止 RNA 合成的药物：药物嵌入 DNA 碱基对间，干扰转录过程，阻止 mRNA 的合成。如多柔比星等蒽环类抗生素和放线菌素 D。

（4）抑制蛋白质合成：本类药物通过干扰蛋白质合成，抑制细胞分裂增殖而使肿瘤细胞死亡。根据作用环节不同，可分为以下 3 类。

1）影响微管蛋白装配药：干扰肿瘤细胞有丝分裂时纺锤体的形成，如长春新碱等。

2）干扰核糖体功能药：抑制肿瘤细胞蛋白合成的起步阶段，并使核糖体分解、释放出新生肽链，抑制肿瘤细胞的有丝分裂，如三尖杉酯碱等。

3）影响氨基酸供应的药物：能降解血液中的门冬酰胺，使肿瘤细胞缺乏门冬酰胺的供应，如 L- 门冬酰胺酶。

（5）改变机体激素平衡：起源于激素依赖性组织的肿瘤，可通过改变机体原来的激素平衡状态而得到治疗，根据作用机制可分为以下 2 类。

1）直接或反馈作用药：如应用地塞米松及甲羟孕酮治疗淋巴瘤及乳腺癌等。

2）阻断激素受体作用药：如他莫昔芬阻断雌激素受体治疗乳腺癌、卵巢癌。

（6）小分子抑制剂和单克隆抗体类分子靶向药物：包括细胞信号转导分子为靶点的蛋白酪氨酸激酶抑制药、法尼基转移酶抑制剂、丝裂原活化蛋白激酶信号转导通路抑制药、细胞周期检查点抑制剂和单克隆抗体、破坏或者抑制血管生成的新生血管抑制剂等。

（7）免疫检查点抑制剂：因肿瘤细胞存在免疫逃逸，免疫系统往往不能很好地发生作用。利用免疫检查点抑制剂达到重启肿瘤免疫功能，恢复机体正常的免疫反应，杀伤肿瘤细胞，控制肿

Note

瘤进展的目的。如纳武利尤单抗、帕博利珠单抗、阿特珠单抗和伊匹单抗等。

（8）其他：干扰素、白介素-2 等重组生物制剂和维 A 酸、亚砷酸等用于血液系统肿瘤的治疗药物。

4．耐药性和耐药机制 肿瘤细胞对抗肿瘤药物产生的耐药性（drug resistance）是导致治疗失败的原因之一。肿瘤耐药性分为天然耐药性和获得性耐药性两种。天然耐药性是指肿瘤细胞对某些抗肿瘤药物从一开始就不敏感。获得性耐药性指一些肿瘤细胞在应用抗肿瘤药物治疗一段时间后出现的治疗不敏感现象。而肿瘤细胞对某一种抗肿瘤药物耐药后，常常出现对其他抗肿瘤药物耐药的现象，称为多药耐药性（multidrug resistance，MDR）。多药耐药性发生的标志是细胞 P 糖蛋白（P-glycoprotein，P-gp）的出现。

肿瘤细胞耐药机制复杂，涉及药物转运或者摄取障碍、药物靶点发生改变而药物与靶点的亲和力下降、药物在细胞中代谢改变、肿瘤细胞修复机制增加、药物排出增多等。

（二）常用抗肿瘤药物

1．影响核酸生物合成的药物 又称抗代谢药（antimetabolites）。抗代谢药与机体正常代谢物质如叶酸、嘌呤、嘧啶等的化学结构类似，能与有关代谢物质发生特异性的对抗作用，从而干扰核酸，尤其是 DNA 的生物合成，所以也被认为是影响核酸生物合成的药物，能够阻止肿瘤细胞的分裂和增殖。属于细胞周期特异性药物，主要作用在 S 期。

（1）二氢叶酸还原酶抑制药

1）甲氨蝶呤（methotrexate，MTX）

甲氨蝶呤的化学结构与叶酸相似，是抗叶酸药。抑制二氢叶酸还原酶（dihydrofolate reductase，DHFR），使二氢叶酸不能变成四氢叶酸，从而使四氢叶酸产生不足，使脱氧胸苷酸（dTMP）合成受到阻碍，影响 DNA 的合成。此外，甲氨蝶呤能抑制嘌呤核苷酸的生物合成，因为嘌呤环上的第 2 和第 8 位碳是由四氢叶酸携带的一碳单位供给，从而干扰了 RNA 和蛋白质的合成。

MTX 可口服或静脉注射给药。血浆 $t_{1/2}$ 为 8 ～ 10 小时。约 50% 的药物与血浆蛋白结合。MTX 不易通过血脑屏障。口服剂量的 90% 以上经肾排出。

MTX 用于儿童急性白血病和绒毛膜上皮癌。鞘内注射用于中枢神经系统白血病的预防和症状缓解。

副作用主要是骨髓抑制，表现为白细胞、血小板减少以及全血象下降。还可引起胃肠道的不良反应，如口腔炎、胃炎、腹泻、便血等。

2）培美曲塞（pemetrexed）

抗叶酸药物，破坏细胞内叶酸的正常代谢过程，抑制细胞复制，从而抑制肿瘤的生长。本药可联合顺铂用于恶性肿瘤的治疗。不良反应常有肝功能损害。

（2）嘌呤核苷酸互变抑制药

巯嘌呤（mercaptopurine，6-MP）

巯嘌呤又称 6- 巯基嘌呤，为抗嘌呤药。6-MP 必须被次黄嘌呤鸟苷酸转移酶（hypoxanthineguanine phosphoribosyl transferase，HGPRT）代谢成核苷形式——硫代肌苷酸（6-thioinosinic acid，T-IMP），T-IMP 抑制多种嘌呤核苷间转换的酶类，干扰嘌呤代谢，阻碍 DNA 合成。对 S 期细胞最有效。但起效慢，用于急性淋巴细胞白血病的维持治疗，大剂量用于绒毛膜上皮癌。常见副作用有骨髓抑制和消化道黏膜的损害。

（3）胸苷酸合成酶抑制药

氟尿嘧啶（fluorouracil，5-FU）

氟尿嘧啶为抗嘧啶药，为 S 期特异性药物。在体内生物转化为 5- 氟尿嘧啶脱氧核苷酸，从而抑制脱氧胸苷酸合成酶，阻止脱氧尿甘酸甲基化为脱氧胸苷酸，进而影响DNA的生物合成。此外，5-FU在体内可以转化成5-氟尿嘧啶核苷（5-FUR），然后掺入RNA中干扰RNA的加工和功能，抑制蛋白质的合成。因此，5-FU的细胞毒作用是由于它对DNA和RNA都起作用。

5-FU对多种肿瘤有效，特别是对消化道癌症和乳腺癌疗效较好，对卵巢癌、宫颈癌、绒毛膜上皮癌、膀胱癌等也有效。其主要毒副作用是骨髓抑制和黏膜炎。

（4）DNA聚合酶抑制药

1）阿糖胞苷（cytarabine，Ara-C）

阿糖胞苷是S期特异的抗代谢药，在体内先经脱氧胞苷激酶（deoxycytidine kinase）催化成5′-单核苷酸胞苷（Ara-CMP），后者再被代谢成二磷酸胞苷或三磷酸胞苷（Ara-CDP或Ara-CTP），抑制DNA聚合酶，阻止DNA合成；阿糖胞苷也能掺入DNA中，干扰DNA链的延伸和复制，使细胞死亡。静脉给药后很快被脱氨基，成为无活性形式。主要用于急性粒细胞或单核细胞白血病，是缓解急性粒细胞白血病单独应用最有效的药物。常见不良反应有恶心、严重的骨髓抑制、不同程度的口腔炎和脱发。

2）吉西他滨（gemcitabine）

吉西他滨是嘧啶类药物，在体内经过脱氧胞嘧啶核苷磷酸化酶代谢后，能够抑制DNA聚合酶和核苷酸还原酶，抑制DNA的合成。用于局部晚期或转移的非小细胞肺癌或胰腺癌。主要的不良反应有骨髓抑制、消化系统反应。

（5）核苷酸还原酶抑制药

羟基脲（hydroxycarbamide，hydroxyurea，HU）

羟基脲能抑制核糖核苷酸还原酶（ribonucleotide reductase），阻止核糖胞苷酸脱氧变为脱氧胞苷酸，从而抑制DNA的合成。对S期细胞有选择性抑制作用。用于慢性粒细胞白血病，对头颈部癌、肺癌、宫颈癌有一定疗效。主要不良反应为骨髓抑制，大剂量可引起恶心、呕吐和腹泻。

2．影响DNA结构和功能的药物　本类药物通过破坏DNA结构或抑制拓扑异构酶活性，影响DNA的结构和功能。

（1）烷化剂（alkylating agent）：烷化剂具有活泼的烷化基团，易与细胞中功能基团如DNA或蛋白质分子中的氨基、巯基、羟基、羧基和磷酸基等作用，以其自身的烷基取代这些基团中的氢原子而起烷化反应，常形成交叉联结或引起脱嘌呤作用，使DNA链断裂，在再次复制中造成碱基配对错误，造成DNA结构和功能的损伤，产生细胞毒作用。常用的烷化剂有氮芥类（氮芥、环磷酰胺等）、乙烯亚胺类（噻替派）、亚硝脲类（卡莫司汀）和甲烷磺酸酯类（白消安）。

1）环磷酰胺（cyclophosphamide，CTX）

环磷酰胺为常用的烷化剂。环磷酰胺没有直接的抗肿瘤作用，必须经肝细胞色素P-450酶活化成醛磷酰胺（aldophosphamide），后者在肿瘤细胞内再分解出磷酰胺氮芥（phosphoramide mustard），才对DNA发生烷化作用。环磷酰胺可干扰DNA及RNA的功能，与DNA发生交联，抑制DNA合成，对S期作用最明显。

胃肠吸收良好，口服和静脉给药均可。$t_{1/2}$约为7小时。环磷酰胺对恶性淋巴瘤疗效显著，对多发性骨髓瘤、急性淋巴细胞白血病、卵巢癌和乳腺癌等也有效。主要不良反应为骨髓抑制，也可引起恶心、呕吐、脱发及特殊的化学性膀胱炎。膀胱炎是由于环磷酰胺的代谢产物丙烯醛对膀胱刺激引起的，多饮水和同时应用2-巯基乙烷磺酸钠或*N*-乙酰半胱氨酸可预防膀胱炎的发生。此两药提供—SH基团中和丙烯醛，使之失去活性，且不影响环磷酰胺的抗肿瘤作用。

2）氮芥（chlormethine）

氮芥属于双氯乙胺类烷化剂。本品进入体内形成高度活泼的乙烯亚胺离子，在中性或弱碱条件下迅速与多种有机物质的亲核基团（如蛋白质的羧基、氨基、巯基，核酸的氨基羟基、磷酸根）结合而发生烷基化作用。用于恶性淋巴瘤及癌性胸膜、心包积液及腹水。目前已很少用于其

Note

他肿瘤，对急性白血病无效。常见不良反应有恶心、呕吐、脱发、骨髓抑制、耳鸣、听力丧失、眩晕和黄疸等。

3）噻替派（thiotepa，thiophosphoramide，TSPA）

噻替派又称三乙撑硫代磷酸胺，结构中含有三个乙撑亚胺基，能与细胞内 DNA 的碱基结合，影响肿瘤细胞的分裂。主要用于乳腺癌、卵巢癌和肝癌等。主要不良反应为骨髓抑制。

4）白消安（busulfan）

白消安又称马利兰。它对粒细胞和血小板的作用比对淋巴细胞和红细胞强。用于治疗慢性粒细胞白血病，也用于治疗原发性血小板增多症、真性红细胞增多症。

5）卡莫司汀（carmustine，又称卡氮芥，BCNU）

卡莫司汀属于亚硝脲类药物。此类药物脂溶性高，易通过血脑屏障，其活性代谢物在脑脊液中的浓度相当高，可用于治疗脑瘤、黑色素瘤以及胃肠道瘤等。主要不良反应为骨髓抑制、恶心和呕吐。

（2）破坏 DNA 的金属铂类配合物

1）顺铂（cisplatin）

顺铂又称顺氯氨铂，作用类似烷化剂，将氯解离后，二价铂与 DNA 链上的碱基形成交叉联结。顺铂与 DNA 的反应可能是它能形成 DNA 链内（intrastrand）和链间的交叉联结（interstrand cross link）以及与 DNA 蛋白的交叉联结。为周期非特异性药，抑制 DNA 生物合成。口服无效，需静脉注射。其分布相 $t_{1/2}$ 为 25 ～ 50 分钟，消除相 $t_{1/2}$ 为 58 ～ 72 小时。蛋白结合率在 90% 以上。

抗癌谱较广，对睾丸、卵巢和膀胱肿瘤疗效明显，也用于头颈部癌、子宫内膜癌、淋巴肉瘤等。常与其他抗癌药物如长春碱、博来霉素等合用。主要不良反应为恶心、呕吐，对骨髓抑制作用弱，可引起肾功能不良。

2）卡铂（carboplatin）

卡铂属于第二代铂类配合物，作用和临床应用与顺铂相似。$t_{1/2}$ 为 3 ～ 6 小时。对消化道、肾和神经系统的毒性小于顺铂。对骨髓有抑制作用，可引起血小板减少。用于不能耐受顺铂的肿瘤患者和肾功能不良、顽固型呕吐、听觉损伤以及神经病变的肿瘤患者。

3）奥沙利铂（oxaliplatin）

奥沙利铂与其他铂类化合物的作用及机制相似。广泛用于早期、晚期结直肠肿瘤，也应用于胃癌、卵巢和转移性结直肠癌等。不良反应有贫血、白细胞和粒细胞减少、恶心、呕吐和周围神经炎等。

（3）破坏 DNA 的抗生素类

1）博来霉素（bleomycin）

博来霉素能够与 DNA 结合，导致 DNA 单链和双链断裂，自由基产生，抑制 DNA 的生物合成。博来霉素属于 CCNSA 药物，但对 G2 期细胞作用较强。主要用于鳞状上皮癌（头、颈、口腔、食管、阴茎、外阴、宫颈等癌），也用于淋巴瘤和睾丸癌、卵巢癌，还可用于治疗银屑病和寻常疣。副作用有过敏性休克样反应、发热。常见厌食、手掌水疱、角质化。少见而最严重的毒性为间质性肺炎、肺纤维化。

2）丝裂霉素（mitomycin，MMC）

丝裂霉素属于生物还原烷化剂，在细胞内通过酶介导的还原反应产生烷化剂，与 DNA 交联，抑制 DNA 复制，也能使部分 DNA 断裂。属于周期非特异性药物。本药的抗肿瘤谱较广，选择性不高。常与博来霉素、长春新碱合用治疗子宫颈癌；与柔红霉素、5-FU 合用治疗胃、胰腺和肺癌。还可用于慢性白血病、恶性淋巴瘤等的治疗。

3）米托蒽醌（mitoxantrone）

米托蒽醌又称丝裂蒽醌，能嵌入DNA中，促使DNA形成链内或链间交联，抑制DNA与RNA的合成。主要阻断细胞周期G2期。与其他常用的抗肿瘤药无交叉耐药性，可用于顽固的急慢性白血病，对急性淋巴细胞白血病疗效好，对淋巴瘤亦有效，也可用于乳腺癌。可与环磷酰胺及5-FU合用。

（4）拓扑异构酶抑制药

1）喜树碱（camptothecin）和羟喜树碱（hydroxycamptothecin）

喜树碱和羟喜树碱是从我国特有的珙桐科乔木喜树的根皮和果实中提取的生物碱。拓扑替康和伊力替康是新型喜树碱的人工合成衍生物。喜树碱和羟喜树碱能抑制DNA拓扑异构酶（topoisomerase）Ⅰ的作用，该酶能改变DNA链的局部形式，重新连接DNA链，在DNA的复制和转录中有一定影响。为周期特异性药物，主要作用于S期，延缓G2/M期的转变。

用于胃癌、结肠癌、直肠癌、绒毛膜上皮癌和急、慢性粒细胞白血病等。不良反应主要有胃肠道反应、骨髓抑制和血尿等。羟喜树碱的不良反应较轻，特别是泌尿系统的副作用少于喜树碱。

2）依托泊苷（etoposide）和替尼泊苷（teniposide）

依托泊苷又称足叶乙苷，替尼泊苷又称鬼臼噻吩苷，均为鬼臼毒素（podophyllotoxin）的半合成衍生物。两药能够抑制DNA拓扑酶Ⅱ（topoisomerase Ⅱ），干扰DNA结构和功能。属于细胞周期非特异性药物，主要作用于S期和G2期。

依托泊苷与博来霉素和顺铂合用于治疗睾丸癌。依托泊苷与顺铂合用治疗小细胞肺癌。依托泊苷也用于治疗非霍奇金淋巴瘤、急性非淋巴细胞白血病、乳腺癌、卡波西肉瘤。替尼泊苷用于治疗儿童顽固性急性白血病、儿童白血病，特别是婴儿单核细胞性白血病。

依托泊苷和替尼泊苷的主要不良反应有骨髓抑制、白细胞减少、血小板减少、恶心、呕吐、口腔炎、腹泻、脱发以及过敏反应等。大剂量可引起肝毒性。

3. 干扰转录和阻止RNA合成的药物 这类药物通过嵌入特异的碱基之间结合DNA和阻断新的RNA或DNA（或两者）的合成，引起DNA链断裂，干扰细胞复制。包括放线菌素D和多柔比星等蒽环类抗生素。

（1）放线菌素D（actinomycin D，更生霉素，dactinomycin）

放线菌素D能嵌入DNA双链中相邻的鸟嘌呤和胞嘧啶碱基对（G-C）之间，与DNA结合成复合物，阻碍RNA聚合酶（转录酶）的功能，阻止RNA特别是mRNA和蛋白质的合成。

放线菌素D对恶性葡萄胎、绒毛膜上皮癌、肾母细胞瘤等疗效较好。与放疗联合应用，可提高肿瘤对放射线的敏感性。可引起骨髓抑制，白细胞、血小板减少，免疫抑制，也可发生恶心、呕吐、腹泻、口腔溃疡等。放线菌素D和放疗之间有相互作用，引起称为“放射回忆性”（radiation recall）的皮肤反应，即用药后在曾接受照射的皮肤上有红斑，甚至可引起坏死。

（2）柔红霉素（daunorubicin，DNR）和多柔比星（doxorubicin，adriamycin，阿霉素）

柔红霉素和多柔比星是从波赛链霉菌青灰变种提取出来的蒽环类抗生素。通过嵌入DNA双链，阻断DNA和RNA的合成。能够通过影响拓扑异构酶Ⅱ（topoisomerase Ⅱ）使DNA链断裂。

柔红霉素主要用于急性淋巴细胞白血病和急性粒细胞白血病，也用于淋巴瘤。不良反应为骨髓抑制、口腔炎、脱发、胃肠道反应。特殊反应为对心脏的毒性，多柔比星比柔红霉素反应轻。

多柔比星是最重要的抗肿瘤药之一，抗瘤谱广，疗效高，用于治疗白血病、淋巴肉瘤。对实体瘤如乳癌、肺癌、骨肉瘤也有效。也用于治疗子宫内膜、睾丸、前列腺、子宫颈、头、颈部癌。

（3）普卡霉素（plicamycin）

普卡霉素又称光辉霉素（mithramycin）。作用机制与柔红霉素相似，能够与DNA碱基对（鸟嘌呤-胞嘧啶）结合，阻碍RNA合成，干扰转录过程。它还能阻断甲状旁腺激素对骨钙的代谢作用，使血钙降低。主要用于睾丸胚胎瘤，也用于纠正癌症所致的血钙过高。对脑胶质细胞瘤、

Note

脑转移癌、恶性淋巴瘤、绒毛膜上皮癌、乳腺癌、胃癌、甲状腺癌、骨肉瘤等也有一定疗效。不良反应为恶心、呕吐、血小板减少、白细胞减少、低钙血症以及肝毒性。

4．抑制蛋白质合成与功能的药物

（1）影响微管蛋白装配的药物

1）长春碱（vinblastine，VLB）和长春新碱（vincristine，VCR）

长春碱和长春新碱是从夹竹桃科长春花植物中提取的生物碱。作用机制是能够特异性地与纺锤丝微管蛋白结合，抑制微管蛋白聚合，阻止纺锤丝的形成，干扰了染色体的分离。

长春碱主要用于急性白血病、恶性淋巴瘤及绒毛膜上皮癌的治疗。

长春新碱对小儿急性淋巴细胞白血病疗效较好，起效较快。常与泼尼松合用作诱导缓解药物。对淋巴肉瘤类也有效。

长春碱类的副作用为恶心、呕吐、骨髓抑制和脱发。长春新碱对周围神经系统毒性较大。

2）紫杉醇（paclitaxel）

紫杉醇最初从植物紫杉中分离而来，也经半合成改造而成。紫杉醇具有促进微管聚集和抑制微管解聚的能力，从而使纺锤体失去正常功能，抑制细胞的有丝分裂，最终导致有丝分裂停止。它使细胞发育停止于 G2 期和有丝分裂期。在紫杉醇处理的细胞出现成束的微管和从微管产生结构的畸变。紫杉醇对细胞的杀伤能力依赖于药物浓度和与药物接触的时间。其对卵巢癌和乳腺癌效果好。对肺、食管、头颈部癌也有明显的疗效，还用于膀胱癌的治疗。紫杉醇的不良反应主要有骨髓抑制、神经毒性、心脏毒性和过敏反应。大剂量时引起感觉神经病变，可使手足功能损伤，特别是糖尿病和酒精中毒性神经病患者更易产生。

（2）干扰核糖体功能药

三尖杉酯碱（harringtonine）和高三尖杉酯碱（homoharringtonine）

三尖杉酯碱和高三尖杉酯碱是从三尖杉植物的枝叶和树皮中提取的有效成分。三尖杉酯碱和高三尖杉酯碱为抑制 DNA 及蛋白质合成的药物，可抑制蛋白质合成的起始阶段，干扰核糖体的功能，并使核糖体分解，释放出新生肽链，但不阻止 mRNA 或 tRNA 与核糖体的结合。对急性粒细胞白血病、急性单核细胞白血病和急性早幼粒细胞白血病疗效好，对恶性淋巴瘤也有效，对急性及慢性淋巴细胞白血病疗效差。不良反应有骨髓抑制、消化道反应（恶心、呕吐、厌食）、脱发、心脏毒性（心率加快、心肌缺血、心肌损伤）等。

（3）影响氨基酸供应的药物

L- 门冬酰胺酶（L-asparaginase）

门冬酰胺是一类重要的氨基酸类物质，一些肿瘤细胞不能够自身合成，需要从细胞外摄取。L- 门冬酰胺酶可水解门冬酰胺，使肿瘤细胞缺乏门冬酰胺的供应而生长受抑。主要用于急性淋巴细胞白血病，常见的不良反应有消化道反应和过敏反应。

5．调节机体激素平衡药物　某些肿瘤如乳腺癌、前列腺癌、甲状腺癌、卵巢癌和睾丸癌与相应的激素失调有关。因此，应用激素或者激素调节药物改善机体的激素失调状态，从而改善肿瘤的生长状况。该类药物常被称为内分泌治疗药物，相比细胞毒类抗肿瘤药物来说，没有骨髓抑制等不良反应，但是因为激素在体内的广泛作用，容易引起机体的其他不良反应。

（1）己烯雌酚（diethylstilbestrol）

己烯雌酚为雌激素类药物。抑制下丘脑及脑垂体，减少脑垂体促间质细胞激素的分泌，使雄激素分泌减少，从而抑制前列腺癌的生长和发展。不良反应有恶心、呕吐、水肿和高钙血症等。

（2）雄激素类（androgen）

常用的雄激素类有甲睾酮（methyltestosterone，MTS）、丙酸睾酮（testosterone propionate）和氟甲睾酮（fluoxymesterone），能够抑制脑垂体前叶分泌促卵泡激素（FSH），使卵巢分泌雌激素减少，并对抗雌激素作用，用于晚期乳腺癌，尤其是骨转移患者。不良反应有水肿、男性化及高钙血症。

(3) 甲羟孕酮（medroxyprogesterone acetate，MPA）

本品为孕激素类药，无雌激素活性。是黄体酮的合成衍生物，作用类似天然黄体酮，用于肾癌、乳腺癌、子宫内膜癌。此外有促进患者食欲的作用，改善患者的一般状况。

(4) 他莫昔芬（tamoxifen）

他莫昔芬又称三苯氧胺，为雌激素受体的部分激动药，和雌激素敏感组织及肿瘤的雌激素受体结合，具有雌激素样作用；也有一定的抗雌激素的作用，从而抑制雌激素依赖的肿瘤细胞的生长。用于治疗乳腺癌、卵巢癌和转移性黑色素瘤、雌激素受体阳性的患者。一般剂量时不良反应轻，常见脸部发红，偶见恶心、水肿、轻度血液系统改变。

(5) 氟维司群（fulvestrant）

氟维司群为新的雌激素受体阻滞药。氟维司群与雌激素受体竞争性结合，阻断雌激素与雌激素受体的结合而抑制雌激素的促肿瘤作用。用于雌激素受体阳性的绝经后妇女转移性晚期乳腺癌。不良反应有胃肠道反应（食欲减退、便秘、腹泻、恶心和呕吐）、关节障碍等。

(6) 亮丙瑞林（leuprorelin）

亮丙瑞林属于促性腺激素释放激素（LHRH）的合成类似物，比天然激素效价强度大。当持续应用治疗剂量时，它具有抑制促性腺激素的作用，抑制 LH 和 FSH 的分泌。用于前列腺癌和可以使用激素治疗的绝经前期及围绝经期女性乳腺癌。一般不良反应有过敏反应、骨痛、皮疹等。偶见注射部位淤血。

(7) 氟他胺（flutamide）

氟他胺是雄激素拮抗药，在靶组织与雄激素竞争雄激素受体。用于前列腺癌。氟他胺的不良反应有男性乳房女性化、乳房触痛，有时伴有泌乳。少数患者出现腹泻、恶心、呕吐、食欲增加等胃肠道反应。

(8) 依西美坦（exemestane）

依西美坦为第二代芳香化酶抑制剂，结构与雄烯二酮相似，作为芳香化酶的伪底物使该酶失活，减少雌激素的生物合成。用于雌激素阳性转移性乳腺癌的治疗及早期乳腺癌的辅助治疗。主要不良反应有恶心、口干、便秘、腹泻、头晕、失眠、皮疹、疲劳、发热、水肿、疼痛、呕吐、腹痛、食欲增加、体重增加等。

6. 小分子抑制剂和单克隆抗体类分子靶向药物

(1) 单克隆抗体类

1) 曲妥珠单抗（trastuzumab）

曲妥珠单抗为重组人单克隆抗体，能够选择性抑制表皮生长因子受体 HER2 的胞外配体结合区域，从而阻断 HER2 介导的下游信号途径，抑制肿瘤细胞的生长和增殖。单用或者与化疗药物联合用于 HER2 高表达乳腺癌的治疗。不良反应有腹泻、恶心、寒战和头痛等，以及心脏毒性风险。

2) 帕妥珠单抗（pertuzumab）

帕妥珠单抗能够靶向抑制 HER2 二聚化的单克隆抗体，用于 HER2 阳性转移性乳腺癌的治疗。

3) 西妥昔单抗（cetuximab）

西妥昔单抗为表皮生长因子受体 HER1（EGFR）的人鼠嵌合型单克隆抗体。拮抗 EGFR 介导的下游信号通路，抑制细胞的生长和增殖，诱导癌细胞凋亡。用于转移性结直肠癌和头颈部肿瘤的治疗。

4) 利妥昔单抗（rituximab）

利妥昔单抗作用于 B 细胞分化抗原（CD20）的人鼠嵌合型单克隆抗体。CD20 抗原存在于前 B 细胞和成熟 B 细胞的表面。利妥昔单抗与 CD20 特异性结合，导致 B 细胞溶解，抑制 B 细胞增殖，诱导成熟 B 细胞凋亡。用于非霍奇金淋巴瘤（non-Hodgkin lymphoma，NHL）。不良反应有

Note

发热、寒战等。

5）阿仑珠单抗（alemtuzumab）

阿仑珠单抗靶向 CD52 的人源化单克隆抗体。与携带 CD52 的靶细胞结合后，通过补体依赖性细胞溶解、抗体依赖性细胞毒性等机制促进肿瘤细胞的死亡。用于慢性淋巴细胞白血病。不良反应有发热、寒战、恶心、呕吐等。

6）贝伐珠单抗（bevacizumab）

贝伐珠单抗作用于人血管内皮生长因子（vascular endothelial growth factor，VEGF）的重组人源化单克隆抗体，抑制 VEGF 与肿瘤血管内皮细胞上的 VEGF 受体结合，抑制肿瘤血管生成，进而抑制肿瘤生长。用于转移性结直肠癌、晚期非小细胞肺癌、转移性肾细胞癌和恶性胶质瘤的治疗。不良反应有出血、高血压、蛋白尿、心肌梗死、胃肠穿孔以及阻碍伤口愈合等。

（2）小分子抑制剂

1）蛋白酪氨酸激酶 BCR-ABL 抑制药

伊马替尼（imatinib）

伊马替尼属于蛋白酪氨酸激酶 BCR-ABL 抑制药。在慢性粒细胞白血病（chronic myelogenous leukemia，CML）患者往往存在 *BCR-ABL* 融合基因，其蛋白产物能够持续激活 BCR-ABL 酪氨酸激酶，引起细胞异常增殖。伊马替尼能够结合 ABL 酪氨酸激酶 ATP 位点，抑制激酶活性，阻止 *BCR-ABL* 融合基因阳性细胞的增殖、诱导凋亡。伊马替尼也能够抑制 c-KIT 酪氨酸激酶。用于 CML 和胃肠道间质瘤的治疗。不良反应包括消化道症状、体液潴留、骨骼疼痛等，严重者还出现血液系统毒性和肝毒性。

2）表皮生长因子受体酪氨酸激酶抑制剂（epidermal growth factor receptor tyrosine kinase inhibitor，EGFR-TKI）

吉非替尼（gefitinib）

吉非替尼属于表皮生长因子受体酪氨酸激酶（EGFR-TK）抑制药。与 EGFR-TK 胞内酪氨酸激酶结构域结合，竞争性阻断激酶活性和下游信号通路。用于非小细胞肺癌的治疗，尤其是具有 *EGFR L858R* 和 *E746-749del* 敏感突变的非小细胞肺癌患者。不良反应有腹泻、恶心、呕吐等消化道症状以及丘疹、瘙痒皮肤症状。

本类药物还有厄洛替尼（erlotinib）、阿法替尼（afatinib）、埃克替尼（icotinib）和奥西替尼（osimertinib）。其中，埃克替尼为我国具有完全自主知识产权的 EGFR-TKI。吉非替尼和厄洛替尼属于第一代可逆性 EGFR-TKI，阿法替尼属于第二代不可逆性 EGFR-TKI，奥西替尼属于第三代 EGFR-TKI。奥西替尼可用于既往经 EGFR-TKI 治疗出现疾病进展的患者，对具有耐药突变的 *EGFR T790M* 的局部晚期或转移性非小细胞肺癌患者有效。

3）多靶点酪氨酸激酶抑制药

索拉非尼（sorafenib）

索拉非尼是靶向血管内皮生长因子受体（vascular endothelial growth factor，VEGFR）1、2、3 的抑制药，也能够抑制血小板衍生生长因子受体（platelet-derived growth factor receptor，PDGFR）、Raf、FLT3 和 c-KIT 介导的信号转导，抑制细胞的生长和肿瘤血管形成，进一步抑制肿瘤生长。用于肝癌和肾癌。不良反应有皮疹、脱发、腹泻、恶心和体重减轻。

凡德他尼（vandertanib）

凡德他尼是口服小分子 EGFR、VEGFR 和 RET 多靶点酪氨酸激酶抑制剂。用于无法手术、肿瘤持续增长或已出现症状的成年晚期甲状腺髓样癌。常见不良反应包括腹泻、皮疹、恶心、高血压、头痛、疲劳、食欲下降、腹部疼痛。

4）ALK 抑制药

克唑替尼（crizotinib）

克唑替尼为 ATP 竞争性抑制剂，能够抑制人肝细胞生长因子受体（c-MET）、间变性淋巴瘤激酶（ALK）和 ROS1 等蛋白激酶，从而抑制肿瘤细胞的生长和增殖。用于 ALK 阳性的局部晚期和转移性非小细胞肺癌的治疗。不良反应有肝功能异常、视觉异常、神经麻痹、头晕、水肿和消化道症状。

5）丝氨酸 / 苏氨酸蛋白激酶（mTOR）抑制剂

坦西莫司（temsirolimus）和依维莫司（everolimus）属于 mTOR 抑制剂，能够阻断 mTOR 介导的细胞信号转导，抑制细胞生长和血管新生，促进细胞凋亡。用于晚期肾细胞癌。

6）MEK 抑制药

曲美替尼（trametinib）

曲美替尼是一种丝裂原活化细胞外信号调节激酶 1（MEK 1/2）可逆性抑制剂，主要通过抑制 MEK 蛋白介导的 MAPK 通路产生抑制细胞增殖的作用。用于带有 *BRAF V600* 突变阳性的黑色素瘤的治疗。

7）多聚 ADP 核糖聚合酶（PARP）抑制剂

奥拉帕利（olaparib）

奥拉帕利是选择性的 PARP1/2 抑制剂，通过抑制 PARP 酶而导致 PARP 介导的肿瘤细胞 DNA 修复途径缺陷，进而杀死癌细胞。用于既往接受至少 3 次化疗且 *BRCA* 基因突变的晚期卵巢癌，治疗携带 *BRCA* 突变的 HER2 阴性转移性乳腺癌。不良反应有贫血、乏力、恶心、呕吐、腹泻、食欲下降、味觉障碍、头痛、咳嗽、关节和肌肉骨骼痛、皮疹和腹部不适等。

7．免疫检查点抑制剂 包括 PD-1/PD-L1 单克隆抗体和 CTLA-4 单克隆抗体等药物，详细内容见肿瘤的免疫治疗中的抗体治疗部分。

8．其他

（1）维 A 酸（retinoic acid）

维 A 酸又称维甲酸、全反式维甲酸。通过调节和降解 PML-RARα 融合蛋白的 RARα 结构域，重启髓系细胞的分化基因调控网络，诱导白血病细胞分化成熟，继而凋亡。我国学者首先创导应用全反式维甲酸诱导分化治疗急性早幼粒细胞白血病。维 A 酸与三氧化二砷联合用药的疗效较好。常见不良反应有皮肤黏膜、骨骼肌和肝毒性。

（2）三氧化二砷（arsenic trioxide）

三氧化二砷又称亚砷酸。具有促进细胞分化、诱导细胞凋亡的作用。可用于急性早幼粒细胞白血病（M3 型）的治疗。三氧化二砷的这一治疗作用及机制是我国学者的重要发现。三氧化二砷的副作用有皮疹、心电图异常变化、消化道反应、谷丙转氨酶增高、色素沉着，需在专科医生的指导下使用本药。

（3）重组人血管内皮抑素（recombinant human endostatin）

重组人血管内皮抑素属于我国自主研发的人内源性肿瘤新生血管抑制剂血管内皮抑素的基因工程药物，能够特异性抑制毛细血管和主动脉内皮细胞增殖，非血管内皮细胞和平滑肌细胞的增殖不受影响。主要用于配合化疗不能进行手术的非小细胞肺癌。不良反应主要是心脏毒性。

（4）重组人白介素 -2（recombination human interleukin-2，rhIL-2）

重组人白介素 -2 属于基因工程药物，生物活性与天然白介素 -2 相同，是 T 细胞生长因子，能够增强免疫应答效应。用于肾细胞癌、黑色素瘤、乳腺癌、膀胱癌、肝癌的治疗；能够控制癌性胸腹水的产生，增强手术、放疗和化疗患者的机体免疫功能，提高患者细胞免疫功能和抗感染能力。不良反应有发热、肌肉酸痛、恶心、呕吐、皮疹等。

Note

（三）抗肿瘤药物的应用原则

治疗恶性肿瘤时，需设计合理的用药方案，常需联合用药以提高疗效，降低毒性和延缓耐药性。联合用药包括序贯疗法和联合疗法。

1. 序贯抑制 两种以上药物对同一代谢途径不同阶段予以序贯性抑制。如羟基脲和阿糖胞苷合用，前者抑制核苷酸还原酶，后者抑制 DNA 聚合酶，从而阻断 DNA 的生物合成。

2. 同时抑制 不同药物阻断同一代谢物的不同途径，如阿糖胞苷与巯嘌呤合用，前者抑制 DNA 聚合酶，后者抑制嘌呤核苷酸合成，二者共同抑制 DNA 合成。

3. 互补抑制 将抑制核苷合成的药物与直接损伤生物大分子的药物配合，阻止最终代谢产物（如 DNA）的修复。如临床上多柔比星与环磷酰胺合用提高对淋巴肉瘤和乳腺癌的疗效。

药理学上的用药原则：

1. 肿瘤细胞周期 增长缓慢的实体瘤，G0 期细胞较多。一般先使用周期非特异性药，杀灭增殖期及部分 G0 期细胞，使瘤体缩小而使 G0 期细胞进入增殖周期；继用周期特异性药物杀伤之。相反，对生长比率高的肿瘤如急性白血病等，则先用杀灭 S 期或 M 期的周期特异性药物，后用周期非特异性药物杀灭其他各期细胞；待 G0 期细胞进入周期时，可重复上述疗程。

2. 抗肿瘤作用机制 不同机制的抗肿瘤药合用，可增加疗效。如用阿糖胞苷和巯嘌呤治疗急性髓样白血病，多柔比星和环磷酰胺合用治疗乳腺癌，用长春新碱与顺铂和博来霉素治疗睾丸癌。

3. 药物的毒性 多数抗肿瘤药抑制骨髓，而泼尼松、长春新碱和博来霉素、门冬酰胺酶等较少抑制骨髓，这些骨髓抑制作用小的药物可与其他抗肿瘤药联合。另外，应用互不交叉耐药的抗肿瘤药。

4. 抗癌谱 胃肠道腺癌宜用氟尿嘧啶，也可用喜树碱、噻替派、环磷酰胺、丝裂霉素、羟基脲类。鳞癌可用博来霉素、硝卡芒芥、甲氨蝶呤等。对软组织肉瘤可选环磷酰胺、多柔比星、顺铂、放线菌素 D。骨肉瘤可选多柔比星及大剂量甲氨蝶呤加救援剂。睾丸精原细胞瘤以氮芥或其他苯丙氨酸氮芥为好。黑色素瘤常选用达卡巴嗪、羟基脲、卡莫司汀等。脑瘤首选亚硝脲类（BCNU，CCNU，methyl-CCNU），亦可使用丙卡巴肼、羟基脲、普卡霉素。

5. 给药方法 有些药物如环磷酰胺、多柔比星、卡莫司汀、甲氨蝶呤等一般用大剂量间歇给药，比小剂量连续给药效果更佳。这样能发挥抗肿瘤细胞的最大作用，有利于造血系统和免疫系统的修复，提高机体的抗肿瘤能量及减少耐药性。这种给药法用于治疗急性白血病、淋巴瘤、肾母细胞瘤和睾丸肿瘤。

小测试4-10：
1. 作用于S期的周期特异性抗恶性肿瘤药有哪些？它们的作用机制分别是什么？
2. 阐述环磷酰胺抗肿瘤作用机制、临床应用及不良反应。
3. 通过举2～3例药物，阐述分子靶向抗肿瘤药物的作用机制。

（陈建国 谭焕然 潘 燕）

三、放射治疗

案例 4-8

男，62 岁。4 个月前发现左颈部肿物，2 个月前出现咽部异物感。既往行口腔种植牙手术，长期吸烟史，已戒烟。行左颈部淋巴结穿刺活检，病理提示：低分化鳞癌。颈部 MRI 检查：口咽左侧壁软组织异常增厚，较大层面范围约 35 mm×29 mm，左侧咽旁间隙受侵缩小，部分层面与翼内肌分界不清；左颈血管鞘旁可见多发肿大的淋巴结，部分融合呈团块状，较大层面约 32 mm×20 mm，不均匀高强化；符合口咽癌伴淋巴结转移。PET/

案例 4-8 解析

CT 检查：口咽左侧壁软组织增厚伴高代谢，符合鳞癌表现；左咽旁、左颈部多发淋巴结转移；左颌下区轻度代谢小淋巴结，密切随访除外转移。未见远处转移征象。临床诊断为左侧扁桃体低分化鳞癌（cT4N2M0 Ⅲ期），侵及左侧翼内肌；左侧颈部淋巴结转移；种植牙术后。

该患者接受根治性同步放化疗，靶区勾画：GTVp：左侧扁桃体原发灶；GTVnd：左侧颈部转移淋巴结；CTV：包括 GTVp、GTVnd，双侧口咽、左侧舌根及左侧部分口底，左侧颈部Ⅰ - Ⅴ区、Ⅶ区淋巴引流区，右侧颈部Ⅱ ~ Ⅳa 区淋巴引流区；PGTVp、PGTVnd、PTV 分别为 GTVp、GTVnd、CTV 三维外扩 0.3 cm，并根据解剖屏障修改形成；放疗计划：6MV-X VMAT，95% PGTVp 70 Gy/33 次，95% PGTVnd 70 Gy/33 次，95% PTV 60 Gy/33 次。放疗期间同步顺铂 80 mg/（m^2·dl），q21d 方案化疗 2 周期。放疗结束后复查口咽部及颈部 MRI 显示左侧扁桃体原发肿瘤及左侧颈部转移淋巴结完全消失。

问题：

1．放射治疗能够根治的肿瘤类型有哪些？

2．放射治疗如何与其他治疗方式结合用于肿瘤的治疗？

3．放射治疗可能带来的不良反应有哪些？

（一）放射治疗的物理学基础

1．放射线的产生 原子是构成物质的最小单位，原子由原子核及核外电子组成，原子核由质子和中子组成。具有特定质子数和中子数的原子的总体称为核素，不稳定的核素会自发放出射线，转变为另一种核素，这种现象称为放射性，这一过程称为放射性衰变，这些不稳定的核素称为放射性核素。放射性核素发生衰变放出的射线可能有 α 射线、β 射线、γ 射线，也可能有正电子、质子、中子等其他粒子。电离辐射在与介质的各种作用过程中会将能量授予介质，单位质量的介质中被平均授予的能量称为吸收剂量，其单位为焦耳每千克（J/kg），专用名为戈瑞（Gray 或 Gy）。射线在单位长度轨迹上能量的传递称为线性能量传递（linear energy transfer，LET），单位为千电子伏每微米单位密度物质（keV/μm）。

2．放射治疗的基本手段及设备 放射治疗的基本手段可分为两种：①放射源位于体外一定距离，放射线经过皮肤和部分正常组织集中照射人体某一部位，即体外远距离照射，简称体外照射；②将放射源密封，直接放入被治疗的组织内或放入人体天然的空腔内，如口腔、鼻咽、食管、宫颈等部位进行照射，即组织间照射或腔内照射，简称体内照射，也称近距离照射。

目前常使用的外照射设备是医用电子直线加速器，其基本原理是利用微波电场把电子加速到很高的能量，然后运用电子束进行肿瘤治疗，或者让电子束轰击特定材料制成的介质（靶）以产生 X 射线，再将 X 射线用于肿瘤治疗。通过控制电场强度，可以得到不同能量（临床常用 4 ~ 20 MeV）的电子束或 X 射线束（图 4-32）。

框 4-7 质子和重离子治疗

相对于 X 线等常规射线，质子束和重离子束进入体内后剂量曲线先缓慢上升，到达射程终末时，能量全部释放，形成布拉格（Bragg）峰，到达峰值后能量急剧下降趋近于零，能取得很高的治疗增益比。重离子束相对生物效应高，肿瘤杀伤效应强，可提高肿瘤内乏氧细胞的放射敏感性。由于较为理想的物理和生物学特性，质子和重离子治疗目前正在逐步开展。

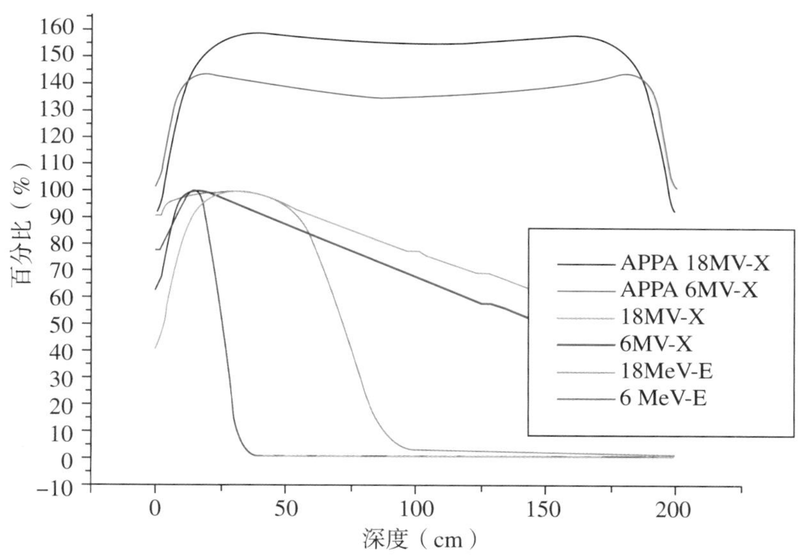

图 4-32 不同射线类型及不同能量射线的剂量特点

3．放射治疗的基本原理 对患者进行放射治疗时，肿瘤及其周围正常组织会同时接受到不同剂量的射线照射，肿瘤控制概率和正常组织并发症概率随剂量的变化而变化，如图 4-33 所示。

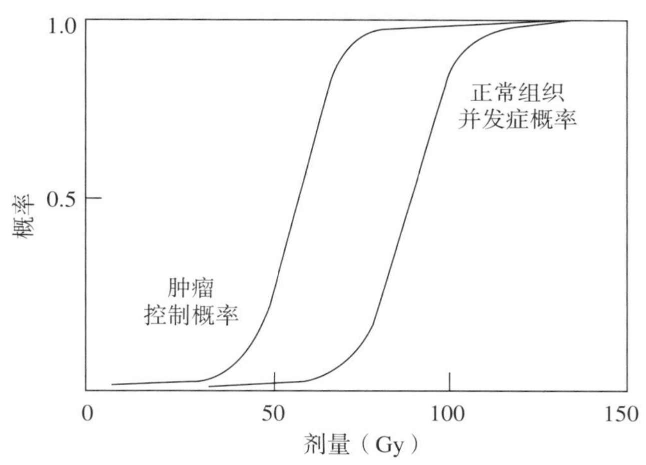

图 4-33 肿瘤控制概率及正常组织并发症概率随剂量值的变化

放射治疗的根本目的在于给予肿瘤较高的治愈剂量而其周围正常组织的受照剂量较低。由于肿瘤周围通常被正常组织所环绕，剂量如果高到一定程度，正常组织的并发症概率会急剧上升。达到适当的肿瘤控制概率所需的剂量与发生可接受的正常组织并发症概率剂量二者之间的剂量范围称为治疗窗，该治疗窗的范围限定了放射肿瘤医师制订治疗方案时处方剂量的可选择范围。

框 4-8 治疗比与治疗增益比

治疗比指肿瘤周围的正常组织的耐受剂量与肿瘤的致死剂量之比，治疗比小于 1 的肿瘤，实现临床治愈的难度较大。治疗增益比即是采用某些治疗技术后实际达到的肿瘤控制率与正常组织损伤率之比。具体部位的肿瘤，其治疗比由肿瘤及正常组织的生物学特性所决定，但实际治疗中可通过治疗计划的精心设计改善肿瘤及正常组织周围的受量情况，或通过优化时间剂量因子、使用放射增敏剂等手段提高肿瘤治疗增益比。

（二）放射治疗的生物学基础

1. 射线与生物体的作用方式 放射治疗的生物效应分为直接作用和间接作用。直接作用主要由放射线对细胞DNA的损伤所致，DNA是关键靶，DNA双链断裂将导致细胞的致死性损伤；间接作用是指放射线与细胞内的其他原子或分子（特别是水）相互作用，产生自由基，这些自由基可以扩散到足够远，达到并损伤关键靶DNA。

2. 肿瘤细胞存活与肿瘤效应的关系 细胞存活曲线是描述放射线照射剂量与存活细胞分数（surviving fraction）之间相互关系的曲线。目前最常用的是线性二次模型（linear-quadratic model，L-Q模型），它可以定量描述细胞存活曲线。在L-Q模型中，α/β值通常用来反映组织增殖能力和对放射治疗的敏感性，α/β值较大的组织，其增殖能力较强，对放疗分次大小的敏感性较低，通常表现为早反应组织，如肿瘤组织。α/β值较小的组织，其增殖能力较弱，对放疗分次大小的敏感性较高，通常表现为晚反应组织，如脊髓。

3. 分次放射治疗的生物学基本原理 临床放射生物学中的"4Rs"的概念是分次放射治疗的基础，"4Rs"是指放射损伤的修复（repair of radiation damage）、细胞周期再分布（redistribution within the cell cycle）、氧效应和乏氧细胞的再氧合（oxygen effect and reoxygenation）以及再群体化（repopulation）。

分次放射治疗是将产生某一效应的总剂量分割成一定次数进行照射的模式，相同累积总剂量的情况下，与单次大剂量相比，分次照射时，射线对正常组织以及肿瘤组织的杀伤存在差别。对于肿瘤组织而言，分次照射间期，肿瘤细胞通过再氧合和细胞周期再分布，对射线的敏感性增加，有利于提高肿瘤杀灭。对于正常组织，早反应组织修复能力强、启动损伤修复速度快，晚反应组织由于对分次敏感性较高，分次治疗使得晚反应组织的损伤减小，从而提高正常组织耐受性。

（三）放射治疗在恶性肿瘤治疗中的作用

1. 放疗或同步放化疗可以根治的肿瘤 放射治疗是恶性肿瘤的治疗手段之一。多数肿瘤需要综合治疗，但有些肿瘤如鼻咽癌、早期喉癌、早期肺癌、肛管癌、前列腺癌、宫颈癌和部分淋巴瘤等可以通过放疗或同步放化疗达到根治（表4-3）。

表4-3 放疗或同步放化疗可以根治的肿瘤

肿瘤类型	分期	治疗原则	疗效（5年总体生存率）
鼻咽癌	Ⅰ～ⅣA期	常规放疗	59%～76%
		IMRT	82%～85%
宫颈癌	ⅠA期	近距离放疗	95%～100%
	ⅠB1期	外照射+近距离放疗	85%～90%
	ⅠB2～Ⅱ期	外照射+近距离放疗+同步化疗	60%～70%
前列腺癌	局限低危组	外照射/粒子植入	＞95%（10年CSS）
	局限中危组	外照射+短疗程ADT（4～6个月）	85%～90%（10年CSS）
	局限高危组	外照射+长疗程ADT（2～3年）	70%～85%（10年CSS）
	区域淋巴结转移	外照射+长期ADT	35%～60%（10年）
喉癌	Ⅰ～Ⅱ期	放疗	77%～93%
皮肤癌	Ⅰ～Ⅱ期	放疗	＞80%（5年LC）
	Ⅲ期	放疗	50%（5年LC）
NSCLC	Ⅰ期	SBRT	45%～85%

Note

续表

肿瘤类型	分期	治疗原则	疗效（5年总体生存率）
结外鼻型 NK/T 细胞淋巴瘤	Ⅰ～Ⅱ期	放疗或放疗为主的治疗	50% ～ 83%
经典型 HL	Ⅰ～Ⅱ期	STLI	85% ～ 93%（10年）
NLPHL	Ⅰ～Ⅱ期	IFRT	90% ～ 100%（10年）
MALT 淋巴瘤	Ⅰ～Ⅱ期	IFRT	85% ～ 100%
Ⅰ～Ⅱ级滤泡淋巴瘤	Ⅰ～Ⅱ期	IFRT	50% ～ 65%（10年）

NSCLC，非小细胞肺癌；HL，霍奇金淋巴瘤；MALT，黏膜相关淋巴组织；NLPHL，结节性淋巴细胞为主型霍奇金淋巴瘤；IMRT，调强放疗；IFRT，受累野放疗；SBRT，体部立体定向放疗；STLI，次全淋巴结照射；ADT，雄激素阻断治疗；CSS，肿瘤特异生存；LC，局部控制

2．肿瘤的术前或术后放（化）疗

（1）术前或术后放疗的价值：在手术基础上加用放疗，其作用主要有以下几个方面。

1）降低局部区域复发风险，并可能改善生存率。对可手术的局部进展期肿瘤，即使接受了根治性的手术治疗，局部复发的风险也往往在 20% 以上。手术联合放疗可使局部区域复发风险下降至 10% 甚至更低。如果存在术后切缘不净或肿瘤残存的情况，局部复发风险更高，放疗的作用也就更加重要。通常认为，对多数分期为 T1 ～ 2N0 的恶性肿瘤，根治术后复发风险较低，不需考虑术后或术前放疗，而对于 T3 以上或存在区域淋巴结转移者，制订治疗策略时应当考虑到放射治疗带来的局部控制率的提高，甚至生存率的提高。

2）缩小手术范围，保留器官功能；或使肿瘤降期，增加根治性手术的机会。在治愈患者的同时，尽量保存器官功能，可以提高患者的生活质量。在头颈部肿瘤、乳腺癌、软组织肉瘤等肿瘤的治疗中，局限性的手术联合术前或术后放疗，在保留器官功能的同时，可以取得与更大范围的手术相同的局部控制及长期生存获益。

（2）术前放疗与术后放疗的比较：术前放疗与术后放疗相比，各有优劣。放疗在手术前进行，有助于缩小肿瘤体积，从而缩小手术范围，提高了器官功能保全的可能；或将不可切除的肿瘤转化为可切除的肿瘤，提高了手术切除率。术前放疗可以抑杀肿瘤细胞，减少术中肿瘤细胞播散种植的机会。与术后放疗相比，术前放疗范围主要包括即将在手术中切除的肿瘤，照射范围相对较小，副作用往往更低。

术后放疗的优势在于，可以获得肿瘤准确的病理分期，避免了过度治疗；术中外科医生可以对肿瘤位置、与周围组织的关系等做出准确的描述，并通过放置银夹等手段指导术后放疗的具体范围，提高了放疗的准确性；术后放疗还可以杀灭手术时可能残留或种植的亚临床病灶。但术后放疗范围通常需要包括手术瘤床，照射范围相对较大，再加上术后放疗所照射的瘤床区常被正常器官组织所占据，导致了放疗不良反应的增加；同时，手术损伤了局部血运，往往造成残留肿瘤细胞乏氧，对放疗的敏感性降低，从而影响了治疗的疗效。

对于具体肿瘤而言，采用术前还是术后放疗，应根据肿瘤的位置、生物学特性和现有的循证医学证据进行选择。目前，胃肠道肿瘤，如食管癌、直肠癌、胰腺癌等多考虑采用术前放疗；肺癌、乳腺癌等多考虑术后放疗；而在软组织肿瘤、头颈部肿瘤中，术前、术后放疗均有应用。

（3）术前或术后放疗的剂量：术前或术后放疗的主要目的是控制亚临床病灶，多采用常规分割模式（单次剂量 1.8 ～ 2.0 Gy，1 次 / 日），放疗总剂量多在 45 ～ 50 Gy。对术后切缘阳性或局部复发高危区，放疗剂量可以提高到 60 ～ 65 Gy。如果术后存在肿瘤的明显残存，则放疗剂量有时需达到 70 Gy 甚至更高水平。除常规分割模式外，超分割、加速超分割等治疗模式也较多应用于头颈部肿瘤的术后治疗中。大分割放疗是近年来乳腺癌术后放疗的一个研究热点。

（4）术前或术后放疗与手术的时间间隔：对术前放疗来说，放疗同手术的时间间隔与术前放

小测试4-11：
为什么术后或术前放疗与手术时间间隔不宜过长?

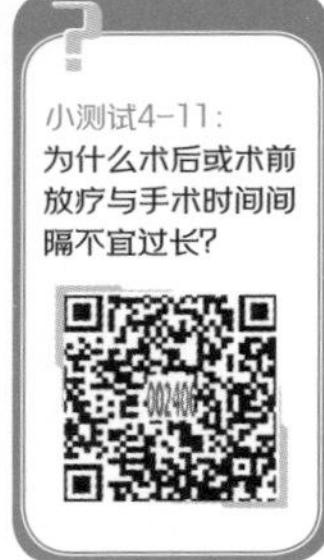

疗的主要目的有关。如果放疗的主要目的是杀灭一部分肿瘤细胞、减少术中播散，间隔时间可以较短，放疗急性反应消退后即可考虑手术。而如果术前放疗的目的在于缩小肿瘤体积，以减小手术范围，那么间隔时间就应适当延长，使得放疗的疗效能够充分地体现。一般情况下，放疗与手术的时间间隔多在 4 ～ 8 周之间。

对于术后放疗而言，一般建议术后放疗在手术后 4 ～ 6 周内或伤口愈合后尽早开始。如果患者术后还需接受术后化疗，术后放化疗的顺序在不同肿瘤中会有差异，有时需要在化疗结束后再进行放疗，但通常不建议术后放疗与手术的时间间隔超过半年。

（5）术前或术后同步放化疗：如果在术前或术后放疗的同时加用化疗，则被称为术前或术后同步放化疗。理论上，在放疗的同时加用化疗药物，一方面可以起到放疗增敏的作用，进一步提高局部控制率；另一方面，化疗的加入可能消灭潜在的远处转移灶，降低远处转移的发生。同时，放化疗两种治疗同时进行解决了放化疗时序安排的矛盾，避免了对局部和远处亚临床病灶可能的治疗延迟。目前，同步放化疗已被广泛应用于头颈部肿瘤、食管癌、直肠癌及宫颈癌等肿瘤的治疗中。

（6）常见肿瘤的术前或术后放（化）疗

1）头颈部鳞癌：为了在保证疗效的前提下尽可能保护正常器官功能，头颈部肿瘤常常采用放疗或同步放化疗与手术联合的治疗手段。

2）乳腺癌：对于早期乳腺癌，保乳手术联合术后放疗可以获得与改良根治术相同的局部控制率及总体生存率，已成为其标准的治疗手段。对于 T3/4 或腋窝淋巴结≥ 4 个的乳腺癌患者，改良根治术后即使接受了化疗及内分泌治疗，局部复发风险也在 14% ～ 36%，应行术后放疗。

3）食管癌：对于局部晚期可手术食管癌，术前同步放化疗可以提高患者的 5 年生存率和局部区域控制率，是目前指南推荐的治疗手段。术后放疗一直被用于改善术后的局部区域控制率，但是否能改善生存则一直存在争议。一项前瞻性随机对照研究的亚组分析显示，Ⅲ期食管癌患者术后放疗组的 5 年生存率高于单纯手术组（35.1% *vs*. 13.1%，*P*=0.003），提示术后放疗至少对部分患者可能有益。

4）直肠癌：对于可手术的Ⅱ / Ⅲ期直肠癌，术前同步放化疗是目前的标准治疗。接受术前同步放化疗的直肠癌患者，局部复发率可降低至 10% 以内。德国 CAO-ARO-094 研究对比了术前及术后同步放化疗，显示两者总体生存率类似，但术前同步放化疗可以提高局部控制率和保肛率，且急性和长期毒副作用均低于术后同步放化疗。因此，术前同步放化疗是目前的标准治疗模式。

5）非小细胞肺癌：现有的临床证据认为，分期为 T1 ～ 2N0 ～ 1 的非小细胞肺癌，不建议行术后放疗。几项大规模回顾性分析发现，可手术的Ⅲ A 期（N2）非小细胞肺癌患者，可能从术后放疗中获益，但仍存在争议。最新的两项随机对照临床试验显示显示可手术Ⅲ A（N2）患者未从术后放疗中获益。专家认为仍需进一步细化术后 N2 患者的高危因素，挑选更合适的患者进行术后放疗。

6）软组织肉瘤：对于高级别的肢体软组织肉瘤，广泛切除术联合术后放疗，可以获得与截肢术相同的局部控制率和总体生存率。比较术前与术后放疗的随机对照研究未能发现它们在局部控制率、生存率方面的差异。在治疗并发症方面，术前放疗后，手术伤口愈合困难的发生率高于术后放疗，但术后放疗的晚期纤维化发生率则高于术前放疗。

3．肿瘤姑息放疗和肿瘤急诊放疗

（1）肿瘤的姑息放疗：姑息放疗指对晚期肿瘤转移性病变的放疗。与以治愈为目的的放疗不同，姑息放疗以减轻症状、改善生活质量为主要目标，应尽量避免治疗本身对患者生活质量的不利影响，故又称为减症放疗。

1）骨转移：放疗可以有效缓解疼痛、预防骨不良事件（如骨折）的发生、提高生活质量，是骨转移瘤的主要治疗方式。骨转移瘤放疗后疼痛缓解率可以高达 70% ～ 90%。几乎所有的骨转移瘤均可考虑放疗。对部分单发的骨转移瘤，放疗甚至可以达到治愈的效果。而对于广泛骨转移的患者，对症状明显的患者进行放疗也可以有效缓解症状。

2）脑转移：全脑放疗是脑转移患者的常规治疗方式，可将中位生存期提高到 4 ～ 6 个月或以上。当颅内转移瘤＜ 4 个时，在全脑放疗的基础上进行立体定向放射治疗（stereotactic radiotherapy，SRT）补量，不但可以增加脑转移瘤的控制率，还能延长患者的生存时间。同时，单纯以 SRT 治疗颅内转移瘤，虽然增加了颅内复发的风险，但总体生存率与联合全脑放疗类似，且避免了全脑放疗的神经毒性。

（2）肿瘤急诊放疗

1）脊髓压迫症：脊髓压迫症指脊髓受到急性或亚急性压迫后产生的一系列神经压迫症状，严重时可能造成肢体瘫痪。恶性肿瘤或其转移灶是引起脊髓压迫症的重要原因之一。对于尚无脊椎不稳定性的脊髓压迫症患者，可考虑将放疗作为首选治疗方式。它可以消除或减轻骨转移引起的疼痛；控制肿瘤，减少肿瘤对骨质的破坏和对脊髓的压迫，避免脊髓压迫症的进一步恶化。

2）上腔静脉压迫综合征（superior vena cava syndrome，SVCS）：SVCS 是由于上腔静脉被压迫或梗阻所产生的急性或亚急性综合征。肺癌、非霍奇金淋巴瘤及纵隔转移性肿瘤是引起 SVCS 的主要原因。放疗是非小细胞肺癌导致的 SVCS 的首选的治疗手段，缓解率能达到 70% 以上。

（四）放射治疗的流程和实践

放射治疗的工作主要由临床医生、物理师、技师和护师协作完成，在整个治疗过程中各司其职，共同保证患者得到最佳治疗效果，如图 4-34 所示。

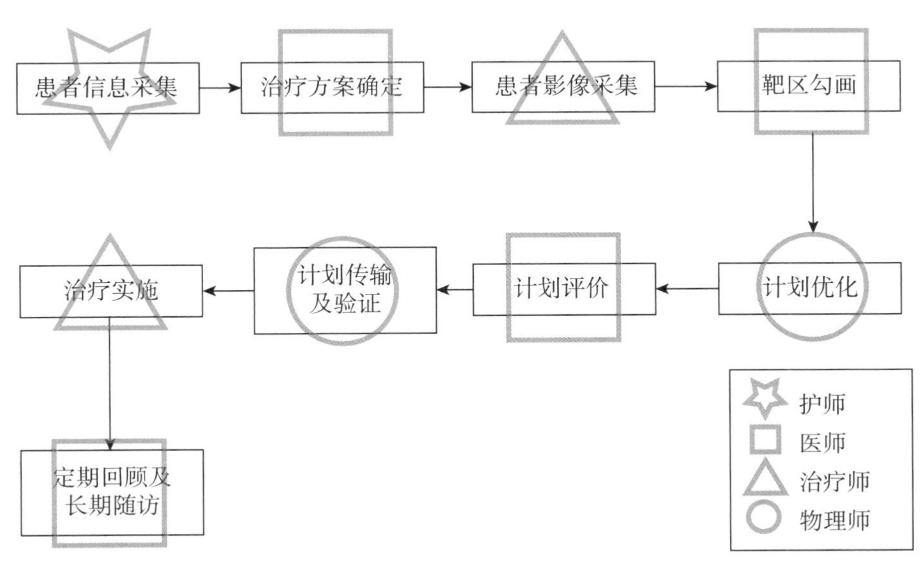

图 4-34 放射治疗流程图

1．患者信息采集 采集患者准确基本信息，以确保后续治疗的开展。

2．治疗方案确定 根据患者的一般情况、临床特征、病理诊断、实验室和影像检查资料等，制订合适的个体治疗方案，确定初步的放疗原则。根据患者病变及周围正常组织的解剖结构和患者的身体情况，选取适合治疗需要且尽量使患者保持舒适的体位的固定装置完成患者的体位固定，通常采用特定的热塑膜（头颈肩膜等）或真空垫实现，如图 4-35 中患者胸部定位采用的白色热塑膜。

3．患者影像采集 体位固定完成后，在 CT 模拟机上对患者进行模拟定位，采集患者病变及相关部位的 CT 图像以获取详细的解剖信息。此外，还有多种影像手段可用于辅助放疗方案的制订，例如磁共振成像（MRI）、PET/CT 等，可采用与 CT 模拟定位相同的体位及固定装置进行成

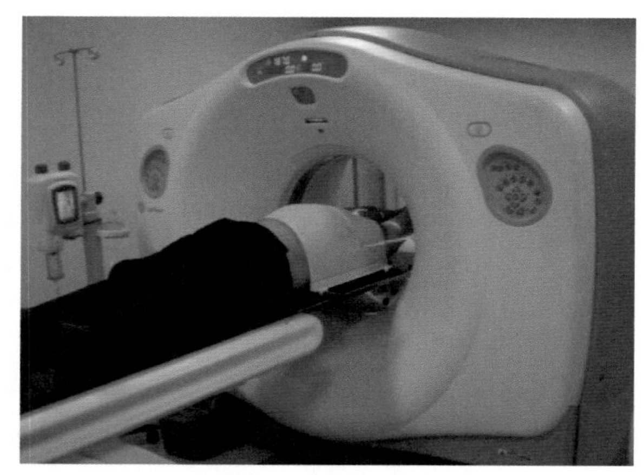

图 4-35 患者 CT 模拟定位

像，获得的影像可与 CT 模拟定位采集的 CT 图像联合使用，以提高靶区勾画的精确性。

框 4-9 四维 CT 扫描技术

四维 CT（4D-CT）扫描是近年发展起来的一项评价肿瘤和器官运动的新技术，不仅能真实再现肿瘤和器官的解剖结构，而且能反映肿瘤和器官随呼吸运动的变化规律。4D-CT 扫描过程中可同步记录患者的呼吸周期时相，不仅具有精确的空间和密度分辨能力，而且具有时间分辨能力，可以在呼吸周期各个时相提供三维 CT 影像。4D-CT 扫描与普通螺旋 CT 扫描类似，只是每个床位的扫描时间增长到一个呼吸周期以上。扫描的同时，患者呼吸信号由一个呼吸监测系统进行记录。根据记录的呼吸信号，利用相关软件对 CT 资料进行回顾性分类，按一定的时间间隔将每个呼吸周期分为多个呼吸时相，然后按时相对所有 CT 图像重新进行分组和三维重建，从而得到采集部位在一个呼吸周期的完整运动图像。

4D-CT 影像中包含肿瘤运动信息，将所有时相的 CT 进行融合，并在各时相的 CT 上分别勾画相应的 GTV 和 CTV，叠加后即可得到个体化的 ITV。通过 4D-CT 确定的个体化 ITV 包含各呼吸时相肿瘤所处的位置，代表了完整呼吸周期中肿瘤出现的最大范围，能有效减少发生靶区漏照的情况，同时有助于减少靶区外扩边界，降低对正常组织的毒副作用。

4．靶区勾画　医生在放射治疗计划系统中对患者 CT 图像中的靶区及重要器官进行准确勾画（图 4-36），并给出靶区的处方剂量及正常组织器官的限制剂量。

国际辐射单位与测量委员会（International Commission on Radiation Units，ICRU）对放射治疗计划及报告中所涉及的肿瘤和正常组织器官给出了一系列的定义。

（1）大体肿瘤区（gross tumor volume，GTV）：指大体肿瘤病灶，为一般的诊断手段（包括 CT 和 MRI 等）能够发现的、可见的且具有一定形状和大小的恶性病变的范围，包括原发病灶、转移的淋巴结和其他转移的病变。

（2）临床靶区（clinical target volume，CTV）：指按一定的时间剂量模式、给予一定剂量的大体肿瘤区、亚临床病变区以及肿瘤侵犯可能性超过 5% ～ 10% 的范围。

（3）内靶区（internal target volume，ITV）：指在患者坐标系中，正常器官生理运动或治疗中肿瘤退缩、位移而导致临床靶区（CTV）在三维空间上的变异。

（4）计划靶区（planning target volume，PTV）：指包括临床靶区 CTV 本身、照射中患者器官运动（由 ITV 表示），以及由于日常摆位、治疗中靶区位置和靶区体积变化等因素引起的扩大照射的范围，以确保临床靶区（CTV）得到规定的治疗剂量。

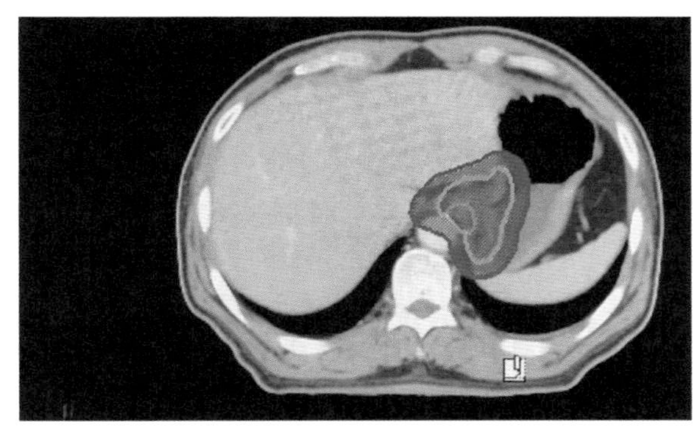

图 4-36　食管癌靶区示意图
红色示 GTV，绿色示 CTV，蓝色示 PTV

（5）危及器官（organ at risk，OAR）：指可能在照射野内的重要组织或器官，它们的放射敏感性（耐受剂量）将显著影响治疗方案的设计或靶区处方剂量的大小。

生物靶区

5．计划优化　物理师根据医生的处方剂量要求，在放射治疗计划系统中对放射治疗计划进行设计，在满足靶区达到处方剂量的同时尽可能降低周围重要器官及正常组织所受到的剂量，在保证治疗效果的同时降低正常组织并发症的概率，提高患者的生存质量。

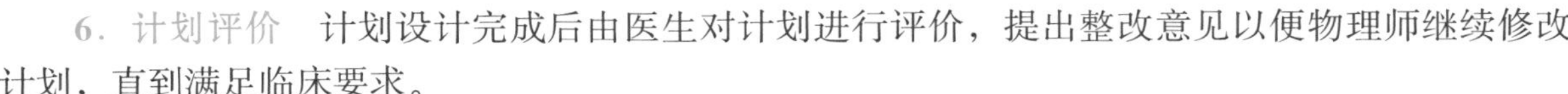

6．计划评价　计划设计完成后由医生对计划进行评价，提出整改意见以便物理师继续修改计划，直到满足临床要求。

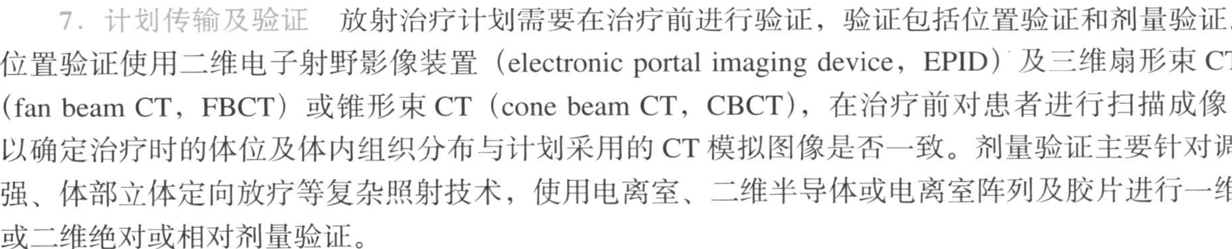

7．计划传输及验证　放射治疗计划需要在治疗前进行验证，验证包括位置验证和剂量验证。位置验证使用二维电子射野影像装置（electronic portal imaging device，EPID）及三维扇形束 CT（fan beam CT，FBCT）或锥形束 CT（cone beam CT，CBCT），在治疗前对患者进行扫描成像，以确定治疗时的体位及体内组织分布与计划采用的 CT 模拟图像是否一致。剂量验证主要针对调强、体部立体定向放疗等复杂照射技术，使用电离室、二维半导体或电离室阵列及胶片进行一维或二维绝对或相对剂量验证。

8．治疗实施　治疗通常由 2 ～ 3 名治疗师配合完成，2 名治疗师在治疗室内按照患者体表及体位固定装置上的标记帮助患者重复 CT 模拟定位时的体位，1 名治疗师在操作室内调取患者计划及其他治疗所用数据。

9．定期回顾及长期随访　患者治疗开始后，医生定期回顾浏览患者的治疗信息，观察患者在疗程中靶区及正常组织的变化，必要时需进行计划调整。疗程结束后按照规定的时间对患者进行必要的复诊或电话访视。

（五）放射治疗新技术及临床应用

1．三维适形放射治疗　三维适形放射治疗（three-dimensional conformal radiotherapy，3D-CRT）采用 CT 图像重建三维的肿瘤结构和周围正常组织结构，在不同方向设置多个照射野，使各照射野与靶区形状一致。同时，利用三维剂量计算模型能够实现放射区域内三维空间中任意点的剂量的计算，从而得到三维体积剂量，并提供剂量 - 体积直方图（dose-volume histogram，DVH），对靶区和重要器官的受照剂量进行有效评估。

2．调强放射治疗　调强放射治疗（intensity modulated radiotherapy，IMRT）是在三维适形放疗的基础上，根据靶区的三维形状及与危及器官的相对位置关系，调整照射野内诸点的剂量输出率，减少通过危及器官的束流通量，增大通过靶区其他部分的束流通量，形成一个经优化的、不均匀的强度分布。其结果是危及器官受高剂量照射的体积有所减少，靶区和危及器官之间的剂量

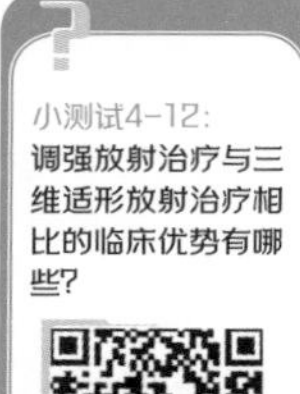

梯度增大，使得靶区获得比三维适形放疗适形度更好的剂量分布。

容积旋转调强放射治疗（volumetric modulated arc therapy，VMAT）综合了多叶光栅（multileaf collimator，MLC）动态调强和拉弧照射的优点，在整个照射过程中机架连续旋转，MLC 不断改变射野的大小和形状，机架转速、MLC 运动速度和剂量率可随时按要求改变。与固定野的 MLC 动态调强相比，容积旋转调强大幅减少治疗时间，剂量分布甚至优于固定野调强。

3．立体定向放射治疗　立体定向放射治疗（stereotactic radiotherapy，SRT）采用精确放疗技术把放射线聚集在肿瘤靶区，实施单次或多次大剂量照射，摧毁肿瘤组织以达到类似外科手术切除的效果，故称之为“放射线刀”。用 γ 射线完成的 SRT 称为 γ 刀，而用 X 射线完成的 SRT 称为 X 刀。脑转移瘤采用 SRT 可以得到很好的剂量分布和控制率，可取得与手术相似的治疗效果。SRT 具有无需开颅、创伤小、一次可治疗多个病灶的优点。

体部立体定向放射治疗（stereotactic body radiotherapy，SBRT）主要用于肺和肝的原发或转移性病变的治疗。近年文献报道的Ⅰ期 NSCLC 患者 SBRT 的疗效，局部控制率在 90% 左右，3 年生存率一般大于 50%。小于 5 cm 的原发性肝细胞癌经 SBRT 后局部控制率也在 90% 左右。

4．图像引导放射治疗　在实际治疗过程中，由于摆位误差、不同分次间的靶区移位和变形、同一分次内的器官运动等原因，可能导致靶区偏离计划位置，造成漏照，而计划设计时未卷入照射野的危及器官被卷入。解决这些问题的有效方法是采用图像引导放射治疗（image-guided radiation therapy，IGRT），在治疗前或治疗中采集患者图像，确定肿瘤和器官的位置及运动，并在必要时采取相应的措施予以校正。

（六）放射治疗的不良反应

放疗的不良反应一般分为急性不良反应和晚期不良反应。急性不良反应发生在放疗期间或治疗后的短期时间内。晚期不良反应常发生在放疗后数月或数年。

1．全身性的急性不良反应　常见不良反应如乏力、食欲下降、骨髓抑制等。

2．皮肤的不良反应　急性反应：皮肤红斑、干燥脱屑、湿性脱皮等。晚期反应：皮肤萎缩、毛细血管扩张症、干燥症和不均匀性色素沉着等。

3．脊髓的晚期不良反应　可能出现短暂的、可逆性的脊髓病变（Lhermitte 征）。

4．颅脑的不良反应　急性反应：恶心、呕吐、头晕等。晚期反应：学习能力降低、记忆力下降等。

5．头颈部的不良反应　急性反应：急性口腔黏膜炎等。晚期反应：颌骨坏死、口干、张口困难、甲状腺功能减退、软组织纤维化或坏死等。

6．胸部的不良反应　急性反应：急性放射性食管炎、气管炎或支气管炎、放射性肺炎等。晚期反应：气管软骨软化或狭窄、食管狭窄溃疡或穿孔、心包炎和心包积液、肺纤维化、臂丛神经病变、肋骨骨折等。

7．乳腺的晚期不良反应　上肢和乳腺水肿、乳腺纤维化、臂丛神经损伤、放射性肺炎、肋骨骨折和心脏并发症等。

8．腹盆腔的不良反应　急性反应：胃肠道反应（包括腹泻、腹痛、恶心呕吐）、肝肾功能受损、泌尿生殖道反应等。晚期反应：肠梗阻、阴道狭窄、勃起功能障碍、不育和性激素分泌功能障碍、尿道狭窄等。

9．骨的晚期不良反应　下颌骨坏死、骨盆骨折、长骨骨折、儿童生长发育异常等。

（章　真　王维虎）

Note

四、免疫治疗

案例 4-9

男，56 岁。最初出现了一个直径约 1.5 cm 的皮肤黑色素瘤病变，位于背部。经过初步诊断和病理检查，确认病变为恶性黑色素瘤，进展到了晚期，存在淋巴结转移和远处转移。

治疗过程：患者接受了手术切除原发病灶和淋巴结转移灶，但由于存在远处转移，手术并未能完全清除所有癌细胞。由于晚期黑色素瘤的治疗选项有限，患者被纳入了一项临床试验，评估 PD-1 免疫检查点抑制剂在晚期黑色素瘤治疗中的疗效。

案例 4-9 解析

患者接受了 PD-1 免疫检查点抑制剂（例如 Pembrolizumab 或 Nivolumab）治疗。在治疗的早期阶段，患者经历了一些免疫相关不良事件，如疲劳、皮疹和甲状腺功能异常。经过数个周期的治疗后，患者的肿瘤负担开始减小，远处转移灶的体积明显减小，PET-CT 扫描显示肿瘤代谢活性明显降低。患者在接受免疫治疗后的几个月内，临床检查显示病情稳定，肿瘤没有出现进一步的肿瘤进展迹象。

问题：

1．该患者采用手术联合免疫治疗是否合理？

2．PD-1 免疫检查点抑制剂治疗恶性黑色素瘤的原理是什么？

人体具有完善的免疫调节和免疫监视功能，当肿瘤细胞侵袭时，免疫系统可以识别肿瘤细胞表面的肿瘤特异性抗原（tumor specific antigen，TSA），激活特异性体液免疫应答和细胞免疫应答，清除入侵的肿瘤细胞；同时，肿瘤细胞也能够通过多种途径调节机体免疫应答，逃逸机体免疫监视。肿瘤免疫治疗（cancer immunotherapy）是指利用细胞因子、趋化因子和免疫细胞重塑肿瘤微环境，外源干预机体免疫系统，重新启动并维持“肿瘤 - 免疫”循环，恢复、提高机体的抗肿瘤免疫反应，加强对肿瘤细胞的识别和杀伤能力，从而达到控制甚至特异性清除肿瘤的治疗效果。与手术、放疗和化疗等传统的治疗手段相比，肿瘤免疫治疗特异性强，副作用小，发展迅速。多种新型抗肿瘤免疫治疗策略，包括以 PD-1/PD-L1 抗体为代表的免疫检查点抑制剂疗法和以 CAR-T 为代表的过继细胞免疫疗法等（图 4-37），在临床上获得令人瞩目的效益，肿瘤患者的生存率得以提高，并且改变了肿瘤治疗的标准和策略。

（一）肿瘤免疫治疗的理论基础

肿瘤免疫疗法的基础是 Lewis Thomas 和 Frank Macfarlane Burnet 提出的免疫监视理论。免疫系统具有完备的监视功能，能够区分“自己”和“非己”，肿瘤中存在肿瘤抗原，能够被淋巴细胞视为“非己”而清除。肿瘤免疫监视是免疫系统识别和消灭新生肿瘤细胞的一个重要过程。当自身的正常细胞变异形成肿瘤细胞的过程中，免疫系统可由肿瘤相关抗原（TAA）识别并消灭它们。然而，肿瘤细胞可以通过免疫逃逸机制躲避免疫系统的攻击，主要的免疫逃逸的方式有：①通过下调肿瘤细胞表面抗原表达而降低免疫原性；②上调细胞表面免疫检查点以抑制 T 细胞活性；③招募抑制性免疫细胞，如髓源性抑制细胞（MDSC）和调节性 T 细胞（Treg）以及细胞因子，形成抑制性免疫微环境；④释放酸性和毒性代谢产物，抑制肿瘤微环境中免疫细胞的活性。

在免疫监视理论的基础上，Dunn 等提出了肿瘤免疫编辑（tumor immuno-editing）概念，进一步完善了肿瘤免疫的理论基础。免疫编辑是一个由免疫监视和肿瘤进展组成的动态过程，肿瘤细胞和免疫系统之间的关系主要可以分为 3 个阶段——清除（elimination）、平衡（equilibrium）

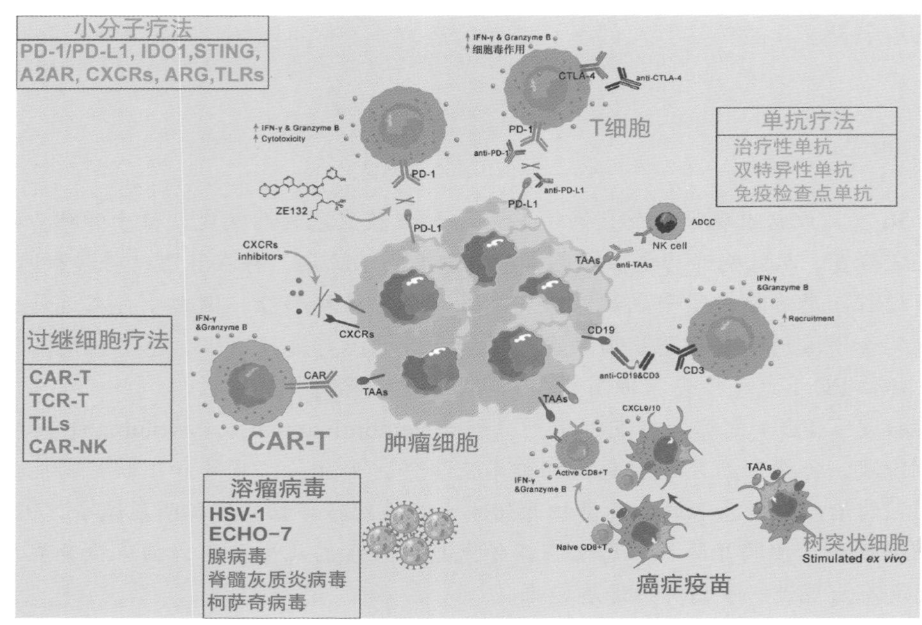

图 4-37 肿瘤的免疫治疗

和逃逸（escape）（图 4-38）。

1．消除阶段（也称为免疫监视） 包括对肿瘤细胞的天然免疫（非特异性免疫）和获得性免疫（特异性免疫）反应。在天然免疫反应中，由肿瘤细胞、巨噬细胞和肿瘤细胞周围的基质细胞释放的细胞因子，募集并激活效应细胞如 NK 细胞和 T 细胞，肿瘤浸润 NK 细胞和巨噬细胞产生 IL-12 和 IFN-γ，通过细胞毒性机制杀死肿瘤细胞。大多数肿瘤细胞在此阶段被杀死，但存活下来的细胞将与免疫系统处于动态平衡状态。

2．平衡阶段 经过免疫消除阶段存活下来的肿瘤细胞免疫原性很低，组织驻留记忆 $CD8^+$ T

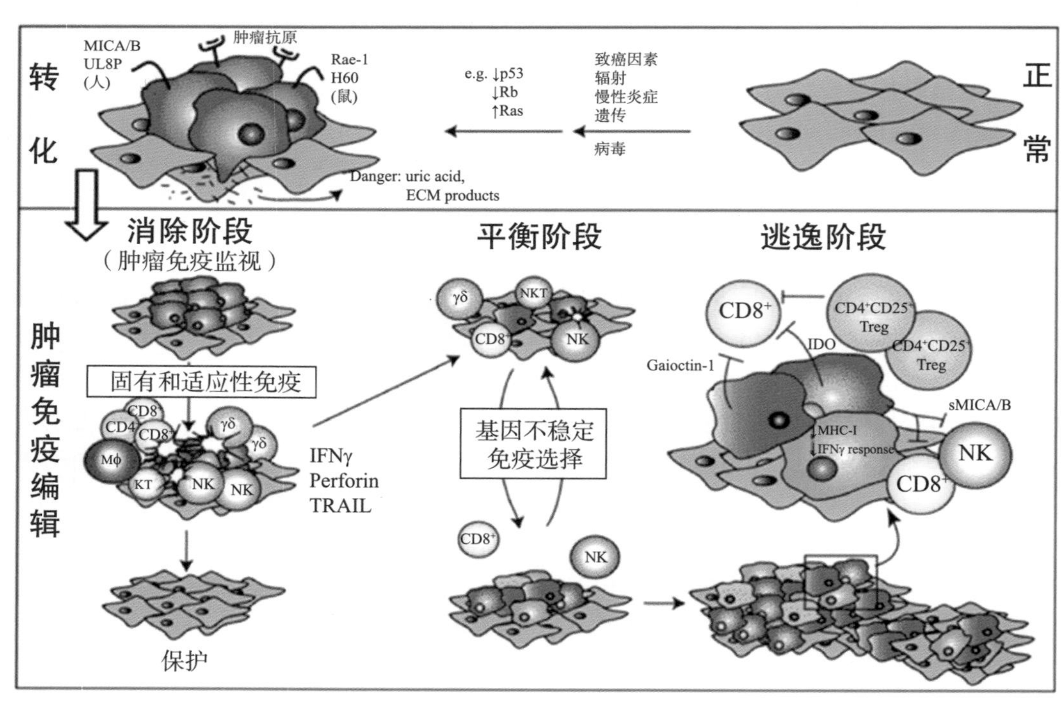

图 4-38 肿瘤免疫编辑理论示意图

细胞、Treg 细胞和 IFN-γ 等对遗传不稳定和快速突变的肿瘤细胞施加选择压力，一旦有免疫原性强的肿瘤细胞产生就会被免疫系统识别并杀伤。免疫平衡时期患者处于一种荷瘤生存状态，肿瘤组织与免疫系统相对平衡，肿瘤虽不会被免疫系统彻底清除，但处于控制之下，患者的生活不会受到很大影响。这是肿瘤免疫编辑三个阶段中持续时间最长的一个阶段。在这个阶段中，新的肿瘤细胞出现了各种突变，存活下来的肿瘤突变对免疫系统抵抗性极高，最终发生了免疫逃逸。

小测试4-13：
肿瘤免疫编辑假说的内容和意义是什么？

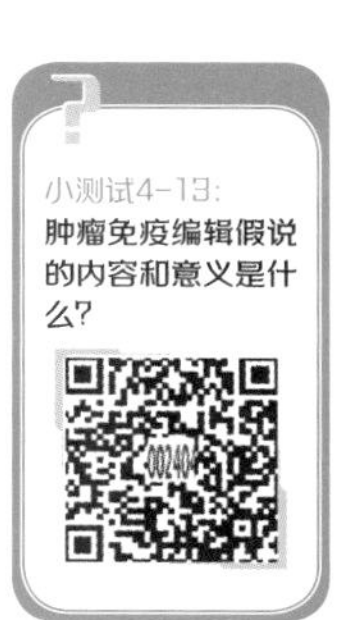

3．逃逸阶段　在逃逸期，平衡阶段选择的肿瘤细胞变异已经突破了宿主生物体的免疫防御，肿瘤细胞以不受控制的方式生长和扩张，最终导致恶性肿瘤。

（二）肿瘤免疫的分类

根据肿瘤免疫疗法激发或者增强患者抗免疫作用的方式，可以将其分为主动免疫治疗和被动（过继）免疫治疗两大类。其中，主动免疫治疗是利用肿瘤抗原等物质激发和增强机体主动产生抗肿瘤的免疫功能，从而杀伤和清除患者体内的肿瘤细胞；被动免疫疗法是针对免疫系统抗肿瘤功能较差及患者体内存在着较强的免疫抑制微环境的患者，直接将活化的免疫细胞或者抗体等抗肿瘤免疫效应产物输注给肿瘤患者，直接发挥抗肿瘤作用，也被称为过继免疫疗法。

由于肿瘤细胞表达的肿瘤抗原，不仅是机体免疫系统识别和清除肿瘤细胞的重要标志物，同时也可以作为肿瘤免疫治疗的靶标分子，因此，可以根据免疫疗法是否具有肿瘤抗原特异性，把其分为特异性肿瘤免疫治疗和非特异性肿瘤免疫治疗两种方法。特异性肿瘤免疫治疗是使患者产生具有肿瘤抗原特异性的免疫应答或者效应，从而特异性地清除患者体内的肿瘤细胞，而非特异性肿瘤免疫治疗是通过非特异性的免疫刺激剂等方法，整体提升患者体内的免疫应答状态，从而将肿瘤细胞从体内清除的方法。

如果按照治疗应用的效应产物进行分类，可以将肿瘤免疫治疗分为抗体疗法、细胞免疫治疗、治疗性肿瘤疫苗、辅助免疫治疗和其他免疫疗法 5 个大类。

（三）肿瘤的抗体治疗

肿瘤的抗体治疗就是直接给患者输注抗体对肿瘤进行治疗的方法。目前，在肿瘤治疗中使用的抗体药物几乎全部是单克隆抗体药物。mAbs 是免疫球蛋白（Ig），通常包括两个与靶点结合的 Fab 端和一个与免疫细胞表面受体结合的 Fc 端。所有 mAbs 都通过 Fab 端直接靶向发挥功能。此外，Fc- 受体（FcR）相互作用可调节其作用模式（MOA）。Fc 介导的主要效应物功能可分为补体依赖性细胞毒性（CDC）、抗体依赖性细胞介导的细胞毒性（ADCC）和抗体依赖性细胞吞噬作用（ADCP）。CDC 归因于 Fc 与补体成分 C1q 的相互作用，随后补体系统被激活，导致对不同免疫细胞的下游免疫反应。ADCC 主要由 FcγR Ⅲ a 与 mAb 的 Fc 部分相互作用激活的 NK 细胞介导。ADCP 由 Fcγ Ⅱ Ra 激活的巨噬细胞介导，巨噬细胞可以吞噬抗体结合的肿瘤细胞，从而消灭肿瘤细胞。在其他 MOA 中，mAbs 用于结合和阻断可溶性抗原［如肿瘤坏死因子（TNF-α）］和疾病依赖性细胞因子［如血管内皮生长因子（VEGF）］。自 1997 年以 CD20 为靶点的利妥昔单抗首次被批准用于治疗非霍奇金淋巴瘤（NHL）以来，美国食品和药物管理局（FDA）已批准了多种治疗性单克隆抗体，它们可以靶向 CD19、HER-2、VEGFA、表皮生长因子受体（EGFR）和 CD52 等。肿瘤的抗体治疗示意图见图 4-39。

1．单克隆抗体药物　单克隆抗体药物是指利用单克隆抗体本身的作用来杀伤或者抑制肿瘤生长的单克隆抗体药物。早在 20 世纪 80 年代，人们就尝试使用抗 Ig 独特型抗原的抗体用于治疗 B 细胞来源的恶性免疫增殖性疾病，并取得了一定的疗效。利妥昔单抗是抗 CD20 分子的人鼠嵌合型单克隆抗体，可以通过识别恶性 B 细胞表面的 CD20 分子，介导补体系统和免疫细胞杀伤肿瘤细胞，用于治疗 B 细胞淋巴瘤或者 B 淋巴细胞白血病。由于在自身反应性 B 细胞表面也有 CD20 分子的表达，因此该抗体也可被用于治疗自身免疫性疾病或者自身免疫相关的神经系统疾

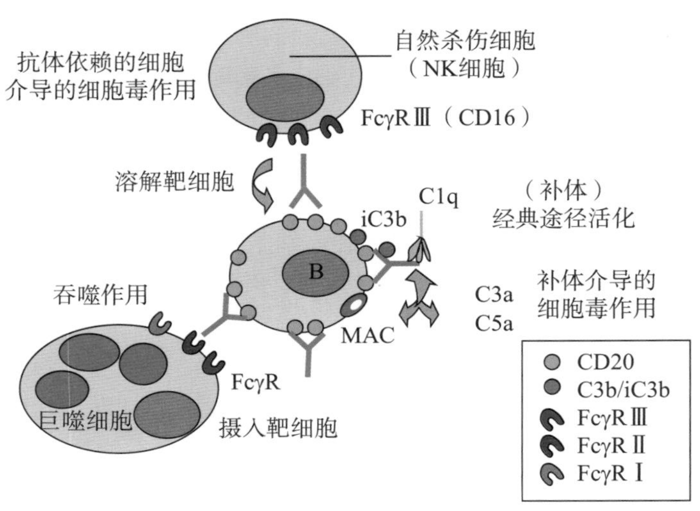

图 4-39 肿瘤的抗体治疗示意图

病。利妥昔单抗是第一个在临床应用的单克隆抗体药物，到目前为止有超过 100 个品种单克隆抗体药物正式进入临床治疗肿瘤和自身免疫性疾病。

除了以“裸”抗原为靶点的非结合 mAbs 外，抗体药物结合体（ADC）也显示出良好的有效载荷，可通过与受体结合的 ADC 的内吞作用摄取。例如在 FDA 批准的 ADC 中，CD22、CD30、CD33、CD79b 和 BCMA 等靶点用于血液肿瘤的治疗，HER2、Nectin-4 和 Trop-2 等适用于实体瘤的治疗。

虽然 mAbs 疗法的副作用明显小于传统化疗，但 mAbs 仍会给患者带来风险。由于分子量大，mAbs 只能通过注射给药，导致需要长期治疗的患者依从性差。与 mAbs 相比，无 Fc 末端的纳米抗体具有更高的组织渗透性和更低的生产成本，为开发出更安全、副作用更少、疗效更高的治疗用 mAbs 提供了新的思路。除了单独使用，治疗抗体还经常与化疗药物和靶向治疗药物联合使用。

2．双特异性 mAbs 双特异性 mAbs（bsAbs）可同时与多个靶点结合，具有更好的抗肿瘤效果。与普通 mAbs 相比，双特异性 mAbs 具有更好的稳定性、更高的特异性和更少的副作用。

双特异性抗原（bsAbs）可分为两种类型：针对多种 TAA 的生物抗原和针对 T 细胞的生物抗原。它们可以产生多重刺激或抑制作用，或招募和激活更多的免疫细胞来消灭肿瘤细胞。Blinatumomab 是首个双特异性 mAbs，可特异性靶向肿瘤细胞 CD19 和 T 细胞 CD3。AFM13 能同时与淋巴瘤细胞的 CD30 和自然杀伤（NK）细胞的 CD16A 结合，从而杀死淋巴瘤细胞，而无需基础刺激信号。

单克隆抗体药物的分类及其应用

虽然 bsAbs 是一种非常有前景的免疫疗法，但仍存在一些问题。bsAbs 的制造既耗时又昂贵，生产过程中及生产后的一系列问题，如误配产物、不需要的片段和较高水平的聚集体等，都需要优化设计，以获得高纯度的安全产品。同时，还需要更多的临床试验来探索最佳给药途径和最佳剂量，以提高靶组织中的浓度并减少全身副作用。此外，以实体瘤为靶点的 bsAbs 非常具有挑战性，因为会对正常组织产生不良影响，或存在渗透不足等复杂因素。

3．免疫检查点 mAbsT 细胞表面有免疫检查点，可以调节免疫系统。免疫检查点 mAbs 可通过阻断免疫检查点，释放免疫系统的“刹车”，从而恢复 T 细胞的相关功能。目前已发现十多个免疫检查点，其中 CTLA-4 和 PD-1 的研究最为广泛。

程序性死亡配体 -1 是表达在 T 细胞和前体 B 细胞表面的免疫球蛋白超家族受体。PD-L1（programmed death protein ligand 1）是其配体之一，在多种肿瘤细胞表面表达。两者结合后，发挥免疫负调控的作用，降低 T 细胞功能，抑制机体的免疫系统反应，从而使肿瘤细胞逃避了免疫系统的监控和杀伤。靶向 PD-1/PD-L1 通路的 mAbs 可阻断 PD-L1 与 PD-1 的结合，恢复 T 细胞的活性，可以缓解免疫抑制，促进 T 细胞识别和杀伤肿瘤细胞而发挥抗肿瘤作用。目前的 PD-1 抑制剂有纳武利尤单抗（nivolumab，opdivo，临床常称其为 O 药）和帕博利珠单抗（pembrolizumab，keytruda，临床常称其为 K 药）；PD-L1 抑制剂有阿特珠单抗（atezolizumab，tecentriq，临床常称其为 T 药）。

细胞毒性 T 细胞相关抗原 4（cytotoxic T lymphocyte associated protein 4，CTLA-4）又称 CD152（cluster of differentiation 152），属于 CD28-B7 Ig 超家族的成员，表达于活化的 T 细胞表面。CTLA-4 与 CD28 共享分子配体 B7 结合后，抑制 T 细胞的活化和 T 细胞介导的机体免疫应答，在肿瘤细胞中促进免疫逃逸的发生。CTLA-4 单克隆抗体，如伊匹单抗（ipilimumab），结合于 CTLA-4 而阻断其与配体 B7 的结合，增加肿瘤细胞中 T 细胞的活化，促进 T 细胞发挥抗肿瘤免疫应答效应。

LAG-3 可以结合其配体（MHC Ⅱ）来降低 T 细胞的活性，LAG-3 抗体是继 CTLA4 和 PD-1 抗体之后第三个获批上市的免疫检查点抑制剂。另外，在一些临床前研究中，抗 TIM-3 疗法可提高抗肿瘤疗效，与抗 PD-1 或抗 PD-L1 联合治疗可显著减轻肿瘤负荷并改善抗肿瘤免疫反应。

在不良反应方面，免疫检查点疗法不会引起细胞毒性反应，如骨髓抑制、呕吐和脱发，但会因激活 T 细胞而引起免疫相关不良反应（irAEs）。此外，免疫检查点疗法只对部分患者有明显疗效，而疗效产生的前提是患者体内免疫检查点的表达水平相对较高。因此，有必要对患者进行基因筛查，并对符合条件的患者应用免疫检查点疗法。

（四）小分子药物免疫疗法

小分子制剂是一种低分子量、靶向细胞内分子的制剂，由于给药方便、生物利用度高、安全性好，有望改善实体瘤的治疗效果。

1．靶向 PD-1/PD-L1 的小分子药物 免疫逃逸是肿瘤细胞逃避被机体消灭的重要手段。由免疫检查点介导的异常免疫监视，导致肿瘤细胞免疫逃逸，进而获得无限增殖能力。如前所述，mAbs 疗法存在组织穿透性差、半衰期长、生产成本高等问题，因此需要开发针对免疫检查点的小分子抑制剂。

AUNP12 是首个多肽 PD-1/PD-L1 抑制剂，具有与 PD-1 细胞外结构域相似的结构。小分子 CA-170 靶向 PD-1/PD-L1 和 VISTA 通路，导致 T 细胞增殖和活化，产生细胞因子（如 IFN-γ），杀死肿瘤细胞。

虽然小分子抑制剂具有成熟的研发路径、较好的组织渗透性和可控的药动学特性，但是小分子抑制剂的结合亲和力低于 mAbs，容易产生脱靶效应，甚至可能带来未知的脱靶毒性。而且 PD-1 与 PD-L1 之间的相互作用是一种蛋白质与蛋白质之间的相互作用，PD-1/PD-L1 的接触界面大、高度平坦且疏水，为设计化合物和开发小分子抑制剂带来了困难。

2．IDO1 抑制剂 吲哚胺 2,3- 二氧化酶 1（IDO1）是一种 45 kDa 的血红蛋白氧化酶，在肿瘤细胞和抗原提呈细胞（APC）中过度表达，是 L- 色氨酸 - 犬尿氨酸途径代谢中的一种关键酶。IDO1 在免疫调节过程中发挥着重要的调节作用，有利于形成免疫抑制性肿瘤微环境，在致癌和癌症免疫逃逸中发挥着重要作用。抑制 IDO1 可激活啮齿类动物肿瘤模型中的抗肿瘤免疫反应。

目前已有多种 IDO1 抑制剂进入临床研究，研究最充分的 IDO1 抑制剂包括 BMS-986205、epacadostat、艾帕卡多他等。虽然 IDO1 抑制剂的免疫增强功能已得到验证，但还需要进一步探索 IDO1 抑制剂与其他抗肿瘤药物的联合治疗。

3．其他小分子药物 干扰素基因刺激因子（STING）是免疫刺激靶点，也是内质网中重要的适配蛋白，能感知外来 DNA 的入侵，被认为是癌症和自身免疫性疾病的新靶点。研究表明，激活 STING 通路可以诱导肿瘤效应。ADU-S100 等多种靶向 STING 药物正在进行临床研究。

除了靶向 STING，A2A 腺苷受体（A2AR）、趋化因子受体、类收费受体（TLR）、精氨酸酶 1（ARG）等靶点的抑制剂也在临床开发中，有望为抗肿瘤药物提供更多选择。

此外，多肽抑制剂兼具抗体和小分子药物的特点，分子量小，具有良好的组织渗透性，并提供可调的药动学半衰期和肾清除途径，避免肝和胃肠道毒性，在临床治疗中有良好的应用前景。

目前针对免疫的细胞外或细胞内途径的小分子药物大多处于临床试验的早期阶段，需要更多的基础实验和临床试验来阐明其机制、临床疗效和药动学。尽管如此，小分子抑制剂仍可作为抗肿瘤药物的有效替代和补充，未来仍将是肿瘤免疫治疗的重要组成部分。

（五）肿瘤的细胞免疫治疗

免疫细胞是机体抗肿瘤免疫监视功能的主要执行者，肿瘤的细胞免疫治疗是肿瘤免疫治疗的重要组成部分，按照其是否具有肿瘤抗原特异性分为非特异性肿瘤细胞免疫治疗和特异性肿瘤细胞免疫治疗。

1．非特异性肿瘤细胞免疫治疗　非特异性肿瘤细胞免疫治疗是给患者输注具有非特异性杀伤肿瘤细胞作用的免疫效应细胞对肿瘤进行治疗的方法，主要包括淋巴因子活化的杀伤细胞（LAK）、CD3 抗体活化的杀伤细胞（CD3AK）、肿瘤浸润淋巴细胞（TIL）、自然杀伤细胞（NK）、细胞因子活化的杀伤细胞（CIK）以及 γδT 细胞等。

LAK 细胞疗法（lymphokine-activated killer cell therapy）是最早的一种肿瘤细胞免疫治疗疗法。1982 年，Grimm 和 Rosenberg 等首先报道从患者外周血中分离得到外周血单个核细胞（PBMC），在体外应用含有高剂量的 IL-2 培养体系，进行诱导和激活，可以在短期（4 ～ 6 天）培养出大量的具有非特异性杀伤肿瘤作用的杀伤细胞。由于 IL-2 也被称为淋巴因子，因此这群细胞被称为淋巴因子诱导的杀伤细胞（LAK）细胞。LAK 细胞在体外和动物体内实验中均取得了良好的杀伤肿瘤细胞的效果。然而，LAK 细胞疗法需要联合使用大剂量的 IL-2，容易出现毛细血管渗漏综合征（capillary leak syndrome，CLS）等严重的毒副作用。LAK 细胞培养时间较短，能够获得的治疗用细胞数量偏少，还是难以满足临床治疗的需要。因此，目前 LAK 细胞疗法已经基本退出了肿瘤细胞免疫治疗的应用领域。

细胞因子诱导的杀伤细胞（cytokine induced killer，CIK）细胞疗法：为了解决 LAK 细胞扩增能力较差的问题，人们在培养和诱导 LAK 细胞的基础上，进一步加入抗 CD3 的激发型单克隆抗体，使其中的 $CD3^+$ T 细胞可以获得进一步的活化和扩增，这种细胞疗法被称为 CD3 抗体活化的杀伤细胞（CD3AK）。在 CD3AK 细胞疗法的基础上，人们又在体外培养的过程中，加入了 IFN-γ 或者其他多种细胞因子的组合，从而可以专门有效地扩增外周血中 $CD3^+CD56^+$ 的 NKT 细胞，这种以 NKT 细胞为主要成分的由细胞因子诱导而成的细胞免疫治疗方法，就称为 CIK 细胞疗法。与 LAK 细胞疗法相比，CIK 增殖能力更强，可达上千倍，而且杀伤活力有明显的提升，具有广泛的杀瘤谱，不仅可以用于肿瘤的细胞免疫治疗，而且还能用于抗病毒治疗。

肿瘤浸润淋巴细胞疗法：肿瘤浸润淋巴细胞（TIL）是存在于肿瘤组织中的免疫细胞，能对抗肿瘤药物产生特异性反应。TIL 疗法主要通过从肿瘤组织中分离出 TIL，在体外用大剂量 IL-2 扩增 TIL，然后将其注射到患者体内。TIL 细胞一般是 CD3 阳性细胞，但具有异质性，不同个体来源的 TIL 细胞中 CD4/CD8 的比例有很大的不同。经过培养和激活，TIL 中的 $CD25^+$ 细胞比例会逐渐增加，而 CD16 和 CD56 等 NK 细胞的标志物会先增高后降低。TIL 细胞比 LAK 细胞增殖能力强，具有更强的杀伤作用，在应用环磷酰胺等化疗药物导致机体免疫抑制状态时，也不会影响 TIL 的杀伤作用，联合应用的 IL-2 的剂量也较小，不良反应较低。

2．特异性肿瘤细胞免疫治疗　一般来说，在肿瘤患者体内天然的肿瘤抗原特异性 T 细胞的数量较少，而且往往受到肿瘤细胞或者肿瘤微环境产生的抑制性因子的作用而不能发挥很好的抗肿瘤免疫效应。采用基因工程技术能够对 T 细胞的抗原识别受体进行改造，从而可以使其用于肿瘤的特异性细胞免疫治疗。目前，采用基因工程技术生产的基因工程化 T 细胞主要有转 TCR-T 细胞和嵌合抗原受体 T 细胞（chimeric antigen receptor T-cell，CAR-T 细胞）疗法两大类。

（1）CAR-T：由于 TCR 只能够识别由自身抗原提呈细胞提呈的由自身 MHC 分子结合的肿瘤抗原表位肽，而人类的 MHC 分子的类型众多，这为肿瘤抗原表位信号为基础的细胞免疫治疗带来了巨大的困难和高昂的成本。因此，人们利用基因工程技术，对 T 细胞的抗原信号受体 TCR 进行了改造，创造性地将抗体的 V 区片段序列与 TCR 的信号转导分子 CD3 的胞内 ITAM 区进行融合，形成了嵌合抗原受体（CAR），然后将 CAR 的基因序列转染到 T 细胞内，制备成为 CAR-T 细胞。

CAR-T 细胞的 CAR 既可以像抗体分子一样能够与完整的抗原分子结合，不需要自身 MHC 的结合与提呈，同时又可以像 TCR 一样使 T 细胞获得活化的信号，从而被肿瘤表面的抗原所激活，并识别和杀伤肿瘤细胞。但是，T 细胞活化是双信号机制，不但需要抗原信号，还需要共刺激分子提供的第二信号。如果没有第二信号，T 细胞还有可能发生克隆失活，而产生针对肿瘤的免疫耐受。因此，在制备 CAR-T 细胞的时候，人们就把 CD28 或者 4-1BB 分子胞内段的 ITAM 基序也加入到 CAR 中，从而使 CAR-T 细胞在识别肿瘤表面抗原分子的时候，能够同时获得双信号杀伤肿瘤细胞，这就是第二代 CAR-T 细胞。因为 CD28 分子介导的信号较强而 4-1BB 的信号较为持久，为了同时获得这两个共刺激信号，有人将二者同时放入 CAR-T 细胞中，这就是第三代 CAR-T 细胞疗法。随着现代生物技术的进步，用于 CAR-T 细胞制备的载体容量越来越大，可以承载更多的基因，利用大容量载体，人们成功研发了第四代 CAR-T 细胞。第四代 CAR-T 细胞的种类多样，有双特异性、双靶点和可开关的 CAR-T 细胞，也有能够产生和分泌激活性细胞因子、趋化因子及抗免疫检查点抗体等多种多样的 CAR-T 细胞，进一步提升了 CAR-T 细胞治疗的精准性、有效性和安全性。

由于 CAR-T 细胞在治疗时可能会引起细胞因子释放综合征（CRS），导致细胞因子风暴，甚至可能导致患者出现多器官功能衰竭，因此，在进行 CAR-T 细胞治疗时，可以使用托珠单抗（抗 IL-6 单克隆抗体）进行预防性用药，可大大降低细胞因子风暴的发生率，增加 CAR-T 细胞的治疗效果。此外，由逆转录病毒或慢病毒载体介导的 CAR 的表达可能会对 T 细胞的基因表达产生影响，从而产生不可预知的结果，因此在应用前需要对 CAR-T 细胞进行全面的安全性评估。进一步优化 CAR 设计、转导方法和异体 CAR-T 的创新必将带来更好的临床反应。

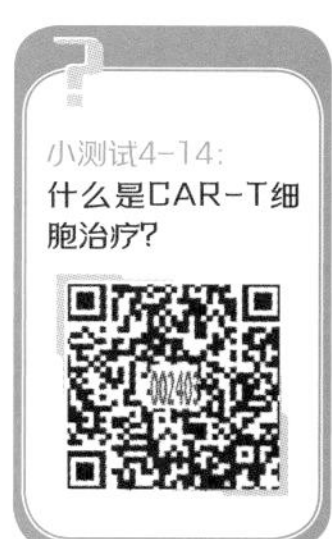

（2）TCR-T：TCR-T 是指通过将特异性识别 TAA 的外源性 TCR 基因转入 T 细胞，可以构建 TCR-T，从而提高对 TAA 的亲和力，发挥 MHC 依赖性抗肿瘤作用。

与 CAR-T 疗法相比，TCR-T 疗法因其 MHC 限制而具有更好的安全性，可减轻细胞因子风暴等不良反应。目前正在进行临床试验的 TCR-T 类药物主要针对 NY-ESO-1，以 MAGE-A3 或 MAGE-A4 为靶点的 TCR-T 在临床试验中取得了积极成果，是应用 ACT 治疗实体瘤的有效策略，但需要注意确保与重要的正常组织没有交叉反应，以及因为修饰 TCR 的 CDR 区域后的受体与 HLA 转基因小鼠免疫后产生的受体类似，不会在胸腺中产生负选择，否则可能会对相关的正常宿主蛋白产生潜在毒性反应。随着越来越多的抗原特异性 TCR 被鉴定出来，将能够更好地了解如何使用 TCR-T 治疗患者。

（3）CAR-NK：CAR-NK 可以通过靶向 TAA 激活，释放细胞毒细胞因子（如颗粒酶）来杀死肿瘤细胞。CAR-NK 目前仍处于临床前或临床研究阶段，主要靶向 CD19、NKG2D、CD7 或 CD33 等。与 CAR-T 相比，CAR-NK 通常产生 IFN 和 GM-CSF，因此不太容易产生细胞因子风暴。CAR-NK 的来源广泛，可以通过异体给药获得，无需 HLA 匹配。但是，目前的 CAR 并不适合应用于 NK 细胞，需要改进 CAR 设计，以获得最佳的 NK 细胞活化和细胞毒性。此外，CAR-NK 的有限增殖和对肿瘤微环境的抑制也限制了它的临床发展。在没有细胞因子的情况下，注入的细胞在体内缺乏持久性是 CAR-NK 疗法的主要缺点之一。随着更多前期和临床数据的进一步证实，

CAR-NK 疗法可能会带来肿瘤免疫疗法的革命性进步。

（六）肿瘤溶解病毒

肿瘤溶解病毒（oncolytic virus）疗法是一种新型的抗肿瘤疗法，主要通过选择性地在肿瘤细胞内复制并最终导致肿瘤细胞溶解来发挥抗肿瘤作用。溶解后释放的 TAA 可激活免疫系统，消灭肿瘤细胞。感染 OV 的肿瘤细胞释放的细胞因子可消灭转移性肿瘤细胞。

为增强 OV 疗法的抗肿瘤效果，可用肿瘤基因替换某些病毒基因，或将 TAA 基因整合到 OV 基因组中，以促进特异性免疫反应的产生。在临床应用中，与免疫检查点疗法的联合应用，可以使其抗肿瘤治疗效果得到更大的发挥。

OV 可通过自然或基因工程获得，主要包括疱疹病毒、腺病毒和痘病毒。但目前 OV 的给药方式仅限于瘤内注射，如果使用纳米颗粒、复合病毒颗粒配体和免疫调节剂将病毒送入肿瘤，或者技术复杂的图像引导递送系统通过纳米颗粒递送 OV，将拓展 OV 疗法的临床应用。

（七）肿瘤疫苗

肿瘤疫苗是肿瘤主动免疫治疗的一种手段，是利用肿瘤抗原或者肿瘤抗原表位信号，继发宿主的免疫系统产生抗肿瘤特异性的免疫应答，从而发挥清除体内肿瘤细胞的治疗效果。

1．预防性癌症疫苗 预防性癌症疫苗主要是指针对高致癌相关性病毒的疫苗，其中以 HBV 和 HPV 疫苗为主要代表。HPV 疫苗主要包括二价（cervarix）、四价（gardasil）和九价（gardasil9），重点保护 16 和 18 亚型，用于预防 HPV 引起的宫颈癌、阴道癌和外阴癌。这种疫苗只能用于预防病毒感染，而不能用于预防肿瘤发生。

2．肿瘤抗原肽疫苗 在机体抗肿瘤免疫监视应答中，T 细胞是适应性抗肿瘤免疫应答的主要效应细胞。由于 T 细胞只能通过 TCR 识别由自身 MHC 分子结合提呈的抗原肽信号，因此，通过表位分析技术和人工多肽合成技术，制备出能够被 TCR 识别的肿瘤抗原肽疫苗，是肿瘤治疗性疫苗（cancer therapeutic vaccine）的重要研究方向。目前，NY-ESO-1b、PGV-001 等多种肿瘤抗原肽疫苗已经进入了临床试验性治疗阶段。

肿瘤抗原肽疫苗在体外大量合成非常方便，毒副作用小，安全性高，又能根据肿瘤抗原及其表位的氨基酸残基序列灵活地进行调整和合成，成本较低，可以多种多肽联合应用，对于肿瘤突变产生的新生抗原疫苗的研发尤其适合。但是，抗原肽分子量较小，在体内稳定性较差，免疫原性较低，所以目前还没有成熟的肿瘤抗原肽疫苗上市进入临床实际应用。

3．树突状细胞（DC）疫苗 树突状细胞（DC）疫苗属于治疗性疫苗，它通过 TAA 的刺激诱导患者体内的单核细胞在体外变成 DC，成熟的树突状细胞不仅可以有效地提呈抗原信号，而且还表达高水平的共刺激分子，提供 T 细胞活化必需的第二信号。利用树突状细胞负载的方式，可以有效地将肿瘤抗原信号提呈给 T 细胞，继而启动机体的抗肿瘤特异性 T 细胞免疫应答，清除体内的肿瘤细胞，达到治疗肿瘤的目的。

4．重组载体疫苗（recombinant vector vaccine） 利用基因工程技术将编码肿瘤抗原的基因序列插入减毒或者无毒的病毒毒株（例如痘病毒、腺病毒等）或者细菌菌株（例如沙门菌菌毛基因）中，制备“木马”型肿瘤疫苗。当接种重组载体肿瘤疫苗以后，病毒中编码肿瘤抗原的基因就会在宿主细胞内进行表达，产生大量的肿瘤抗原，引起人体产生针对这种肿瘤抗原的特异性免疫应答，从而清除体内的肿瘤细胞，发挥治疗肿瘤的免疫效果。目前，具有载体应用价值或者潜力的病毒及细菌载体主要包括痘病毒、腺病毒、腺相关病毒、麻疹病毒减毒疫苗株、流感病毒减毒疫苗株以及低毒或者无毒菌沙门菌株等。重组载体疫苗具有研发快速、免疫原性较高等优势，但也存在宿主体内预存免疫应答效应产物可能会影响免疫效果以及不良反应相对较多等问题，需要进一步解决和完善。

Note

5. 肿瘤的核酸疫苗 肿瘤的核酸疫苗主要包括DNA、mRNA和重组病毒载体疫苗等。DNA疫苗是利用基因工程技术将编码肿瘤抗原的DNA序列制备成DNA疫苗（DNA vaccine），用质粒等载体包装，再通过直接注入或者应用基因枪等方法将这些DNA转染进入宿主细胞，利用宿主细胞的转录和翻译系统，在宿主细胞表达出肿瘤抗原，刺激机体产生针对肿瘤抗原的特异性免疫应答，清除患者体内的肿瘤细胞。DNA疫苗可以在宿主细胞内持续存在并表达，免疫效果较强且比较持久。但是，有人认为DNA疫苗的序列也有整合到人类宿主细胞基因组的可能性，需要引起重视。

mRNA疫苗主要是利用编码肿瘤抗原或者肿瘤抗原表位序列的mRNA，通过特殊的纳米脂质体载体等系统，将其转染进入宿主细胞中，并在宿主细胞里表达出肿瘤抗原或者表位，引起人体产生抗肿瘤免疫应答，清除患者体内的肿瘤细胞。mRNA疫苗在宿主细胞内是一过性表达，没有整合进入宿主细胞基因组的风险。mRNA疫苗具有研发快速和适用肿瘤抗原谱广等特点，不会有DNA疫苗那样整合到宿主基因组的风险，因此具有更大的安全性。

6. 内映象疫苗 是一类利用免疫网络调节原理制备而成的肿瘤疫苗。在抗原刺激机体B细胞产生特异性抗体时，这些抗体具有能够与抗原表位发生特异性结合的互补决定区（CDR），这些CDR具有独特型抗原表位，能够进一步刺激机体免疫系统产生识别这些CDR的抗抗体。这些抗抗体可以与抗体的CDR区特异性结合，完全就是抗原表位在宿主体内的影像，可以模拟抗原刺激机体产生抗体的作用，因此被称为内映象。

通过制备能够与肿瘤抗原特异性B细胞BCR结合的内映象疫苗，就可以激发机体产生抗肿瘤免疫的特异性抗体，从而能够杀伤和清除肿瘤细胞。内映像疫苗的本质也是一种免疫球蛋白，不具有肿瘤细胞的生长侵袭能力或者其他致病力，而只能模拟肿瘤抗原的免疫原性结构，刺激人体产生抗肿瘤免疫治疗的作用，所以是非常安全的。但是内映像疫苗的免疫原性很低，研发过程特别复杂，虽然研究的历史比较长，但至今也还没有成熟的内映象疫苗品种用于肿瘤的免疫治疗。

（八）肿瘤的其他辅助性免疫治疗

细胞因子疗法是目前常用的肿瘤免疫疗法之一。IL-2、IFN-α、IFN-γ、G-CSF及GM-CSF等都是临床常用的抗肿瘤免疫治疗用细胞因子，输入体内后不但能调节和增强人体的抗肿瘤免疫力，而且还具有直接杀伤肿瘤细胞的抗肿瘤治疗作用，是多种肿瘤治疗特别是细胞免疫治疗的辅助免疫治疗方法。

很多化疗药物对骨髓造血具有抑制作用，可以导致外周血细胞数量下降，影响患者的免疫力及生活质量，容易发生感染等并发症。EPO、GM-CSF及G-CSF等细胞因子能够促进机体造血，增加红细胞和白细胞的数量，提高机体的抗感染免疫能力，可有效地预防和治疗肿瘤放化疗后出现的贫血和感染等并发症。

胸腺是人体T细胞分化、发育、成熟的场所，成年后胸腺发育成熟后，会逐渐失去产生新T细胞克隆的能力，但会较长时间保持着产生和分泌胸腺肽和胸腺素等促进及调控人体免疫功能的激素的作用。当进入老年期或者出现胸腺功能抑制与缺陷的时候，胸腺的内分泌功能也会下降，造成胸腺激素产生和分泌不足。对肿瘤患者补充外源性的胸腺肽及胸腺素，可以在一定程度上代偿胸腺的内分泌功能，提升人体整体的免疫应答能力，从而有利于杀伤和清除恶性肿瘤细胞。

此外，多种天然生物成分，例如卡介苗、短小棒状杆菌、酵母多糖、香菇多糖、茯苓多糖、灵芝多糖、黄芪多糖、人参皂苷和枸杞多糖等多种来自细菌、真菌和中药植物的活性成分，以及促吞噬素（tuftsin）和防御素等及动物脾低分子量提取物中的有效成分，还有左旋咪唑和西咪替丁等化学合成药物，均具有促进免疫细胞活化与增殖、促进IL-2等抗肿瘤细胞因子的产生和分泌，同时增强NK细胞等免疫效应细胞杀伤肿瘤的活性等作用，从而可以提高机体免疫系统的抗肿瘤免疫功能，发挥治疗恶性肿瘤的效果。虽然目前已经有多种免疫辅助疗法，在动物实验中取得了良好疗效，并在临床中进行了探索性的应用，但因为在临床实践中的影响因素较多，疗效并不稳定，还需要进一步进行实践性研究和摸索，阐明其抗肿瘤免疫机制，提高其临床治疗肿瘤的效果。

经过近百年的科学探索，肿瘤免疫疗法改变了多发性实体瘤和血液恶性肿瘤的治疗策略，为肿瘤患者尤其是晚期恶性肿瘤患者以及多药耐药的肿瘤患者带来福音。然而，肿瘤免疫疗法还面临着诸多难题，如免疫应答仅发生在相对小部分肿瘤患者身上，缺乏有效且可靠的疗效预测标志物是实现精准个体化免疫治疗所面临的最大挑战之一。无论单克隆抗体免疫疗法，还是CAR-T、CAR-NK和TCR-T疗法，都需要合适的肿瘤靶点。肿瘤抗原也会被多糖封闭，导致很难被加工提呈，从而无法被免疫系统识别。因此，选择特异性的靶点、筛选适合的肿瘤患者、多种疗法联合应用都可以部分解决目前肿瘤免疫疗法面临的问题。未来，肿瘤免疫学、计算机科学、生物信息学等学科的发展以及多学科之间的交叉融合将进一步共同推动肿瘤免疫治疗的发展。基于新理论、新技术和新方法设计开发的肿瘤免疫疗法将能安全有效地增强免疫系统，进而消灭肿瘤细胞，最终实现毒性有限的持久性治愈的目标。

小 结

外科手术是肿瘤治疗的重要手段，根治性手术仍然是多数恶性肿瘤获得长期存活的主要治疗手段。肿瘤外科肿瘤学上要坚持“肿瘤生物学行为第一”的原则，根据肿瘤的分期，由多学科团队共同制订合理的治疗策略；手术上要坚持无瘤原则，通过规范的根治性手术获得R0切缘和相应区域淋巴结的廓清。

肿瘤的药物治疗包括细胞毒类化疗药物和非细胞毒类分子靶向药物，以及近年发展迅速的免疫抑制药。抗肿瘤药物的研发显示，肿瘤治疗体现了对药物多样性的要求，以及从细胞毒类向靶向药物的发展，从而使药物对细胞的选择性提高，更明确地针对肿瘤细胞，减少了对正常快速增殖细胞的影响而减少副作用。药物治疗的范围从血液肿瘤向实体瘤的扩展，目前展现了良好的治疗效果和发展前景。分子靶向药物也可以根据针对肿瘤细胞的激素类似物、激素拮抗药、芳香化酶抑制药维A酸、亚砷酸和血管生成抑制药，以及针对肿瘤细胞分子的酪氨酸激酶等单克隆抗体和小分子抑制药、免疫抑制药来划分。最近关于能量代谢和表观遗传调控在肿瘤发生发展中的作用逐渐被阐明，有望成为相应的抗肿瘤药物作用靶点。

50% ～ 70% 的恶性肿瘤患者需要接受放射治疗。放射治疗可对细胞DNA造成直接或间接作用，引起DNA双链断裂及细胞死亡。分次放射治疗有利于提高肿瘤控制率，同时提高正常组织耐受性。目前临床主要使用医用电子直线加速器产生的X射线或电子线对肿瘤进行治疗。放射治疗或同步放化疗可对某些类型的肿瘤达到根治作用，与手术联合进行术前或术后的放（化）疗可进一步降低局部区域复发风险并提高生存率。另外，放射治疗可对骨转移、脑转移等晚期病变起到姑息减症作用，改善生活质量。放射治疗的实施遵循标准流程，由临床医生、物理师和技师等协作完成，并进行质量控制。近年来随着计算机和医学影像的进步，放射治疗技术得到迅猛发展。

免疫治疗已经成为了继手术、放疗和化疗之后的恶性肿瘤治疗的第四大疗法，按照其治疗的主要成分不同，可以分为抗体疗法、细胞免疫治疗、肿瘤治疗性疫苗、肿瘤免疫辅助性治疗和溶瘤病毒等方法。经过大量的实验证实和临床验证，肿瘤的免疫治疗具有良好的应用前景。

整合思考题

1．根治性手术的定义是什么？

2．如何根据肿瘤学情况评价手术切缘？

3．通过抗肿瘤药物的学习，分析细胞毒抗肿瘤药物和非细胞毒抗肿瘤药物的作用特点，以及抗肿瘤药物研发的方向和各类药物的前景。

4．肿瘤放射治疗时如何对射线类型进行选择？

5．分次剂量对早反应组织和晚反应组织的影响分别如何？

6．总结放射治疗在不同期别肿瘤治疗中的作用。

7．从不同角度思考提高放射治疗准确性的方法。

8．机体肿瘤免疫的效应机制有哪些？

9．目前认为肿瘤细胞是通过什么方式逃逸免疫系统的监视和杀伤的？

10．简述肿瘤免疫治疗的类型。

部分整合思考题参考答案

（王玉芳　王月丹　初　明）

主要参考文献

[1] 张卫光，张雅芳，武艳．系统解剖学．4 版．北京：北京大学医学出版社，2019．

[2] 崔慧先．局部解剖学．9 版．北京：人民卫生出版社，2018．

[3] Netter F H．奈特人体解剖学彩色图谱：第 7 版．张卫光，译．北京：人民卫生出版社，2019．

[4] David L F．Netter's atlas of neuroscience．3th ed．Philadelphia：Elsevier，2018．

[5] 陈建国，俞小瑞，钱睿哲．人体功能学．2 版．北京：人民卫生出版社，2021．

[6] 朱大年，王庭槐．生理学．9 版．北京：人民卫生出版社，2018．

[7] 管又飞，朱进霞，罗自强．医学生理学．4 版．北京：北京大学医学出版社，2018．

[8] Hall J E，Hall M E．Guyton and Hall textbook of medical physiology．14th ed．Philadelphia：Elsevier，2021．

[9] Murphy K，Weaver C，Berg L．Janeway's immunobiology．10th ed．New York：W.W.Norton & Company，2022．

[10] 曹雪涛．医学免疫学．7 版．北京：人民卫生出版社，2018．

[11] 王庭槐．生理学．9 版．北京：人民卫生出版社，2018．

[12] 周德山，张雷，张宏权．组织学与胚胎学．5 版．北京：北京大学医学出版社，2023．

[13] Carlson B M．Human embryology and developmental biology．6th ed．Philadelphia：Elsevier，2018．

[14] Moore K L，Persaud T V N，Torchia M G．The developing human clinically oriented embryology．11th ed．Philadelphia：Elsevier，2020．

[15] Devi V S，Singh I．Human embryology．11th ed．New Delhi：Jaypee Brothers Medical Publishers，2018．

[16] 吴立玲，田新霞．疾病学基础．北京：北京大学医学出版社，2018．

[17] 孙保存．病理学．3 版．北京：北京大学医学出版社，2019．

[18] 步宏，李一雷．病理学．9 版．北京：人民卫生出版社，2018．

[19] Kumar V，Abbas A K，Aster J C．Robbins Basic Pathology．11th ed．Philadelphia：Elsevier，2017．

[20] 陈国强，钱睿哲．病理生理学．北京：人民卫生出版社，2023．

[21] Katzung B G．Basic & clinical pharmacology．15th ed．New York：McGraw Hill，2020．

[22] 杨宝峰，陈建国．药理学．9 版．北京：人民卫生出版社，2018．

[23] 戈德布卢姆．罗塞和阿克曼外科病理学：第 11 版．回允中，译．北京：北京大学医学出版社，2021．

[24] WHO Classification of Tumours Editorial Board．Soft tissue and bone tumours．Lyon：International Agency for Research on Cancer，2020．

Note

[25] 杜晓娟．医学细胞生物学．2 版．北京：北京大学医学出版社，2016．
[26] 李桂源，熊炜，马健，等．现代肿瘤学基础．2 版．北京：科学出版社，2023．
[27] 德维塔．癌症：第 2 版．李桂源，向娟娟，武明花，等译．北京：科学出版社，2012．
[28] 詹启敏．分子肿瘤学．北京：人民卫生出版社，2005．
[29] 王培林．遗传病学．北京：人民卫生出版社，2000．
[30] 徐瑞华，陈国强，林东昕，等．肿瘤学．5 版．北京：人民卫生出版社，2020．
[31] 曹雪涛．医学免疫学．7 版．北京：人民卫生出版社，2018．
[32] 沈关心，熊思东．医学免疫学．4 版．北京：科学出版社，2023．

中英文专业词汇索引

Note

D

E

F

G

K

L

M

S

T

W

X

Note